The Infectious Diseases Volume

Interpretation
of Clinical Pathway

2018年 版

临床路径释义
INTERPRETATION OF CLINICAL PATHWAY

感染性疾病分册　　钟南山　马小军　徐英春 主编

中国协和医科大学出版社

图书在版编目（CIP）数据

临床路径释义·感染性疾病分册 / 钟南山，马小军，徐英春主编. —北京：中国协和医科大学出版社，2018.9

ISBN 978-7-5679-1131-4

Ⅰ．①临…　Ⅱ．①钟…②马…③徐…　Ⅲ．①临床医学-技术操作规程②感染-疾病-诊疗-技术操作规程　Ⅳ．①R4-65

中国版本图书馆 CIP 数据核字（2018）第 139306 号

临床路径释义·感染性疾病分册

主　　　编：钟南山　马小军　徐英春
责 任 编 辑：许进力　王朝霞
丛书总策划：林丽开
本 书 策 划：边林娜　许进力

出版发行：**中国协和医科大学出版社**
　　　　　（北京东单三条九号　邮编 100730　电话 65260431）
网　　址：www.pumcp.com
经　　销：新华书店总店北京发行所
印　　刷：北京文昌阁彩色印刷有限责任公司

开　　本：787×1092　　1/16 开
印　　张：38.75
字　　数：760 千字
版　　次：2018 年 9 月第 1 版
印　　次：2018 年 9 月第 1 次印刷
定　　价：195.00 元

ISBN 978-7-5679-1131-4

《临床路径释义》丛书指导委员会名单

主任委员 王贺胜

副主任委员 （按姓氏笔画排序）

王　辰	刘志红	孙颖浩	吴孟超	邱贵兴	陈香美	陈赛娟	郎景和
赵玉沛	赵继宗	郝希山	胡盛寿	钟南山	高润霖	曹雪涛	葛均波
韩德民	曾益新	詹启敏	樊代明				

委　　员 （按姓氏笔画排序）

丁燕生	于　波	马　丁	马芙蓉	马晓伟	王　兴	王　杉	王　群
王大勇	王天有	王宁利	王伊龙	王行环	王拥军	王宝玺	王建祥
王春生	支修益	牛晓辉	文卫平	方贻儒	方唯一	王巴　一	石远凯
申昆玲	田　伟	田光磊	代华平	冯　华	冯　涛	宁　光	母义明
邢小平	吕传真	吕朝晖	朱　兰	朱　军	向　阳	庄　建	刘　波
刘又宁	刘玉兰	刘宏伟	刘俊涛	刘洪生	刘惠亮	刘婷婷	刘潮中
闫永建	那彦群	孙　琳	杜立中	李　明	李立明	李仲智	李单青
李树强	李晓明	李陵江	李景南	杨爱明	杨慧霞	励建安	肖　毅
吴新宝	吴德沛	邹和建	沈　铿	沈　颖	宋宏程	张　伟	张力伟
张为远	张在强	张学军	张宗久	张星虎	张振忠	陆　林	岳　林
岳寿伟	金　力	金润铭	周　兵	周一新	周利群	周宗玫	郑　捷
郑忠伟	单忠艳	房居高	房静远	赵　平	赵　岩	赵金垣	赵性泉
胡　豫	胡大一	侯晓华	俞光岩	施慎逊	姜可伟	姜保国	洪天配
晋红中	夏丽华	夏维波	顾　晋	钱家鸣	倪　鑫	徐一峰	徐建明
徐保平	殷善开	黄晓军	葛立宏	董念国	曾小峰	蔡广研	黎晓新
霍　勇							

指导委员会办公室

主　任 王海涛

秘　书 张　萌

《临床路径释义》丛书编辑委员会名单

《临床路径释义·感染性疾病分册》编审专家名单

编写指导委员会委员（按姓氏笔画排序）

马小军　中国医学科学院北京协和医院
王　辰　中国医学科学院
王天有　首都医科大学附属北京儿童医院
王宁利　首都医科大学附属北京同仁医院
王行环　武汉大学中南医院
王拥军　首都医科大学附属北京天坛医院
王明贵　复旦大学附属华山医院
王贵强　北京大学第一医院
申昆玲　首都医科大学附属北京儿童医院
田　伟　北京积水潭医院
史录文　北京大学医药管理国际研究中心
刘大为　中国医学科学院北京协和医院
刘玉兰　北京大学人民医院
刘正印　中国医学科学院北京协和医院
许文兵　中国医学科学院北京协和医院
李太生　中国医学科学院北京协和医院
邱海波　东南大学附属中大医院
沈　铿　中国医学科学院北京协和医院
陈佰义　中国医科大学附属第一医院
邵宗鸿　天津医科大学第二医院
林丽开　武汉大学医院管理研究所
卓　超　广州呼吸健康研究院
岳　林　北京大学口腔医学院
金有豫　首都医科大学
周　兵　首都医科大学附属北京同仁医院
郑　捷　上海交通大学医学院附属瑞金医院
钟南山　广州呼吸健康研究院
晋红中　中国医学科学院北京协和医院
钱家鸣　中国医学科学院北京协和医院
徐英春　中国医学科学院北京协和医院
郎景和　中国医学科学院北京协和医院
黄晓军　北京大学人民医院
葛立宏　北京大学口腔医学院
韩德民　首都医科大学附属北京同仁医院
童朝晖　首都医科大学附属北京朝阳医院
曾小峰　中国医学科学院北京协和医院

主 编

钟南山　马小军　徐英春

副主编

卓　超　刘正印　郑　波

编 委（按姓氏笔画排序）

丁昌红　首都医科大学附属北京儿童医院
马小军　中国医学科学院北京协和医院
马芙蓉　北京大学第三医院
王化冰　首都医科大学附属北京天坛医院
王振海　宁夏医科大学总医院
文卫平　中山大学附属第一医院
方　方　首都医科大学附属北京儿童医院
邓维成　湖南省血吸虫病防治所 湘岳医院
石　琳　首都儿科研究所
龙　琴　中国医学科学院北京协和医院
申昆玲　首都医科大学附属北京儿童医院
田德安　华中科技大学同济医学院附属同济医院
边　鹏　山东省立医院
吕晓菊　四川大学华西医院
华　红　北京大学口腔医学院
刘　军　首都医科大学附属北京儿童医院
刘　钢　首都医科大学附属北京儿童医院
刘小梅　首都医科大学附属北京儿童医院
刘正印　中国医学科学院北京协和医院
刘春玲　首都医科大学宣武医院
刘祖国　厦门大学眼科研究所
刘晓清　中国医学科学院北京协和医院
刘爱民　中国医学科学院北京协和医院
杜立中　浙江大学医学院附属儿童医院
李一荣　武汉大学中南医院
李在玲　北京大学第三医院
李建国　武汉大学中南医院
李俊红　首都医科大学附属北京佑安医院
卓　超　广州呼吸疾病研究所
杨　孜　北京大学第三医院
杨传忠　深圳市妇幼保健院
吴　东　中国医学科学院北京协和医院
吴东方　武汉大学中南医院
余可谊　中国医学科学院北京协和医院
张　敏　中国人民解放军第 302 医院
张星虎　首都医科大学附属北京天坛医院

张鲁燕　山东大学齐鲁医院
雒志明　首都医科大学宣武医院
陈　强　江西省儿童医院
陈晓巍　中国医学科学院北京协和医院
陈理华　浙江大学医学院附属儿童医院
陈甜甜　山东大学齐鲁医院
尚云晓　中国医科大学附属盛京医院
周志慧　浙江大学医学院附属邵逸夫医院
赵　剡　武汉大学中南医院
秦安京　首都医科大学附属复兴医院
袁　越　首都医科大学附属北京儿童医院
徐　文　首都医科大学附属北京同仁医院
徐英春　中国医学科学院北京协和医院
徐金富　上海肺科医院
徐保平　首都医科大学附属北京儿童医院
殷　菊　首都医科大学附属北京儿童医院
殷善开　上海交通大学医学院附属第六人民医院
曹　玲　首都医科大学附属北京儿童医院
龚四堂　广州市妇女儿童医疗中心
崔冠宇　北京积水潭医院
彭志勇　武汉大学中南医院
韩　骁　北京积水潭医院
曾　珍　中国人民解放军第302医院
鲍一笑　首都医科大学附属北京儿童医院
谭守勇　广州市胸科医院
熊　华　上海交通大学医学院附属仁济医院
熊　勇　武汉大学中南医院

总 序

　　作为公立医院改革试点工作的重要任务之一，实施临床路径管理对于促进医疗服务管理向科学化、规范化、专业化、精细化发展，落实国家基本药物制度，降低不合理医药费用，和谐医患关系，保障医疗质量和医疗安全等都具有十分重要的意义，是继医院评审、"以患者为中心"医院改革之后第三次医院管理的新发展。

　　临床路径是应用循证医学证据，综合多学科、多专业主要临床干预措施所形成的"疾病医疗服务计划标准"，是医院管理深入到病种管理的体现，主要功能是规范医疗行为、增强治疗行为和时间计划、提高医疗质量和控制不合理治疗费用，具有很强的技术指导性。它既包含了循证医学和"以患者为中心"等现代医疗质量管理概念，也具有重要的卫生经济学意义。临床路径管理起源于西方发达国家，至今已有 30 余年的发展历史。美国、德国等发达国家以及我国台湾、香港地区都已经应用了大量常见病、多发病的临床路径，并取得了一些成功的经验。20 世纪 90 年代中期以来，我国北京、江苏、浙江和山东等部分医院也进行了很多有益的尝试和探索。截至目前，全国 8400 余家公立医院开展了临床路径管理工作，临床路径管理范围进一步扩大；临床路径累计印发数量达到 1212 个，涵盖 30 余个临床专业，基本实现临床常见、多发疾病全覆盖，基本满足临床诊疗需要。国内外的实践证明，实施临床路径管理，对于规范医疗服务行为，促进医疗质量管理从粗放式的质量管理，进一步向专业化、精细化的全程质量管理转变具有十分重要的作用。

　　经过一段时间临床路径试点与推广工作，对适合我国国情的临床路径管理制度、工作模式、运行机制以及质量评估和持续改进体系进行了探索。希望通过《临床路径释义》一书，对临床路径相关内容进行答疑解惑及补充说明，帮助医护人员和管理人员准确地理解、把握和正确运用临床路径，起到一定的作用。

马晓伟

中华医学会　会长

序 言

感染性疾病是临床最常见的疾病之一，严重威胁着人类的健康和生命，是多种器官疾病晚期的主要并发症和致死原因之一。感染性疾病是各科医师经常面临的问题，目前个别地区、医疗机构对感染性疾病的诊治也较普遍地存在着误区，临床中的感染问题也变得愈发复杂和严重。感染性疾病的正确、规范化诊治成为医疗质量的重要组成及保障。规范感染性疾病的临床诊疗、改善患者预后、规范抗菌药物使用行为、遏制细菌耐药刻不容缓。

临床路径在规范医疗行为、保证医疗安全、提高诊疗质量、控制医疗费用等方面起着重要的作用。鉴于此，受国家卫生和计划生育委员会医政医管局委托，中国医学科学院、中国协和医科大学出版社组织专家就 2009 年以来发布的千余种临床路径中的感染性疾病临床路径做了权威、规范解读，即《临床路径释义·感染性疾病分册》。

本书内容全面，涵盖呼吸系统、消化系统、儿科等 46 个感染性疾病临床路径释义，是迄今为止已发布的感染性疾病临床路径最为完整的总结和解读。"感染性疾病临床路径释义"的编写侧重入院后的临床诊疗，从"适用对象""诊断依据""治疗方案及药物选择""住院日""检查项目""出院标准"等方面进行全面、细致解读，尽可能地为临床医师提供最为规范的诊疗指导。参与编审的专家不仅包含呼吸科、消化科、儿科、皮肤性病科、感染科等专科临床医师，还包括检验科、药剂科等多位医师，通过多学科协同模式，为广大临床医师提供更为权威的感染性疾病临床路径解读。

当然，临床路径作为临床医疗管理的工具之一不是一成不变的，感染性疾病的临床诊疗也具有一定的个性化特点，这就要求不同地域、不同医疗机构感染性疾病临床医师参考《临床路径释义·感染性疾病分册》，根据感染性疾病临床诊疗实践的进展，在现有证据循证评价的基础上，制定适合自身情况的临床路径，使得临床路径的实施能够惠及更多患者。

中国工程院 院士

前言

　　开展临床路径工作是我国医药卫生改革的重要举措。临床路径在医疗机构中的实施为医院管理提供标准和依据，是医院管理的抓手，是实实在在的医院内涵建设的基础，是一场重要的医院管理革命。

　　为更好地贯彻国务院办公厅医疗卫生体制改革的有关精神，帮助各级医疗机构开展临床路径管理，保证临床路径试点工作顺利进行，自2011年起，受国家卫生和计划生育委员会委托，中国医学科学院承担了组织编写《临床路径释义》的工作。

　　在医院管理实践中，提高医疗质量、降低医疗费用、防止过度医疗是世界各国都在努力解决的问题。重点在于规范医疗行为，抑制成本增长与有效利用资源。研究与实践证实，临床路径管理是解决上述问题的有效途径，尤其在整合优化资源、节省成本、避免不必要检查与药物应用、建立较好医疗组合、提高患者满意度、减少文书作业、减少人为疏失等诸多方面优势明显。因此，临床路径管理在医改中扮演着重要角色。2016年11月，中共中央办公厅、国务院办公厅转发《国务院深化医药卫生体制改革领导小组关于进一步推广深化医药卫生体制改革经验的若干意见》，提出加强公立医院精细化管理，将推进临床路径管理作为一项重要的经验和任务予以强调。国家卫生和计划生育委员会也提出了临床路径管理"四个结合"的要求，即：临床路径管理与医疗质量控制和绩效考核相结合、与医疗服务费用调整相结合、与支付方式改革相结合、与医疗机构信息化建设相结合。

　　到目前为止，临床路径管理工作对绝大多数医院而言，是一项有挑战性的工作，不可避免地会遇到若干问题，既有临床方面的问题，也有管理方面的问题，最主要是对临床路径的理解一致性问题。这就需要统一思想，在实践中探索解决问题的最佳方案。《临床路径释义》是对临床路径的答疑解惑及补充说明，通过解读每一个具体操作流程，提高医疗机构和医务人员对临床路径管理工作的认识，帮助相关人员准确地理解、把握和正确运用临床路径，合理配置医疗资源规范医疗行为，提高医疗质量，保证医疗安全。

　　本书由钟南山教授、马小军教授、徐英春教授等数位知名专家亲自组织编写审定。编写前，各位专家认真研讨了临床路径在试行过程中各级医院所遇到的有普遍性的问题，在专业与管理两个层面，从医师、药师、护士、患者多个角度进行了释义和补充，供临床路径管理者和实践者参考。

　　对于每个病种，我们补充了"疾病编码"和"检索方法"两个项目，将临床路径表单细化为"医师表单""护士表单"和"患者表单"，并对临床路径及释义中涉及的"给药方案"进行了详细解读，即细化为"给药流程图""用药选择""药学提示""注意事项"，并附以参考文献。同时，为帮助实现临床路径病案质量的全程监控，我们在附录中增设"病案质量监控表单"，作为医务人员书写病案时的参考，同时作为病案质控人员在监控及评估时评定标准的指导。

疾病编码可以看作适用对象的释义，兼具标准化意义，使全国各医疗机构能够有统一标准，明确进入临床路径的范围。对于临床路径公布时个别不准确的编码我们也给予了修正和补充。增加"检索方法"是为了使医院运用信息化工具管理临床路径时，可以全面考虑所有因素，避免漏检、误检数据。这样医院检索获取的数据能更完整，也有助于卫生行政部门的统计和考核。

依国际惯例，表单细化为"医师表单""护士表单""患者表单"，责权分明，便于使用。这些仅为专家的建议方案，具体施行起来，各医疗单位还需根据实际情况修改。

根据最新公布的《医疗机构抗菌药物管理办法》，2009 年路径中涉及的抗菌药均应按照要求进行调整。

实施临床路径管理意义重大，但也艰巨而复杂。在组织编写这套释义的过程中，我们对此深有体会。本书附录对制定/修订《临床路径释义》的基本方法与程序进行了详细的描述。因时间和条件限制，书中不足之处难免，欢迎同行诸君批评指正。

编　者
2018 年 5 月

目 录

第一章

呼吸内科感染性疾病临床路径释义

第一节 流行性感冒临床路径释义

一、流行性感冒编码

疾病名称及编码：流行性感冒（ICD-10：J09-J11）

二、临床路径检索方法

J09-J11

三、流行性感冒临床路径标准住院流程

（一）适用对象

第一诊断为流行性感冒患者（ICD-10：J11-101）。

（二）诊断依据

根据《流行性感冒诊疗方案》（原卫生部，2000年10月13日）及根据原卫生部"十二五"规划教材、全国高等学校教材《传染病学》（李兰娟、任红主编，人民卫生出版社，2013年，第8版）。

1. 发病前7天内与传染期流感确诊病例有密切接触，并出现流感样临床表现。或发病前7天内曾到过流感流行的地区，出现流感样临床表现。

2. 出现高热、头痛、周身酸痛等临床表现，同时有以下一种或几种实验室检测结果：

（1）流感病毒核酸检测阳性（可采用 real-time RT-PCR 和 RT-PCR 方法）。

（2）分离到流感病毒。

（3）双份血清流感病毒的特异性抗体水平呈4倍或4倍以上升高。

> **释义**
>
> ■ 本路径的制订主要参考国内权威参考书和诊疗指南。
>
> ■ 病史和症状是诊断流行性感冒的基本依据，流行病学史非常关键，接触流行性感冒患者后1周内出现高热、周身酸痛等全身表现，高度提示流感可能。
>
> ■ 病原学检查以鼻洗液或鼻咽拭子流感病毒抗原快速检测最为常用，核酸检测可作为确诊依据。病毒分离和抗体动态演变耗时较长，并不常用。

（三）治疗方案的选择

根据《流行性感冒诊疗方案》（原卫生部，2000年10月13日）及根据原卫生部"十二五"规划教材、全国高等学校教材《传染病学》（李兰娟、任红主编，人民卫生出版社，2013年，第8版）。

1. 呼吸道传染病隔离。
2. 一般治疗：适当休息，清淡饮食，多饮水。
3. 对高热、头痛者给予解热镇痛等对症治疗。
4. 抗病毒治疗：奥司他韦。

释义

■ 本病确诊后应立即给予呼吸道隔离。

■ 发热较高时（一般指超过 38℃ 以上）可以予解热镇痛药物，警惕肺炎等并发症。

■ 发病后早期（36 小时内为好，至多 72 小时）应用奥司他韦、阿比多尔等抗病毒药物有助于缩短病程，减轻症状严重程度。

（四）标准住院日

7~10 天。

释义

■ 普通病例通常无需住院，居家隔离治疗即可。

■ 高热等全身症状重，或者幼儿、老年、孕妇、有慢性病基础等易发生肺炎等严重并发症的患者需住院治疗。

（五）进入路径标准

1. 第一诊断必须符合流行性感冒 ICD-10：J11-101 诊断编码。
2. 当患者同时具有其他疾病诊断时，但在住院期间不需要特殊处理也不影响第一诊断的临床路径流程实施时，可以进入路径。

释义

■ 进入路径患者第一诊断为流行性感冒，如患者同时诊断其他疾病如糖尿病、支气管哮喘、风湿免疫病等，需全面评估，如果对流感治疗无明显影响，可以进入路径，但住院期间变异可能增多，也可能延长住院时间，增加花费。

（六）住院期间的检查项目

1. 必需的检查项目：
（1）血常规、尿常规、便常规。
（2）血生化：包括电解质、肝肾功能、心肌酶谱。
（3）流感病毒抗原检查、流感病毒核酸检测。
（4）X 线胸片、心电图。
2. 根据患者病情进行的检查项目：心肌酶同工酶、血乳酸、BNP、血培养、动脉血气分析、超声心动图、胸部 CT。

释义

　　■ 肝肾功能、心肌酶谱等项目对于脏器功能评估是必需的。
　　■ 血常规、尿常规、便常规是住院患者最基本的一些检查；血常规对于合并细菌性感染的诊断有一定意义。
　　■ 心电图、胸部 X 线片对判断有无心肌炎、肺炎等并发症是必需的。
　　■ 病原学检查是确诊依据。

（七）治疗方案与药物选择

1. 呼吸道传染病隔离。
2. 一般治疗：适当休息，清淡饮食，多饮水，做好口腔护理。对高热、头痛者给予解热镇痛等对症治疗。
3. 抗病毒治疗：奥司他韦。成人和 13 岁以上青少年的推荐口服剂量为 75mg，每日 2 次，共 5 天。在流感症状开始的第一天或第二天（理想状态为 36 小时内）应开始治疗。儿童用量根据体重核算。推荐疗程为 5 天。
4. 肾上腺糖皮质激素治疗：主要用于重症患者。
5. 并发细菌感染者需使用抗菌药治疗。

释义

　　■ 流感传染性强，一旦疑似诊断，应立即予呼吸道隔离。
　　■ 奥司他韦是目前应用最普遍的抗病毒药物，也可选用阿比多尔等其他抗病毒药物。
　　■ 临床初步判断合并细菌感染者，应立即进行痰细菌培养等病原学检查，同时开始经验性抗菌治疗，之后再根据病原学发现和治疗反应调整。

（八）出院标准

患者自觉症状消失，体温恢复正常。

释义

　　■ 患者出院前发热等症状消失，临床症状改善即可出院。

（九）变异及原因分析

患者其他疾病需治疗或出现相关并发症。

释义

　　■ 患者出现重症肺炎、呼吸衰竭、心力衰竭等表现，应终止本路径，转入相应流程。

四、流行性感冒临床路径给药方案

【用药选择】

1. 抗病毒药：在流感症状开始的第一天或第二天（理想状态为 36 小时内）应开始治疗。

（1）奥司他韦：成人和 13 岁以上青少年的推荐口服剂量为 75mg，每日 2 次，共 5 天。重症患者奥司他韦可加倍剂量使用。在流感症状开始的第一天或第二天（理想状态为 36 小时内）应开始治疗。儿童用量根据体重核算。推荐疗程为 5 天。

（2）阿比多尔：酌情选用，成人一次 0.2g，一日 3 次，推荐疗程为 5 天。

2. 解热镇痛药物：退热、缓解疼痛等症状。

3. 糖皮质激素：出现心肌炎、重症肺炎等重症患者应用，通常地塞米松 5~10mg/d，疗程 3~5 天。

4. 抗菌药：继发细菌感染者，成人可选择氟喹诺酮类，儿童选择阿莫西林、头孢菌素类联合阿奇霉素。

【药学提示】

糖皮质激素的不良反应，包括水钠潴留、低钾血症、血压升高等。

【注意事项】

幼儿退热药禁用阿司匹林。

五、推荐表单

（一）医师表单

流行性感冒临床路径医师表单

适用对象：第一诊断为流行性感冒（ICD：J11-101）

患者姓名：	性别：　年龄：　门诊号：	住院号：
住院日期：　　年　月　日	出院日期：　　年　月　日	标准住院日：7~10 天

时间	住院第 1 天	住院第 2~6 天	住院第 7~10 天 （出院日）
诊疗工作	□ 询问病史和体格检查 □ 完成入院病历及首次病程记录 □ 拟定检查项目 □ 制订初步治疗方案 □ 对家属进行有关的宣教，及时填报疫情卡并上报院感科	□ 上级医师查房 □ 明确下一步诊疗计划 □ 完成上级医师查房记录及日常病历记录 □ 向家属交代病情 □ 评价疗效，必要时调整药物 □ 评估病毒清除情况	□ 上级医师查房，确定患者可以出院 □ 完成上级医师查房记录、出院记录、出院证明书和病历首页的填写 □ 通知出院 □ 向患者交代出院注意事项及随诊时间 □ 若患者不能出院，在病程记录中说明原因和继续治疗的方案
重点医嘱	**长期医嘱：** □ 感染内科/儿科护理常规 □ 呼吸道隔离 □ 一级护理（病重者提高级别） □ 清淡饮食 □ 血压、血氧监测（病重者） □ 抗病毒治疗：奥司他韦 □ 支持治疗 □ 吸氧（必要时） □ 必要时加用抗菌药 **临时医嘱：** □ 血常规、尿常规、便常规、CRP □ 重症者急查血气分析 □ 血生化 □ ECG、X 线胸片 □ 心脏超声、胸部 CT（重症患者） □ 流感抗原及流感核酸检测 □ 高热时物理降温，超高热时退热剂治疗	**长期医嘱：** □ 感染内科/儿科护理常规 □ 呼吸道隔离 □ 一级护理（病重者提高级别） □ 清淡饮食 □ 血压、血氧监测（病重者） □ 抗病毒治疗：奥司他韦 □ 支持治疗 □ 吸氧（必要时） □ 必要时加用抗菌药 **临时医嘱：** □ 进食少者及高热者静脉适量补液 □ 高热时物理降温，超高热时退热剂治疗 □ 出院前 1 日鼻咽拭子流感病毒抗原/核酸检测	**出院医嘱：** □ 今日出院 □ 门诊随诊
病情变异记录	□ 无　□ 有，原因： 1. 2.	□ 无　□ 有，原因： 1. 2.	□ 无　□ 有，原因： 1. 2.
医师签名			

（二）护士表单

流行性感冒临床路径护士表单

适用对象：第一诊断为流行性感冒（ICD：J11-101）

患者姓名：	性别：　年龄：　门诊号：	住院号：
住院日期：　　年　月　日	出院日期：　　年　月　日	标准住院日：7~10 天

时间	住院第 1 天	住院第 2~6 天	住院第 7~10 天（出院日）
健康宣教	□ 入院宣教 　介绍主管医师、护士 　介绍环境、设施 　介绍住院注意事项 　介绍探视和陪伴制度 　介绍贵重物品制度 　介绍消毒隔离制度	□ 药物宣教 □ 饮食宣教	□ 出院宣教 □ 饮食宣教 □ 药物宣教 □ 指导患者办理出院手续
护理处置	□ 核对患者，佩戴腕带 □ 建立入院护理病历 □ 协助患者留取各种标本 □ 测量体重	□ 根据医嘱的相关采血 □ 根据医嘱发放相关药物	□ 办理出院手续 □ 协助取出院带药 □ 书写出院小结
基础护理	□ 级别护理 　晨晚间护理 　患者安全管理	□ 级别护理 　晨晚间护理 　患者安全管理	□ 级别护理 　晨晚间护理 　患者安全管理
专科护理	□ 护理查体 □ 病情观察 □ 需要时，填写跌倒及压疮防范表 □ 需要时，请家属陪伴 □ 确定饮食种类 □ 心理护理	□ 病情观察 □ 遵医嘱完成相关检查 □ 心理护理	□ 出院指导
重点医嘱	□ 详见医嘱执行单	□ 详见医嘱执行单	□ 详见医嘱执行单
病情变异记录	□ 无　□ 有，原因： 1. 2.	□ 无　□ 有，原因： 1. 2.	□ 无　□ 有，原因： 1. 2.
护士签名			

（三）患者表单

流行性感冒临床路径患者表单

适用对象：第一诊断为流行性感冒（ICD：J11-101）

患者姓名：		性别：　　年龄：　　门诊号：	住院号：
住院日期：　　年　月　日		出院日期：　　年　月　日	标准住院日：7~10 天

时间	入院第 1 天	住院第 2~6 天	住院第 7~10 天（出院日）
医患配合	□ 配合询问病史、收集资料，务必详细告知既往史、用药史、过敏史 □ 配合进行体格检查 □ 有任何不适告知医师	□ 配合完善相关检查，如采血、留尿、心电图、X 线胸片 □ 医师向患者及家属介绍病情	□ 接受出院前指导 □ 知道复查程序 □ 获取出院诊断书
护患配合	□ 配合测量体温、脉搏、呼吸 3 次，血压、体重 1 次 　配合完成入院护理评估（简单询问病史、过敏史、用药史） □ 接受入院宣教（环境介绍、病室规定、订餐制度、贵重物品保管等） □ 配合执行探视和陪伴制度 □ 有任何不适告知护士	□ 配合测量体温、脉搏、呼吸 3 次、询问大便 1 次 □ 接受饮食宣教 □ 接受药物宣教 □ 配合留取鼻咽拭子	□ 接受出院宣教 □ 办理出院手续 □ 获取出院带药 □ 知道服药方法、作用、注意事项 □ 知道复印病历程序
饮食	□ 遵医嘱饮食	□ 遵医嘱饮食	□ 遵医嘱饮食
排泄	□ 正常排尿便	□ 正常排尿便	□ 正常排尿便
活动	□ 卧床休息	□ 逐渐恢复正常活动	□ 正常活动

附：原表单（2016 年版）

流行性感冒临床路径表单

适用对象：第一诊断为流行性感冒（ICD：J11-101）

患者姓名：		性别： 年龄： 门诊号：	住院号：
住院日期： 年 月 日		出院日期： 年 月 日	标准住院日：7~10 天

时间	住院第 1 天	住院第 2 天	住院第 3 天
诊疗工作	□ 询问病史和体格检查 □ 完成入院病历及首次病程记录 □ 拟定检查项目 □ 制订初步治疗方案 □ 对家属进行有关的宣教，及时填报疫情卡并上报院感科	□ 上级医师查房 □ 明确下一步诊疗计划 □ 完成上级医师查房记录 □ 向家属交代病情	□ 上级医师查房 □ 完成病历记录 □ 评价治疗疗效，调整治疗药物
重点医嘱	**长期医嘱：** □ 感染内科/儿科护理常规 □ 呼吸道隔离 □ 一级护理（病重者提高级别） □ 清淡饮食 □ 血压、血氧监测（病重者） □ 抗病毒治疗：奥司他韦 □ 支持治疗 □ 吸氧（必要时） □ 必要时加用抗菌药 **临时医嘱：** □ 血常规、尿常规、便常规、CRP □ 重症者急查血气分析 □ 血生化 □ ECG、X 线胸片 □ 心脏超声、胸部 CT（重症患者） □ 流感抗原及流感核酸检测 □ 高热时物理降温，超高热时退热剂治疗	**长期医嘱：** □ 感染内科/儿科护理常规 □ 呼吸道隔离 □ 一级护理（病重者提高级别） □ 清淡饮食 □ 血压、血氧监测（病重者） □ 抗病毒治疗：奥司他韦 □ 支持治疗 □ 吸氧（必要时） □ 必要时加用抗菌药 **临时医嘱：** □ 进食少者及高热者静脉适量补液 □ 高热时物理降温，超高热时退热剂治疗	**长期医嘱：** □ 感染内科/儿科护理常规 □ 呼吸道隔离 □ 一级护理（病重者提高级别） □ 清淡饮食 □ 血压、血氧监测（病重者） □ 抗病毒治疗：奥司他韦 □ 支持治疗 □ 吸氧（必要时） □ 必要时加用抗菌药 **临时医嘱：** □ 必要时补充电解质液 □ 高热时物理降温，超高热时退热剂治疗
护理工作	□ 介绍病房环境、设施和设备 □ 入院护理评估 □ 饮食指导 □ 生活护理	□ 观察病情变化 □ 心理护理	□ 观察病情变化 □ 心理护理
病情变异记录	□ 无 □ 有，原因： 1. 2.	□ 无 □ 有，原因： 1. 2.	□ 无 □ 有，原因： 1. 2.
护士签名			
医师签名			

时间	住院第 4~7 天	住院第 8~10 天
诊疗工作	□ 上级医师查房 □ 完成病历记录 □ 评价治疗疗效调整治疗药物	□ 上级医师查房，确定患者可以出院 □ 完成上级医师查房记录、出院记录、出院证明书和病历首页的填写 □ 通知出院 □ 向患者交代出院注意事项及随诊时间 □ 若患者不能出院，在病程记录中说明原因和继续治疗的方案
重点医嘱	**长期医嘱：** □ 感染内科护理常规 □ 呼吸道隔离 □ 三级护理（病重者提高级别） □ 普通饮食 □ 血压、血氧监测（病重者） □ 抗病毒治疗：奥司他韦 □ 必要时加用抗菌药 **临时医嘱：** □ 必要时补充电解质液 □ 必要时复查血常规 □ 必要时复查心肌酶、转氨酶、X 线胸片	**出院医嘱：** □ 今日出院 □ 门诊随诊
护理工作	□ 观察病情变化 □ 心理护理	□ 帮助患者办理出院手续事项 □ 家庭护理指导
病情变异记录	□ 无　□ 有，原因： 1. 2.	□ 无　□ 有，原因： 1. 2.
护士签名		
医师签名		

第二节 初治菌阴肺结核临床路径释义

一、初治菌阴肺结核编码

疾病名称及编码：初治肺结核（ICD-10：A16.0）

二、临床路径检索方法

A16.0

三、初治菌阴肺结核临床路径标准住院流程

（一）适用对象

第一诊断为初治菌阴肺结核。

> **释义**
>
> ■ 初治肺结核是指初次发现、尚未开始抗结核治疗的患者，或虽经不规律、不合理抗结核治疗，但疗程不超过 1 个月的患者。
>
> ■ 菌阴肺结核是指临床诊断病例：①3 次痰涂片阴性，胸部影像学检查显示与活动性肺结核相符的病变，且伴有咳嗽、咳痰、咯血等肺结核可疑症状；②3 次痰涂片阴性，胸部影像学检查显示与活动性肺结核相符的病变，且结核菌素试验强阳性；③3 次痰涂片阴性，胸部影像学检查显示与活动性肺结核相符的病变，且抗结核抗体检查阳性；④3 次痰涂片阴性，胸部影像学检查显示与活动性肺结核相符的病变，且肺外组织病理检查证实为结核病变者；⑤3 次痰涂片阴性的疑似肺结核病例，经诊断性治疗或随访观察可排除其他肺部疾病者。

（二）诊断依据

根据《中华人民共和国卫生行业标准肺结核诊断标准（WS288-2008）》《中国结核病防治规划实施工作指南（2008 年版）》《临床诊疗指南·结核病分册》。

1. 临床症状：可出现发热（多为低热）、盗汗、乏力、咳嗽、咳痰、咯血或血痰、胸痛等。部分患者可无临床症状。

2. 体征：可出现呼吸频率增快、呼吸音减低或粗糙、肺部啰音等。轻者可无体征。

3. 影像学检查：显示活动性肺结核病变特征。

4. 细菌学检查：痰涂片及痰培养阴性。

5. 抗结核治疗有效。

6. 临床可排除其他非结核性肺部疾患。

7. 痰结核分枝杆菌分子生物学检测阳性。

8. 结核菌素（PPD 5TU）皮肤试验强阳性或 γ-干扰素释放试验阳性或血清抗结核抗体阳性。

9. 肺外组织病理检查证实结核病变。

10. 支气管或肺部组织病理检查证实结核性改变。

11. 支气管肺泡灌洗液（BALF）检出抗酸杆菌。

既往未经抗结核治疗或抗结核治疗时间少于 1 个月、肺内有病变且痰抗酸杆菌涂片镜检或分枝杆菌培养阴性，同时具备 1~9 项中 3 项或 10~11 项中任何 1 项可诊断为初治菌阴肺结核。

> **释义**
>
> ■ 涂阴肺结核患者的诊断必须由放射医师和结核科医师联合病案讨论确认，必要时请涂阴诊断小组会诊后确定。
>
> ■ 对暂时不能确诊而疑似肺炎的患者，可进行诊断性抗感染治疗（一般观察 2 周）或使用其他检查方法进一步确诊。诊断性抗感染治疗不应选择喹诺酮类、氨基糖苷类等具有明显抗结核活性的药品。
>
> ■ 对经抗感染治疗仍怀疑患有活动性肺结核的患者，可进行诊断性抗结核治疗，推荐使用初治活动性肺结核治疗方案，一般治疗 1~2 个月。

（三）治疗方案的选择

根据《中国结核病防治规划实施工作指南（2008 年版）》《临床诊疗指南·结核病分册》。

1. 药物治疗：

（1）推荐治疗方案：2HRZE/4HR 或 $2H_3R_3Z_3E_3/4H_3R_3$（H：异烟肼；R：利福平；Z：吡嗪酰胺；E：乙胺丁醇）。强化期使用 HRZE 方案治疗 2 个月，继续期使用 HR 方案治疗 4 个月。

（2）疗程一般 6 个月。对于病情严重或存在影响预后的合并症的患者，可适当延长疗程。

（3）特殊患者（如儿童、老年人、孕妇、使用免疫抑制剂以及发生药物不良反应等）可以在上述方案基础上调整药物剂量或药物。

2. 根据患者存在的并发症或合并症进行对症治疗。

> **释义**
>
> ■ 肺结核治疗原则为：结核病是由结核分枝杆菌引起的传染病，所以针对结核菌，采用强有力的化疗药物，规律全程地用药，杀灭结核菌，消除传染性，同时给结核病变的修复创造条件，是肺结核治疗的基本。当使用化疗药物，病灶修复不充分，病灶内仍残留活菌将来复发可能性较大时，才使用外科疗法。因此，全身化学治疗是结核病治疗的最基本方法。
>
> ■ 结核病化学治疗应遵循"早期、规律、全程、联合、适量"的原则，以期达到杀灭结核分枝杆菌和病灶治愈的目的。

（四）标准住院日

7~14 天。

> **释义**
>
> ■ 如果患者条件允许，住院时间可以低于或高于上述住院天数。

（五）进入路径标准

1. 第一诊断必须符合初治菌阴肺结核。

2. 当患者合并其他疾病，但住院期间不需要特殊处理也不影响第一诊断的临床路径流程实施时，可以进入路径。

> **释义**
>
> ■ 经临床诊断为菌阴肺结核后方始进入路径。若患者不规律用药时间已经超过1个月，不适合进入本路径。
> ■ 患者肺结核已经引起严重并发症（如大咯血、气胸、呼吸衰竭等），或合并重要脏器的肺外结核，或同时具有其他疾病（如其他病原菌引起的肺炎、不稳定型心绞痛、恶性肿瘤等），如果影响第一诊断的临床路径流程实施时均不适合进入本路径。

（六）住院期间检查项目

1. 必需的检查项目：
（1）血常规、尿常规、便常规。
（2）感染性疾病筛查（乙型肝炎、丙型肝炎、艾滋病等）。
（3）肝肾功能、电解质、血糖、红细胞沉降率、C反应蛋白、血尿酸。
（4）痰抗酸杆菌涂片及镜检、痰分枝杆菌培养。
（5）X线胸片检查。
（6）视力及视野检测。
（7）心电图。

> **释义**
>
> ■ X线胸片可以由胸部CT替代。部分检查在治疗后相应的时间需要复查（如痰液检查、X线胸片等），以评价治疗效果。治疗过程中需定期复查血常规、肝肾功能、血尿酸等，以监测药物不良反应。

2. 根据患者病情可选择检查项目：
（1）支气管镜检查。
（2）痰分子生物学检测。
（3）结核菌素皮肤试验。
（4）γ-干扰素释放试验。
（5）胸部CT检查（需与其他疾病鉴别诊断或X线胸片显示不良者）。
（6）血清抗结核抗体检测。
（7）胸部超声（怀疑胸腔积液、心包积液患者）。
（8）尿妊娠试验（育龄期妇女）。
（9）相关免疫功能检查（怀疑免疫异常患者）。
（10）痰查癌细胞、血液肿瘤标志物（癌胚抗原等）（怀疑合并肿瘤患者）。

> **释义**
>
> ■ 经过检查确诊合并存在其他疾病，如果影响第一诊断的临床路径流程实施，则应退出本路径；如果不影响第一诊断的临床路径流程实施，则可继续进行本路径。

（七）出院标准

1. 临床症状好转。
2. 患者可耐受制订的抗结核治疗方案。

> **释义**
>
> ■ 如果出现并发症，是否需要继续住院处理，由主管医师具体决定。

（八）变异及原因分析

1. 出现严重的抗结核药物不良反应。
2. 治疗过程中出现严重并发症或合并症，如肺外结核、咯血、气胸、呼吸衰竭等，需要进一步诊疗，或需要转入其他路径。
3. 原有病情明显加重，导致住院时间延长。

> **释义**
>
> ■ 变异分为微小变异和重大变异两大类，前者是不出路径、偏离预定轨迹的病例，后者是需要退出本路径或进入其他路径的病例。
>
> ■ 微小变异包括：
>
> 并发症：因为使用抗结核药物所引起的轻度药物不良反应，如白细胞、血小板的轻度降低，肝功能轻度异常，轻度胃肠道反应，经过对症治疗后可缓解。出现肺结核并发症但症状较轻，如痰中带血。
>
> 医院原因：因为医院检验项目的及时性，不能按照要求完成检查；因为节假日不能按照要求完成检查。
>
> 个人原因：患者不愿配合完成相应检查，短期不愿按照要求出院随诊。
>
> ■ 重大变异包括：
>
> 疾病本身原因：因基础疾病需要进一步诊断和治疗，如肿瘤；因为合并其他疾病需要进一步诊断和治疗，如合并其他病原菌引起的感染；因出现耐药结核需更换用药；因各种原因需要其他治疗措施等。
>
> 并发症：因使用抗结核药物所引起的严重不良反应，如导致粒细胞缺乏、肝功能严重异常、患者不能耐受的严重恶心呕吐等，需暂时停用或更换抗结核药物治疗。因出现肺结核严重的并发症，如大咯血、气胸、呼吸衰竭等，需进一步诊治。
>
> 医院原因：与患者或家属发生医疗纠纷。
>
> 个人原因：患者要求离院或转院；不愿按照要求出院随诊而导致入院时间明显延长。

四、初治菌阴肺结核临床路径给药方案

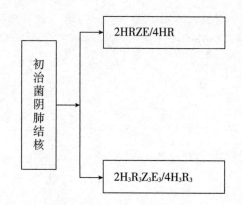

【用药选择】

1. 药物名称前数字表示用药月数，药物名称后面数字表示每周用药次数。H：异烟肼；R：利福平；Z：吡嗪酰胺；E：乙胺丁醇。

2. 上述治疗方案中的任一种均可，推荐治疗方案：2HRZE/4HR 或 $2H_3R_3Z_3E_3/4H_3R_3$。

3. 任何方案包括二个不同的治疗阶段：①强化治疗阶段，以 3~4 种药物联用 8 周，以期达到尽快杀灭各种菌群保证治疗成功的目的；②巩固治疗阶段，以 2~3 种药物联用，其目的巩固强化阶段取得的疗效，继续杀灭残余菌群。

【药学提示】

1. 异烟肼：成人口服 1 次 0.3g，每日 1 次顿服。其主要不良反应是末梢神经炎、中枢神经系统障碍和肝损害。常规用量无需并用维生素 B_6，以免降低异烟肼的抗菌能力。营养不良、酗酒、孕妇及伴有糖尿病的患者易发生末梢神经炎，需加用维生素 B_6。

2. 利福平：成人口服 1 次 0.45g（体重<55kg）或 0.6g（体重≥55kg），每日 1 次空腹顿服。主要不良反应是肝损害、过敏反应、流感样综合征和胃肠道反应。

3. 乙胺丁醇：成人口服 1 次 0.75g（体重<55kg）或 1g（体重≥55kg），每日 1 次顿服。主要不良反应是视神经损害和末梢神经炎。

4. 吡嗪酰胺：成人口服 1 次 1.5g（体重<55kg）或 1.75g（体重≥55kg），每日 1 次。主要不良反应是肝损害、胃肠道反应和痛风样关节炎。

【注意事项】

1. 根据老年人体重、肝肾功能状况及各种基础病及其并发症，如糖尿病肾病、周围神经病、视网膜病等情况可酌减抗结核药物的剂量。

2. 治疗中病灶吸收较慢者，可适当延长疗程。血行播散性结核需增加疗程至 12 个月为宜。

五、推荐表单

（一）医师表单

初治菌阴肺结核临床路径医师表单

适用对象：第一诊断为初治菌阴肺结核（ICD-10：A16.0）

患者姓名：	性别：　年龄：　门诊号：	住院号：
住院日期：　　年　月　日	出院日期：　　年　月　日	标准住院日：21~28 天

时间	住院第 1~3 天	住院期间
主要诊疗工作	□ 询问病史及进行体格检查 □ 初步评估病情 □ 完成病历书写 □ 完善必要检查 □ 根据病情对症、支持治疗 □ 上级医师查房，制订诊疗计划 □ 确定抗结核治疗方案，签署药物治疗知情同意书，开始抗结核治疗	□ 全科病案讨论，上级医师定期查房，完善诊疗计划 □ 处理基础性疾病及对症治疗 □ 根据患者病情调整、制订合理治疗方案 □ 观察药品不良反应 □ 住院医师书写病程记录
重点医嘱	**长期医嘱：** □ 肺结核护理常规 □ 二级或三级护理 □ 普通饮食 □ 抗结核药物治疗 **临时医嘱：** □ 血常规、尿常规 □ 肝肾功能检查（含胆红素）、电解质、血糖、血尿酸、相关感染性疾病筛查、红细胞沉降率（或 C 反应蛋白） □ 痰抗酸杆菌涂片镜检，痰分枝杆菌培养 □ 心电图、X 线胸片 □ 既往基础用药 □ 对症治疗 □ 进行其他相关检查	**长期医嘱：** □ 肺结核护理常规 □ 二级或三级护理 □ 普通饮食 □ 抗结核药物治疗 **临时医嘱：** □ 既往基础用药 □ 对症治疗 □ 抗结核治疗 14 天后复查血常规、肝肾功能（含胆红素） □ X 线胸片检查（必要时） □ 异常指标复查
病情变异记录	□ 无　□ 有，原因： 1. 2.	□ 无　□ 有，原因： 1. 2.
医师签名		

时间	出院前 1~3 天	出院日
主要诊疗工作	□ 上级医师查房 □ 评估患者病情及治疗效果 □ 确定出院日期及治疗方案 □ 出院前 1 天开具出院医嘱 □ 完成上级医师查房记录	□ 完成常规病程记录、上级医师查房记录、病历首页及出院小结 □ 和患者或家属协商出院后治疗管理机构（本院门诊或患者所在地结核病防治机构或医疗机构） □ 向患者或家属交代出院后服药方法及注意事项 □ 预约复诊日期
重点医嘱	长期医嘱： □ 肺结核护理常规 □ 二级或三级护理 □ 普通饮食 □ 抗结核药物治疗 临时医嘱： □ 复查肝肾功能、血尿常规（必要时） □ 痰抗酸杆菌涂片检查 □ X 线胸片（必要时） □ 根据需要，复查相关检查项目	出院医嘱： □ 开具出院带药 □ 定期复查肝肾功能、血常规、尿常规、痰菌检查、X 线胸片等 □ 注意药品不良反应 □ 病情变化随时就诊
病情变异记录	□ 无　□ 有，原因： 1. 2.	□ 无　□ 有，原因： 1. 2.
医师签名		

（二）护士表单

初治菌阴肺结核临床路径护士表单

适用对象：第一诊断为初治菌阴肺结核（ICD-10：A16.0）

| 患者姓名： | 性别：　年龄：　门诊号： | 住院号： |

| 住院日期：　年　月　日 | 出院日期：　年　月　日 | 标准住院日：21~28 天 |

时间	住院第 1 天	住院期间	出院前 1~3 天 （出院日）
健康宣教	□ 入院宣教 　介绍主管医师、护士 　介绍环境、设施 　介绍住院注意事项 □ 向患者宣教戒烟、戒酒的重要性，及减少剧烈活动 □ 介绍疾病知识	□ 主管护士与患者沟通，了解并指导心理应对 □ 宣教疾病知识 □ 使用药物宣教 □ 正确留取标本及各种检查注意事项宣教 □ 给予患者及家属心理支持 □ 指导患者活动 □ 恢复期生活护理	□ 出院宣教 　复查时间 　服药方法 　活动休息 　指导饮食 □ 指导办理出院手续
护理处置	□ 核对患者、佩戴腕带 □ 建立入院护理病历 □ 卫生处置：剪指甲、沐浴、更换病号服	□ 随时观察患者病情变化 □ 遵医嘱氧疗 □ 遵医嘱完成用药 □ 协助医师完成各项检查化验	□ 办理出院手续 □ 书写出院小结
基础护理	□ 二级护理 □ 流质饮食或普通饮食 □ 晨晚间护理 □ 患者安全管理 □ 心理护理	□ 二级护理 □ 半流质饮食或普通饮食 □ 晨晚间护理 □ 患者安全管理 □ 心理护理	□ 三级护理 □ 普通饮食 □ 晨晚间护理 □ 患者安全管理
专科护理	□ 护理查体 □ 体温、呼吸频率 □ 需要时填写跌倒及压疮防范表 □ 需要时请家属陪伴 □ 心理护理	□ 体温、呼吸频率 □ 遵医嘱完成相关检查 □ 随时观察患者病情变化及药物疗效 □ 必要时吸氧 □ 遵医嘱正确给药 □ 观察患者药物不良反应 □ 提供并发症征象的依据 □ 心理护理	**病情观察：** □ 评估患者生命体征，特别是体温和呼吸频率 □ 心理护理
重点医嘱	□ 详见医嘱执行单	□ 详见医嘱执行单	□ 详见医嘱执行单
病情变异记录	□ 无　□ 有，原因： 1. 2.	□ 无　□ 有，原因： 1. 2.	□ 无　□ 有，原因： 1. 2.
护士签名			

（三）患者表单

初治菌阴肺结核临床路径患者表单

适用对象：第一诊断为初治菌阴肺结核（ICD-10：A16.0）

患者姓名：	性别：　　年龄：　　门诊号：	住院号：
住院日期：　　年　月　日	出院日期：　　年　月　日	标准住院日：21~28 天

时间	住院第 1 天	住院期间	出院前 1~3 天（出院日）
医患配合	□ 配合询问病史、收集资料，务必详细告知既往史、用药史、过敏史 □ 配合进行体格检查 □ 有任何不适告知医师	□ 配合完善相关检查，如采血、留尿、心电图、X 线胸片等 □ 医师与患者及家属介绍病情，如有异常检查结果需进一步检查 □ 配合医师调整用药 □ 有任何不适告知医师	□ 接受出院前指导 □ 知道复查程序 □ 获取出院诊断书
护患配合	□ 配合测量体温、脉搏、呼吸、血压、血氧饱和度、体重 □ 配合完成入院护理评估单（简单询问病史、过敏史、用药史） □ 接受入院宣教（环境介绍、病室规定、订餐制度、贵重物品保管等）及疾病知识相关教育 □ 有任何不适告知护士	□ 正确留取标本，配合检查 □ 配合用药及治疗 □ 配合定时测量生命体征，每日询问大便 □ 接受输液、服药治疗，并告知用药后效果 □ 注意活动安全，避免坠床或跌倒 □ 配合执行探视及陪伴	□ 接受出院宣教 □ 办理出院手续 □ 获取出院带药 □ 指导服药方法、作用、注意事项 □ 知道复印病历方法及复诊时间
饮食	□ 正常饮食 □ 遵医嘱饮食	□ 正常饮食 □ 遵医嘱饮食	□ 正常饮食 □ 遵医嘱
排泄	□ 正常排尿便 □ 避免便秘	□ 正常排尿便 □ 避免便秘	□ 正常排尿便 □ 避免便秘
活动	□ 正常适度活动，避免疲劳	□ 正常适度活动，避免疲劳	□ 正常适度活动，避免疲劳

附：原表单（2016 年版）

初治菌阴肺结核临床路径表单

适用对象：第一诊断为初治菌阴肺结核

患者姓名：	性别： 年龄： 门诊号：	住院号：
住院日期： 年 月 日	出院日期： 年 月 日	标准住院日：7~14 天

时间	住院第 1~3 天	住院期间
主要诊疗工作	□ 询问病史及进行体格检查 □ 初步评估病情 □ 完成病历书写 □ 完善必要检查 □ 根据病情对症、支持治疗 □ 上级医师查房，制订诊疗计划 □ 确定抗结核治疗方案，签署化疗知情同意书，开始抗结核治疗	□ 全科病案讨论，上级医师定期查房，完善诊疗计划 □ 处理基础性疾病及对症治疗 □ 根据患者病情调整、制订合理化疗方案 □ 观察药品不良反应 □ 住院医师书写病程记录
重点医嘱	**长期医嘱：** □ 肺结核护理常规 □ 二级或三级护理 □ 普通饮食 □ 抗结核药物治疗 **临时医嘱：** □ 血常规、尿常规、便常规 □ 肝肾功能检查（含胆红素）、电解质、血糖、血尿酸、相关感染性疾病筛查、红细胞沉降率、C 反应蛋白 □ 痰抗酸杆菌涂片镜检，痰分枝杆菌培养 □ X 线胸片及胸部 CT 检查 □ 支气管镜检查 □ 结核菌素皮肤试验 □ 血清抗结核抗体检测 □ 痰结核分枝杆菌分子生物学检测 □ 心电图、腹部超声检查 □ 视力、视野检测 □ 既往基础用药 □ 对症治疗 □ 进行其他相关检查	**长期医嘱：** □ 肺结核护理常规 □ 二级或三级护理 □ 普通饮食 □ 抗结核药物治疗 **临时医嘱：** □ 既往基础用药 □ 对症治疗 □ 抗结核治疗 7~14 天后复查血常规、肝肾功能（含胆红素） □ 异常指标复查
护理工作	□ 病房环境、医院制度及医护人员介绍 □ 入院护理评估 □ 告知各项检查注意事项并协助患者完成 □ 指导留痰 □ 静脉取血 □ 入院健康宣教 □ 心理护理 □ 通知营养科新患者饮食 □ 完成护理记录书写 □ 执行医嘱，用药指导	□ 观察患者一般情况及病情变化 □ 检验、检查前的宣教 □ 做好住院期间的健康宣教 □ 正确落实各项治疗性护理措施 □ 观察治疗效果及药品反应 □ 护理安全措施到位 □ 给予正确的饮食指导 □ 了解患者心理需求和变化，做好心理护理

续　表

时间	住院第 1~3 天	住院期间
病情 变异 记录	□无　□有，原因： 1. 2.	□无　□有，原因： 1. 2.
护士 签名		
医师 签名		

时间	出院前1~3天	出院日
主要诊疗工作	□ 上级医师查房 □ 评估患者病情及治疗的不良反应 □ 确定出院日期及治疗方案 □ 出院前一天开具出院医嘱 □ 完成上级医师查房记录	□ 完成常规病程记录、上级医师查房记录、病历首页及出院小结 □ 和患者或家属协商出院后治疗管理机构（本院门诊或患者所在地结核病防治机构或医疗机构） □ 向患者或家属交代出院后服药方法及注意事项 □ 预约复诊日期
重点医嘱	**长期医嘱：** □ 肺结核护理常规 □ 二级或三级护理 □ 普通饮食 □ 抗结核药物治疗 **临时医嘱：** □ 复查肝肾功能、血尿常规（必要时） □ 痰抗酸杆菌涂片检查 □ 根据需要，复查相关检查项目	**出院医嘱：** □ 开具出院带药 □ 定期复查肝肾功能、血常规、尿常规、痰菌检查、X线胸片或CT等 □ 注意药品不良反应 □ 病情变化随时就诊
主要护理工作	□ 观察患者一般情况 □ 观察疗效及药品不良反应 □ 恢复期生活和心理护理 □ 出院准备指导	□ 协助患者办理出院手续 □ 出院指导
病情变异记录	□ 无 □ 有，原因： 1. 2.	□ 无 □ 有，原因： 1. 2.
护士签名		
医师签名		

第三节 初治菌阳肺结核临床路径释义

一、初治菌阳肺结核编码

1. 原编码：

疾病名称及编码：初治菌阳肺结核（ICD-10：A15.001）

2. 修改编码：

疾病名称及编码：初治菌阳肺结核（ICD-10：A15.0/A15.1/A15.2/A15.3）

二、临床路径检索方法

A15.0/A15.1/A15.2/A15.3

三、初治菌阳肺结核临床路径标准住院流程

（一）适用对象

第一诊断为初治菌阳肺结核（ICD-10：A15.018，A15.019）。

> **释义**
>
> ■ 菌阳肺结核是指：直接涂片抗酸杆菌阳性2次，或1次阳性且X线胸片显示活动性肺结核病变，或涂片1次阳性加培养阳性1次，或肺部有结核病变，涂片阴性，痰培养阳性。
>
> ■ 初治肺结核是指初次发现、尚未开始抗结核治疗的患者，或虽经不规律、不合理抗结核治疗，但疗程不超过1个月的患者。

（二）诊断依据

根据《中华人民共和国卫生行业标准肺结核诊断标准（WS288-2008）》《中国结核病防治规划实施工作指南（2008年版）》《临床诊疗指南·结核病分册》。

1. 临床症状：可出现发热（多为低热）、盗汗、咳嗽、咳痰、咯血或血痰、胸痛等。部分患者可无临床症状。
2. 体征：可出现呼吸频率增快、呼吸音减低或粗糙、肺部啰音等。轻者可无体征。
3. 影像学检查：显示活动性肺结核病变特征。
4. 痰液检查：痰抗酸杆菌涂片镜检或分枝杆菌培养阳性。
5. 既往未经抗结核治疗，或抗结核治疗时间少于1个月。

> **释义**
>
> ■ 痰抗酸染色阳性或分枝杆菌培养阳性不能区分是结核分枝杆菌还是非结核分枝杆菌。若具备条件，应进一步行菌种鉴定。结核/非结核分枝杆菌核酸检测、Xper MTB/PIF等分子生物学检测方法对于诊断结核以及区分结核与非结核分枝杆菌具有一定价值。

（三）治疗方案的选择

根据《中国结核病防治规划实施工作指南（2008年版）》《临床诊疗指南·结核病分册》。

1. 药物治疗：

（1）推荐治疗方案：2HRZE/4HR 或 $2H_3R_3Z_3E_3/4H_3R_3$（H：异烟肼；R：利福平；Z：吡嗪酰胺；E：乙胺丁醇）。强化期使用 HRZE 方案治疗 2 个月，继续期使用 HR 方案治疗 4 个月。

（2）疗程一般 6 个月。对于病情严重或存在影响预后的合并症的患者，可适当延长疗程。

（3）特殊患者（如儿童、老年人、孕妇、使用免疫抑制以及发生药物不良反应等）可以在上述方案基础上调整药物剂量或药物。

2. 根据患者存在的并发症或合并症进行对症治疗。

> **释义**
>
> ■ 肺结核治疗原则为：结核病是由结核分枝杆菌引起的传染病，所以针对结核菌，采用强有力的化疗药物，规律全程地用药，杀灭结核菌，消除传染性，同时给结核病变的修复创造条件，是肺结核治疗的基本。当使用化疗药物，痰菌不能转阴，或虽已阴转但病灶修复不充分，病灶内仍残留活菌将来复发可能性较大时，才使用外科疗法。因此，全身化学治疗是结核病治疗的最基本方法。
>
> ■ 结核病化学治疗应遵循"早期、规律、全程、联合、适量"的原则，以期达到杀灭结核分枝杆菌和病灶治愈的目的。

（四）标准住院日

21~28 天。

> **释义**
>
> ■ 如果患者条件允许，住院时间可以低于上述住院天数。

（五）进入路径标准

1. 第一诊断必须符合 ICD-10：A15.018，A15.019 初治菌阳肺结核疾病编码。

2. 当患者合并其他疾病，但住院期间不需要特殊处理也不影响第一诊断的临床路径流程实施时，可以进入路径。

> **释义**
>
> ■ 需要经过痰液镜检或痰培养确诊为菌阳肺结核后方始进入路径。若患者不规律用药时间已经超过 1 个月，不适合进入本路径。
>
> ■ 患者肺结核已经引起严重并发症（如大咯血、气胸、呼吸衰竭等），或合并重要脏器的肺外结核，或同时具有其他疾病（如其他病原菌引起的肺炎、不稳定型心绞痛、恶性肿瘤等），如果影响第一诊断的临床路径流程实施时均不适合进入本路径。

（六）住院期间检查项目

1. 必需的检查项目：

（1）血常规、尿常规。

（2）感染性疾病筛查（乙型肝炎、丙型肝炎、艾滋病等）。

（3）肝肾功能、电解质、血糖、红细胞沉降率、C反应蛋白、血尿酸。

（4）痰抗酸杆菌涂片及镜检、痰分枝杆菌培养。

（5）心电图、X线胸片。

> **释义**
>
> ■ X线胸片可以由胸部CT替代。部分检查在治疗后相应的时间需要复查（如痰液检查、X线胸片等），以评价治疗效果。治疗过程中需定期复查血常规、肝肾功能、血尿酸等，以监测药物不良反应。

2. 根据患者病情可选择检查项目：

（1）视力及视野检测、腹部超声检查。

（2）抗结核药物敏感试验及菌种鉴定（痰分枝杆菌培养阳性者选做）。

（3）支气管镜检查（怀疑存在支气管结核或肿瘤患者）。

（4）胸部CT检查（需与其他疾病鉴别诊断或X线胸片显示不良者）。

（5）胸部超声（怀疑胸腔积液、心包积液患者）。

（6）尿妊娠试验（育龄期妇女）。

（7）细胞免疫功能检查（怀疑免疫异常患者）。

（8）痰查癌细胞、血液肿瘤标志物（癌胚抗原等）（怀疑合并肿瘤患者）。

> **释义**
>
> ■ 经过检查确诊合并存在其他疾病，如果影响第一诊断的临床路径流程实施，则应退出本路径；如果不影响第一诊断的临床路径流程实施，则可继续进行本路径。

（七）出院标准

1. 临床症状好转。

2. 患者可耐受制订的抗结核治疗方案。

> **释义**
>
> ■ 如果出现并发症，是否需要继续住院处理，由主管医师具体决定。

（八）变异及原因分析

1. 出现严重的抗结核药物不良反应。

2. 治疗过程中出现严重并发症或合并症，如肺外结核、咯血、气胸、呼吸衰竭等，需要进一步诊疗，或需要转入其他路径。

3. 进一步诊断为耐多药结核病，需要转入其他路径。

4. 原有病情明显加重，导致住院时间延长。

释义

■ 变异分为微小变异和重大变异两大类，前者是不出路径、偏离预定轨迹的病例，后者是需要退出本路径或进入其他路径的病例。

■ 微小变异包括：

并发症：因为使用抗结核药物所引起的轻度药物不良反应，如白细胞、血小板的轻度降低，肝功能轻度异常，轻度胃肠道反应，经过对症治疗后可缓解。出现肺结核并发症但症状较轻，如痰中带血。

医院原因：因为医院检验项目的及时性，不能按照要求完成检查；因为节假日不能按照要求完成检查。

个人原因：患者不愿配合完成相应检查，短期不愿按照要求出院随诊。

■ 重大变异包括：

疾病本身原因：因基础疾病需要进一步诊断和治疗，如肿瘤；因为合并其他疾病需要进一步诊断和治疗，如合并其他病原菌引起的感染；因出现耐药结核需更换用药；因各种原因需要其他治疗措施等。

并发症：因使用抗结核药物所引起的严重不良反应，如导致粒细胞缺乏、肝功能严重异常、患者不能耐受的严重恶心呕吐等，需暂时停用或更换抗结核药物治疗。因出现肺结核严重的并发症，如大咯血、气胸、呼吸衰竭等，需进一步诊治。

医院原因：与患者或家属发生医疗纠纷。

个人原因：患者要求离院或转院；不愿按照要求出院随诊而导致入院时间明显延长。

四、初治菌阳肺结核临床路径给药方案

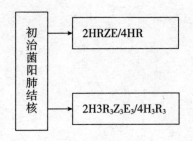

【用药选择】

1. 药物名称前数字表示用药月数，药物名称后面数字表示每周用药次数。H：异烟肼；R：利福平；Z：吡嗪酰胺；E：乙胺丁醇。

2. 上述治疗方案中的任一种均可，推荐治疗方案：2HRZE/4HR 或 $2H_3R_3Z_3E_3/4H_3R_3$。

3. 任何方案包括两个不同的治疗阶段：①强化治疗阶段，以 3~4 种药物联用 8 周，以期达到尽快杀灭各种菌群保证治疗成功的目的；②巩固治疗阶段，以 2~3 种药物联用，其目的巩固强化阶段取得的疗效，继续杀灭残余菌群。

【药学提示】

1. 异烟肼：成人口服 1 次 0.3g，每日 1 次顿服。其主要不良反应是末梢神经炎、中枢神经系统障碍和肝损害。常规用量无需并用维生素 B_6，以免降低异烟肼的抗菌能力。营养不良、酗

酒、孕妇及伴有糖尿病的患者易发生末梢神经炎，需加用维生素 B_6。

2. 利福平：成人口服 1 次 0.45g（体重<55kg）或 0.6g（体重≥55kg），每日 1 次空腹顿服。主要不良反应是肝损害、过敏反应、流感样综合征和胃肠道反应。

3. 乙胺丁醇：成人口服 1 次 0.75g（体重<55kg）或 1g（体重≥55kg），每日 1 次顿服。主要不良反应是视神经损害和末梢神经炎。

4. 吡嗪酰胺：成人口服 1 次 1.5g（体重<55kg）或 1.75g（体重≥55kg），每日 1 次。主要不良反应是肝损害、胃肠道反应和痛风性关节炎。

5. 链霉素：成人肌注 0.75g，每日 1 次，60 岁以上老年人用量酌减。主要不良反应是第Ⅷ对脑神经损害和肾损害。

【注意事项】

1. 根据老年人体重、肝肾功能状况及各种基础病及其并发症，如糖尿病肾病、周围神经病、视网膜病等情况可酌减抗结核药物的剂量。

2. 治疗中如痰菌持续不阴转，可适当延长疗程并及时做耐多药结核病筛查。

3. 血行播散性结核需延长疗程至 12 个月为宜。

五、推荐表单

（一）医师表单

初治菌阳肺结核临床路径医师表单

适用对象：第一诊断为初治菌阳肺结核（ICD-10：A15.0/A15.1/A15.2/A15.3）

患者姓名：	性别： 年龄： 门诊号：	住院号：
住院日期： 年 月 日	出院日期： 年 月 日	标准住院日：21~28 天

时间	住院第 1~3 天	住院期间
主要诊疗工作	□ 询问病史及进行体格检查 □ 初步评估病情 □ 完成病历书写 □ 完善必要检查 □ 根据病情对症、支持治疗 □ 上级医师查房，制订诊疗计划 □ 确定抗结核治疗方案，签署药物治疗知情同意书，开始抗结核治疗	□ 全科病案讨论，上级医师定期查房，完善诊疗计划 □ 处理基础性疾病及对症治疗 □ 根据患者病情调整、制订合理治疗方案 □ 观察药品不良反应 □ 住院医师书写病程记录
重点医嘱	**长期医嘱：** □ 肺结核护理常规 □ 二级或三级护理 □ 普通饮食 □ 抗结核药物治疗 **临时医嘱：** □ 血常规、尿常规 □ 肝肾功能检查（含胆红素）、电解质、血糖、血尿酸、相关感染性疾病筛查、红细胞沉降率（或 C 反应蛋白） □ 痰抗酸杆菌涂片镜检，痰分枝杆菌培养 □ 心电图、X 线胸片 □ 既往基础用药 □ 对症治疗 □ 进行其他相关检查	**长期医嘱：** □ 肺结核护理常规 □ 二级或三级护理 □ 普通饮食 □ 抗结核药物治疗 **临时医嘱：** □ 既往基础用药 □ 对症治疗 □ 抗结核治疗 14 天后复查血常规、肝肾功能（含胆红素） □ X 线胸片检查（必要时） □ 异常指标复查
病情变异记录	□ 无 □ 有，原因： 1. 2.	□ 无 □ 有，原因： 1. 2.
医师签名		

时间	出院前 1~3 天	出院日
主要诊疗工作	□ 上级医师查房 □ 评估患者病情及治疗效果 □ 确定出院日期及治疗方案 □ 出院前 1 天开具出院医嘱 □ 完成上级医师查房记录	□ 完成常规病程记录、上级医师查房记录、病历首页及出院小结 □ 和患者或家属协商出院后治疗管理机构（本院门诊或患者所在地结核病防治机构或医疗机构） □ 向患者或家属交代出院后服药方法及注意事项 □ 预约复诊日期
重点医嘱	**长期医嘱：** □ 肺结核护理常规 □ 二级或三级护理 □ 普通饮食 □ 抗结核药物治疗 **临时医嘱：** □ 复查肝肾功能、血尿常规（必要时） □ 痰抗酸杆菌涂片检查 □ X 线胸片（必要时） □ 根据需要，复查相关检查项目	**出院医嘱：** □ 开具出院带药 □ 定期复查肝肾功能、血、尿常规、痰菌检查、X 线胸片等 □ 注意药品不良反应 □ 病情变化随时就诊
病情变异记录	□ 无　□ 有，原因： 1. 2.	□ 无　□ 有，原因： 1. 2.
医师签名		

（二）护士表单

初治菌阳肺结核临床路径护士表单

适用对象：第一诊断为初治菌阳肺结核（ICD-10：A15.0/A15.1/A15.2/A15.3）

患者姓名：		性别： 年龄： 门诊号：	住院号：
住院日期： 年 月 日		出院日期： 年 月 日	标准住院日：21~28 天

时间	住院第 1 天	住院期间	出院前 1~3 天 （出院日）
健康宣教	□ 入院宣教 　介绍主管医师、护士 　介绍环境、设施 　介绍住院注意事项 □ 向患者宣教戒烟、戒酒的重要性，及减少剧烈活动 □ 介绍疾病知识	□ 主管护士与患者沟通，了解并指导心理应对 □ 宣教疾病知识 □ 使用药物宣教 □ 正确留取标本及各种检查注意事项宣教 □ 给予患者及家属心理支持 □ 指导患者活动 □ 恢复期生活护理	□ 出院宣教 　复查时间 　服药方法 　活动休息 　指导饮食 □ 指导办理出院手续
护理处置	□ 核对患者、佩戴腕带 □ 建立入院护理病历 □ 卫生处置：剪指甲、沐浴、更换病号服	□ 随时观察患者病情变化 □ 遵医嘱氧疗 □ 遵医嘱完成用药 □ 协助医师完成各项检查化验	□ 办理出院手续 □ 书写出院小结
基础护理	□ 二级护理 □ 流质饮食或普通饮食 □ 晨晚间护理 □ 患者安全管理 □ 心理护理	□ 二级护理 □ 半流质饮食或普通饮食 □ 晨晚间护理 □ 患者安全管理 □ 心理护理	□ 三级护理 □ 普通饮食 □ 晨晚间护理 □ 患者安全管理
专科护理	□ 护理查体 □ 体温、呼吸频率 □ 需要时填写跌倒及压疮防范表 □ 需要时请家属陪伴 □ 心理护理	□ 体温、呼吸频率 □ 遵医嘱完成相关检查 □ 随时观察患者病情变化及药物疗效 □ 必要时吸氧 □ 遵医嘱正确给药 □ 观察患者药物不良反应 □ 提供并发症征象的依据 □ 心理护理	病情观察： □ 评估患者生命体征，特别是体温和呼吸频率 □ 心理护理
重点医嘱	□ 详见医嘱执行单	□ 详见医嘱执行单	□ 详见医嘱执行单
病情变异记录	□ 无 □ 有，原因： 1. 2.	□ 无 □ 有，原因： 1. 2.	□ 无 □ 有，原因： 1. 2.
护士签名			

（三）患者表单

初治菌阳肺结核临床路径患者表单

适用对象：第一诊断为初治菌阳肺结核（ICD-10：A15.0/A15.1/A15.2/A15.3）

患者姓名：	性别： 年龄： 门诊号：	住院号：
住院日期： 年 月 日	出院日期： 年 月 日	标准住院日：21~28 天

时间	住院第 1 天	住院期间	出院前 1~3 天 （出院日）
医患配合	□ 配合询问病史、收集资料，务必详细告知既往史、用药史、过敏史 □ 配合进行体格检查 □ 有任何不适告知医师	□ 配合完善相关检查，如采血、留尿、心电图、X 线胸片等 □ 医师与患者及家属介绍病情，如有异常检查结果需进一步检查 □ 配合医师调整用药 □ 有任何不适告知医师	□ 接受出院前指导 □ 知道复查程序 □ 获取出院诊断书
护患配合	□ 配合测量体温、脉搏、呼吸、血压、血氧饱和度、体重 □ 配合完成入院护理评估单（简单询问病史、过敏史、用药史） □ 接受入院宣教（环境介绍、病室规定、订餐制度、贵重物品保管等）及疾病知识相关教育 □ 有任何不适告知护士	□ 正确留取标本，配合检查 □ 配合用药及治疗 □ 配合定时测量生命体征，每日询问大便 □ 接受输液、服药治疗，并告知用药后效果 □ 注意活动安全，避免坠床或跌倒 □ 配合执行探视及陪伴	□ 接受出院宣教 □ 办理出院手续 □ 获取出院带药 □ 指导服药方法、作用、注意事项 □ 知道复印病历方法及复诊时间
饮食	□ 正常饮食 □ 遵医嘱饮食	□ 正常饮食 □ 遵医嘱饮食	□ 正常饮食 □ 遵医嘱饮食
排泄	□ 正常排尿便 □ 避免便秘	□ 正常排尿便 □ 避免便秘	□ 正常排尿便 □ 避免便秘
活动	□ 正常适度活动，避免疲劳	□ 正常适度活动，避免疲劳	□ 正常适度活动，避免疲劳

附：原表单（2016年版）

初治菌阳肺结核临床路径表单

适用对象：第一诊断为初治菌阳肺结核（ICD-10：A15.001）

| 患者姓名： | 性别： | 年龄： | 门诊号： | 住院号： |

| 住院日期： 年 月 日 | 出院日期： 年 月 日 | 标准住院日：21~28天 |

时间	住院第1~3天	住院期间
主要诊疗工作	□ 询问病史及进行体格检查 □ 初步评估病情 □ 完成病历书写 □ 完善必要检查 □ 根据病情对症、支持治疗 □ 上级医师查房，制订诊疗计划 □ 确定抗结核治疗方案，签署药物治疗知情同意书，开始抗结核治疗	□ 全科病案讨论，上级医师定期查房，完善诊疗计划 □ 处理基础性疾病及对症治疗 □ 根据患者病情调整、制订合理治疗方案 □ 观察药品不良反应 □ 住院医师书写病程记录
重点医嘱	长期医嘱： □ 肺结核护理常规 □ 二级或三级护理 □ 普通饮食 □ 抗结核药物治疗 临时医嘱： □ 血常规、尿常规 □ 肝肾功能检查（含胆红素）、电解质、血糖、血尿酸、相关感染性疾病筛查、红细胞沉降率（或C反应蛋白） □ 痰抗酸杆菌涂片镜检，痰分枝杆菌培养 □ 心电图、X线胸片 □ 既往基础用药 □ 对症治疗 □ 进行其他相关检查	长期医嘱： □ 肺结核护理常规 □ 二级或三级护理 □ 普通饮食 □ 抗结核药物治疗 临时医嘱： □ 既往基础用药 □ 对症治疗 □ 抗结核治疗14天后复查血常规、肝肾功能（含胆红素） □ X线胸片检查（必要时） □ 异常指标复查
护理工作	□ 病房环境、医院制度及医护人员介绍 □ 入院护理评估 □ 告知各项检查注意事项并协助患者完成 □ 指导留痰 □ 静脉取血 □ 入院健康宣教 □ 心理护理 □ 通知营养科新患者饮食 □ 完成护理记录书写 □ 执行医嘱，用药指导	□ 观察患者一般情况及病情变化 □ 检验、检查前的宣教 □ 做好住院期间的健康宣教 □ 正确落实各项治疗性护理措施 □ 观察治疗效果及药品反应 □ 护理安全措施到位 □ 给予正确的饮食指导 □ 了解患者心理需求和变化，做好心理护理

续　表

时间	住院第1~3天	住院期间
病情 变异 记录	□无　□有，原因： 1. 2.	□无　□有，原因： 1. 2.
护士 签名		
医师 签名		

时间	出院前 1~3 天	出院日
主要诊疗工作	□ 上级医师查房 □ 评估患者病情及治疗效果 □ 确定出院日期及治疗方案 □ 出院前 1 天开具出院医嘱 □ 完成上级医师查房记录	□ 完成常规病程记录、上级医师查房记录、病历首页及出院小结 □ 和患者或家属协商出院后治疗管理机构（本院门诊或患者所在地结核病防治机构或医疗机构） □ 向患者或家属交代出院后服药方法及注意事项 □ 预约复诊日期
重点医嘱	长期医嘱： □ 肺结核护理常规 □ 二级或三级护理 □ 普通饮食 □ 抗结核药物治疗 临时医嘱： □ 复查肝肾功能、血尿常规（必要时） □ 痰抗酸杆菌涂片检查 □ X 线胸片（必要时） □ 根据需要，复查相关检查项目	出院医嘱： □ 开具出院带药 □ 定期复查肝肾功能、血常规、尿常规、痰菌检查、X 线胸片等 □ 注意药品不良反应 □ 病情变化随时就诊
主要护理工作	□ 观察患者一般情况 □ 观察疗效及药品不良反应 □ 恢复期生活和心理护理 □ 出院准备指导	□ 协助患者办理出院手续 □ 出院指导
病情变异记录	□ 无 □ 有，原因： 1. 2.	□ 无 □ 有，原因： 1. 2.
护士签名		
医师签名		

第四节　耐多药肺结核临床路径释义

一、耐多药肺结核编码

疾病名称及编码：耐多药肺结核（ICD-10：A15.0/A15.1/A15.2/A15.3）

二、临床路径检索方法

A15.0/A15.1/A15.2/A15.3

三、耐多药肺结核临床路径标准住院流程

（一）适用对象

第一诊断为耐多药肺结核。

> **释义**
>
> ■ 判断肺结核病患者是否耐药，需要通过实验室药物敏感试验证实。耐药结肺结核病是指肺结核病患者感染的结核分枝杆菌被体外药物敏感性试验证实对1种或多种抗结核药物耐药的现象。耐药结核病一般分为5类。
>
> ■ 以下几个疾病的定义必须明确：
>
> 1. 单耐药结核病（MR-TB）：结核病患者感染的结核分枝杆菌经体外药物敏感性试验（DST）证实对1种抗结核药物耐药。
>
> 2. 多耐药结核病（PR-TB）：结核病患者感染的结核分枝杆菌经体外DST证实对1种以上抗结核药物耐药（但不包括同时对异烟肼和利福平耐药）。
>
> 3. 耐多药结核病（MDR-TB）：结核病患者感染的结核分枝杆菌经体外DST证实至少同时对异烟肼和利福平耐药。
>
> 4. 广泛耐药结核病（XDR-TB）：结核病患者感染的结核分枝杆菌经体外DST证实在耐多药基础上至少同时对一种氟喹诺酮类和二线注射类抗结核药物耐药。
>
> 5. 利福平耐药结核病（RR-TB）：结核病患者感染的结核分枝杆菌经体外药物敏感性试验（DST）证实对利福平耐药，包括对利福平耐药的上述任何耐药结核病类型（MR-TB、PR-TB、MDR-TB、XDR-TB）。
>
> ■ 本临床路径仅适用于耐多药的肺结核。

（二）诊断依据

根据《中国结核病防治规划实施工作指南（2008年版）》《世界卫生组织耐药结核病规划管理指南（2008年紧急修订版）》等。

1. 临床症状：可出现发热（多为低热）、盗汗、咳嗽、咳痰、咯血、胸痛等。部分患者可无临床症状。

2. 体征：可出现呼吸频率增快、呼吸音减低或粗糙、肺部啰音等。轻者可无体征。

3. 影像学检查：显示活动性肺结核病变特征。

4. 痰液检查：表型药物敏感试验或分子药物敏感试验检查证实，至少对异烟肼和利福平耐药。

释义

■ 耐多药肺结核临床症状与肺结核一致，耐多药肺结核须有痰结核菌药敏试验结果才能最终确诊。当一线抗结核治疗效果欠佳时，需警惕耐多药肺结核的可能性。

（三）治疗方案的选择

根据《中国结核病防治规划实施工作指南（2008 年版）》《临床诊疗指南·结核病分册》《耐药结核病化学治疗指南（2009 年版）》等。

1. 药物治疗：

（1）根据以下原则选择治疗方案：①充分考虑患者既往用药史以及当地耐药结核病流行状况；②应当至少包括 5 种有效或几乎确定有效的药物，其中包括 1 种氟喹诺酮类药物，1 种注射剂；③根据体重确定药物的剂量；④每天服用抗结核药物；⑤注射剂至少使用 6 个月，或痰菌阴转后至少 4 个月；⑥治疗疗程应为痰培养阴转后至少 18 个月。

（2）推荐治疗方案：6 Z Cm（Am，Km）Lfx（Mfx）Cs（PAS，E）Pto /18 Z Lfx（Mfx）Cs（PAS，E）Pto 方案。Z：吡嗪酰胺；E：乙胺丁醇；Lfx：左氧氟沙星；Mfx：莫西沙星；Am：阿米卡星；Km：卡那霉素；Cm：卷曲霉素；Pto：丙硫异烟胺；PAS：对氨基水杨酸；Cs：环丝氨酸。

注射期使用 Z Cm（Am，Km）Lfx（Mfx）Cs（PAS，E）Pto 方案 6 个月，非注射期使用 Z Lfx（Mfx）Cs（PAS，E）Pto 方案 18 个月（括号内为可替代药品）。

（3）疗程一般 24 个月。对于病情严重或存在影响预后的合并症的患者，可适当延长疗程。

（4）特殊患者（如儿童、老年人、孕妇、使用免疫抑制以及发生药物不良反应等）可以在上述方案基础上调整药物剂量或药物。

2. 根据患者存在的并发症或合并症进行对症治疗。

释义

■ 抗结核药物的分组：

根据药物的杀菌活性、临床疗效和安全性，将抗结核药物分为一线和二线抗结核药物。在耐药结核病的化学治疗中，在 WHO 分组的基础上并结合我国情况，将抗结核药物分为 5 组（表 1-1）。

表 1-1　抗结核药物的分组

组别	药物分类	药物名称
1	一线口服药	异烟肼、利福平、乙胺丁醇、吡嗪酰胺、利福喷丁、利福布汀
2	注射用药	链霉素、卡那霉素、阿米卡星、卷曲霉素
3	氟喹诺酮类药物	氧氟沙星、左氧氟沙星、莫西沙星
4	二线口服抑菌药	乙硫异烟胺、丙硫异烟胺、环丝氨酸、特立齐酮、对氨基水杨酸钠、对氨基水杨酸异烟肼、胺硫脲
5	疗效不确切药（耐多药结核病治疗中疗效不确切的药物）	氯法齐明、利奈唑胺、阿莫西林克拉维酸钾、克拉霉素、亚胺培南

■ 耐多药结核病化学治疗方案制订的基本原则：

（1）强化期应包括至少1种有效的二线抗结核药物（含3种注射类抗结核药物）及吡嗪酰胺，继续期至少含有3种有效的二线抗结核药物，推荐吡嗪酰胺全疗程使用。基于第4、5组二线抗结核药物 DST 结果的可靠性较差，方案制订时要根据有效药物评价参考标准对入选药物加以综合分析、严格把关。

（2）首选二线注射类和氟喹诺酮类药物。二线注射类药物首推卷曲霉素；阿米卡星和卡那霉素同时敏感时，基于二者的药效和不良反应，推荐直接使用阿米卡星。氟喹诺酮类药物推荐使用高代产品，有条件者可直接选用最高代氟喹诺酮类药物，如莫西沙星；如果要使用贝达喹啉，则尽可能避免使用莫西沙星。

（3）口服二线抗结核药物的选用顺序，推荐丙硫异烟胺、环丝氨酸和对氨基水杨酸，根据需要也可选择二线抗结核药物中的2种或3种，至少保证方案中有2种口服二线抗结核药物。由于乙硫异烟胺（丙硫异烟胺）和对氨基水杨酸的组合通常会导致较高发生率的胃肠道不良反应和甲状腺功能减退症，联合应用时需加以关注和及时处理。

（4）如果未能在第2~4组药物中选择到有效的4种二线抗结核药物，可从第5组药物中选择至少2种其他种类药物。

（5）总疗程一般为24个月。耐多药结核病应用注射类抗结核药物的时间为强化期，常规使用6个月。强化期6个月末痰菌仍阳性者，或病变范围广泛的复治患者，强化期注射用药可延长至8个月。目前没有证据说明超出8个月的强化期有助于提高耐多药结核病的疗效。但是，如果第8个月末痰菌培养仍未阴转提示治疗可能失败。

（四）标准住院日

42~56 天。

释义

■ 如果患者条件允许，住院时间可以低于上述住院天数。

（五）进入路径标准

1. 第一诊断必须符合耐多药肺结核。
2. 当患者合并其他疾病，但住院期间不需要特殊处理也不影响第一诊断的临床路径流程实施时，可以进入路径。

> 释义
>
> ■ 需要经过痰液镜检或痰培养确诊为菌阳肺结核，且有明确的痰结核菌药敏试验结果方可进入本路径。
>
> ■ 患者肺结核已经引起严重并发症（如大咯血、气胸、呼吸衰竭等），或合并重要脏器的肺外结核，或同时具有其他疾病（如其他病原菌引起的肺炎、不稳定型心绞痛、恶性肿瘤等），如果影响第一诊断的临床路径流程实施时均不适合进入本路径。

（六）住院期间检查项目

1. 必需的检查项目：
（1）血常规、尿常规。
（2）感染性疾病筛查（乙型肝炎、丙型肝炎、艾滋病等）。
（3）肝肾功能、电解质、血糖、红细胞沉降率、C反应蛋白、血尿酸。
（4）痰抗酸杆菌涂片及镜检，痰分枝杆菌培养。
（5）血甲状腺功能检测。
（6）心电图、X线胸片。

> 释义
>
> ■ X线胸片可以由胸部CT替代。部分检查在治疗后相应的时间需要复查（如痰液检查、X线胸片等），以评价治疗效果。治疗过程中需定期复查血常规、肝肾功能、电解质、血尿酸等，以监测药物不良反应。

2. 根据患者病情可选择检查项目：
（1）听力、视力、视野检测，腹部超声检查。
（2）抗结核药物敏感试验（怀疑耐药谱发生改变）。
（3）支气管镜检查（怀疑存在支气管结核或肿瘤患者）。
（4）胸部CT检查（需与其他疾病鉴别诊断或X线胸片显示不良者）。
（5）胸部超声（胸腔积液、心包积液患者）。
（6）尿妊娠试验（育龄期妇女）。
（7）细胞免疫功能检查（怀疑免疫异常患者）。
（8）痰查癌细胞，血液肿瘤标志物（癌胚抗原等）（怀疑合并肿瘤患者）。

> 释义
>
> ■ 经过检查确诊合并存在其他疾病，如果影响第一诊断的临床路径流程实施，则应退出本路径；如果不影响第一诊断的临床路径流程实施，则可继续进行本路径。

（七）出院标准

1. 临床症状好转。
2. 患者可耐受制订的抗结核治疗方案。

> **释义**
>
> ■ 如果出现并发症，是否需要继续住院处理，由主管医师具体决定。

（八）变异及原因分析

1. 出现严重的药物不良反应。
2. 治疗过程中出现严重合并症或并发症，如肺外结核、咯血、气胸、呼吸衰竭等，需要进一步诊疗，或需转入其他路径。
3. 原有病情明显加重，导致住院时间延长。
4. 需要手术治疗。

> **释义**
>
> 变异分为微小变异和重大变异两大类，前者是不出路径、偏离预定轨迹的病例，后者是需要退出本路径或进入其他路径的病例。
>
> ■ 微小变异包括：
>
> 并发症：因为使用抗结核药物所引起的轻度药物不良反应，如白细胞、血小板的轻度降低，肝功能轻度异常，轻度胃肠道反应，经过对症治疗后可缓解。出现肺结核并发症但症状较轻，如痰中带血。
>
> 医院原因：因为医院检验项目的及时性，不能按照要求完成检查；因为节假日不能按照要求完成检查。
>
> 个人原因：患者不愿配合完成相应检查，短期不愿按照要求出院随诊。
>
> ■ 重大变异包括：
>
> 疾病本身原因：因基础疾病需要进一步诊断和治疗，如肿瘤；因为合并其他疾病需要进一步诊断和治疗，如合并其他病原菌引起的感染；因各种原因需要其他治疗措施等。
>
> 并发症：因使用抗结核药物所引起的严重不良反应，如导致粒细胞缺乏、肝功能严重异常、患者不能耐受的严重恶心呕吐等，需暂时停用或更换抗结核药物治疗。治疗过程中出现严重并发症或合并症，如肺外结核、咯血、气胸、呼吸衰竭等，需要进一步诊疗，或需要转入其他路径。原有病情明显加重，导致住院时间延长。
>
> 医院原因：与患者或家属发生医疗纠纷。
>
> 个人原因：患者要求离院或转院；不愿按照要求出院随诊而导致入院时间明显延长。

四、耐多药肺结核临床路径给药方案

推荐治疗方案：6 Z Am（Km，Cm）Lfx（Mfx）PAS（Cs，E）Pto /18 Z Lfx（Mfx）PAS（Cs，E）Pto方案。Z：吡嗪酰胺；E：乙胺丁醇；Lfx：左氧氟沙星；Mfx：莫西沙星；Am：

阿米卡星；Km：卡那霉素；Cm：卷曲霉素；Pto：丙硫异烟胺；PAS：对氨基水杨酸；Cs：环丝氨酸。

注射期使用 Z Am（Km, Cm）Lfx（Mfx）PAS（Cs, E）Pto 方案 6 个月，非注射期使用 Z Lfx（Mfx）PAS（Cs, E）Pto 方案 18 个月（括号内为可替代药品）。

【用药选择】

耐药结核病化学治疗方案调整的基本要求：

1. 符合耐多药结核病化学治疗原则。

2. 经过集体讨论认可：经过集体（专家组）讨论认可，以有效保证方案的调整符合本指南耐药结核病化学治疗的基本原则、制订新方案的科学性和合理性，避免个人经验的片面性。

3. 选择敏感或未曾使用过的抗结核药物：按照 DST 结果选择敏感药，获得 DST 结果前或无足够药组成方案时，也可选用患者未曾使用过的抗结核药物。

4. 避免单一加药：避免在治疗过程中随意增加一种药，或在已经证明治疗失败的方案中单一加药，以避免新加的药物发生耐药的风险。

5. 调整后治疗方案疗程的计算：调整后的新方案疗程应重新开始计算。因调整方案前患者治疗疗效不能得到有效保证，或用药可能不规律，为保证有效的治疗效果，新的耐药结核病化学治疗疗程应从方案调整并实施之日起重新开始计算。

【药学提示】

1. 吡嗪酰胺：成人口服 1 次 1.5g（体重<55kg）或 1.75g（体重≥55kg），每日 1 次。主要不良反应是肝损害、胃肠道反应和痛风样关节炎。

2. 阿米卡星：常规用量 400mg（体重<55kg）或 600mg（体重≥55kg），肌内注射，或溶于 100ml 生理盐水中，静脉点滴，1 次/天，老年人酌减。主要不良反应有对第Ⅷ对脑神经的损害和肾毒性。不宜用于孕妇和肾功能不良者，慎用或禁用于肾功能减退、脱水、使用强利尿剂者，特别是老年患者；禁止静脉推注给药；注意定期复查肾功能。

3. 卡那霉素：常规用量 0.75g，肌内注射，1 次/天，每日剂量不超过 15mg/kg，老年患者用量酌减，0.5g，1 次/天；主要不良反应同阿米卡星。

4. 卷曲霉素：每日用量 750~1000mg，肌内注射，需深部肌内注射，有条件的可给予静脉点滴。主要不良反应同阿米卡星，有电解质紊乱时，需在纠正电解质紊乱后使用。

5. 氟喹诺酮类药物：包括氧氟沙星、左氧氟沙星、莫西沙星和加替沙星。其中，左氧氟沙星每日 400~600mg，莫西沙星每日 400mg，均以 1 次顿服为佳。主要不良反应为胃肠道反应和中枢神经系统反应（头痛、头晕、睡眠不良等），并可导致精神症状；其他有光过敏反应、关节损害、结晶尿、肝损害、心脏毒性和干扰糖代谢。18 岁以下青少年和儿童慎用。

6. 对氨基水杨酸钠：片剂 8g，分 3 次服用；颗粒剂 8g，分 2 次服用；粉针剂 4~8g，用生理盐水或 5% 葡萄糖液稀释成 3%~4% 浓度，避光下滴注 2~3 小时完成，需新鲜配制并避光保存，药液变色后不能使用。主要不良反应为消化道症状和肝功能损伤，饭后服药可减轻反应，可有过敏反应和肾脏刺激症状。需要与其他抗结核药配伍使用。

7. 环丝氨酸：最初 2 周每 12 小时口服环丝氨酸 250mg，然后根据必要性和接受性逐渐加量至每 6~8 小时口服 250mg，并监测血药浓度，最大剂量为 1g/d。主要不良反应是精神症状，少见的有皮疹和周围神经病、癫痫发作。

8. 乙胺丁醇：成人口服 1 次 0.75g（体重<55kg）或 1g（体重≥55kg），每日 1 次顿服。主要不良反应是视神经损害和末梢神经炎。

9. 丙硫异烟胺：不适宜间歇用药，成人每日用量 600mg 分 3 次服用。主要不良反应为精神忧郁的发生率较高。由于丙硫异烟胺可引起烟酰胺的代谢紊乱，部分患者应适当补充 B 族维生素。

【注意事项】

在未获得药敏结果前均以患者的既往用药史或地区耐药资料作为选择药物和确定方案的依据，在获得药敏结果后进行调整。

五、推荐表单

（一）医师表单

耐多药肺结核临床路径医师表单

适用对象：第一诊断为耐多药肺结核（ICD-10：A15.0/A15.1/A15.2/A15.3）

患者姓名：	性别：	年龄：	门诊号：	住院号：

住院日期：	年 月 日	出院日期：	年 月 日	标准住院日：42~56 天

时间	住院第 1~3 天	住院期间
主要诊疗工作	□ 询问病史及进行体格检查 □ 完善必要检查，初步评估病情 □ 完成病历书写 □ 根据病情对症、支持治疗 □ 上级医师查房，制订诊疗计划 □ 确定抗结核治疗方案，签署药物治疗知情同意书，开始抗结核治疗	□ 病例讨论，上级医师定期查房，完善诊疗计划 □ 处理基础性疾病及对症治疗 □ 根据患者病情调整、制订合理治疗方案 □ 观察药品不良反应 □ 住院医师书写病程记录
重点医嘱	**长期医嘱：** □ 肺结核护理常规 □ 二级或三级护理 □ 普通饮食 □ 抗结核药物治疗 **临时医嘱：** □ 血常规、尿常规 □ 肝肾功能（含胆红素）检查、电解质、血糖、血尿酸、传染性疾病筛查、红细胞沉降率（或C反应蛋白） □ 痰抗酸杆菌涂片镜检，痰分枝杆菌培养 □ 心电图、X 线胸片 □ 听力、视力、视野（有条件时） □ 促甲状腺激素 □ 既往基础用药 □ 对症治疗 □ 其他相关检查（必要时）	**长期医嘱：** □ 肺结核护理常规 □ 二级或三级护理 □ 普通饮食 □ 抗结核药物治疗 **临时医嘱：** □ 既往基础用药 □ 对症治疗 □ 抗结核治疗 14 天后复查血尿常规、肝肾功能（含胆红素）；以后每月 1 次，指标异常可增加检查频率 □ 使用注射剂或乙胺丁醇者，2~4 周复查听力、视力、视野 □ 使用卷曲霉素者，2~4 周复查电解质 □ 治疗强化期痰涂片和培养每月 1 次，以后 1~2 个月 1 次 □ 其他相关检查复查 □ X 线胸片检查
病情变异记录	□ 无　□ 有，原因： 1. 2.	□ 无　□ 有，原因： 1. 2.
医师签名		

时间	出院前1~3天	出院日
主要诊疗工作	□ 上级医师查房 □ 评估患者病情及治疗效果 □ 确定出院日期及治疗方案 □ 出院前1天开具出院医嘱 □ 完成上级医师查房记录	□ 完成常规病程记录、上级医师查房记录、病案首页及出院小结 □ 和患者或家属确定出院后治疗管理机构（本院门诊或患者所在地结核病防治机构或医疗机构） □ 向患者或家属交代出院后服药方法及注意事项 □ 预约复诊日期
重点医嘱	**长期医嘱：** □ 肺结核护理常规 □ 二级或三级护理 □ 普通饮食 □ 抗结核药物治疗 **临时医嘱：** □ 复查肝肾功能、血常规、尿常规（必要时） □ X线胸片（必要时） □ 复查痰抗酸杆菌涂片及镜检 □ 根据需要，复查相关检查项目	**出院医嘱：** □ 开具出院带药 □ 定期复查肝肾功能、血常规、尿常规、痰菌、X线胸片等 □ 注意药品不良反应 □ 病情变化随时就诊
病情变异记录	□ 无 □ 有，原因： 1. 2.	□ 无 □ 有，原因： 1. 2.
医师签名		

（二）护士表单

耐多药肺结核临床路径护士表单

适用对象：第一诊断为耐多药肺结核（ICD-10：A15.0/A15.1/A15.2/A15.3）

患者姓名：	性别：　　年龄：　　门诊号：	住院号：
住院日期：　　年　月　日	出院日期：　　年　月　日	标准住院日：42~56 天

时间	住院第 1 天	住院期间	出院前 1~3 天 （出院日）
健康宣教	□ 病房环境、医院制度及医护人员介绍 □ 告知各项检查注意事项并协助患者完成 □ 介绍疾病知识	□ 主管护士与患者沟通，了解并指导心理应对 □ 宣教疾病知识 □ 使用药物宣教 □ 正确留取标本及各种检查注意事项宣教 □ 给予患者及家属心理支持 □ 指导患者活动 □ 恢复期生活护理	□ 出院宣教 　复查时间 　服药方法 　活动休息 　指导饮食 □ 指导办理出院手续
护理处置	□ 核对患者、佩戴腕带 □ 入院护理评估（生命体征测量，病史询问及体格检查） □ 建立入院护理病历 □ 卫生处置：剪指甲、沐浴、更换病号服	□ 随时观察患者病情变化 □ 遵医嘱氧疗 □ 遵医嘱完成用药 □ 协助医师完成各项检查实验室检查	□ 办理出院手续 □ 书写出院小结
基础护理	□ 二级护理 □ 普通饮食 □ 晨晚间护理 □ 患者安全管理，需要时请家属陪伴 □ 心理护理	□ 二级护理 □ 普通饮食 □ 晨晚间护理 □ 患者安全管理 □ 心理护理	□ 三级护理 □ 普通饮食 □ 晨晚间护理 □ 患者安全管理
专科护理	□ 护理查体 □ 体温、呼吸频率 □ 指导留痰 □ 静脉取血 □ 需要时填写跌倒及压疮防范表 □ 执行医嘱，用药指导	□ 体温、呼吸频率 □ 遵医嘱完成相关检查 □ 随时观察患者病情变化及药物疗效 □ 必要时吸氧 □ 遵医嘱正确给药 □ 观察患者药物不良反应 □ 提供并发症征象的依据 □ 心理护理	**病情观察：** □ 评估患者生命体征，特别是体温和呼吸频率 □ 心理护理

续　表

时间	住院第1天	住院期间	出院前1~3天 （出院日）
重点 医嘱	□ 详见医嘱执行单	□ 详见医嘱执行单	□ 详见医嘱执行单
病情 变异 记录	□无　□有，原因： 1. 2.	无　□有，原因： 1. 2.	□无　□有，原因： 1. 2.
护士 签名			

（三）患者表单

耐多药肺结核临床路径患者表单

适用对象：第一诊断为耐多药肺结核（ICD-10：A15.0/A15.1/A15.2/A15.3）

患者姓名：	性别： 年龄： 门诊号：	住院号：
住院日期： 年 月 日	出院日期： 年 月 日	标准住院日：42~56 天

时间	住院第 1 天	住院期间	出院前 1~3 天 （出院日）
医患配合	□ 配合询问病史、收集资料，务必详细告知既往史、用药史、过敏史 □ 配合进行体格检查 □ 有任何不适告知医师	□ 配合完善相关检查，如采血、留尿、留痰标本、心电图、X 线胸片等 □ 医师与患者及家属介绍病情，如有异常检查结果需进一步检查 □ 配合医师调整用药 □ 有任何不适告知医师	□ 接受出院前指导 □ 知道复查程序 □ 获取出院诊断书
护患配合	□ 配合测量体温、脉搏、呼吸、血压、血氧饱和度、体重 □ 配合完成入院护理评估单（简单询问病史、过敏史、用药史） □ 接受入院宣教（环境介绍、病室规定、订餐制度、贵重物品保管等）及疾病知识相关教育 □ 有任何不适告知护士	□ 正确留取标本，配合检查 □ 配合用药及治疗 □ 配合定时测量生命体征，每日询问大便 □ 接受输液、服药治疗，并告知用药后效果和消化道症状和有无神经症症状、视力改变 □ 注意活动安全，避免坠床或跌倒 □ 配合执行探视及陪伴	□ 接受出院宣教 □ 办理出院手续 □ 获取出院带药 □ 指导服药方法、作用、注意事项 □ 知道复印病历方法及复诊时间
饮食	□ 正常饮食 □ 遵医嘱饮食	□ 正常饮食 □ 遵医嘱饮食	□ 正常饮食 □ 遵医嘱饮食
排泄	□ 正常排尿便 □ 避免便秘	□ 正常排尿便 □ 避免便秘	□ 正常排尿便 □ 避免便秘
活动	□ 正常适度活动，避免疲劳	□ 正常适度活动，避免疲劳	□ 正常适度活动，避免疲劳

附：原表单（2016 年版）

耐多药肺结核临床路径表单

适用对象：第一诊断为耐多药肺结核（ICD-10：A15.0、A15.1）

患者姓名：	性别： 年龄： 门诊号：	住院号：
住院日期： 年 月 日	出院日期： 年 月 日	标准住院日：42~56 天

时间	住院第 1~3 天	住院期间
主要诊疗工作	□ 询问病史及进行体格检查 □ 完善必要检查，初步评估病情 □ 完成病历书写 □ 根据病情对症、支持治疗 □ 上级医师查房，制订诊疗计划 □ 确定抗结核治疗方案，签署药物治疗知情同意书，开始抗结核治疗	□ 病例讨论，上级医师定期查房，完善诊疗计划 □ 处理基础性疾病及对症治疗 □ 根据患者病情调整、制订合理治疗方案 □ 观察药品不良反应 □ 住院医师书写病程记录
重点医嘱	**长期医嘱：** □ 肺结核护理常规 □ 二级或三级护理 □ 普通饮食 □ 抗结核药物治疗 **临时医嘱：** □ 血常规、尿常规 □ 肝肾功能（含胆红素）检查、电解质、血糖、血尿酸、传染性疾病筛查、红细胞沉降率（或C反应蛋白） □ 痰抗酸杆菌涂片镜检，痰分枝杆菌培养 □ 心电图、X 线胸片 □ 听力、视力、视野（有条件时） □ 促甲状腺激素 □ 既往基础用药 □ 对症治疗 □ 其他相关检查（必要时）	**长期医嘱：** □ 肺结核护理常规 □ 二级或三级护理 □ 普通饮食 □ 抗结核药物治疗 **临时医嘱：** □ 既往基础用药 □ 对症治疗 □ 抗结核治疗 14 天后复查血尿常规、肝肾功能（含胆红素）；以后每月 1 次，指标异常可增加检查频率 □ 使用注射剂或乙胺丁醇者，2~4 周复查听力、视力、视野 □ 使用卷曲霉素者，2~4 周复查电解质 □ 治疗强化期痰涂片和培养每月 1 次，以后 1~2 月 1 次 □ 其他相关检查复查 □ X 线胸片检查
护理工作	□ 病房环境、医院制度及医护人员介绍 □ 入院护理评估（生命体征测量，病史询问及体格检查） □ 告知各项检查注意事项并协助患者完成 □ 指导留痰 □ 静脉取血 □ 入院健康宣教 □ 心理护理 □ 完成护理病历书写 □ 执行医嘱，用药指导	□ 观察患者一般情况及病情变化 □ 检验、检查前的宣教 □ 做好住院期间的健康宣教 □ 正确落实各项治疗性护理措施 □ 观察治疗效果及药品反应 □ 护理安全措施到位 □ 给予正确的饮食指导 □ 了解患者心理需求和变化，做好心理护理

时间	住院第 1~3 天	住院期间
病情 变异 记录	□无　□有，原因： 1. 2.	□无　□有，原因： 1. 2.
护士 签名		
医师 签名		

时间	出院前 1~3 天	出院日
主要诊疗工作	□ 上级医师查房 □ 评估患者病情及治疗效果 □ 确定出院日期及治疗方案 □ 出院前一天开具出院医嘱 □ 完成上级医师查房记录	□ 完成常规病程记录、上级医师查房记录、病案首页及出院小结 □ 和患者或家属确定出院后治疗管理机构（本院门诊或患者所在地结核病防治机构或医疗机构） □ 向患者或家属交代出院后服药方法及注意事项 □ 预约复诊日期
重点医嘱	**长期医嘱：** □ 肺结核护理常规 □ 二级或三级护理 □ 普通饮食 □ 抗结核药物治疗 **临时医嘱：** □ 复查肝肾功能、血常规、尿常规（必要时） □ X 线胸片（必要时） □ 复查痰抗酸杆菌涂片及镜检 □ 根据需要，复查相关检查项目	**出院医嘱：** □ 开具出院带药 □ 定期复查肝肾功能、血常规、尿常规、痰菌、X 线胸片等 □ 注意药品不良反应 □ 病情变化随时就诊
主要护理工作	□ 观察患者一般情况 □ 观察疗效、各种药物不良反应 □ 恢复期生活和心理护理 □ 出院准备指导	□ 协助患者办理出院手续 □ 出院指导
病情变异记录	□ 无　□ 有，原因： 1. 2.	□ 无　□ 有，原因： 1. 2.
护士签名		
医师签名		

第五节　复治肺结核临床路径释义

一、复治菌阳肺结核编码

1. 原编码：

疾病名称及编码：复治菌阳肺结核（ICD-10：A16.2）

2. 修改编码：

疾病名称及编码：复治菌阳肺结核（ICD-10：A15.0/A15.1/A15.2/A15.3）

二、临床路径检索方法

A15.0/A15.1/A15.2/A15.3

三、复治菌阳肺结核临床路径标准住院流程

（一）适用对象

第一诊断为复治肺结核（ICD-10：A15.028，A15.029）。

释义

■ *菌阳肺结核是指：直接涂片抗酸杆菌阳性2次，或1次阳性且X线胸片显示活动性肺结核病变，或涂片1次阳性加培养阳性1次，或肺部有结核病变，涂片阴性，痰培养阳性。*

■ *以下几种情况均属于复治菌阳肺结核：*

初治复发：过去曾经完成预定的初治化疗疗程并治愈，目前痰菌又出现阳性。

初治失败：应用初治菌阳短程化疗方案，规律用药，并完成疗程，但疗程结束时，痰菌仍然阳性的肺结核患者。

慢性排菌者：再次或多次复发，持续或间歇排菌1年以上者。

其他复治：除上述3者以外，规律抗结核治疗≥1个月，且已中断治疗1个月或不规律治疗≥1个月的所有菌阳肺结核患者。

（二）诊断依据

根据《中华人民共和国卫生行业标准肺结核诊断标准（WS288-2008）》《中国结核病防治规划实施工作指南（2008年版）》《临床诊疗指南·结核病分册》。

1. 临床症状：可出现发热（多为低热）、盗汗、咳嗽、咳痰、咯血或血痰、胸痛等。部分患者可无临床症状。

2. 体征：可出现呼吸频率增快、呼吸音减低或粗糙、肺部啰音等。轻者可无体征。

3. 影像学检查：显示活动性肺结核病变特征。

4. 痰液检查：痰抗酸杆菌涂片镜检或分枝杆菌培养阳性。

5. 既往抗结核治疗时间>1个月。

> **释义**
>
> ■痰抗酸染色阳性或分枝杆菌培养阳性不能区分是结核分枝杆菌还是非结核分枝杆菌。若具备条件，应进一步行菌种鉴定。结核/非结核分枝杆菌核酸检测、XperMTB/PIF 等分子生物学检测方法对于诊断结核，以及区分结核与非结核分枝杆菌具有一定价值。

（三）治疗方案的选择

根据《中国结核病防治规划实施工作指南（2008 年版）》《临床诊疗指南·结核病分册》《耐药结核病化学治疗指南（2010 年版）》。

1. 药物治疗方案：

（1）推荐治疗方案：2SHRZE/6HRE 或 $2H_3R_3Z_3E_3S_3/6H_3R_3E_3$ 或 3HRZE/6HRE（H：异烟肼；R：利福平；Z：吡嗪酰胺；E：乙胺丁醇；S：链霉素）。强化期使用 SHRZE 方案治疗 2 个月，继续期使用 HRE 方案治疗 6 个月；或强化期使用 HRZE 方案治疗 3 个月，继续期使用 HRE 方案治疗 6 个月。

（2）若患者既往多次抗结核治疗或治疗失败，根据用药史选择二线抗结核药物制订经验性治疗方案。

（3）获得患者抗结核药物敏感试验结果后，耐多药结核病患者应转为耐多药结核病临床路径进行治疗；其他耐药类型患者根据耐药谱以及既往治疗史选择合理治疗方案。

（4）疗程一般 8 个月。对于病情严重或存在影响预后的合并症的患者，可适当延长疗程。

（5）特殊患者（如儿童、老年人、孕妇、使用免疫抑制以及发生药物不良反应等）可以在上述方案基础上调整药物剂量或药物。

2. 根据患者存在的并发症或合并症进行对症治疗。

> **释义**
>
> ■肺结核治疗原则为：结核病是由结核分枝杆菌引起的传染病，所以针对结核菌，采用强有力的化疗药物，规律全程地用药，杀灭结核菌，消除传染性，同时给结核病变的修复创造条件，是肺结核治疗的基本。当使用化疗药物，痰菌不能转阴，或虽已阴转但病灶修复不充分，病灶内仍残留活菌将来复发可能性较大时，才使用外科疗法。因此，全身化学治疗是结核病治疗的最基本方法。
>
> ■结核病化学治疗应遵循"早期、规律、全程、联合、适量"的原则，以期达到杀灭结核分枝杆菌和病灶治愈的目的。
>
> ■对于复治菌阳肺结核患者，应尽可能行耐多药结核病筛查；对于耐多药或利福平耐药患者及时更改治疗方案。

（四）标准住院日

28~35 天。

> **释义**
>
> ■如果患者条件允许，住院时间可以低于上述住院天数。

（五）进入路径标准

1. 第一诊断必须符合 ICD-10：A15.028，A15.029 复治肺结核疾病编码。

2. 当患者合并其他疾病，但住院期间不需要特殊处理也不影响第一诊断的临床路径流程实施时，可以进入路径。

> **释义**
>
> ■ 需要经过痰液镜检或痰培养确诊目前仍为菌阳肺结核后，方始进入本路径。
>
> ■ 患者肺结核已经引起严重并发症（如大咯血、气胸、呼吸衰竭等），或合并重要脏器的肺外结核，或同时具有其他疾病（如其他病原菌引起的肺炎、不稳定型心绞痛、恶性肿瘤等），如果影响第一诊断的临床路径流程实施时均不适合进入本路径。

（六）住院期间检查项目

1. 必需的检查项目：

（1）血常规、尿常规、便常规。

（2）感染性疾病筛查（乙型肝炎、丙型肝炎、艾滋病等）。

（3）肝肾功能、电解质、血糖、红细胞沉降率、C 反应蛋白、血尿酸。

（4）痰抗酸杆菌涂片及镜检，痰分枝杆菌培养和菌种鉴定（培养阳性者进行药物敏感试验）。

（5）心电图、X 线胸片。

> **释义**
>
> ■ X 线胸片可以由胸部 CT 替代。部分检查在治疗后相应的时间需要复查（如痰液检查、X 线胸片等），以评价治疗效果。治疗过程中需定期复查血常规、肝肾功能、血尿酸等，以监测药物不良反应。

2. 根据患者病情可选择检查项目：

（1）听力、视力、视野检测，腹部超声检查。

（2）耐药结核病检查。

（3）支气管镜检查（怀疑存在支气管结核或肿瘤患者）。

（4）胸部 CT 检查（需与其他疾病鉴别诊断或 X 线胸片显示不良者）。

（5）胸部超声（怀疑胸腔积液、心包积液患者）。

（6）尿妊娠试验（育龄期妇女）。

（7）细胞免疫功能检查（怀疑免疫异常患者）。

（8）痰查癌细胞，血液肿瘤标志物（癌胚抗原等）（怀疑合并肿瘤患者）。

> **释义**
>
> ■ 经过选择性检查确诊合并存在其他疾病，如果影响第一诊断的临床路径流程实施，则应退出本路径；如果不影响第一诊断的临床路径流程实施，则可继续进行本路径。

■ 建议行耐药结核检查，以指导抗结核药物的选择。

（七）出院标准

1. 临床症状好转。
2. 患者可耐受制订的抗结核治疗方案。

释义

■ 如果出现并发症，是否需要继续住院处理，由主管医师具体决定。

（八）变异及原因分析

1. 出现严重的药物不良反应。
2. 治疗过程中出现严重合并症或并发症，如肺外结核、咯血、气胸、呼吸衰竭等，需要进一步诊疗，或需转入其他路径。
3. 进一步诊断为耐多药结核病，需要转入其他路径。
4. 原有病情明显加重，导致住院时间延长。

释义

■ 变异分为微小变异和重大变异两大类，前者是不出路径、偏离预定轨迹的病例，后者是需要退出本路径或进入其他路径的病例。

■ 微小变异包括：

并发症：因为使用抗结核药物所引起的轻度药物不良反应，如白细胞、血小板的轻度降低，肝功能轻度异常，轻度胃肠道反应，经过对症治疗后可缓解。出现肺结核并发症但症状较轻，如痰中带血。

医院原因：因为医院检验项目的及时性，不能按照要求完成检查；因为节假日不能按照要求完成检查。

个人原因：患者不愿配合完成相应检查，短期不愿按照要求出院随诊。

■ 重大变异包括：

疾病本身原因：因基础疾病需要进一步诊断和治疗，如肿瘤；因为合并其他疾病需要进一步诊断和治疗，如合并其他病菌引起的感染；因出现耐药结核需更换用药；因各种原因需要其他治疗措施等。

并发症：因使用抗结核药物所引起的严重不良反应，如导致粒细胞缺乏、肝功能严重异常、患者不能耐受的严重恶心呕吐等，需暂时停用或更换抗结核药物治疗。因出现肺结核严重的并发症，如大咯血、气胸、呼吸衰竭等，需进一步诊治。

医院原因：与患者或家属发生医疗纠纷。

个人原因：患者要求离院或转院；不愿按照要求出院随诊而导致入院时间明显延长。

四、复治菌阳肺结核临床路径给药方案

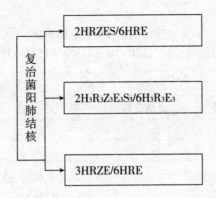

【用药选择】

1. 药物名称前数字表示用药月数，药物名称后面数字表示每周用药次数。H：异烟肼；R：利福平；Z：吡嗪酰胺；E：乙胺丁醇；S：链霉素。

2. 上述治疗方案中的任一种均可，推荐治疗方案：2SHRZE/6HRE 或 $2H_3R_3Z_3E_3S_3/6H_3R_3E_3$ 或 3HRZE/6HRE。

3. 任何方案包括二个不同的治疗阶段：①强化治疗阶段，以 4~5 种药物联用 8~12 周，以期达到尽快杀灭各种菌群保证治疗成功的目的；②巩固治疗阶段，以 2~3 种药物联用，其目的巩固强化阶段取得的疗效，继续杀灭残余菌群。

【药学提示】

1. 异烟肼：成人口服 1 次 0.3g，每日 1 次顿服。其主要不良反应是末梢神经炎、中枢神经系统障碍和肝损害。常规用量勿需并用维生素 B_6，以免降低异烟肼的抗菌能力。营养不良、酗酒、孕妇及伴有糖尿病的患者易发生末梢神经炎，需加用维生素 B_6。

2. 利福平：成人口服 1 次 0.45g（体重<55kg）或 0.6g（体重>55kg），每日 1 次空腹顿服。主要不良反应是肝损害、过敏反应、类流感样症状和胃肠道反应。

3. 乙胺丁醇：成人口服 1 次 0.75g（体重<55kg）或 1g（体重≥55kg），每日 1 次顿服。主要不良反应是视神经损害和末梢神经炎。

4. 吡嗪酰胺：成人口服 1 次 1.5g（体重<55kg）或 1.75g（体重≥55kg），每日 1 次。主要不良反应是肝损害、胃肠道反应和痛风样关节炎。

5. 链霉素：成人肌注 0.75g，每日 1 次，60 岁以上老年人用量酌减。主要不良反应是第Ⅷ对脑神经损害和肾损害。

【注意事项】

1. 根据老年人体重、肝肾功能状况及各种基础病及其并发症，如糖尿病肾病、周围神经病、视网膜病等情况可酌减抗结核药物的剂量。

2. 治疗中如痰菌持续不阴转，可适当延长疗程并及时做耐多药结核病筛查。

五、推荐表单

（一）医师表单

复治肺结核临床路径医师表单

适用对象：第一诊断为复治肺结核（ICD-10：A15.0/A15.1/A15.2/A15.3）

患者姓名：	性别： 年龄： 门诊号：	住院号：
住院日期： 年 月 日	出院日期： 年 月 日	标准住院日：21~28 天

时间	住院第 1~3 天	住院期间
主要诊疗工作	□ 询问病史及进行体格检查 □ 完善必要检查，初步评估病情 □ 完成病历书写 □ 根据病情对症、支持治疗 □ 上级医师查房，制订诊疗计划 □ 确定抗结核治疗方案，签署药物治疗知情同意书，开始抗结核治疗	□ 全科病案讨论，上级医师定期查房，完善诊疗计划 □ 处理基础性疾病及对症治疗 □ 根据患者病情调整、制订合理治疗方案 □ 观察药品不良反应 □ 住院医师书写病程记录
重点医嘱	**长期医嘱：** □ 肺结核护理常规 □ 二级或三级护理 □ 普通饮食 □ 抗结核药物治疗 **临时医嘱：** □ 血常规、尿常规 □ 肝肾功能（含胆红素）、电解质、血糖、传染性疾病筛查、红细胞沉降率（或 C 反应蛋白） □ 痰抗酸杆菌涂片镜检，痰分枝杆菌培养和菌种鉴定（培养阳性者进行药物敏感试验） □ 心电图、X 线胸片 □ 听力、视力、视野检查（有条件时） □ 既往基础用药 □ 对症治疗 □ 其他相关检查（必要时）	**长期医嘱：** □ 肺结核护理常规 □ 二级或三级护理 □ 普通饮食 □ 抗结核药物治疗 **临时医嘱：** □ 既往基础用药 □ 对症治疗 □ 抗结核治疗 14 天后复查血常规、肝肾功能（含胆红素） □ X 线胸片检查（必要时） □ 异常指标复查
病情变异记录	□ 无 □ 有，原因： 1. 2.	□ 无 □ 有，原因： 1. 2.
医师签名		

时间	出院前 1~3 天	出院日
主要诊疗工作	□ 上级医师查房 □ 评估患者病情及治疗效果 □ 确定出院日期及治疗方案 □ 出院前 1 天开具出院医嘱 □ 完成上级医师查房记录	□ 完成常规病程记录、上级医师查房记录、病历首页及出院小结 □ 和患者或家属确定出院后治疗管理机构（本院门诊或患者所在地结核病防治机构或医疗机构） □ 向患者或家属交代出院后服药方法及注意事项 □ 预约复诊日期
重点医嘱	长期医嘱： □ 肺结核护理常规 □ 二级或三级护理 □ 普通饮食 □ 抗结核药物治疗 临时医嘱： □ 复查肝肾功能、血常规、尿常规（必要时） □ X 线胸片（必要时） □ 复查痰抗酸杆菌涂片镜检 □ 根据需要，复查相关检查项目	出院医嘱： □ 开具出院带药 □ 定期复查肝肾功能、血尿常规、痰菌、X 线胸片等 □ 注意药品不良反应 □ 病情变化随时就诊
病情变异记录	□ 无 □ 有，原因： 1. 2.	□ 无 □ 有，原因： 1. 2.
医师签名		

（二）护士表单

复治肺结核临床路径护士表单

适用对象：第一诊断为复治肺结核（ICD-10：A15.0/A15.1/A15.2/A15.3）

患者姓名：	性别： 年龄： 门诊号：	住院号：
住院日期： 年 月 日	出院日期： 年 月 日	标准住院日：21~28 天

时间	住院第1天	住院期间	出院前1~3天（出院日）
健康宣教	□ 入院宣教 　介绍主管医师、护士 　介绍环境、设施 　介绍住院注意事项 □ 向患者宣教戒烟、戒酒的重要性，减少剧烈活动 □ 介绍疾病知识	□ 主管护士与患者沟通，了解并指导心理应对 □ 宣教疾病知识 □ 使用药物宣教 □ 正确留取标本及各种检查注意事项宣教 □ 给予患者及家属心理支持 □ 指导患者活动 □ 恢复期生活护理	□ 出院宣教 　复查时间 　服药方法 　活动休息 　指导饮食 □ 指导办理出院手续
护理处置	□ 核对患者、佩戴腕带 □ 建立入院护理病历 □ 卫生处置：剪指甲、沐浴、更换病号服	□ 随时观察患者病情变化 □ 遵医嘱氧疗 □ 遵医嘱完成用药 □ 协助医师完成各项检查化验	□ 办理出院手续 □ 书写出院小结
基础护理	□ 二级护理 □ 普通饮食 □ 晨晚间护理 □ 患者安全管理 □ 心理护理	□ 二级护理 □ 普通饮食 □ 晨晚间护理 □ 患者安全管理 □ 心理护理	□ 三级护理 □ 普通饮食 □ 晨晚间护理 □ 患者安全管理
专科护理	□ 护理查体 □ 体温、呼吸频率 □ 需要时填写跌倒及压疮防范表 □ 需要时请家属陪伴 □ 心理护理	□ 体温、呼吸频率 □ 遵医嘱完成相关检查 □ 随时观察患者病情变化及药物疗效 □ 必要时吸氧 □ 遵医嘱正确给药 □ 观察患者药物不良反应 □ 提供并发症征象的依据 □ 心理护理	病情观察： □ 评估患者生命体征，特别是体温和呼吸频率 □ 心理护理
重点医嘱	□ 详见医嘱执行单	□ 详见医嘱执行单	□ 详见医嘱执行单
病情变异记录	□ 无 □ 有，原因： 1. 2.	□ 无 □ 有，原因： 1. 2.	□ 无 □ 有，原因： 1. 2.
护士签名			

（三）患者表单

复治肺结核临床路径患者表单

适用对象：第一诊断为复治肺结核（ICD-10：A15.0/A15.1/A15.2/A15.3）

患者姓名：	性别： 年龄： 门诊号：	住院号：
住院日期： 年 月 日	出院日期： 年 月 日	标准住院日：21~28 天

时间	住院第 1 天	住院期间	出院前 1~3 天 （出院日）
医患配合	□ 配合询问病史、收集资料，务必详细告知既往史、用药史、过敏史 □ 配合进行体格检查 □ 有任何不适告知医师	□ 配合完善相关检查，如采血、留尿、心电图、X 线胸片等 □ 医师与患者及家属介绍病情，如有异常检查结果需进一步检查 □ 配合医师调整用药 □ 有任何不适告知医师	□ 接受出院前指导 □ 知道复查程序 □ 获取出院诊断书
护患配合	□ 配合测量体温、脉搏、呼吸、血压、血氧饱和度、体重 □ 配合完成入院护理评估单（简单询问病史、过敏史、用药史） □ 接受入院宣教（环境介绍、病室规定、订餐制度、贵重物品保管等）及疾病知识相关教育 □ 有任何不适告知护士	□ 正确留取标本，配合检查 □ 配合用药及治疗 □ 配合定时测量生命体征，每日询问大便 □ 接受输液、服药治疗，并告知用药后效果及有无出凝血征象 □ 注意活动安全，避免坠床或跌倒 □ 配合执行探视及陪伴	□ 接受出院宣教 □ 办理出院手续 □ 获取出院带药 □ 知道服药方法、作用、注意事项 □ 知道复印病历方法及复诊时间
饮食	□ 正常饮食 □ 遵医嘱饮食	□ 正常饮食 □ 遵医嘱饮食	□ 正常饮食 □ 遵医嘱饮食
排泄	□ 正常排尿便 □ 避免便秘	□ 正常排尿便 □ 避免便秘	□ 正常排尿便 □ 避免便秘
活动	□ 正常适度活动，避免疲劳	□ 正常适度活动，避免疲劳	□ 正常适度活动，避免疲劳

附：原表单（2016 年版）

复治肺结核临床路径表单

适用对象：第一诊断为复治肺结核（ICD-10：A16.2）

患者姓名：	性别： 年龄： 门诊号：	住院号：
住院日期： 年 月 日	出院日期： 年 月 日	标准住院日：28~35 天

时间	住院第 1~3 天	住院期间
主要诊疗工作	□ 询问病史及进行体格检查 □ 完善必要检查，初步评估病情 □ 完成病历书写 □ 根据病情对症、支持治疗 □ 上级医师查房，制订诊疗计划 □ 确定抗结核治疗方案，签署药物治疗知情同意书，开始抗结核治疗	□ 全科病案讨论，上级医师定期查房，完善诊疗计划 □ 处理基础性疾病及对症治疗 □ 根据患者病情调整、制订合理治疗方案 □ 观察药品不良反应 □ 住院医师书写病程记录
重点医嘱	**长期医嘱：** □ 肺结核护理常规 □ 二级或三级护理 □ 普通饮食 □ 抗结核药物治疗 **临时医嘱：** □ 血常规、尿常规 □ 肝肾功能（含胆红素）、电解质、血糖、传染性疾病筛查、红细胞沉降率（或 C 反应蛋白） □ 痰抗酸杆菌涂片镜检，痰分枝杆菌培养和菌种鉴定（培养阳性者进行药物敏感试验） □ 心电图、X 线胸片 □ 听力、视力、视野检查（有条件时） □ 既往基础用药 □ 对症治疗 □ 其他相关检查（必要时）	**长期医嘱：** □ 肺结核护理常规 □ 二级或三级护理 □ 普通饮食 □ 抗结核药物治疗 **临时医嘱：** □ 既往基础用药 □ 对症治疗 □ 抗结核治疗 14 天后复查血常规、肝肾功能（含胆红素） □ X 线胸片检查（必要时） □ 异常指标复查
护理工作	□ 病房环境、医院制度及医护人员介绍 □ 入院护理评估（生命体征测量，病史询问及体格检查） □ 告知各项检查注意事项并协助患者完成 □ 指导留痰 □ 静脉取血 □ 入院健康宣教 □ 心理护理 □ 通知营养科新患者饮食 □ 完成护理病历书写 □ 执行医嘱，用药指导	□ 观察患者一般情况及病情变化 □ 检查检验前的宣教 □ 做好住院期间的健康宣教 □ 正确落实各项治疗性护理措施 □ 观察治疗效果及药品反应 □ 护理安全措施到位 □ 给予正确的饮食指导 □ 了解患者心理需求和变化，做好心理护理

时间	住院第 1~3 天	住院期间
病情 变异 记录	□无　□有，原因： 1. 2.	□无　□有，原因： 1. 2.
护士 签名		
医师 签名		

时间	出院前 1~3 天	出院日
主要诊疗工作	□ 上级医师查房 □ 评估患者病情及治疗效果 □ 确定出院日期及治疗方案 □ 出院前 1 天开具出院医嘱 □ 完成上级医师查房记录	□ 完成常规病程记录、上级医师查房记录、病历首页及出院小结 □ 和患者或家属确定出院后治疗管理机构（本院门诊或患者所在地结核病防治机构或医疗机构） □ 向患者或家属交代出院后服药方法及注意事项 □ 预约复诊日期
重点医嘱	长期医嘱： □ 肺结核护理常规 □ 二级或三级护理 □ 普通饮食 □ 抗结核药物治疗 临时医嘱： □ 复查肝肾功能、血常规、尿常规（必要时） □ X 线胸片（必要时） □ 复查痰抗酸杆菌涂片镜检 □ 根据需要，复查相关检查项目	出院医嘱： □ 开具出院带药 □ 定期复查肝肾功能、血尿常规、痰菌、X 线胸片等 □ 注意药品不良反应 □ 病情变化随时就诊
主要护理工作	□ 观察患者一般情况 □ 观察疗效、各种药物不良反应 □ 恢复期生活和心理护理 □ 出院准备指导	□ 协助患者办理出院手续 □ 出院指导
病情变异记录	□ 无　□ 有，原因： 1. 2.	□ 无　□ 有，原因： 1. 2.
护士签名		
医师签名		

第二章
消化内科感染性疾病临床路径释义

第一节 甲型肝炎临床路径释义

一、甲型肝炎编码
疾病名称及编码：甲型肝炎（ICD-10：B15.9）

二、临床路径检索方法
B15.9

三、甲型肝炎临床路径标准住院流程

（一）适用对象
第一诊断为甲型病毒性肝炎。

> **释义**
> ■ 本释义适用对象为普通型甲型病毒性肝炎患者，如病情严重，出现出血倾向、肝性脑病等肝衰竭征象的患者，需进入其他路径。

（二）诊断依据
根据《传染病学》（李兰娟、任红主编，人民卫生出版社，2013年，第8版）。
1. 多见于儿童，6周内可能有进食未煮熟海产品如毛蚶、蛤蜊或饮用污染水等危险因素暴露史。
2. 急性起病，出现畏寒、发热、乏力和恶心、呕吐、畏油、腹胀等胃肠道症状（也可无自觉症状），尿色加深（或不加深）。
3. 血清ALT显著升高，胆红素正常或>17.1μmol/L，并具备下列任何1项均可确诊为甲型肝炎：抗HAV-IgM阳性；抗HAV-IgG急性期阴性，恢复期阳性；大便中检出HAV颗粒、HAV-Ag或HAV-RNA。

> **释义**
> ■ 本路径的制订主要参考国内权威参考书和诊疗指南。
> ■ 病史和症状是诊断急性肝炎的基本依据，不洁饮食后出现食欲缺乏、畏油、腹胀、乏力、黄疸等提示肝炎的诊断，但其他病毒如巨细胞病毒感染、某些细菌导致的肝胆系感染可以有类似表现，此外也有部分患者临床症状不明显，只是实验室检查发现肝功能异常，因此病原学诊断十分重要，以抗HAV-IgM最简便易行。

（三）治疗方案的选择

根据《传染病学》（李兰娟、任红主编，人民卫生出版社，2013年，第8版）。

1. 消化道传染病隔离治疗。

2. 一般治疗：急性期以卧床休息为主，清淡饮食，对症治疗。

3. 应用保肝降酶退黄疸药物，口服或静脉输注。

4. 对病情进展者需要加强凝血酶原活动度的监测，肝衰竭者转出本路径，进入相应的临床路径。

释义

- 本病确诊后应立即给予消化道隔离。
- 无有效抗病毒药物，治疗以对症支持为主，注意休息，戒酒，饮食清淡易消化，酌情选择保肝药物。
- 密切注意病情变化，警惕进展至肝衰竭。

（四）标准住院日

10~21天。

释义

- 住院时间长短取决于病情轻重以及出院时要达到甲型肝炎法定隔离期21天。

（五）进入路径标准

1. 第一诊断必须符合甲型病毒性肝炎。

2. 既往无肝病史，目前出现急性肝功能受损表现：ALT显著异常，伴或不伴胆红素异常，或肝组织学检查有急性肝炎病变。血清抗HAV-IgM阳性。

3. 当患者同时具有其他疾病诊断，但在住院期间不需要特殊处理，也不影响第一诊断的临床路径流程实施时，可以进入路径。

释义

- 进入路径患者第一诊断为甲型肝炎，同时未出现出血倾向、肝性脑病等肝衰竭征象。
- 如患者同时诊断其他疾病如糖尿病、高血压、支气管哮喘、风湿免疫病等，需全面评估，如果对甲型肝炎治疗无明显影响，可以进入本路径，但住院期间变异可能增多，也可能延长住院时间，增加花费。

（六）住院期间检查项目

1. 必需的检查项目：

（1）血常规、尿常规、便常规+隐血。

（2）肝肾功能、电解质、凝血功能。

（3）胸部 X 线检查、心电图、腹部超声。

（4）抗 HAV、抗 HAV-IgM/IgG、乙型肝炎两对半、抗 HCV、抗 HEV-IgM 及抗 EBV、抗 CMV。

2. 根据患者病情可选择的检查项目：血脂、自身抗体、腹部增强 CT 或 MRI 等。

> **释义**
>
> ■ 血常规、肝肾功能、凝血等项目对于病情评估是必需的。
>
> ■ 尿常规、便常规、心电图、胸部 X 线是住院患者最基本的一些检查；腹部超声有助于了解肝脏、胆道等情况，如有无脂肪肝、肝占位病变、胆石症等，乙型肝炎、丙型肝炎及其他病毒标志物有助于明确病因，均对鉴别诊断有很大意义。

（七）治疗方案与药物选择

1. 甲型肝炎一般为自限性，可完全康复。依据患者的临床症状及肝功能指标情况评估肝损伤严重程度，急性期嘱患者清淡饮食，加强卧床休息。

2. 保肝降酶退黄疸治疗。可以选择甘草酸制剂、多烯磷脂酰类、抗氧化保护肝细胞膜药物、还原型谷胱甘肽、双环醇等。

3. 对症治疗、营养支持等。

4. 中医中药。

> **释义**
>
> ■ 甲型肝炎通常是一种急性自限性疾病，不出现并发症可完全康复，无需特殊治疗。应用保肝药物一定程度上可以减轻症状，促进恢复。
>
> ■ 对食欲尚可、无严重呕吐者首先考虑口服保肝药物治疗，进食困难者可以静脉输注保肝药物；通常也不建议应用超过 3 种的保肝药物，以免加重肝脏负担。
>
> ■ 甘草酸制剂有较强的抗炎作用，比较适合用于各型急性肝炎，但可能引起低钾血症、血压血糖升高、水肿等不良反应，用药期间需加以注意。
>
> ■ 双环醇或联苯双酯具有很好的降低转氨酶作用，对减轻乏力、食欲缺乏症状有一定效果，但停药后肝酶可能反弹，应逐渐减量。
>
> ■ 黄疸较重者可考虑应用腺苷蛋氨酸辅助退黄。
>
> ■ 中药如茵栀黄、垂盆草等也有一定保肝退黄作用。常规治疗基础上加用舒肝宁注射液可有效缓解急性黄疸型甲型肝炎患者的临床症状，起到降酶、退黄的作用。

（八）出院标准

1. 症状：肝炎症状明显好转。

2. 体征：急性肝炎体征明显好转。

3. 检验/检查：肝功能正常或基本正常，或不正常但不影响出院。

> **释义**
>
> ■ 患者出院前应完成所有必须检查的项目，经过治疗病情稳定，且病程超过 3
> 周的法定隔离期，或者大便 HAV 检测阴性，以确保传染性消失。

（九）变异及原因分析

1. 转变为重型肝炎，进入重型肝炎临床路径管理。
2. 合并严重感染、大出血、肝性脑病、肝肾综合征、肝肺综合征、自发性腹膜炎或基础疾病恶化等。

> **释义**
>
> ■ 患者出现出血倾向、肝性脑病等肝衰竭征象，应终止本路径，转入肝衰竭治疗流程。
> ■ 住院期间发现患者存在进入路径前未治的严重疾病，影响甲型肝炎治疗的，需根据具体情况或终止路径，或延长治疗时间。
> ■ 无论何种原因出现变异，应在医师表单中予以说明。

四、甲型肝炎临床路径给药方案

【用药选择】

1. 辅助用药：多种水溶性维生素如维生素 C、维生素 B、葡醛内酯等；肠道益生菌制剂如双歧杆菌、乳酸杆菌或多种菌复合制剂。
2. 保肝降酶药物：甘草酸制剂（如甘草酸二铵和复方甘草酸苷）有较好的抗炎、稳定细胞膜作用；有口服和静脉剂型，适合序贯治疗。双环醇等有很好的降低转氨酶作用。多烯磷脂酰胆碱可提供肝细胞代谢所需的能量，改善脂质代谢；磷脂也是肝细胞膜的构成组分。
3. 退黄疸药物：腺苷蛋氨酸和熊去氧胆酸可用于较重黄疸的退黄治疗。
4. 中药：具有保肝作用的中药较多，茵栀黄同时具有保肝和退黄作用，可作为其他保肝药物的辅助。

【药学提示】

1. 保肝药物不良反应相对少见，但仍需注意。
2. 甘草酸制剂有类似于糖皮质激素的不良反应，包括水钠潴留、低钾血症、血压升高等。原有高血压、肾功能不全、心力衰竭、心律失常患者应小心使用，注意不良反应的发生，当和利尿药合用时，更易出现低钾血症。

【注意事项】

1. 静脉甘草酸制剂宜以葡萄糖溶液溶解，对减轻水钠潴留有一定益处。
2. 多烯磷脂酰胆碱应于餐后整粒服用，以改善吸收效果；静脉用药时，只能用不含电解质的溶液如 5% 或 10% 葡萄糖溶解。
3. 双环醇类停药后可能出现转氨酶反弹，应逐渐减量，不可突然停药。

五、推荐表单

（一）医师表单

甲型肝炎临床路径医师表单

适用对象：第一诊断为甲型病毒性肝炎（无并发症患者）（ICD-10：B15.9）

患者姓名：	性别： 年龄：	住院号：
住院日期： 年 月 日	出院日期： 年 月 日	标准住院日：10~21 天

时间	住院第 1 天	住院第 2 天	住院第 3~9 天
主要诊疗工作	□ 完成询问病史和体格检查 □ 完成病历书写 □ 安排完善常规检查 □ 初步向患者及家属交代病情	□ 上级医师查房 □ 完成上级医师查房记录等病历书写 □ 根据上级医师查房意见再次与患者及家属沟通病情	□ 观察病情变化 □ 上级医师查房， □ 住院医师完成病程记录 □ 护理等级的调整（必要时）
重点医嘱	**长期医嘱：** □ 内科护理常规（传染病） □ 膳食医嘱 □ 既往用药 □ 视病情予口服或静脉保肝药物 □ 视病情予静脉输液补充电解质及能量 **临时医嘱：** □ 必需的实验室检查： □ 血常规、尿常规、便常规 □ 肝肾功能、血糖、血脂、电解质 □ 凝血功能 □ 乙型肝炎五项、丙型肝炎抗体、抗 HEVIgM、抗 CMV、EBV □ 腹部超声、心电图、X 线胸片 □ 其他临时对症处理	**长期医嘱：** □ 内科护理常规 □ 依据病情需要制订护理方案 □ 膳食医嘱 　口服保肝药物 □ 静脉输液（方案视患者情况而定） **临时医嘱：** □ 临时对症治疗（如止吐药物） □ 依据上级医师查房意见完善检查。	**长期医嘱：** □ 内科护理常规 □ 依据病情需要制订护理方案 □ 膳食医嘱 □ 口服保肝药物 □ 静脉输液（方案视患者情况而定） **临时医嘱：** □ 临时对症治疗（如止吐药物） □ 肝功能、肾功能、电解质和凝血功能复查。 □ 其他根据病情需要临时处理
病情变异记录	□ 无 □ 有，原因： 1. 2.	□ 无 □ 有，原因： 1. 2.	□ 无 □ 有，原因： 1. 2.
医师签名			

时间	住院第 10~20 天	住院第 21 天 （出院日）
主要 诊疗 工作	□ 观察病情变化 □ 上级医师查房， □ 住院医师完成病程记录 □ 护理等级的调整（必要时）	□ 通知患者及其家属今天出院 □ 完成出院记录、病案首页、出院证明书 □ 向患者及其家属交代出院后注意事项 □ 将出院小结及出院证明书交患者或其家属
重 点 医 嘱	**长期医嘱：** □ 内科护理常规 □ 二级/一级/特级护理 □ 既往用药 □ 口服保肝药物 □ 静脉输液（病情好转者可适当减少或停静脉输液） **临时医嘱：** □ 根据病情，酌情复查肝功能等	**出院医嘱：** □ 出院带药 □ 出院健康教育，复诊安排
病情 变异 记录	□ 无　□ 有，原因： 1. 2.	□ 无　□ 有，原因： 1. 2.
医师 签名		

（二）护士表单

甲型肝炎临床路径护士表单

适用对象：第一诊断为甲型病毒性肝炎（无并发症患者）（ICD-10：B15.9）

患者姓名：		性别：　　年龄：		住院号：
住院日期：　　年　月　日		出院日期：　　年　月　日		标准住院日：10~21 天

时间	住院第 1 天	住院第 2~20 天	住院第 21 天（出院日）
健康宣教	□ 入院宣教 　介绍主管医师、护士 　介绍环境、设施 　介绍住院注意事项 　介绍探视和陪伴制度 　介绍贵重物品制度 　介绍消毒隔离制度	□ 药物宣教 □ 饮食宣教	□ 出院宣教 □ 饮食宣教 □ 药物宣教 □ 指导患者办理出院手续
护理处置	□ 核对患者，佩戴腕带 □ 建立入院护理病历 □ 协助患者留取各种标本 □ 测量体重及生命体征	□ 根据医嘱的相关采血 □ 根据医嘱发放相关药物	□ 办理出院手续 □ 协助取出院带药 □ 书写出院小结
基础护理	□ 级别护理 　晨晚间护理 　排泄管理 　患者安全管理	□ 级别护理 　晨晚间护理 　排泄管理 　患者安全管理	□ 级别护理 　晨晚间护理 　患者安全管理
专科护理	□ 护理查体 □ 病情观察 □ 需要时，填写跌倒及压疮防范表 □ 需要时，请家属陪伴 □ 确定饮食种类 □ 心理护理	□ 病情观察 □ 遵医嘱完成相关检查 □ 心理护理	□ 出院指导
重点医嘱	□ 详见医嘱执行单	□ 详见医嘱执行单	□ 详见医嘱执行单
病情变异记录	□ 无　□ 有，原因： 1. 2.	□ 无　□ 有，原因： 1. 2.	□ 无　□ 有，原因： 1. 2.
护士签名			

（三）患者表单

甲型肝炎临床路径患者表单

适用对象：第一诊断为甲型病毒性肝炎（无并发症患者）（ICD-10：B15.9）

患者姓名：	性别： 年龄：	住院号：
住院日期： 年 月 日	出院日期： 年 月 日	标准住院日：10~21 天

时间	入院第 1 天	住院第 2~20 天	住院第 21 天（出院日）
医患配合	□ 配合询问病史、收集资料，请务必详细告知既往史、用药史、过敏史 □ 配合进行体格检查 □ 有任何不适请告知医师	□ 配合完善相关检查、化验，如采血、留尿、心电图、X 线胸片 □ 医师与患者及家属介绍病情	□ 接受出院前指导 □ 知道复查程序 □ 获取出院诊断书
护患配合	□ 配合测量体温、脉搏、呼吸 3 次，血压、体重 1 次 □ 配合完成入院护理评估（简单询问病史、过敏史、用药史） □ 接受入院宣教（环境介绍、病室规定、订餐制度、贵重物品保管等、消毒隔离制度） □ 配合执行探视和陪伴制度 □ 有任何不适请告知护士	□ 配合测量体温、脉搏、呼吸 3 次，询问大便 1 次 □ 接受饮食宣教 □ 接受药物宣教	□ 接受出院宣教 □ 办理出院手续 □ 获取出院带药 □ 知道服药方法、作用、注意事项 □ 知道复印病历程序
饮食	□ 遵医嘱饮食	□ 遵医嘱饮食	□ 遵医嘱饮食
排泄	□ 正常排尿便	□ 正常排尿便	□ 正常排尿便
活动	□ 卧床休息	□ 逐渐恢复正常活动	□ 正常活动

附：原表单（2016 年版）

甲型肝炎临床路径表单

适用对象：第一诊断为甲型病毒性肝炎

患者姓名：		性别： 年龄： 门诊号：	住院号：
住院日期： 年 月 日		出院日期： 年 月 日	标准住院日：21 日

日期	住院第 1 天	住院第 2 天
主要诊疗工作	□ 询问病史及体格检查 □ 完成病历书写 □ 安排入院常规检查 □ 健康宣教 □ 签署知情同意书（病情、深静脉置管等）	□ 上级医师查房 □ 完成入院检查 □ 完成上级医师查房记录等病历书写
重点医嘱	**长期医嘱：** □ 内科护理常规 □ 依据病情需要制订护理方案 □ 普通饮食 □ 静脉输液（方案视患者情况而定） **临时医嘱：** □ 血常规、尿常规、便常规+隐血 □ 肝肾功能、电解质、凝血功能 □ 抗 HAV、抗 HAV-IgM/IgG、乙型肝炎两对半、抗 HCV、抗 HEV-IgM 及抗 EBV、抗 CMV □ 胸部 X 线检查、心电图、腹部超声 □ 建立静脉通路，必要时插中心静脉导管（必要时） □ 血气分析、血脂、自身抗体、腹部增强 CT 或 MRI 等（必要时） □ 吸氧（必要时）	**长期医嘱：** □ 内科护理常规 □ 依据病情需要制订护理方案 □ 普通饮食 □ 静脉输液（方案视患者情况而定） **临时医嘱：** □ 止吐药（必要时） □ 依据上级医师查房意见完善检查。
主要护理工作	□ 介绍病房环境、设施和设备 □ 入院护理评估	□ 宣教（消化道传染病消毒隔离、膳食营养）
病情变异记录	□ 无 □ 有，原因： 1. 2.	□ 无 □ 有，原因： 1. 2.
护士签名		
医师签名		

日期	住院第 3~9 天	住院第 10~21 天 （出院日）
主要 诊疗 工作	□ 观察病情变化 □ 上级医师查房， □ 住院医师完成病程记录 □ 护理等级的调整（必要时）	□ 上级医师查房，明确是否出院 □ 通知患者及其家属今天出院 □ 完成出院记录、病案首页、出院证明书 □ 向患者及其家属交代出院后注意事项 □ 将出院小结及出院证明书交患者或其家属
重 点 医 嘱	**长期医嘱：** □ 内科护理常规 □ 二级/一级/特级护理 □ 既往用药 □ 静脉输液（病情好转者可适当减少或停静脉输液） **临时医嘱：** □ 根据病情，酌情复查肝功能等	**出院医嘱：** □ 出院带药
主要 护理 工作	□ 观察患者病情变化 □ 心理与生活护理 □ 指导患者饮食	□ 帮助患者办理出院手续、交费等事项
病情 变异 记录	□ 无　□ 有，原因： 1. 2.	□ 无　□ 有，原因： 1. 2.
护士 签名		
医师 签名		

第二节 急性乙型肝炎临床路径释义

一、急性乙型肝炎编码

1. 原编码:

疾病名称及编码:急性黄疸型乙型病毒性肝炎(ICD-10:B16.901)

急性无黄疸型乙型病毒性肝炎(ICD-10:B16.905)

乙型病毒性肝炎(ICD-10:B16.904)

2. 修改编码:

疾病名称及编码:急性乙型病毒性肝炎,不伴有肝昏迷(ICD-10:B16.1)

急性乙型病毒性肝炎(ICD-10:B16.9)

二、临床路径检索方法

B16.1/B16.9

三、急性乙型肝炎临床路径标准住院流程

(一)适用对象

第一诊断为 ICD-10:B16.901 急性黄疸型乙型病毒性肝炎或 ICD-10:B16.905 急性无黄疸型乙型病毒性肝炎或 ICD-10:B16.904 乙型病毒性肝炎。

> **释义**
>
> ■ 本释义适用对象为急性普通型乙型病毒性肝炎患者,如病情严重,出现出血倾向、肝性脑病等肝衰竭征象的患者,需进入其他路径

(二)诊断依据

根据"十二五"国家规划教材《传染病学》(李兰娟、任红主编,人民卫生出版社,2013年,第8版)。

1. 既往无慢性乙型肝炎病史,近6个月内可能有输血、不洁注射史、与 HBV 感染者密切接触史或家庭成员特别是母亲 HBsAg 阳性等危险因素暴露史。

2. 急性起病,出现无其他原因可解释的乏力、恶心、畏油腻等胃肠道症状(也可无自觉症状),尿色正常或为浓茶色。

3. 血清 ALT 显著升高,T-BiL>17.1μmol/L 或正常,血清 HBsAg 阳性和(或)HBV-DNA 阳性和(或)抗 HBc-IgM 阳性可诊断。如急性期 HBsAg 阳性,恢复期 HBsAg 转阴、抗 HBs 转阳也可诊断。

4. 对高度疑似病例,也可用免疫组化法检测肝组织中的 HBcAg 和(或)HBsAg,或用原位 PCR 检测肝组织中的 HBV-DNA 作出诊断。

> **释义**
>
> ■ 本路径的制订主要参考国内权威参考书和诊疗指南。
>
> ■ 病史和症状是诊断急性肝炎的基本依据,急性起病,食欲缺乏、畏油、腹胀、乏力、黄疸等提示肝炎的诊断,但其他病毒如巨细胞病毒感染、某些细菌导致的肝胆系感染可以有类似表现,此外也有部分患者临床症状不明显,只是实验室检查发现肝功能

异常，因此病原学诊断十分重要，以血清 HBsAg 最简便易行，HBV-DNA 和肝组织中 HBV 标志物并不常用于诊断目的。

（三）治疗方案的选择

根据"十二五"国家规划教材《传染病学》（李兰娟、任红主编，人民卫生出版社，2013年，第 8 版）。

1. 隔离：血液与体液消毒隔离为主。

2. 一般治疗：急性肝炎一般为自限性，多可完全康复。急性期症状明显及有黄疸者应卧床休息，饮食宜清淡易消化，适当补充维生素。

3. 对症支持治疗：

（1）改善和恢复肝功能：①非特异性护肝药物，如还原型谷胱甘肽等；②降酶药物，如甘草酸制剂等；③退黄药物，如腺苷蛋氨酸等。

（2）中医中药。

（3）一般不采用抗病毒治疗。

4. 对病情进展者需要加强凝血酶原活动度的监测，肝衰竭者转出本路径，进入相应的临床路径。

> **释义**
>
> ■ 急性乙型肝炎通常呈自限性经过，不需要抗病毒治疗，以对症支持为主，注意休息，戒酒，饮食清淡易消化，酌情选择保肝药物。
>
> ■ 密切注意病情变化，警惕进展至肝衰竭。

（四）标准住院日

14~21 天。

> **释义**
>
> ■ 住院时间长短取决于病情轻重以及对治疗的反应。

（五）进入路径标准

1. 第一诊断必须符合 ICD-10：B16.901 急性黄疸型乙型病毒性肝炎或 ICD-10：B16.905 急性无黄疸型乙型病毒性肝炎或 ICD-10：B16.904 乙型病毒性肝炎。

2. 急性起病，出现无其他原因可解释的乏力和恶心、畏油腻等胃肠道症状（也可无自觉症状），尿色正常或为浓茶色。

3. 当患者同时具有其他疾病诊断，但在住院期间不需要特殊处理，也不影响第一诊断的临床路径流程实施时，可以进入路径。

> **释义**
>
> ■ 进入本路径患者第一诊断为急性乙型肝炎，同时未出现出血倾向、肝性脑病等肝衰竭征象。
>
> ■ 如患者同时诊断其他疾病如糖尿病、高血压、支气管哮喘、风湿免疫病等，需全面评估，如果对乙型肝炎治疗无明显影响，可以进入本路径，但住院期间变异可能增多，也可能延长住院时间，增加花费。

（六）住院期间检查项目

1. 必需的检查项目：

（1）血常规、尿常规、便常规+隐血。

（2）肝肾功能、电解质、凝血功能。

（3）胸部 X 线检查、心电图、腹部超声。

（4）HBV-M、HBV-DNA 定量、抗 HAV-IgG/抗 HAV-IgM、抗 HCV、抗 HEV、抗 HIV、RPR、抗 EBV、抗 CMV。

2. 根据患者病情可选择的检查项目：抗 HDV、血脂、自身抗体、腹部增强 CT 检查等。

> **释义**
>
> ■ 血常规、肝肾功能、凝血等项目对于病情评估是必需的。
>
> ■ 尿常规、便常规、心电图、胸部 X 线是住院患者最基本的一些检查；腹部超声有助于了解肝脏胆道等情况如有无脂肪肝、肝占位病变、胆石症等，甲型肝炎、丙型肝炎、戊型肝炎及其他病毒标志物有助于明确病因，均对鉴别诊断有很大意义。

（七）治疗方案与药物选择

1. 一般治疗：急性肝炎一般为自限性，多可完全康复。症状明显及有黄疸者应以卧床休息为主。饮食宜清淡易消化，适当补充维生素。

2. 对症支持治疗：

（1）非特异性护肝药物：如还原型谷胱甘肽等。

（2）降酶药物：甘草酸制剂等。

（3）退黄药物：腺苷蛋氨酸等。

（4）中医中药。

> **释义**
>
> ■ 急性乙型肝炎通常是一种急性自限性疾病，不出现并发症可完全康复，无需特殊治疗。应用保肝药物一定程度上可以减轻症状，促进恢复。
>
> ■ 对食欲尚可、无严重呕吐者首先考虑口服保肝药物治疗，进食困难者可以静脉输注保肝药物；通常也不建议应用超过 3 种的保肝药物，以免加重肝脏负担。

■甘草酸制剂有较强的抗炎作用，如甘草酸单铵半胱氨酸氯化钠注射液、甘草酸二铵和复方甘草酸苷能对抗丙氨酸氨基转移酶异常升高、恢复肝细胞功能，比较适合用于各型急性肝炎，但可能引起低钾血症、血压血糖升高、水肿等不良反应，用药期间需加以注意。

■双环醇或联苯双酯具有很好的降低转氨酶作用，对减轻乏力、食欲缺乏症状有一定效果，但停药后肝酶可能反弹，应逐渐减量。

■黄疸较重者可考虑应用腺苷蛋氨酸和熊去氧胆酸辅助退黄。

■中药如茵栀黄、垂盆草、黄芩苷等也有一定保肝退黄作用。循证医学研究显示，舒肝宁注射液对急性肝炎所致 ALT 升高有显著的降低作用，具有一定的降酶退黄、抗炎保肝作用，安全性较高。

（八）出院标准

经对症支持治疗后，症状明显缓解；肝功能正常（ALT≤2 倍 ULN、T-BiL≤2 倍 ULN），或肝功能不正常但不影响出院。

> **释义**
>
> ■患者出院前应完成所有必须检查的项目，经过治疗病情稳定。

（九）变异及原因分析

1. 转变为重型肝炎，进入重型肝炎临床路径管理。
2. 合并严重的并发症，如：感染、消化道大出血、基础疾病恶化等。

> **释义**
>
> ■患者出现出血倾向、肝性脑病等肝衰竭征象，应终止本路径，转入肝衰竭治疗流程。
>
> ■住院期间发现患者存在进入路径前未知的严重疾病，影响急性乙型肝炎治疗的，需根据具体情况或终止路径，或延长治疗时间。
>
> ■无论何种原因出现变异，应在医师表单中予以说明。

四、急性乙型肝炎临床路径给药方案

【用药选择】

1. 辅助用药：多种水溶性维生素如维生素 C、维生素 B、葡醛内酯等；肠道益生菌制剂如双歧杆菌、乳酸杆菌或多种菌复合制剂。

2. 保肝降酶药物：甘草酸制剂如甘草酸二铵和复方甘草酸苷和甘草酸单铵半胱氨酸有较好的抗炎、稳定细胞膜作用；有口服和静脉剂型，适合序贯治疗。双环醇等有很好的降低转氨酶作用。多烯磷脂酰胆碱可提供肝细胞代谢所需的能量，改善脂质代谢；磷脂也是肝细胞膜的构成组分。

3. 退黄疸药物：腺苷蛋氨酸和熊去氧胆酸可用于较重黄疸的退黄治疗。

4. 中药：具有保肝作用的中药较多，茵栀黄同时具有保肝和退黄作用，可作为其他保肝药物的辅助。

【药学提示】

保肝药物不良反应相对少见，但仍需注意。

甘草酸制剂有类似于糖皮质激素的不良反应，包括水钠潴留、低钾血症、血压升高等。原有高血压、肾功能不全、心力衰竭、心律失常患者应小心使用，注意不良反应的发生，当和利尿药合用时，更易出现低钾血症。

【注意事项】

1. 静脉甘草酸制剂宜以葡萄糖溶液溶解，对减轻水钠潴留有一定益处。

2. 多烯磷脂酰胆碱应于餐后整粒服用，以改善吸收效果；静脉用药时，只能用不含电解质的溶液如 5% 或 10% 葡萄糖溶解。

3. 双环醇类停药后可能出现转氨酶反弹，应逐渐减量，不可突然停药。

五、推荐表单

（一）医师表单

急性乙型肝炎临床路径医师表单

适用对象：第一诊断为急性乙型病毒性肝炎不伴有肝昏迷（ICD-10：B16.1）或急性乙型病毒性肝炎（ICD-10：B16.9）

患者姓名：	性别：　　年龄：	住院号：
住院日期：　　年　月　日	出院日期：　　年　月　日	标准住院日：14~21 天

时间	住院第 1 天	住院第 2 天	住院第 3~9 天
主要诊疗工作	□ 完成询问病史和体格检查 □ 完成病历书写 □ 安排完善常规检查 □ 初步向患者及家属交代病情	□ 上级医师查房 □ 完成上级医师查房记录等病历书写 □ 根据上级医师查房意见再次与患者及家属沟通病情	□ 观察病情变化 □ 上级医师查房， □ 住院医师完成病程记录 □ 护理等级的调整（必要时）
重点医嘱	**长期医嘱：** □ 内科护理常规 □ 膳食医嘱 □ 既往用药 □ 视病情予口服或静脉保肝药物 □ 视病情予静脉输液补充电解质及能量 **临时医嘱：** **必需的实验室检查：** □ 血常规、尿常规、便常规 □ 肝肾功能、血糖、血脂、电解质 □ 凝血功能 □ 甲肝抗体、戊肝抗体、乙型肝炎五项、丙型肝炎抗体 □ 腹部超声 □ 其他临时医嘱及对症处理	**长期医嘱：** □ 内科护理常规 □ 依据病情需要制订护理方案 □ 膳食医嘱 □ 口服保肝药物 □ 静脉输液（方案视患者情况而定） **临时医嘱：** □ 临时对症治疗（如止吐药物） □ 依据上级医师查房意见完善检查	**长期医嘱：** □ 内科护理常规 □ 依据病情需要制订护理方案 □ 膳食医嘱 □ 口服保肝药物 □ 静脉输液（方案视患者情况而定） **临时医嘱：** □ 临时对症治疗（如止吐药物） □ 肝功能、肾功能、电解质和凝血功能复查 □ 其他根据病情需要临时处理
病情变异记录	□ 无　□ 有，原因： 1. 2.	□ 无　□ 有，原因： 1. 2.	□ 无　□ 有，原因： 1. 2.
医师签名			

时间	住院第 10~20 天	住院第 21 天 （出院日）
主要 诊疗 工作	□ 观察病情变化 □ 上级医师查房， □ 住院医师完成病程记录 □ 护理等级的调整（必要时）	□ 通知患者及其家属今天出院 □ 完成出院记录、病案首页、出院证明书 □ 向患者及其家属交代出院后注意事项 □ 将出院小结及出院证明书交患者或其家属
重 点 医 嘱	长期医嘱： □ 内科护理常规 □ 二级/一级/特级护理 □ 既往用药 □ 口服保肝药物 □ 静脉输液（病情好转者可适当减少或停静脉输液） 临时医嘱： □ 根据病情，酌情复查肝功能、乙型肝炎病毒标志物等	出院医嘱： □ 出院带药 □ 出院健康教育，复诊安排
病情 变异 记录	□ 无 □ 有，原因： 1. 2.	□ 无 □ 有，原因： 1. 2.
医师 签名		

（二）护士表单

急性乙型肝炎临床路径护士表单

适用对象：第一诊断为急性乙型病毒性肝炎不伴有肝昏迷（ICD-10：B16.1）或急性乙型病毒性肝炎（ICD-10：B16.9）

患者姓名：		性别： 年龄：		住院号：
住院日期： 年 月 日		出院日期： 年 月 日		标准住院日：10~21 天

时间	住院第 1 天	住院第 2~20 天	住院第 21 天（出院日）
健康宣教	□ 入院宣教 　介绍主管医师、护士 　介绍环境、设施 　介绍住院注意事项 　介绍探视和陪伴制度 　介绍贵重物品制度 　介绍消毒隔离制度	□ 药物宣教 □ 饮食宣教	□ 出院宣教 □ 饮食宣教 □ 药物宣教 □ 指导患者办理出院手续
护理处置	□ 核对患者，佩戴腕带 □ 建立入院护理病历 □ 协助患者留取各种标本 □ 测量体重	□ 根据医嘱的相关采血 □ 根据医嘱发放相关药物	□ 办理出院手续 □ 协助取出院带药 □ 书写出院小结
基础护理	□ 级别护理 □ 晨晚间护理 □ 患者安全管理	□ 级别护理 □ 晨晚间护理 □ 患者安全管理	□ 级别护理 □ 晨晚间护理 □ 患者安全管理
专科护理	□ 护理查体 □ 病情观察 □ 需要时，填写跌倒及压疮防范表 □ 需要时，请家属陪伴 □ 确定饮食种类 □ 心理护理	□ 病情观察 □ 遵医嘱完成相关检查 □ 心理护理	□ 出院指导
重点医嘱	□ 详见医嘱执行单	□ 详见医嘱执行单	□ 详见医嘱执行单
病情变异记录	□ 无　□ 有，原因： 1. 2.	□ 无　□ 有，原因： 1. 2.	□ 无　□ 有，原因： 1. 2.
护士签名			

（三）患者表单

急性乙型肝炎临床路径患者表单

适用对象：第一诊断为急性乙型病毒性肝炎不伴有肝昏迷（ICD-10：B16.1）或急性乙型病毒性肝炎（ICD-10：B16.9）

患者姓名：		性别：　　年龄：		住院号：
住院日期：　　年　月　日		出院日期：　　年　月　日		标准住院日：10~21 天

时间	入院第 1 天	住院第 2~20 天	住院第 21 天（出院日）
医患配合	□ 配合询问病史、收集资料，务必详细告知既往史、用药史、过敏史 □ 配合进行体格检查 □ 有任何不适告知医师	□ 配合完善相关检查，如采血、留尿、心电图、X 线胸片 □ 医师向患者及家属介绍病情	□ 接受出院前指导 □ 知道复查程序 □ 获取出院诊断书
护患配合	□ 配合测量体温、脉搏、呼吸 3 次，血压、体重 1 次 □ 配合完成入院护理评估（简单询问病史、过敏史、用药史） □ 接受入院宣教（环境介绍、病室规定、订餐制度、贵重物品保管等） □ 配合执行探视和陪伴制度 □ 有任何不适告知护士	□ 配合测量体温、脉搏、呼吸 3 次，询问大便 1 次 □ 接受饮食宣教 □ 接受药物宣教	□ 接受出院宣教 □ 办理出院手续 □ 获取出院带药 □ 知道服药方法、作用、注意事项 □ 知道复印病历程序
饮食	□ 遵医嘱饮食	□ 遵医嘱饮食	□ 遵医嘱饮食
排泄	□ 正常排尿便	□ 正常排尿便	□ 正常排尿便
活动	□ 卧床休息	□ 逐渐恢复正常活动	□ 正常活动

附：原表单（2016 年版）

急性乙型肝炎临床路径表单

适用对象：第一诊断为急性黄疸型乙型病毒性肝炎（ICD-10：B16.901）或急性无黄疸型乙型病毒性肝炎（ICD-10：B16.905）或乙型病毒性肝炎（ICD-10：B16.904）

患者姓名：		性别： 年龄： 门诊号：	住院号：

住院日期： 年 月 日	出院日期： 年 月 日	标准住院日：14~21 日

日期	住院第 1 天	住院第 2 天
主要诊疗工作	□ 询问病史及体格检查 □ 完成病历书写 □ 安排入院常规检查 □ 上级医师查房及病情评估 □ 及时填报疫情卡并上报院感科	□ 上级医师查房 □ 完成入院检查 □ 根据病情决定治疗方案 □ 完成上级医师查房记录等病历书写
重点医嘱	长期医嘱： □ 内科护理常规 □ 三级或二级护理 □ 普通/病重 □ 静脉输液（方案视患者情况而定） 临时医嘱： □ 血常规、尿常规、便常规+隐血 □ 肝肾功能、电解质、凝血功能 □ HBV-M、HBVDNA、抗 HAV-IgG/抗 HAV-IgM、抗 HCV、抗 HEV、抗 HIV、RPR、抗 EBV、抗 CMV 等 □ 胸部 X 线检查、心电图、腹部超声	长期医嘱： □ 内科护理常规 □ 三级或二级护理 □ 普通/病重 □ 静脉输液（方案视患者情况而定） 临时医嘱： □ 依据上级医师查房意见完善检查
主要护理工作	□ 介绍病房环境、设施和设备 □ 入院护理评估	□ 宣教（病毒性肝炎防控知识）
病情变异记录	□ 无 □ 有，原因： 1. 2.	□ 无 □ 有，原因： 1. 2.
护士签名		
医师签名		

日期	住院第 3~13 天	住院第 14~21 天 （出院日）
主要诊疗工作	□ 已经完成相关检查，病因已经明确，根据病因进入相关流程 □ 上级医师查房，制订后续诊治方案 □ 住院医师完成病程记录 □ 监测肝功等生化指标 □ 病情变化的知情告知	□ 上级医师查房，明确是否出院 □ 通知患者及其家属今天出院 □ 完成出院记录、病案首页、出院证明书 □ 向患者及其家属交代出院后注意事项 □ 将出院小结及出院证明书交患者或其家属
重点医嘱	长期医嘱： □ 内科护理常规 □ 酌情调整护理级别 □ 静脉输液（方案视患者情况而定） 临时医嘱： □ 肝肾功能、电解质、凝血功能 □ 依据病情变化完成检查及必要时的检查	出院医嘱： □ 出院带药
主要护理工作	□ 观察患者病情变化 □ 心理与生活护理 □ 指导患者饮食	□ 健康宣教（肝炎的家庭防护） □ 帮助患者办理出院手续、交费等事项
病情变异记录	□ 无 □ 有，原因： 1. 2.	□ 无 □ 有，原因： 1. 2.
护士签名		
医师签名		

第三节 慢性乙型肝炎临床路径释义

一、慢性乙型肝炎编码

疾病名称及编码：慢性乙型肝炎（ICD-10：B18.0/B18.1）

二、临床路径检索方法

B18.1

三、慢性乙型肝炎临床路径标准住院流程

（一）适用对象

第一诊断慢性乙型肝炎。

> **释义**
>
> ■本释义适用对象为普通型慢性乙型病毒性肝炎患者，如病情严重，出现出血倾向、肝性脑病等肝衰竭征象或乙型肝炎肝硬化失代偿期的患者，需进入其他路径。

（二）诊断依据

根据"十二五"国家规划教材《传染病学》（李兰娟、任红主编，人民卫生出版社，2013年，第8版），中华医学会肝病分会、中华医学会感染病学分会2015年版《慢性乙型肝炎防治指南》[中华肝脏病杂志，2015，23（12）：888-905]。

1. 乙型肝炎或HBsAg阳性超过6个月，现HBsAg和（或）HBV-DNA为阳性，并且肝功能持续或反复异常或肝组织学检查有慢性肝炎病变。
2. 肝炎症状：乏力、食欲缺乏、腹胀、尿黄、便溏等，部分患者无明显不适症状。
3. 肝炎体征：肝病面容（面色晦暗），可有肝掌、蜘蛛痣，多见脾大并排除其他原因。
4. ALT和（或）AST异常或明显异常，TB正常或轻中度升高，白蛋白水平正常，凝血酶原活动度正常。
5. 腹部超声或其他影像学检查提示慢性肝损伤、脾脏增大等。
6. 肝组织活检提示慢性肝炎。

从症状、体征、检验和检查等方面综合判断病情轻重程度，可分为轻度、中度和重度。

> **释义**
>
> ■本路径的制订主要参考国内权威参考书和诊疗指南。
>
> ■病史和症状是诊断肝炎的基本依据，长期腹胀、乏力、食欲缺乏，蜘蛛痣、肝掌等提示慢性肝炎的诊断，但其他慢性肝病可以有类似表现，此外也有部分患者临床症状不明显，只是实验室检查发现肝功能异常，经检测乙型肝炎病毒标志物确诊。

（三）治疗方案的选择

根据"十二五"国家规划教材《传染病学》（李兰娟、任红主编，人民卫生出版社，2013

年，第 8 版），中华医学会肝病分会、中华医学会感染病学分会 2015 年版《慢性乙型肝炎防治指南》［中华肝脏病杂志，2015，23（12）：888-905］。

1. 隔离：血液与体液消毒隔离。

2. 一般治疗：

（1）适当休息：症状明显或病情较重者应强调卧床休息，病情轻者以活动后不觉疲乏为度。

（2）合理饮食：适当的高蛋白、高热量、高维生素的易消化食物。

（3）心理疏导：通过健康教育或心理医师。

3. 药物治疗：

（1）改善和恢复肝功能：降酶（甘草酸制剂等）、退黄（腺苷蛋氨酸等）。

（2）免疫调节。

（3）抗肝纤维化。

（4）抗病毒治疗：抗病毒治疗是关键，在具备适应证且知情同意情况下应进行规范的抗病毒治疗。

（5）中医中药。

释义

■慢性乙型肝炎尚无法治愈，抗病毒治疗是控制病情进展的关键。抗病毒治疗主要包括两类药物：干扰素和核苷（酸）类。

■免疫调节剂：现有抗病毒药物尚不能充分有效地重建机体的抗 HBV 免疫。临床上在抗病毒药物的基础上联合干扰素（IFN）、胸腺肽 α1、胸腺五肽、白细胞介素、薄芝糖肽或脱氧核苷酸钠制剂等免疫调节剂增加抗病毒疗效。

■IFN 具有免疫调节和抗纤维化作用，通过激活患者自身免疫功能清除病毒，抑制病毒效果不理想，但疗效较持久，停药不易反弹。同时不良反应较大，治疗可能导致肝脏损伤加重，用药过程中密切注意病情变化，警惕进展至肝衰竭。

■核苷（酸）类似物抑制病毒复制，起效快，不良反应少，但效果不持久，需长期甚至终身治疗。

■乙型肝炎病毒所致的肝脏炎症坏死及其所致的肝纤维化是疾病进展的主要病理学基础。甘草酸制剂（如甘草酸单铵半胱氨酸）、水飞蓟素制剂以及双环醇等，有不同程度的抗炎、抗氧化、保护肝细胞膜及细胞器等作用，临床应用可改善肝脏生化学指标。

■中医中药治疗能有效改善肝功能，提高患者生活质量，如茵栀黄、垂盆草、舒肝宁等，可以与抗病毒药物联合使用。

（四）标准住院日

10~14 天。

释义

■住院的目的是全面评估抗 HBV 治疗的适应证和禁忌证，确定治疗方案，并观察抗 HBV 治疗的早期不良反应，同时给予护肝治疗。

(五) 进入路径标准

1. 第一诊断必须符合慢性乙型肝炎。

2. 当患者同时具有其他疾病诊断，但在住院期间不需要特殊处理也不影响第一诊断的临床路径流程实施时，可以进入路径。

> **释义**
>
> ■ 进入路径患者第一诊断为慢性乙型肝炎，同时未出现出血倾向、肝性脑病等肝衰竭或失代偿期肝硬化征象。
>
> ■ 如患者同时诊断其他疾病如糖尿病、高血压、支气管哮喘、风湿免疫病、甲状腺疾病等，需全面评估，如果对乙型肝炎治疗无明显影响，可以进入路径，但住院期间变异可能增多，也可能延长住院时间，增加花费。

(六) 住院期间检查项目

1. 必需的检查项目：

(1) 血常规、尿常规、便常规+隐血。

(2) 肝肾功能、电解质、凝血功能、血糖、血脂、免疫球蛋白、肝炎病毒指标（HAV-IgM、乙型肝炎二对半、抗 HCV、抗 HDV、抗 HEV-IgM 等）；HBV-DNA 定量、AFP、肝纤维化全套、肌酸激酶（CPK）、抗 HIV、RPR。

(3) X 线胸片、心电图、腹部超声

(4) 肝弹性（Fibroscan）测定。

2. 根据患者病情选择的项目：

(1) CMV、EBV、血氨、血型、HBV-DNA 耐药基因测定。

(2) 肝组织活检。

(3) 自身免疫指标：ANA、ENA、dsDNA、ANCA、AMA、SMA 以及甲状腺功能。

(4) 其他：腹部增强 CT 或 MRI，消化道钡餐或内镜检查。

> **释义**
>
> ■ 血常规、肝肾功能、凝血等项目对于病情评估是必需的。
>
> ■ 尿常规、便常规、心电图、胸部 X 线是住院患者最基本的一些检查；腹部超声有助于了解肝脏胆道等情况如有无脂肪肝、肝占位病变、胆石症等，其他病毒标志物有助于明确是否合并 HCV、HDV 等感染，AFP 则对肝癌有提示意义。甲状腺功能、自身抗体等与干扰素治疗的不良反应相关。

(七) 治疗方案与药物的选择

1. 隔离：血液与体液消毒隔离。

2. 保肝药：还原型谷胱甘肽、多烯磷酸胆碱等。

3. 降酶药：甘草酸制剂、双环醇，用药时间视病情而定。

4. 退黄药：腺苷蛋氨酸、熊去氧胆酸等，用药时间视病情定。

5. 对症治疗：维生素 K_1、白蛋白、新鲜血浆、18-氨基酸等，用药时间视情况定。

6. 抗病毒治疗：视情况定。

（1）抗病毒用药指证：① HBV-DNA $\geqslant 10^5$ copy/ml（HBeAg 阴性者为$\geqslant 10^4$ copy/ml）；②ALT $\geqslant 2\times$ULN；如用干扰素治疗，ALT 应$\leqslant 10\times$ULN，T-Bil 应$<2\times$ULN；③如 ALT $<2\times$ULN，但肝组织学显示 Knodell HAI$\geqslant 4$，或$\geqslant$G2 炎症坏死。具有①并有② 或 ③的患者应进行抗病毒治疗；对达不到上述治疗标准者，应监测病情变化，如持续 HBV-DNA 阳性且 ALT 异常，也应考虑抗病毒治疗。

（2）抗病毒药物主要包括两大类：干扰素和核苷（酸）类似物。初始抗病毒治疗应用核苷（酸）类似物用药时应选择强效低耐药的恩替卡韦或替诺福韦酯。

7. 中医中药：有需求和（或）适宜者。

> **释义**
>
> ■ 应用保肝药物一定程度上可以减轻症状，促进肝功能恢复。抗病毒治疗则是控制慢性乙型肝炎的关键。
>
> ■ 慢性乙型肝炎如果症状不重，肝功能异常也不太显著，首先考虑口服保肝药物治疗。
>
> ■ 甘草酸制剂有较强的抗炎作用，比较适合用于各型急性肝炎，但可能引起低钾血症、血压血糖升高、水肿等不良反应，用药期间需加以注意。
>
> ■ HBV 感染的最终控制需要免疫系统来发挥作用，临床上在抗病毒药物的基础上联合 IFN-α、胸腺肽 α1、胸腺五肽或白细胞介素制剂等免疫调节剂来增加抗病毒疗效。
>
> ■ 中药如茵栀黄、垂盆草、黄芩苷、参芪肝康片等也有一定保肝退黄作用，在常规治疗的基础上结合使用中成药如肝络欣丸可提高疗效及改善肝功能。舒肝宁注射液是临床常用的具有退黄降酶、抗炎保肝作用的中成药之一，循证评价结果显示，舒肝宁可显著降低患者血液中 D-Bil、ALT 水平，可提高乙型肝炎治疗有效率，不良反应发生率低。
>
> ■ 干扰素和核苷（酸）类似物抗病毒治疗各有利弊，应和患者充分沟通。

（八）出院标准

经对症支持治疗后，症状明显缓解者。肝功能正常（ALT$\leqslant 2\times$ULN、T-Bil$\leqslant 2\times$ULN），或肝功能不正常但不影响出院。

> **释义**
>
> ■ 患者出院前应完成所有必须检查的项目，经过治疗病情稳定。

（九）变异及原因分析

1. 肝功能恶化，有重症倾向者，应转入肝衰竭诊治路径。
2. 伴有其他基础疾病或并发症，需进一步诊断及治疗或转至其他相应科室诊治者，应转出本路径。

> **释义**
>
> ■ 患者出现出血倾向、肝性脑病等肝衰竭或肝硬化失代偿征象，应终止本路径，转入相关治疗流程。

■ 住院期间发现患者存在进入路径前未知的严重疾病，影响乙型肝炎治疗的，需根据具体情况或终止路径，或延长治疗时间

■ 无论何种原因出现变异，应在医师表单中予以说明

四、慢性乙型肝炎临床路径给药方案

【用药选择】

1. 免疫调节剂：现有抗病毒药物尚不能充分有效地重建机体的抗 HBV 免疫。临床上在抗病毒药物的基础上联合 IFN-α、胸腺肽 α1、胸腺五肽、白细胞介素制剂或脱氧核苷酸钠等免疫调节剂增加抗病毒疗效。

2. 辅助用药：多种水溶性维生素，如维生素 C、维生素 B、葡醛内酯等；肠道益生菌制剂，如双歧杆菌、乳酸杆菌或多种菌复合制剂。

3. 保肝降酶药物：甘草酸制剂（如甘草酸二铵、复方甘草酸苷、甘草酸单铵半胱氨酸）有较好的抗炎、稳定细胞膜作用；有口服和静脉剂型，适合序贯治疗。双环醇等有很好的降低转氨酶作用。多烯磷脂酰胆碱可提供肝细胞代谢所需的能量，改善脂质代谢；磷脂也是肝细胞膜的构成组分。

4. 退黄疸药物：腺苷蛋氨酸和熊去氧胆酸可用于较重黄疸的退黄治疗。

5. 抗病毒药物：普通干扰素或者聚乙二醇化干扰素疗程一般 48 周，最长不超过 72 周，核苷（酸）类似物首选强效低耐药的恩替卡韦 0.5mg/d 或者替诺福韦 300mg/d，HBeAg 阳性者需用至 HBV-DNA 完全抑制且 HBeAg 血清转换后至少稳定 3 年，HBeAg 阴性者需用至 HBsAg 阴转，多数患者需长期甚至终身治疗。

6. 中药：具有保肝利胆退黄等作用的中药较多，如参芪肝康片、茵栀黄等。参芪肝康片能有效改善肝脏代谢功能，可作为其他药物的辅助。茵栀黄同时具有保肝和退黄作用，可以与抗病毒药物联合使用。

【药学提示】

1. IFN 不良反应多见，IFN 相关的早期不良反应包括流感样综合征，如发热、全身酸痛、头痛、恶心等，以及血小板、白细胞特别是中性粒细胞下降，随后可能出现失眠、抑郁等精神症状，后期可以出现甲状腺功能异常、肺间质病变等。流感样综合征通常可以自行缓解，也可以予解热镇痛药物。血液方面的影响的处理参见表 2-1。

表 2-1　IFN 血液方面影响处理

项目	检测结果	干扰素	利巴韦林
Hb（g/L）	100~120		严密观察
	≤100		减量
	≤80		停药
中性粒细胞（10^9/L）	0.750~1.5	严密观察	
	0.5~0.75	减量	
	≤0.5	停药	
血小板（10^9/L）	50~100	严密观察	
	30~50	减量	
	≤30	停药	

也可考虑应用粒细胞集落刺激因子、促红细胞生成素及血小板生成因子等药物维持相对较好血象。

2. 核苷（酸）类似物：不良反应较少见。替诺福韦有导致肾小管损伤的报道，对已有肾脏疾病者通常不做首选。长期应用替诺福韦的患者发生骨质疏松的风险增加，应注意监测。

3. 保肝药物不良反应相对少见，但仍需注意。甘草酸制剂有类似于糖皮质激素的不良反应，包括水钠潴留、低钾血症、血压升高等。原有高血压、肾功能不全、心力衰竭、心律失常患者应小心使用，注意不良反应的发生，当和利尿药合用时，更易出现低钾血症。

【注意事项】

1. 静脉甘草酸制剂宜以葡萄糖溶液溶解，对减轻水钠潴留有一定益处。

2. 多烯磷脂酰胆碱应于餐后整粒服用，以改善吸收效果；静脉用药时，只能用不含电解质的溶液如 5% 或 10% 葡萄糖溶解。

3. 双环醇类停药后可能出现转氨酶反弹，应逐渐减量，不可突然停药。

4. 恩替卡韦吸收受食物影响，服药应严格空腹，即服药前后 2 小时内不宜进食。肾功能受损者应根据肾小球滤过率调整剂量。

5. 治疗前应检测肝肾功能、血常规、甲状腺功能、血糖及 尿常规。治疗中每 3 个月查肝肾功、HBV-DNA，每 6 个月检查乙型肝炎五项、AFP、PT、血常规、肝胆胰脾超声。干扰素开始治疗后的第 1 个月应每周检查 1 次血常规，以后每个月检查 1 次直至治疗结束，治疗 24、48 周应查甲状腺功能、ANA 系列、心电图。

五、推荐表单

(一) 医师表单

慢性乙型肝炎临床路径医师表单

适用对象：第一诊断为慢性乙型病毒性肝炎（ICD-10：B18.0/B18.1）

患者姓名：		性别： 年龄：		住院号：
住院日期： 年 月 日		出院日期： 年 月 日		标准住院日：10~14 天

时间	住院第 1 天	住院第 2~5 天	住院第 6~13 天	住院第 14 天 （出院日）
主要诊疗工作	□ 完成询问病史和体格检查 □ 完成病历书写 □ 安排完善常规检查 □ 初步向患者及家属交代病情 □ 填写传染病报告	□ 上级医师查房，确定抗 HCV 治疗方案 □ 完成上级医师查房记录等病历书写 □ 根据上级医师查房意见再次与患者及家属沟通病情，充分交代抗 HBV 治疗不同方案的利弊，协助患者接受合理的抗病毒方案	□ 上级医师查房 □ 记录上级医师查房意见 □ 观察记录患者对治疗的反应 □ 处理患者出现的药物不良反应 □ 无严重不良反应继续抗 HBV 治疗	□ 通知患者及其家属今天出院 □ 完成出院记录、病案首页、出院证明书 □ 向患者及其家属交代出院后注意事项 □ 安排患者门诊继续治疗计划 □ 将出院小结及出院证明书交患者或其家属
重点医嘱	**长期医嘱：** □ 内科护理常规 □ 膳食医嘱 □ 既往用药 □ 视病情予口服或静脉保肝药物 □ 视病情予静脉输液补充电解质及能量 **临时医嘱：** **必需的实验室检查：** □ 血、尿、便常规 □ 肝肾功能、血糖、血脂、电解质 □ 凝血功能 □ 甲状腺功能 □ HBV-DNA □ 甲、丙、戊肝抗体 □ 抗 HIV，梅毒血清学 □ 腹部超声 **根据病情的实验室检查：** □ 自身抗体（按需） □ 腹部 CT/MRI（按需） □ 其他临时对症处理	**长期医嘱：** □ 内科护理常规依据 □ 病情需要制订护理计划 □ 膳食医嘱 □ 口服保肝药物 □ 静脉输液（方案视患者情况而定） □ PEG-IFN 第一次皮下注射或 NAs **临时医嘱：** □ 临时对症治疗（如退热药物） □ 每周 1 次血常规、肝肾功 □ 依据上级医师查房意见完善检查。	**长期医嘱：** □ 内科护理常规依据 □ 病情需要制订护理计划 □ 膳食医嘱 □ 口服保肝药物 □ 静脉输液（方案视患者情况而定） □ PEG-IFN 第二次皮下注射或 NAs **临时医嘱：** □ 临时对症治疗（如退热药物） □ 每周 1 次血常规、肝肾功 □ 依据上级医师查房意见完善检查。	**出院医嘱：** □ 出院带药 □ 出院健康教育，复诊安排

续 表

时间	住院第1天	住院第2~5天	住院第6~13天	住院第14天（出院日）
病情变异记录	□无 □有，原因： 1. 2.	□无 □有，原因： 1. 2.	□无 □有，原因： 1. 2.	
医师签名				

（二）护士表单

慢性乙型肝炎临床路径护士表单

适用对象：第一诊断为慢性乙型病毒性肝炎（ICD-10：B18.0/B18.1）

患者姓名：		性别： 年龄：		住院号：
住院日期： 年 月 日		出院日期： 年 月 日		标准住院日：10~14天

时间	住院第 1 天	住院第 2~5 天	住院第 6~13 天	住院第 14 天（出院日）
健康宣教	□ 入院宣教 　介绍主管医师、护士 　介绍环境、设施 　介绍住院注意事项 　介绍探视和陪伴制度 　介绍贵重物品制度 　介绍消毒隔离制度	□ 药物宣教 □ 饮食宣教	□ 药物宣教 □ 饮食宣教	□ 出院宣教 □ 饮食宣教 □ 药物宣教 □ 指导患者办理出院手续
护理处置	□ 核对患者，佩戴腕带 □ 建立入院护理病历 □ 协助患者留取各种标本 □ 测量体重	□ 根据医嘱的相关采血 □ 根据医嘱发放相关药物 □ 干扰素注射和不良反应观察处理	□ 根据医嘱的相关采血 □ 根据医嘱发放相关药物 □ 干扰素注射和不良反应观察处理	□ 办理出院手续 □ 协助取出院带药 □ 书写出院小结
基础护理	□ 级别护理 　晨晚间护理 　患者安全管理	□ 级别护理 　晨晚间护理 　患者安全管理	□ 级别护理 　晨晚间护理 　患者安全管理	□ 级别护理 　晨晚间护理 　患者安全管理
专科护理	□ 护理查体 □ 病情观察 □ 需要时，填写跌倒及压疮防范表 □ 需要时，请家属陪伴 □ 确定饮食种类 □ 心理护理	□ 病情观察 □ 遵医嘱完成相关检查 □ 心理护理	□ 病情观察 □ 遵医嘱完成相关检查 □ 心理护理	□ 出院指导
重点医嘱	□ 详见医嘱执行单	□ 详见医嘱执行单	□ 详见医嘱执行单	□ 详见医嘱执行单
病情变异记录	□ 无 □ 有，原因： 1. 2.	□ 无 □ 有，原因： 1. 2.	□ 无 □ 有，原因： 1. 2.	□ 无 □ 有，原因： 1. 2.
护士签名				

（三）患者表单

慢性乙型肝炎临床路径患者表单

适用对象：第一诊断为慢性乙型病毒性肝炎（ICD-10：B18.0/B18.1）

患者姓名：		性别：　年龄：		住院号：
住院日期：　　年　月　日		出院日期：　　年　月　日		标准住院日：10~14 天

时间	入院第 1 天	住院第 2~5 天	住院第 6~13 天	住院第 14 天（出院日）
医患配合	□ 配合询问病史、收集资料，务必详细告知既往史、用药史、过敏史 □ 配合进行体格检查 □ 有任何不适告知医师	□ 配合完善相关检查，如采血、留尿、心电图、X 线胸片 □ 医师向患者及家属介绍病情 □ 和医师反馈药物（干扰素或 NAs）的不良反应	□ 配合完善相关检查，如采血、留尿、心电图、X 线胸片 □ 医师向患者及家属介绍病情 □ 和医师反馈药物（干扰素或 NAs）的不良反应	□ 接受出院前指导 □ 知道复查程序 □ 获取出院诊断书
护患配合	□ 配合测量体温、脉搏、呼吸 3 次，血压、体重 1 次 □ 配合完成入院护理评估（简单询问病史、过敏史、用药史） □ 接受入院宣教（环境介绍、病室规定、订餐制度、贵重物品保管等） □ 配合执行探视和陪伴制度 □ 有任何不适请告知护士	□ 配合测量体温、脉搏、呼吸 3 次，询问大便 1 次 □ 接受饮食宣教 □ 接受药物宣教 □ 接受抗病毒治疗（干扰素注射或 NAs）	□ 配合测量体温、脉搏、呼吸 3 次，询问大便 1 次 □ 接受饮食宣教 □ 接受药物宣教 □ 接受抗病毒治疗（干扰素注射或 NAs）	□ 接受出院宣教 □ 办理出院手续 □ 获取出院带药 □ 知道服药方法、作用、注意事项 □ 知道复印病历程序
饮食	□ 遵医嘱饮食	□ 遵医嘱饮食	□ 遵医嘱饮食	□ 遵医嘱饮食
排泄	□ 正常排尿便	□ 正常排尿便	□ 正常排尿便	□ 正常排尿便
活动	□ 卧床休息	□ 逐渐恢复正常活动	□ 逐渐恢复正常活动	□ 正常活动

附：原表单（2016 年版）

慢性乙型肝炎临床路径表单

适用对象：第一诊断为慢性乙型肝炎

患者姓名：		性别：	年龄：	门诊号：	住院号：
住院日期：	年 月 日	出院日期：	年 月 日		标准住院日：10~14 日

时间	住院第 1 天	住院第 2 天
主要诊疗工作	□ 询问病史及体格检查 □ 完成病历书写 □ 安排入院常规检查 □ 上级医师查房及病情评估（病情重者） □ 制订治疗方案 □ 向家属交代病情（必要时）	□ 上级医师查房 □ 根据实验室检查的结果，完成病情评估并制订治疗计划 □ 完成上级医师查房记录等病历书写 □ 签署"接受抗病毒药物治疗知情同意书"（必要时）
重点医嘱	**长期医嘱：** □ 肝炎护理常规 □ 三级/二级护理/病重（必要时） □ 保肝药 □ 降酶药 □ 退黄药 □ 支持治疗（必要时） **临时医嘱：** □ 血常规、尿常规、便常规 □ 肝肾功能、电解质、血糖、血脂、免疫球蛋白、肝炎病毒指标筛查、HBVDNA、AFP、肝纤维化、凝血项、血氨、HIV、梅毒 □ X 线胸片、心电图、腹部超声 □ HBV DNA 序列（选用） □ 自身免疫抗体（选用） □ 影像学检查（CT、MRI 等）（选用） □ 肝脏活检术（选用）	**长期医嘱：** □ 肝炎护理常规 □ 三级/二级护理 □ 保肝药 □ 降酶药 □ 退黄药 □ 抗病毒治疗（必要时） **临时医嘱：** □ 相关科室会诊（必要时）
主要护理工作	□ 进行疾病和安全宣教 □ 入院护理评估 □ 制订护理计划，填写护理记录 □ 静脉取血（当天或明晨取血） □ 指导患者进行心电图、X 线胸片等检查	□ 观察患者病情变化 □ 填写护理记录 □ 生活、心理护理
病情变异记录	□ 无 □ 有，原因： 1. 2.	□ 无 □ 有，原因： 1. 2.
护士签名		
医师签名		

时间	住院第 3~9 天	住院第 10~14 天 （出院日）
主要 诊疗 工作	□ 上级医师查房 □ 观察并处理（改善或加重） □ 随访肝功能及凝血功能，及时调整治疗方案	□ 主治医师进行诊疗评估，确定患者是否可以 　出院 □ 完成出院小结 □ 向患者及其家属交代出院后注意事项，预约 　复诊日期
重 点 医 嘱	长期医嘱： □ 保肝药 □ 降酶药 □ 退黄药 □ 对症支持（根据情况） 临时医嘱： □ 复查血常规、肝肾功能、凝血功能、电解质、 　血糖（必要时）	长期医嘱： □ 调整抗病毒治疗方案（必要时） 临时医嘱： □ 出院带药 □ 门诊随诊
主要 护理 工作	□ 观察患者病情变化（饮食情况、大小便、尿量、 　神志） □ 注意有无继发感染（腹腔、呼吸道、皮肤等）	□ 指导患者办理出院手续 □ 出院后疾病指导及家庭肝炎防控
病情 变异 记录	□ 无　□ 有，原因： 1. 2.	□ 无　□ 有，原因： 1. 2.
护士 签名		
医师 签名		

第四节　乙型肝炎肝硬化代偿期临床路径释义

一、乙型肝炎肝硬化编码

1. 原编码：

疾病名称及编码：肝硬化（ICD-10：K74.100）

2. 修改编码：

疾病名称及编码：肝炎后肝硬化（ICD-10：K74.608）

二、临床路径检索方法

K74.608

三、乙型肝炎肝硬化代偿期临床路径标准住院流程

（一）适用对象

第一诊断为肝硬化（ICD-10：K74.100）伴慢性乙型活动性肝炎疾病编码。

> **释义**
>
> ■ 本释义适用对象为代偿期乙型肝炎肝硬化患者，如病情严重，出现出血倾向、肝性脑病等肝衰竭征象或乙型肝炎肝硬化失代偿期的患者，需进入其他路径。

（二）诊断依据

根据《实用内科学》（陈灏珠主编，人民卫生出版社，2005 年，第 12 版）、《内科学》（王吉耀主编，人民卫生出版社，2013 年，第 2 版）和中华医学会肝病分会、中华医学会感染病学分会 2015 年版《慢性乙型肝炎防治指南》［中华肝脏病杂志，2015，23（12）：888-905］，以及《欧洲营养指南》［临床营养 2006，25（2）285-294］。

1. 根据影像学诊断或肝组织病理学诊断，肝脏弹性扫描检查、肝功能生化学、凝血功能以及 Child-Turcotte-Pugh 评分等检查评估肝脏功能。影像学、生物化学或血液学检查有肝细胞合成功能障碍或门静脉高压证据，或肝组织学符合肝硬化诊断，不伴有食管-胃底静脉曲张破裂出血、腹水或肝性脑病等并发症。

2. 乙型肝炎病毒标志物阳性，可伴或不伴 HBV-DNA 阳性和肝功能异常。

3. 排除其他原因引起的肝硬化。

> **释义**
>
> ■ 本路径的制订主要参考国内权威参考书和诊疗指南。
>
> ■ 病史和症状是诊断肝硬化的基本依据，长期腹胀、乏力、食欲缺乏，蜘蛛痣、肝掌等提示慢性肝病的诊断，但其他慢性肝病可以有类似表现，此外也有部分患者临床症状不明显，只是实验室检查发现肝功能异常，应全面检测。

（三）治疗方案的选择

根据《实用内科学》（陈灏珠主编，人民卫生出版社，2005 年，第 12 版）、《内科学》（王吉

耀主编，人民卫生出版社，2013年，第2版）和中华医学会肝病分会、中华医学会感染病学分会2015年版《慢性乙型肝炎防治指南》[中华肝脏病杂志，2015，23（12）：888-905]以及《欧洲营养指南》[临床营养2006，25（2）285-294]。

1. 隔离：血液与体液消毒隔离。
2. 评估肝硬化为代偿期（Child-Pugh分级为A级）。或按五期分类法评估肝硬化并发症情况；1期，无静脉曲张，无腹水；2期，有静脉曲张，无出血及腹水。
3. 评估乙型肝炎病毒复制状态。
4. 若HBV-DNA阳性，应用核苷（酸）类药物抗病毒治疗。
5. 中医中药。

> **释义**
>
> ■ 乙型肝炎肝硬化无法治愈，治疗的目的是控制病情进展，减少终末期肝病如失代偿肝硬化和肝癌的发生。
>
> ■ 乙型肝炎病毒所致的肝脏炎症坏死及其所致的肝纤维化是疾病进展的主要病理学基础。甘草酸制剂（如甘草酸单铵半胱氨酸）、水飞蓟素制剂、多不饱和卵磷脂制剂以及双环醇等，有不同程度的抗炎、抗氧化、保护肝细胞膜及细胞器等作用，临床应用可改善肝脏生化学指标。
>
> ■ 保肝药物、抗纤维化药物对肝硬化的疗效不确切。
>
> ■ 对HBV-DNA阳性者，持久抗病毒治疗可以延缓疾病进展甚至部分逆转肝硬化。干扰素（IFN）虽然具有免疫调节和抗纤维化作用，但不良反应较大，治疗可能导致肝脏损伤加重，导致失代偿的发生，本路径推荐首选核苷（酸）类似物进行抗病毒治疗。

（四）标准住院日

9~10日。

> **释义**
>
> ■ 住院的目的是全面评估病情，确定治疗方案，并观察抗HBV等治疗的早期不良反应。

（五）进入路径标准

1. 第一诊断必须符合肝硬化（ICD-10：K74）伴慢性乙型活动性肝炎疾病编码。
2. 符合需要住院的指征：乙型肝炎肝硬化出现炎症活动（ATL显著升高伴或不伴胆红素异常）。
3. 当患者同时具有其他疾病诊断，但在住院期间不需要特殊处理，也不影响第一诊断的临床路径流程实施时，可以进入路径。

> **释义**
>
> ■ 进入路径患者第一诊断为乙型肝炎肝硬化，同时未出现出血倾向、肝性脑病等肝衰竭或失代偿期肝硬化征象。

■如患者同时诊断其他疾病如糖尿病、高血压、支气管哮喘、风湿免疫病、甲状腺疾病等，需全面评估，如果对肝硬化治疗无明显影响，可以进入路径，但住院期间变异可能增多，可能延长住院时间，增加花费。

（六）住院期间检查项目

1. 必需的检查项目：

（1）血常规、尿常规、便常规+隐血。

（2）肝肾功能、胆碱酯酶、电解质、血糖、血脂、凝血功能、血氨。

（3）AFP、CEA、CA199、肝纤维化指标（PⅢP、Ⅳ型胶原、层连蛋白、透明质酸）。

（4）HBsAg、HBsAb、HBeAg、HBeAb、HbcAb；HBV-DNA。

（5）抗HCV。

（6）X线胸片、心电图、腹部超声。

（7）食管钡餐检查或胃镜检查。

2. 根据患者情况可选择：

（1）铜蓝蛋白、抗HIV、RPR、甲状腺功能、自身免疫性肝病检查，腹部增强CT或MRI。

（2）肝脏瞬时弹性成像。

（3）怀疑肝性脑病者可查血氨等。

（4）发现腹水者，需行腹水诊断性穿刺检查，包括腹水常规、生化、需氧和厌氧血培养瓶腹水细菌培养。

（5）肝硬化诊断有怀疑者，在血小板和凝血功能合格条件下，可行超声引导下肝穿刺活检术。

释义

■血常规、肝肾功能、血电解质、凝血等项目对于病情评估时必须的。

■尿常规、便常规、心电图、胸部X线时住院患者最基本的一些检查；丙型肝炎病毒标志物有助于明确是否合并HCV感染，AFP则对肝癌有提示意义。铜蓝蛋白、自身抗体等有助于鉴别肝豆状核变性及自身免疫性肝病等。肝脏瞬时弹性成像是评价肝纤维化/硬化较好的无创检查手段。

（七）治疗方案与药物选择

1. 一般治疗：

（1）休息，注意血液与体液隔离。

（2）热量供应：30~40kcal/（kg·d），蛋白质0.8~1.2g/（kg·d），高维生素、易消化食物。

2. 针对病因治疗：

（1）存在肝硬化的客观依据时，无论ALT和HBeAg情况，若HBV-DNA阳性，需要长期抗病毒治疗，初治推荐选用恩替卡韦或替诺福韦酯。

（2）酌情应用干扰素抗病毒治疗。

3. 其他对症支持治疗：包括静脉输注护肝药物、维持水、电解质、酸碱平衡；酌情应用血浆、白蛋白支持治疗等。避免肾损伤药物使用。

4. 中医中药。

> **释义**
>
> ■ 应用保肝药物一定程度上可以减轻症状，促进肝功恢复。甘草酸制剂（如甘草酸单铵半胱氨酸）是当前肝病领域中用于抗炎保肝治疗的一线药物之一，可用于肝功能异常的病毒性肝炎患者，也可与抗病毒药物联合应用于肝功能异常的乙型肝炎患者。但在乙型肝炎肝硬化患者作用有限。
>
> ■ 抗病毒治疗对延缓疾病进展有确切效果，无论 HBeAg 和 ALT 状况如何，只要血清 HBV-DNA 阳性，均应给予抗 HBV 治疗，首选强效低耐药核苷（酸）类似物如恩替卡韦或者替诺福韦。治疗为长期甚至终身性。中止治疗会导致病情反弹，引发失代偿并发症。
>
> ■ 干扰素不良反应较大，肝硬化患者通常耐受不佳，应在和患者充分交流利弊情况下，由有经验医师密切监测下进行。
>
> ■ 肝硬化患者可使用中医中药抗纤维化治疗，临床研究显示，抗纤维化中成药扶正化瘀片（胶囊）与抗病毒药物联用可有效改善肝纤维化程度，改善肝功能。

（八）出院标准

病情稳定，治疗方案确定。

> **释义**
>
> ■ 患者出院前应完成所有必须检查的项目，经过治疗病情稳定。

（九）变异及原因分析

1. 经治疗后，乙型肝炎肝硬化患者肝功能严重障碍或进行性恶化，伴失代偿期并发症，如不能控制的自发性腹膜炎、肝肾综合征、食管-胃底静脉曲张合并出血、肝性脑病等，则退出该路径，进入相应的临床路径。

2. 经检查发现原发性肝癌，则退出该路径，进入相应的临床路径。

> **释义**
>
> ■ 患者出现出血倾向、肝性脑病等肝衰竭或肝硬化失代偿征象，应终止本路径，转入相关治疗流程。
>
> ■ 住院期间发现患者存在进入路径前未知的严重疾病，影响肝硬化治疗的，需根据具体情况或终止路径，或延长治疗时间。
>
> ■ 无论何种原因出现变异，应在医师表单中予以说明。

四、乙型肝炎肝硬化代偿期临床路径给药方案

【用药选择】

1. 辅助用药：多种水溶性维生素，如维生素 C、维生素 B、葡醛内酯等；肠道益生菌制剂，如双歧杆菌、乳酸杆菌或多种菌复合制剂。

2. 保肝降酶药物：甘草酸制剂（如甘草酸二铵和复方甘草酸苷、甘草酸单铵半胱氨酸）有较好的抗炎、稳定细胞膜作用；有口服和静脉剂型，适合序贯治疗。双环醇等有很好的降低转氨酶作用。多烯磷脂酰胆碱可提供肝细胞代谢所需的能量，改善脂质代谢；磷脂也是肝细胞膜的构成组分。

3. 退黄疸药物：腺苷蛋氨酸和熊去氧胆酸可用于较重黄疸的退黄治疗。

4. 抗病毒药物：核苷（酸）类似物首选强效低耐药的恩替卡韦 0.5mg/d 或者替诺福韦 300mg/d，需长期甚至终身治疗。

【药学提示】

1. 核苷（酸）类似物：不良反应较少见。替诺福韦有导致肾小管损伤的报道，对已有肾脏疾病者通常不做首选。长期应用替诺福韦的患者发生骨质疏松的风险增加，应注意监测。

2. 保肝药物不良反应相对少见，但仍需注意。甘草酸制剂有类似于糖皮质激素的不良反应，包括水钠潴留、低钾血症、血压升高等。原有高血压、肾功能不全、心力衰竭、心律失常患者应小心使用，注意不良反应的发生，当和利尿药合用时，更易出现低钾血症。

【注意事项】

1. 静脉甘草酸制剂宜以葡萄糖溶液溶解，对减轻水钠潴留有一定益处。

2. 多烯磷脂酰胆碱适于餐后整粒服用，以改善吸收效果；静脉用药时，只能用不含电解质的溶液如 5% 或 10% 葡萄糖溶解。

3. 恩替卡韦吸收受食物影响，服药应严格空腹，即服药前后 2 小时内不宜进食。肾功能受损者应根据肾小球滤过率调整剂量。

4. 治疗前应检测肝肾功能、血常规、血糖及 尿常规。治疗中每 3 个月查肝肾功能、电解质、HBV-DNA，每 6 个月查血常规、乙型肝炎三系、PT、肝胆胰脾超声。

五、推荐表单

（一）医师表单

乙型肝炎肝硬化代偿期临床路径医师表单

适用对象：第一诊断为肝炎后肝硬化（ICD-10：K74.608）

患者姓名：		性别：　年龄：		住院号：
住院日期：　年　月　日		出院日期：　年　月　日		标准住院日：10天

时间	住院第1天	住院第2~9天	住院第10天（出院日）
主要诊疗工作	□ 完成询问病史和体格检查 □ 完成病历书写 □ 安排完善常规检查 □ 初步向患者及家属交代病情	□ 上级医师查房，确定抗HCV治疗方案 □ 完成上级医师查房记录等病历书写 □ 根据上级医师查房意见再次与患者及家属沟通病情，充分交代抗HBV治疗不同方案的利弊，协助患者接受合理的抗病毒方案	□ 通知患者及其家属今天出院 □ 完成出院记录、病案首页、出院证明书 □ 向患者及其家属交代出院后注意事项 □ 安排患者门诊继续治疗计划 □ 将出院小结及出院证明书交患者或其家属
重点医嘱	**长期医嘱：** □ 内科护理常规 □ 膳食医嘱 □ 既往用药 □ 视病情予口服或静脉保肝药物 □ 视病情予静脉输液补充电解质及能量 **临时医嘱：** **必需的实验室检查：** □ 血常规、尿常规、便常规 □ 肝肾功能、血糖、血脂、电解质 □ 凝血功能 □ 甲状腺功能 □ HBV-DNA □ 甲、丙、戊肝抗体 □ 抗HIV，梅毒血清学 □ 腹部超声 **根据病情的实验室检查：** □ 自身抗体（按需） □ 腹部CT/MRI（按需） □ 其他临时对症处理	**长期医嘱：** □ 内科护理常规依据 □ 病情需要制订护理计划 □ 膳食医嘱 □ 口服保肝药物 □ 静脉输液（方案视患者情况而定） □ NAs抗病毒治疗 **临时医嘱：** □ 临时对症治疗（如退热药物） □ 每周1次血常规、肝肾功能 □ 依据上级医师查房意见完善检查如肝脏瞬时弹性成像等	**出院医嘱：** □ 出院带药 □ 出院健康教育，复诊安排
病情变异记录	□ 无　□ 有，原因： 1. 2.	□ 无　□ 有，原因： 1. 2.	
医师签名			

（二）护士表单

乙型肝炎肝硬化代偿期临床路径护士表单

适用对象：第一诊断为肝炎后肝硬化（ICD-10：K74.608）

患者姓名：	性别： 年龄：	住院号：
住院日期： 年 月 日	出院日期： 年 月 日	标准住院日：10 天

时间	住院第 1 天	住院第 2~9 天	住院第 10 天（出院日）
健康宣教	□ 入院宣教 　介绍主管医师、护士 　介绍环境、设施 　介绍住院注意事项 　介绍探视和陪伴制度 　介绍贵重物品制度 　介绍消毒隔离制度	□ 药物宣教 □ 饮食宣教	□ 出院宣教 □ 饮食宣教 □ 药物宣教 □ 指导患者办理出院手续
护理处置	□ 核对患者，佩戴腕带 □ 建立入院护理病历 □ 协助患者留取各种标本 □ 测量体重	□ 根据医嘱的相关采血 □ 根据医嘱发放相关药物 □ 药物不良反应观察处理 □ 肝硬化并发症观察	□ 办理出院手续 □ 协助取出院带药 □ 书写出院小结
基础护理	□ 级别护理 　晨晚间护理 　患者安全管理	□ 级别护理 　晨晚间护理 　患者安全管理	□ 级别护理 　晨晚间护理 　患者安全管理
专科护理	□ 护理查体 □ 病情观察 □ 需要时，填写跌倒及压疮防范表 □ 需要时，请家属陪伴 □ 确定饮食种类 □ 心理护理	□ 病情观察 □ 遵医嘱完成相关检查 □ 心理护理	□ 出院指导
重点医嘱	□ 详见医嘱执行单	□ 详见医嘱执行单	□ 详见医嘱执行单
病情变异记录	□ 无 □ 有，原因： 1. 2.	□ 无 □ 有，原因： 1. 2.	□ 无 □ 有，原因： 1. 2.
护士签名			

（三）患者表单

乙型肝炎肝硬化代偿期临床路径患者表单

适用对象：第一诊断为肝炎后肝硬化（ICD-10：K74.608）

患者姓名：		性别： 年龄：		住院号：
住院日期： 年 月 日		出院日期： 年 月 日		标准住院日：10 天

时间	入院第 1 天	住院第 2~9 天	住院第 10 天 （出院日）
医 患 配 合	□ 配合询问病史、收集资料，请务必详细告知既往史、用药史、过敏史 □ 配合进行体格检查 □ 有任何不适告知医师	□ 配合完善相关检查，如采血、留尿、心电图、X 线胸片 □ 医师向患者及家属介绍病情 □ 和医师反馈药物的不良反应	□ 接受出院前指导 □ 知道复查程序 □ 获取出院诊断书
护 患 配 合	□ 配合测量体温、脉搏、呼吸3 次，血压、体重 1 次 □ 配合完成入院护理评估（简单询问病史、过敏史、用药史） □ 接受入院宣教（环境介绍、病室规定、订餐制度、贵重物品保管等） □ 配合执行探视和陪伴制度 □ 有任何不适告知护士	□ 配合测量体温、脉搏、呼吸3 次，询问大便 1 次 □ 接受饮食宣教 □ 接受药物宣教 □ 接受抗病毒治疗	□ 接受出院宣教 □ 办理出院手续 □ 获取出院带药 □ 知道服药方法、作用、注意事项 □ 知道复印病历程序
饮食	□ 遵医嘱饮食	□ 遵医嘱饮食	□ 遵医嘱饮食
排泄	□ 正常排尿便	□ 正常排尿便	□ 正常排尿便
活动	□ 卧床休息	□ 逐渐恢复正常活动	□ 正常活动

附：原表单（2016 年版）

乙型肝炎肝硬化代偿期临床路径表单

适用对象：第一诊断为肝硬化（ICD-10：K74）伴慢性乙型活动性肝炎

患者姓名：	性别：	年龄：	门诊号：	住院号：
住院日期： 年 月 日	出院日期： 年 月 日			标准住院日：9~10 日

日期	住院第 1 天
主要诊疗工作	□ 询问病史及体格检查 □ 完成病历书写 □ 开实验室检查单 □ 上级医师查房，初步确定诊断 □ 根据急查的辅助检查结果进一步确定诊断 □ 签署自费药品使用同意书
重点医嘱	**长期医嘱：** □ 内科护理常规 □ 一级/二级/三级护理 □ 少渣软食 □ 记 24 小时出入量（必要时） □ 记大便次数及量 □ 对症及支持治疗，纠正水、电解质、酸碱平衡紊乱等 □ 保肝药物 **临时医嘱：** □ 血常规、尿常规、便常规+隐血 □ 肝肾功能、胆碱酯酶、电解质、血糖、凝血功能、血氨、血气分析（必要时） □ AFP、CEA、CA19-9、肝纤维化指标（PⅢP、Ⅳ型胶原、层连蛋白、透明质酸） □ HBsAg、HBsAb、HBeAg、HBeAb、HBcAb；HBV-DNA、抗 HCV □ X 线胸片、心电图、腹部超声 □ 必要时查铜蓝蛋白、甲状腺功能、自身免疫性肝病检查、抗 HIV、RPR 等
主要护理工作	□ 介绍病房环境、设施和设备 □ 入院护理评估 □ 宣教 □ 做好饮食指导
病情变异记录	□ 无 □ 有，原因： 1. 2.
护士签名	
医师签名	

日期	住院第 2~3 天	住院第 4~6 天
主要诊疗工作	□ 上级医师查房 □ 完成入院检查 □ 继续治疗 □ 评价是否需要抗病毒治疗 □ 评价是否需要腹部增强 CT 或 MRI、血气分析、食管吞钡或胃镜检查 □ 肝脏瞬时弹性成像 □ 必要时向患者家属告知病情通知，并签署病情通知书 □ 完成上级医师查房记录等病历书写	□ 上级医师查房 □ 继续治疗 □ 根据检查结果进行鉴别诊断，判断是否合并其他肝硬化并发症 □ 调整治疗方案 □ 视病情变化进行相关科室会诊 □ 完成病程记录
重点医嘱	长期医嘱： □ 内科护理常规 □ 一级或二级护理 □ 少渣软食或伴低钠饮食 □ 记 24 小时出入量 □ 记大便次数及量 □ 视病情通知病重或病危 □ 对症及支持治疗，纠正水、电解质、酸碱平衡紊乱等 □ 抗病毒治疗 □ 护肝药物 临时医嘱： □ 血氨（必要时） □ 血气分析（必要时） □ 电解质（必要时） □ 肝肾功、凝血功能、血常规（必要） □ 心电监护（必要时） □ 其他医嘱	长期医嘱： □ 内科护理常规 □ 根据病情确定饮食类型 □ 记 24 小时出入量 □ 记大便次数及量 □ 继续抗病毒治疗和护肝治疗 □ 对症及支持治疗 □ 酌情通知病危或病重 □ 酌情更改护理级别 □ 其他医嘱 临时医嘱： □ 复查血常规、便常规+隐血 □ 复查肝肾功能、胆碱酯酶、电解质、血糖、凝血功能、血氨、血气分析 □ 吸氧（必要时） □ 心电监护（必要时） □ 其他医嘱
主要护理工作	□ 观察患者病情变化 □ 监测患者生命体征变化 □ 心理护理	□ 观察患者病情变化 □ 做好用药的指导 □ 心理护理
病情变异记录	□ 无 □ 有，原因： 1. 2.	□ 无 □ 有，原因： 1. 2.
护士签名		
医师签名		

日期	住院第 7~8 天	住院第 9~10 天 （出院日）
主要 诊疗 工作	□ 上级医师查房 □ 观察并发症情况 □ 调整治疗方案 □ 完成病程记录	□ 上级医师查房，进行评估，明确是否可出院 □ 完成出院记录、病案首页、出院证明书等 □ 向患者交代出院后的注意事项，如返院复诊 　 的时间、地点，发生紧急情况时的处理等
重 点 医 嘱	**长期医嘱：** □ 饮食：根据病情逐步调整饮食 □ 继续抗病毒或护肝治疗 □ 其他医嘱 **临时医嘱：** □ 复查血常规、便常规+隐血 □ 复查肝肾功能、胆碱酯酶、电解质、血糖、 　 血氨 □ 其他医嘱	**出院医嘱：** □ 出院带药 □ 其他医嘱 □ 定期门诊随访
主要 护理 工作	□ 观察患者病情变化 □ 满足患者的各种生活需要 □ 做好用药的指导	□ 指导患者办理出院手续 □ 做好患者出院后的饮食指导 □ 指导肝炎的家庭防护
病情 变异 记录	□ 无　□ 有，原因： 1. 2.	□ 无　□ 有，原因： 1. 2.
护士 签名		
医师 签名		

第五节　急性丙型肝炎临床路径释义

一、急性丙型肝炎编码

疾病名称及编码：急性丙型病毒性肝炎（ICD-10：B17.1）

二、临床路径检索方法

B17.1

三、急性丙型肝炎临床路径标准住院流程

（一）适用对象

第一诊断为急性丙型病毒性肝炎。

> **释义**
>
> ■本释义适用对象为普通型急性丙型病毒性肝炎患者，如病情严重，出现出血倾向、肝性脑病等肝衰竭征象的患者，需进入其他路径。

（二）诊断依据

根据《丙型肝炎防治指南》（中华医学会肝病学分会、中华医学会感染病学分会，2015年版），《丙型病毒性肝炎筛查及管理》（国家卫生和计划生育委员会，2014年12月15日颁布），原卫生部"十二五"规划教材《传染病学》（李兰娟、任红主编，人民卫生出版社，2013年，第8版）。

1. 流行病学史：有明确的就诊前6个月内的流行病学史，如不规范输血、应用血制品史、共用注射用具或明确的HCV暴露史。
2. 临床表现：多无明显症状，少数伴低热，轻度黄疸或无黄疸，轻度肝大。
3. 实验室检查：ALT可呈轻度至中度升高，有明确的6个月内抗HCV和（或）HCV-RNA阳性结果的检测史。HCV-RNA可在ALT恢复正常前转阴。

上述1+2+3或2+3者可诊断。

> **释义**
>
> ■本路径的制订主要参考国内权威参考书和诊疗指南。
>
> ■病史和症状是诊断急性肝炎的基本依据，乏力、食欲缺乏、畏油、腹胀、黄疸等提示肝炎的诊断，但其他病毒性肝炎以及巨细胞病毒感染等可以有类似表现，此外也有部分患者临床症状不明显，只是实验室检查发现肝功能异常，因此病原学诊断十分重要，以抗HCV最简便快捷，但在疾病早期（3周内）以及部分免疫功能不全患者抗HCV可阴性，因此HCV-RNA（+）对诊断至关重要。

（三）治疗方案的选择

根据《丙型肝炎防治指南》（中华医学会肝病学分会、中华医学会感染病学分会，2015年版），原卫生部"十二五"规划教材《传染病学》第8版（李兰娟、任红主编，人民卫生出

版社，2013年，第8版）。

1. 隔离：血液与体液消毒隔离为主。

2. 一般治疗：症状明显及有黄疸者应注意休息。饮食宜清淡易消化，适当补充维生素。

3. 对症支持治疗：

（1）改善和恢复肝功能：①非特异性护肝药物，如还原型谷胱甘肽等；②降酶药物，如甘草酸制剂等；③退黄药物，如腺苷蛋氨酸等。

（2）中医中药。

4. 抗病毒治疗：急性丙型肝炎容易转为慢性，早期应用抗病毒治疗可降低慢性肝炎发生率。

> **释义**
>
> ■ 按乙类传染病报出急性丙型病毒性肝炎疫卡。
>
> ■ 新近的研究提示早期抗病毒治疗可以降低疾病慢性化的概率，急性丙型肝炎慢性化率为55%~85%，且随着直接抗病毒药物（DAAs）的出现，急性丙型肝炎的抗病毒治疗越来越得到认可。
>
> ■ 传统的干扰素治疗可能导致肝脏损伤加重，用药过程中密切注意病情变化。

（四）标准住院日

10~14天。

> **释义**
>
> ■ 多数急性丙型肝炎症状较轻，短期住院即可。

（五）进入路径标准

1. 第一诊断必须符合急性丙型病毒性肝炎。

2. 当患者同时具有其他疾病诊断时，如果在住院期间不需特殊处理也不影响第一诊断的临床路径流程实施时，可以进入筛选路径。

> **释义**
>
> ■ 进入路径患者第一诊断为急性丙型肝炎，同时未出现出血倾向、肝性脑病等肝衰竭征象。
>
> ■ 如患者同时诊断其他疾病如糖尿病、高血压、支气管哮喘、风湿免疫病、甲状腺疾病等，需全面评估，如果对丙型肝炎治疗无明显影响，可以进入路径，但住院期间变异可能增多，也可能延长住院时间，增加花费。

（六）住院期间检查项目

1. 必需的检查项目：

（1）血常规、尿常规、便常规+隐血。

（2）肝肾功能、电解质、凝血功能。

（3）抗 HCV、HCV-RNA、HCV 基因分型、HBV-M、抗 HAV-IgG/抗 HAV-IgM、抗 HDV、抗 HEV、抗 HIV、RPR、抗 EBV、抗 CMV。

（4）胸部 X 线检查、心电图、腹部超声。

2. 根据患者病情可选择的检查项目：肝组织活检、自身抗体检测、腹部增强 CT/MRI 等。

> **释义**
>
> ■ 血常规、肝肾功能、凝血等项目对于病情评估是必需的。
>
> ■ 尿常规、便常规、心电图、胸部 X 线是住院患者最基本的一些检查；腹部超声有助于了解肝脏胆道等情况如有无脂肪肝、肝占位病变、胆石症等，甲型肝炎、乙型肝炎、戊型肝炎及其他病毒标志物有助于明确病因，均对鉴别诊断有很大意义。

（七）治疗方案与药物选择

1. 血液与体液消毒隔离。

2. 一般治疗：症状明显及有黄疸者应以卧床休息为主。饮食宜清淡易消化，适当补充维生素。

3. 保肝降酶退黄治疗：

（1）非特异性护肝药物：如还原型谷胱甘肽等。

（2）降酶药物：甘草酸制剂等。

（3）退黄药物：腺苷蛋氨酸等。

4. 抗病毒治疗：急性丙型肝炎容易转为慢性，早期应用抗病毒治疗可降低慢性肝炎发生率。常用药物：PEG-IFN+RBV 或 DAAs。

5. 中医中药。

> **释义**
>
> ■ 急性丙型肝炎有较大可能转为慢性。应用保肝药物一定程度上可以减轻症状，促进肝功恢复。为避免疾病慢性化，抗病毒治疗非常关键。如果因各种原因患者无法接受抗病毒治疗，也可保肝支持，观察疾病演变，病程超过 6 个月不愈，再按慢性丙型肝炎治疗。
>
> ■ 对食欲尚可，无严重呕吐者首先考虑口服保肝药物治疗，进食困难者可以静脉输注保肝药物；通常也不建议应用超过 3 种的保肝药物，以免加重肝脏负担。
>
> ■ 降酶药物：甘草酸制剂、双环醇、多烯磷脂酰胆碱等。
>
> ■ 甘草酸制剂有较强的抗炎作用，比较适合用于各型急性肝炎，但可能引起低钾血症、血压血糖升高、水肿等不良反应，用药期间需加以注意
>
> ■ 中药如茵栀黄、垂盆草、水飞蓟素等也有一定保肝退黄作用。
>
> ■ 急性丙型肝炎的治疗，单用 PEG-IFN 即可获得很好的疗效，已积累大量经验；如果不能耐受或者有干扰素治疗禁忌，可考虑 DAAs。DAAs 在多个国家多种药物获批上市，以获取 SVR 高，禁忌证少，目前应用更广泛。

（八）出院标准

无明显不适症状，肝功能基本正常，或肝功能不正常但不影响出院。

> **释义**
>
> ■ 患者出院前应完成所有必须检查的项目，经过治疗病情稳定。

（九）变异及原因分析

1. 转变为慢性肝炎，进入慢性肝炎临床路径。
2. 基础疾病发作或恶化等。

> **释义**
>
> ■ 患者出现出血倾向、肝性脑病等肝衰竭征象，应终止本路径，转入肝衰竭治疗流程。
>
> ■ 住院期间发现患者存在进入路径前未知的严重疾病，影响急性丙型肝炎治疗的，需根据具体情况或终止路径，或者延长治疗时间。
>
> ■ 无论何种原因出现变异，应在医师表单中予以说明。

四、急性丙型肝炎临床路径给药方案

【用药选择】

1. 辅助用药：多种水溶性维生素，如维生素 C、维生素 B、葡醛内酯等；肠道益生菌制剂，如双歧杆菌、乳酸杆菌或多种菌复合制剂。

2. 保肝降酶药物：甘草酸制剂（如甘草酸二铵和复方甘草酸苷）有较好的抗炎、稳定细胞膜作用；有口服和静脉剂型，适合序贯治疗。双环醇等有很好的降低转氨酶作用。多烯磷脂酰胆碱可提供肝细胞代谢所需的能量，改善脂质代谢；磷脂也是肝细胞膜的构成组分。

3. 退黄疸药物：腺苷蛋氨酸和熊去氧胆酸可用于较重黄疸的退黄治疗。

4. 抗病毒药物：经典方案是聚乙二醇化干扰素（PEG-IFN）治疗 12 周，如果效果不佳，可以联合利巴韦林（RBV），疗程持续至 48 周。DAAs 建议治疗 8~12 周，需要依据具体的药物说明书。DAAs 尚在临床数据积累阶段。

5. 中药：具有保肝作用的中药较多，茵栀黄同时具有保肝和退黄作用，可作为其他保肝药物的辅助。

【药学提示】

1. IFN 及 RBV 不良反应多见，IFN 相关的早期不良反应包括流感样症状，如发热、全身酸痛、头痛、恶心等，以及血小板、白细胞特别是中性粒细胞下降，随后可能出现失眠、抑郁等精神症状，后期可以出现甲状腺功能异常、肺间质病变等；RBV 相关的主要不良反应是溶血性贫血。另外二者都有强的致畸作用。流感样症状通常可以自行缓解，也可以予解热镇痛药物。血液方面的影响的处理参见下表。

表 2-1 IFN 血液方面影响的处理

项目	检测结果	干扰素	利巴韦林
Hb（g/L）	100~120		严密观察
	≤100		减量
	≤80		停药
中性粒细胞（10^9/L）	0.750~1.5	严密观察	
	0.5~0.75	减量	
	≤0.5	停药	
血小板（10^9/L）	50~100	严密观察	
	30~50	减量	
	≤30	停药	

也可考虑应用粒细胞集落刺激因子、促红细胞生成素及血小板生成因子等药物维持相对较好血象。

2. 保肝药物不良反应相对少见，但仍需注意。甘草酸制剂有类似于糖皮质激素的不良反应，包括水钠潴留、低钾血症、血压升高等。原有高血压、肾功能不全、心力衰竭、心律失常患者应小心使用，注意不良反应的发生，当和利尿药合用时，更易出现低钾血症。

【注意事项】

1. 静脉甘草酸制剂宜以葡萄糖溶液溶解，对减轻水钠潴留有一定益处。

2. 多烯磷脂酰胆碱应于餐后整粒服用，以改善吸收效果；静脉用药时，只能用不含电解质的溶液如 5%或 10%葡萄糖溶解。

3. 双环醇类停药后可能出现转氨酶反弹，需要满足肝功能恢复疗程。

4. 治疗前应检测肝肾功能、血常规、甲状腺功能、血糖及 尿常规。开始治疗后的第 1 个月应每周检查 1 次血常规，以后每个月检查 1 次直至治疗结束。

五、推荐表单

（一）医师表单

急性丙型肝炎临床路径医师表单

适用对象：第一诊断为急性丙型病毒性肝炎（无并发症患者）（ICD-10：B17.1）

患者姓名：	性别：　年龄：	住院号：
住院日期：　　年　月　日	出院日期：　　年　月　日	标准住院日：10~14 天

时间	住院第 1 天	住院第 2~13 天	住院第 14 天（出院日）
主要诊疗工作	□ 完成询问病史和体格检查 □ 完成病历书写 □ 安排完善常规检查 □ 初步向患者及家属交代病情 □ 填写传染病报告	□ 上级医师查房 □ 完成上级医师查房记录等病历书写 □ 根据上级医师查房意见再次与患者及家属沟通病情	□ 通知患者及其家属今天出院 □ 完成出院记录、病案首页、出院证明书 □ 向患者及其家属交代出院后注意事项 □ 安排患者门诊继续治疗计划 □ 将出院小结及出院证明书交患者或其家属
重点医嘱	**长期医嘱：** □ 传染病护理常规 □ 膳食医嘱 □ 既往用药 □ 视病情予口服或静脉保肝药物 □ 视病情予静脉输液补充电解质及能量 **临时医嘱：** **必需的实验室检查：** □ 血、尿、便常规 □ 肝肾功能、血糖、血脂、电解质 □ 凝血功能 □ 甲状腺功能 □ HCV 基因分型 □ 乙型肝炎五项及甲、戊肝抗体 □ 抗 HIV，梅毒血清学 □ 腹部超声 **根据病情的实验室检查：** □ 自身抗体（按需） □ 腹部 CT/MRI（按需） □ 其他临时对症处理	**长期医嘱：** □ 传染病护理常规依据 □ 病情需要制订护理计划 □ 膳食医嘱 □ 口服保肝药物 □ 静脉输液（方案视患者情况而定） □ PEG-IFN 每周 1 次皮下注射或根据基因型的 DAAs **临时医嘱：** □ 临时对症治疗（如退热药物） □ 每周 1 次血常规、肝肾功能 □ 依据上级医师查房意见完善检查	**出院医嘱：** □ 出院带药 □ 出院健康教育，复诊安排
病情变异记录	□ 无　□ 有，原因： 1. 2.	□ 无　□ 有，原因： 1. 2.	□ 无　□ 有，原因： 1. 2.
医师签名			

（二）护士表单

急性丙型肝炎临床路径护士表单

适用对象：第一诊断为急性丙型病毒性肝炎（无并发症患者）（ICD-10：B17.1）

| 患者姓名： | | 性别：　　年龄： | | 住院号： |

| 住院日期：　　年　月　日 | | 出院日期：　　年　月　日 | | 标准住院日：10~14 天 |

时间	住院第 1 天	住院第 2~13 天	住院第 14 天（出院日）
健康宣教	□ 入院宣教 　介绍主管医师、护士 　介绍环境、设施 　介绍住院注意事项 　介绍探视和陪伴制度 　介绍贵重物品制度 　介绍消毒隔离制度	□ 药物宣教 □ 饮食宣教	□ 出院宣教 □ 饮食宣教 □ 药物宣教 □ 指导患者办理出院手续
护理处置	□ 核对患者，佩戴腕带 □ 建立入院护理病历 □ 协助患者留取各种标本 □ 测量体重	□ 根据医嘱的相关采血 □ 根据医嘱发放相关药物 □ 干扰素注射和不良反应观察处理	□ 办理出院手续 □ 协助取出院带药 □ 书写出院小结
基础护理	□ 级别护理 　晨晚间护理 　患者安全管理	□ 级别护理 　晨晚间护理 　患者安全管理	□ 级别护理 　晨晚间护理 　患者安全管理
专科护理	□ 护理查体 □ 病情观察 □ 需要时，填写跌倒及压疮防范表 □ 需要时，请家属陪伴 □ 确定饮食种类 □ 心理护理	□ 病情观察 □ 遵医嘱完成相关检查 □ 心理护理	□ 出院指导
重点医嘱	□ 详见医嘱执行单	□ 详见医嘱执行单	□ 详见医嘱执行单
病情变异记录	□ 无　□ 有，原因： 1. 2.	□ 无　□ 有，原因： 1. 2.	□ 无　□ 有，原因： 1. 2.
护士签名			

（三）患者表单

急性丙型肝炎临床路径患者表单

适用对象：第一诊断为急性丙型病毒性肝炎（无并发症患者）（ICD-10：B17.1）

患者姓名：	性别： 年龄：	住院号：
住院日期： 年 月 日	出院日期： 年 月 日	标准住院日：10~14 天

时间	入院第 1 天	住院第 2~13 天	住院第 14 天（出院日）
医患配合	□ 配合询问病史、收集资料，务必详细告知既往史、用药史、过敏史 □ 配合进行体格检查 □ 有任何不适告知医师	□ 配合完善相关检查，如采血、留尿、心电图、X 线胸片 □ 医师向患者及家属介绍病情 □ 和医师反馈药物（干扰素）的不良反应	□ 接受出院前指导 □ 知道复查程序 □ 获取出院诊断书
护患配合	□ 配合测量体温、脉搏、呼吸 3 次，血压、体重 1 次 □ 配合完成入院护理评估（简单询问病史、过敏史、用药史） □ 接受入院宣教（环境介绍、病室规定、订餐制度、贵重物品保管等） □ 配合执行探视和陪伴制度 □ 有任何不适请告知护士	□ 配合测量体温、脉搏、呼吸 3 次，询问大便 1 次 □ 接受饮食宣教 □ 接受药物宣教 □ 接受抗病毒治疗（干扰素注射）	□ 接受出院宣教 □ 办理出院手续 □ 获取出院带药 □ 知道服药方法、作用、注意事项 □ 知道复印病历程序
饮食	□ 遵医嘱饮食	□ 遵医嘱饮食	□ 遵医嘱饮食
排泄	□ 正常排尿便	□ 正常排尿便	□ 正常排尿便
活动	□ 卧床休息	□ 逐渐恢复正常活动	□ 正常活动

附：原表单（2016 年版）

急性丙型肝炎临床路径表单

适用对象：第一诊断为急性丙型病毒性肝炎

患者姓名：	性别：　　年龄：　　门诊号：	住院号：
住院日期：　　年　月　日	出院日期：　　年　月　日	标准住院日：10~14 日

日期	住院第 1 天	住院第 2 天
主要诊疗工作	□ 询问病史及体格检查 □ 完成病历书写 □ 安排入院常规检查 □ 上级医师查房及病情评估 □ 及时填报疫情卡并上报院感科	□ 上级医师查房 □ 完善住院病历 □ 根据病情决定是否进行肝穿刺活检 □ 完成上级医师查房记录等病历书写
重点医嘱	长期医嘱： □ 内科护理常规 □ 二级或三级护理 □ 低脂饮食 □ 静脉输液（方案视患者情况而定） 临时医嘱： □ 血常规、尿常规、便常规+隐血 □ 肝肾功能、电解质、凝血功能 □ 抗 HCV、HCV-RNA 甲肝抗体、戊肝抗体、乙型肝炎两对半、抗 HIV、RPR □ 腹部超声、胸部 X 线检查、心电图	长期医嘱： □ 内科护理常规 □ 二级或三级护理 □ 低脂饮食 □ 静脉输液（方案视患者情况而定） 临时医嘱： □ 肝穿刺活检术（必要时）
主要护理工作	□ 介绍病房环境、设施和设备 □ 入院护理评估	□ 宣教（急性丙型肝炎的预防和治疗知识）
病情变异记录	□ 无　□ 有，原因： 1. 2.	□ 无　□ 有，原因： 1. 2.
护士签名		
医师签名		

日期	住院第 3~7 天	住院第 8~14 天 （出院日）
主要 诊疗 工作	□ 上级医师查房，治疗效果评估 □ 酌情调整治疗方案 □ 医患沟通，向患者及家属交代疗效情况与相关 　问题 □ 完成上级医师查房记录	□ 上级医师查房，明确是否出院 □ 通知患者及其家属今天出院 □ 完成出院记录、病案首页、出院证明书 □ 向患者及其家属交代出院后注意事项 □ 出院小结及出院证明书交患者或其家属
重 点 医 嘱	长期医嘱： □ 内科护理常规 □ 二级或三级护理 □ 普通饮食 □ 抗病毒药物治疗（必要时） □ 保肝药物治疗 □ 其他对症治疗 临时医嘱： □ 重复异常的实验室检查 □ 住院期间出现的异常症状根据需要安排相关 　检查	长期医嘱： □ 内科护理常规 □ 二级或三级护理 □ 普通饮食 □ 抗病毒药物治疗（必要时） □ 保肝药物治疗 □ 其他对症治疗 临时医嘱： □ 重复异常的实验室检查 □ 其他相关实验室检查复查 出院医嘱： □ 出院带抗病毒药物（必要时） □ 恢复期保肝用药（必要时） □ 基础疾病用药（必要时）
主要 护理 工作	□ 观察患者病情变化 □ 心理与生活护理 □ 指导患者饮食	□ 出院注意事项（坚持康复活动、加强营养 　等） □ 康复计划（必要时）
病情 变异 记录	□ 无　□ 有，原因： 1. 2.	□ 无　□ 有，原因： 1. 2.
护士 签名		
医师 签名		

第六节 慢性丙型肝炎临床路径释义

一、慢性丙型肝炎编码
1. 原编码：

疾病名称及编码：慢性丙型病毒性肝炎（ICD-10：B18.200）

2. 修改编码：

疾病名称及编码：慢性丙型病毒性肝炎（ICD-10：B18.2）

二、临床路径检索方法
B18.2

三、慢性丙型肝炎临床路径标准住院流程

（一）适用对象

第一诊断为慢性丙型病毒性肝炎（ICD-10：B18.200）。

> **释义**
>
> ■ 本释义适用对象为普通型慢性丙型病毒性肝炎患者，如病情严重，出现出血倾向、肝性脑病等肝衰竭征象或丙型肝炎肝硬化失代偿期的患者，需进入其他路径。

（二）诊断依据

根据原卫生部"十二五"规划教材、全国高等学校教材《传染病学》（李兰娟、任红主编，人民卫生出版社，2013年，第8版）以及中华医学会肝病分会、中华医学会感染病学分会2015年版《丙型病毒性肝炎防治指南》。

1. 既往有慢性丙型肝炎病史，或既往抗HCV阳性超过6个月且现在为HCV-RNA阳性，或6个月前可能有暴露史（主要为输血及血制品、静脉吸毒、血液透析、多个性伴侣等）。

2. 轻度的乏力、食欲缺乏等症状或无明显不适症状，可有或无肝掌、蜘蛛痣。

3. ALT、AST轻度升高或正常，血清抗HCV和（或）HCV-RNA阳性。

> **释义**
>
> ■ 本路径的制订主要参考国内权威参考书和诊疗指南。
>
> ■ 病史和症状是诊断肝炎的基本依据，长期腹胀、乏力、食欲缺乏，蜘蛛痣、肝掌等提示慢性肝炎的诊断，但其他慢性肝病可以有类似表现，此外也有部分患者临床症状不明显，只是实验室检查发现肝功能异常或抗HCV阳性，因此HCV-RNA（+）对诊断至关重要。

（三）治疗方案的选择

根据"十二五"国家规划教材、全国高等学校教材《传染病学》（李兰娟、任红主编，人民卫生出版社，2013年，第8版）以及中华医学会肝病分会、中华医学会感染病学分会2015

年版《丙型病毒性肝炎防治指南》。

1. 隔离：血液与体液消毒隔离为主。

2. 一般治疗：

（1）适当休息：症状明显或病情较重者应强调卧床休息，病情轻者以活动后不觉疲乏为度。

（2）合理饮食：适当的高蛋白、高热量、高维生素易消化食物。

（3）心理疏导：通过健康教育或心理医师。

3. 药物治疗：

（1）改善和恢复肝功能：降酶（甘草酸制剂等）、退黄（腺苷蛋氨酸等）。

（2）抗病毒治疗：抗病毒治疗是关键，对具备适应证，且知情同意下应进行规范的抗病毒治疗。

> **释义**
>
> ■ 丙型肝炎抗病毒治疗可以彻底清除病毒，实现治愈，且随着直接抗病毒药物（DAAs）的出现，抗病毒治疗的疗效得到明显提高，不良反应大大减小，DAAs得到越来越广泛的应用。
>
> ■ 传统的干扰素（IFN）联合利巴韦林（RBV）治疗可能导致肝脏损伤加重及严重的不良反应，用药过程中密切注意病情变化，警惕进展至肝衰竭及严重不良反应的发生。

（四）标准住院日

10~14 天。

> **释义**
>
> ■ 住院的目的是全面评估抗 HCV 治疗的适应证和禁忌证，确定治疗方案，并观察抗 HCV 治疗的早期不良反应。

（五）进入路径标准

1. 第一诊断必须符合慢性丙型病毒性肝炎（ICD-10：B18.200）。

2. 当患者同时具有其他疾病诊断，但在住院期间不需要特殊处理也不影响第一诊断的临床路径流程实施时，可以进入路径。

> **释义**
>
> ■ 进入路径患者第一诊断为慢性丙型肝炎，同时未出现出血倾向、肝性脑病等肝衰竭或失代偿期肝硬化征象。
>
> ■ 如患者同时诊断其他疾病如糖尿病、高血压、支气管哮喘、风湿免疫病、甲状腺疾病等，需全面评估，如果对丙型肝炎治疗无明显影响，可以进入路径，但应优先考虑 DAAs 治疗，住院期间变异可能增多，也可能延长住院时间，增加花费。

(六) 住院期间检查项目

1. 必需的检查项目：

(1) 血常规、尿常规、便常规+隐血。

(2) 血清 HCV-RNA、抗 HCV、HCV 基因分型、HBV-M、肝肾功能、血糖、凝血功能、甲状腺功能，抗核抗体 (ANA)、甲胎蛋白 (AFP)，妊娠试验 (育龄期女性必要时)。

(3) 心电图、上腹部超声、肝脏弹性扫描 (Fibroscan)、胸部 X 线片。

2. 根据患者病情可选择的检查项目：

(1) 肝脏病理组织学检查。

(2) 宿主 IL-28 基因多态性分型。

(3) 上腹部增强 CT 或 MRI。

> **释义**
>
> ■血常规、肝肾功、凝血等项目对于病情评估是必需的。
>
> ■尿常规、便常规、心电图、胸部 X 线是住院患者最基本的一些检查；腹部超声有助于了解肝脏胆道等情况如有无脂肪肝、肝占位病变、胆石症、肝硬化等，乙型肝炎病毒标志物有助于明确是否合并 HBV 感染，AFP 则对肝癌有提示意义。甲状腺功能、自身抗体等与干扰素治疗的不良反应相关。IL-28 基因多态性分型则对 IFN 治疗的应答有预测价值。

(七) 治疗方案与药物选择

(1) 保肝药：还原型谷胱甘肽、多烯磷酸胆碱等。

(2) 降酶药：甘草酸制剂、双环醇，用药时间视病情而定。

(3) 退黄药：腺苷蛋氨酸、熊去氧胆酸等，用药时间视病情定。

(4) 抗病毒治疗：①抗丙型肝炎病毒以药物治疗为主，α 干扰素 (IFNα) 联用利巴韦林 (RBV)。IFNα 包括普通 IFNα 和聚乙二醇化 IFNα (PEG-IFNα)；IFN α 联用利巴韦林，用药疗程一般 24~48 周；②如不能耐受干扰素和 (或) 利巴韦林不良反应且口服直接抗病毒药物 (DAA) 可及，可根据病毒基因型选择口服直接抗病毒药物，无肝硬化患者疗程为 12 周；肝硬化患者疗程为 24 周。

> **释义**
>
> ■应用保肝药物一定程度上可以减轻症状，促进肝功恢复。抗病毒治疗则是治愈丙型肝炎的关键。
>
> ■慢性丙型肝炎通常症状不重，肝功异常也不显著。首先考虑口服保肝药物治疗。
>
> ■甘草酸制剂有较强的抗炎作用，比较适合用于各型急性肝炎，但可能引起低钾血症、血压血糖升高、水肿等不良反应，用药期间需加以注意。
>
> ■中药如茵栀黄、垂盆草等也有一定保肝退黄作用。
>
> ■慢性丙型肝炎的治疗，经典方案是 PEG-IFN 联合 RBV，已积累大量经验；如果不能耐受或者有干扰素治疗禁忌，也可考虑 DAAs。

（八）出院标准

肝功能无显著异常，无严重干扰素或利巴韦林、直接抗病毒药物相关的并发症。

> **释义**
>
> ■ 患者出院前应完成所有必须检查的项目，经过治疗病情稳定。

（九）有无变异及原因分析

1. 肝功能恶化，有重症倾向者，应转入肝衰竭诊治路径。
2. 伴有其他基础疾病或并发症，需进一步诊断及治疗或转至其他相应科室诊治者，应转出本路径。

> **释义**
>
> ■ 患者出现出血倾向、肝性脑病等肝衰竭或肝硬化失代偿征象，应终止本路径，转入相关治疗流程。
>
> ■ 住院期间发现患者存在进入路径前未知的严重疾病，影响丙型肝炎治疗的，需根据具体情况或终止路径，或延长治疗时间。
>
> ■ 无论何种原因出现变异，应在医师表单中予以说明。

四、慢性丙型肝炎临床路径给药方案

【用药选择】

1. 辅助用药：多种水溶性维生素，如维生素 C、维生素 B、葡醛内酯等；肠道益生菌制剂，如双歧杆菌、乳酸杆菌或多种菌复合制剂。

2. 保肝降酶药物：甘草酸制剂（如甘草酸二铵和复方甘草酸苷）有较好的抗炎、稳定细胞膜作用；有口服和静脉剂型，适合序贯治疗。双环醇等有很好的降低转氨酶作用。多烯磷脂酰胆碱可提供肝细胞代谢所需的能量，改善脂质代谢；磷脂也是肝细胞膜的构成组分。

3. 退黄疸药物：腺苷蛋氨酸和熊去氧胆酸可用于较重黄疸的退黄治疗。

4. 抗病毒药物：经典方案是聚乙二醇化干扰素（PEG-IFN）联合利巴韦林（RBV），基因 1 型患者治疗持续 48 周，基因 2、3 型患者治疗 24 周，基因 6 型可参照 1 型治疗。均应根据治疗过程中的应当情况决定最终疗程。DAAs 根据基因型不同，采用不同组合，非肝硬化患者疗程 12 周，肝硬化疗程 24 周。

5. 中药：具有保肝作用的中药较多，茵栀黄同时具有保肝和退黄作用，可作为其他保肝药物的辅助。

【药学提示】

1. IFN 及 RBV 不良反应多见，IFN 相关的早期不良反应包括流感样症状，如发热、全身酸痛、头痛、恶心等，以及血小板、白细胞特别是中性粒细胞下降，随后可能出现失眠、抑郁等精神症状，后期可以出现甲状腺功能异常、肺间质病变等；RBV 相关的主要不良反应是溶血性贫血。另外二者都有强的致畸作用。流感样症状通常可以自行缓解，也可以予解热镇痛药物。血液方面的影响的处理参见表 2-1。

表 2-1 IFN 血液方面影响的处理

项目	检测结果	干扰素	利巴韦林
Hb（g/L）	100~120		严密观察
	≤100		减量
	≤80		停药
中性粒细胞（10^9/L）	0.750~1.5	严密观察	
	0.5~0.75	减量	
	≤0.5	停药	
血小板（10^9/L）	50~100	严密观察	
	30~50	减量	
	≤30	停药	

也可考虑应用粒细胞集落刺激因子、促红细胞生成素及血小板生成因子等药物维持相对较好血象。

2. DAAs：国内经验较少，通常不良反应较少且轻，肾功能不全患者慎用。

3. 保肝药物不良反应相对少见，但仍需注意。甘草酸制剂有类似于糖皮质激素的不良反应，包括水钠潴留、低钾血症、血压升高等。原有高血压、肾功能不全、心力衰竭、心律失常患者应小心使用，注意不良反应的发生，当和利尿药合用时，更易出现低钾血症。

【注意事项】

1. 静脉甘草酸制剂宜以葡萄糖溶液溶解，对减轻水钠潴留有一定益处。

2. 多烯磷脂酰胆碱应于餐后整粒服用，以改善吸收效果；静脉用药时，只能用不含电解质的溶液如 5% 或 10% 葡萄糖溶解。

3. 双环醇类停药后可能出现转氨酶反弹，应逐渐减量，不可突然停药。

4. 治疗前应检测肝肾功能、血常规、甲状腺功能、血糖及尿常规。开始治疗后的第 1 个月应每周检查 1 次血常规，以后每个月检查 1 次直至治疗结束，治疗 24、48 周应查甲状腺功能。

5. 治疗第 4、14、24 周建议用高灵敏度方法检测 HCV-RNA，以更准确评价疗效。

五、推荐表单

(一) 医师表单

慢性丙型肝炎临床路径医师表单

适用对象：第一诊断为慢性丙型病毒性肝炎 (ICD-10：B18.2)

患者姓名：	性别： 年龄：		住院号：
住院日期： 年 月 日	出院日期： 年 月 日		标准住院日：10~14 天

时间	住院第 1 天	住院第 2~5 天	住院第 6~13 天	住院第 14 天（出院日）
主要诊疗工作	□ 完成询问病史和体格检查 □ 完成病历书写 □ 安排完善常规检查 □ 初步向患者及家属交代病情 □ 填写传染病报告	□ 上级医师查房，确定抗 HCV 治疗方案 □ 完成上级医师查房记录等病历书写 □ 根据上级医师查房意见再次与患者及家属沟通病情，充分交代抗 HCV 治疗不同方案的利弊，协助患者接受合理的抗病毒方案	□ 上级医师查房 □ 记录上级医师查房意见 □ 观察记录患者对治疗的反应 □ 处理患者出现的药物不良反应 □ 无严重不良反应继续抗 HCV 治疗	□ 通知患者及其家属今天出院 □ 完成出院记录、病案首页、出院证明书 □ 向患者及其家属交代出院后注意事项 □ 安排患者门诊继续治疗计划 □ 将出院小结及出院证明书交患者或其家属
重点医嘱	**长期医嘱：** □ 内科护理常规（传染病） □ 膳食医嘱 □ 既往用药 □ 视病情予口服或静脉保肝药物 □ 视病情予静脉输液补充电解质及能量 **临时医嘱：** **必需的实验室检查：** □ 血常规、尿常规、便常规 □ 肝肾功能、血糖、血脂、电解质 □ 凝血功能 □ 甲状腺功能、自身抗体 □ HCV 基因分型 □ 乙型肝炎五项及甲、戊肝抗体 □ 抗 HIV、梅毒血清学 □ 腹部超声、心电图、X线胸片、肝弹性实验 **根据病情的实验室检查：** □ IL-28B 基因多态性 □ 腹部 CT/MRI（按需） **其他临时对症处理**	**长期医嘱：** □ 内科护理常规依据病情需要制订护理计划 □ 膳食医嘱 □ 口服保肝药物 □ 静脉输液（方案视患者情况而定）PEG-IFN 第一次皮下注射或根据基因型的 DAAs **临时医嘱：** □ 临时对症治疗（如退热药物） □ 治疗 3 天后查血常规、肝肾功能 □ 依据上级医师查房意见完善检查	**长期医嘱：** □ 内科护理常规依据病情需要制订护理计划 □ 膳食医嘱 □ 口服保肝药物 □ 静脉输液（方案视患者情况而定） □ PEG-IFN 第二次皮下注射或根据基因型的 DAAs **临时医嘱：** □ 临时对症治疗（如退热药物） □ 每周 1 次血常规、肝肾功能 □ 依据上级医师查房意见完善检查	**出院医嘱：** □ 出院带药 □ 出院健康教育，复诊安排

续 表

时间	住院第 1 天	住院第 2~5 天	住院第 6~13 天	住院第 14 天 （出院日）
病情 变异 记录	□无 □有，原因： 1. 2.	□无 □有，原因： 1. 2.	□无 □有，原因： 1. 2.	
医师 签名				

（二）护士表单

慢性丙型肝炎临床路径护士表单

适用对象：第一诊断为慢性丙型病毒性肝炎（ICD-10：B18.2）

患者姓名：		性别： 年龄：		住院号：
住院日期： 年 月 日		出院日期： 年 月 日		标准住院日：10~14 天

时间	住院第1天	住院第2~5天	住院第6~13天	住院第14天（出院日）
健康宣教	□ 入院宣教 　介绍主管医师、护士 　介绍环境、设施 　介绍住院注意事项 　介绍探视和陪伴制度 　介绍贵重物品制度 　介绍消毒隔离制度	□ 药物宣教 □ 饮食宣教	□ 药物宣教 □ 饮食宣教	□ 出院宣教 □ 饮食宣教 □ 药物宣教 □ 指导患者办理出院手续
护理处置	□ 核对患者，佩戴腕带 □ 建立入院护理病历 □ 协助患者留取各种标本 □ 测量生命体征：呼吸、脉搏、血压、体重	□ 根据医嘱的相关采血 □ 根据医嘱发放相关药物 □ 干扰素注射和不良反应观察处理	□ 根据医嘱的相关采血 □ 根据医嘱发放相关药物 □ 干扰素注射和不良反应观察处理	□ 办理出院手续 □ 协助取出院带药 □ 书写出院小结
基础护理	□ 级别护理 　晨晚间护理 　患者安全管理	□ 级别护理 　晨晚间护理 　患者安全管理	□ 级别护理 　晨晚间护理 　患者安全管理	□ 级别护理 　晨晚间护理 　患者安全管理
专科护理	□ 护理查体 □ 病情观察 □ 需要时，填写跌倒及压疮防范表 □ 需要时，请家属陪伴 □ 确定饮食种类 □ 心理护理	□ 病情观察 □ 遵医嘱完成相关检查 □ 心理护理	□ 病情观察 □ 遵医嘱完成相关检查 □ 心理护理	□ 出院指导
重点医嘱	□ 详见医嘱执行单	□ 详见医嘱执行单	□ 详见医嘱执行单	□ 详见医嘱执行单
病情变异记录	□ 无 □ 有，原因： 1. 2.	□ 无 □ 有，原因： 1. 2.	□ 无 □ 有，原因： 1. 2.	□ 无 □ 有，原因： 1. 2.
护士签名				

（三）患者表单

慢性丙型肝炎临床路径患者表单

适用对象：第一诊断为慢性丙型病毒性肝炎（ICD-10：B18.2）

| 患者姓名： | | 性别： 年龄： | | 住院号： |

| 住院日期： 年 月 日 | | 出院日期： 年 月 日 | | 标准住院日：10~14 天 |

时间	入院第 1 天	住院第 2~5 天	住院第 6~13 天	住院第 14 天 （出院日）
医患配合	□ 配合询问病史、收集资料，务必详细告知既往史、用药史、过敏史 □ 配合进行体格检查 □ 有任何不适告知医师	□ 配合完善相关检查，如采血、留尿、心电图、X 线胸片 □ 医师向患者及家属介绍病情 □ 和医师反馈药物（干扰素或 DAAs）的不良反应	□ 配合完善相关检查、化验，如采血、留尿、心电图、X 线胸片 □ 医师向患者及家属介绍病情 □ 和医师反馈药物（干扰素或 DAAs）的不良反应	□ 接受出院前指导 □ 知道复查程序 □ 获取出院诊断书
护患配合	□ 配合测量体温、脉搏、呼吸 3 次，血压、体重 1 次 □ 配合完成入院护理评估（简单询问病史、过敏史、用药史） □ 接受入院宣教（环境介绍、病室规定、订餐制度、贵重物品保管、消毒隔离制度等） □ 配合执行探视和陪伴制度 □ 有任何不适告知护士	□ 配合测量体温、脉搏、呼吸 3 次，询问大便 1 次 □ 接受饮食宣教 □ 接受药物宣教 □ 接受抗病毒治疗（干扰素注射或 DAAs）	□ 配合测量体温、脉搏、呼吸 3 次，询问大便 1 次 □ 接受饮食宣教 □ 接受药物宣教 □ 接受抗病毒治疗（干扰素注射或 DAAs）	□ 接受出院宣教 □ 办理出院手续 □ 获取出院带药 □ 知道服药方法、作用、注意事项 □ 知道复印病历程序
饮食	□ 遵医嘱饮食	□ 遵医嘱饮食	□ 遵医嘱饮食	□ 遵医嘱饮食
排泄	□ 正常排尿便	□ 正常排尿便	□ 正常排尿便	□ 正常排尿便
活动	□ 必要时卧床休息	□ 根据病情适当活动	□ 根据病情安排活动	□ 正常活动

附：原表单（2016 年版）

慢性丙型病毒性肝炎临床路径表单

适用对象：第一诊断为慢性丙型病毒性肝炎（ICD10：B18-200）

患者姓名：	性别：	年龄：	门诊号：	住院号：
住院日期：　年　月　日	出院日期：　年　月　日		标准住院日：10~14 日	

时间	住院第 1 天	住院第 2 天
主要诊疗工作	□ 完成询问病史和体格检查 □ 完成入院病历及首次病程记录 □ 拟定检查项目 □ 制订初步诊疗方案 □ 对患者进行有关丙型病毒性肝炎的宣教 □ 酌情填报疫情卡并上报院感科。	□ 上级医师查房 □ 明确下一步诊疗计划 □ 完成上级医师查房记录
重点医嘱	**长期医嘱：** □ 感染内科护理常规 □ 二级或三级护理 □ 普通饮食 □ 血液体液隔离 □ 保肝药物 **临时医嘱：** □ 血清 HCV-RNA 定量、血清 HCV 基因分型、血清 HCV 抗体、HBV-M、AFP、血、尿、便常规+隐血，肝肾功能、电解质、血糖、血脂、血型、凝血功能、甲状腺功能、ANA、尿妊娠试验（育龄女性必要时） □ 心电图、肝胆脾胰超声、肝纤维弹性扫描、胸 X 片 □ 其他检查（酌情，肝组织活检）	**长期医嘱：** □ 感染内科护理常规 □ 二级或三级护理 □ 普通饮食 □ 血液体液隔离 □ 保肝药物 **临时医嘱：** □ 甘草酸制剂（酌情）
主要护理工作	□ 介绍病房环境、设施和设备 □ 入院护理评估 □ 健康宣教：疾病相关知识 □ 根据医师医嘱指导患者完成相关检查 □ 完成护理记录	□ 基本生活和心理护理 □ 正确执行医嘱 □ 认真完成交接班
病情变异记录	□ 无　□ 有，原因： 1. 2.	□ 无　□ 有，原因： 1. 2.
护士签名		
医师签名		

时间	住院第 3~5 天	住院第 6~9 天	住院第 10~14 天
主要诊疗工作	□ 上级医师查房 □ 完成病历记录 □ 向患者及家属交代用药注意事项，并签署用药知情同意书。 □ 观察患者使用抗病毒药物后反应	□ 上级医师查房 □ 完成病程记录 □ 复查血常规、肝功能 □ 完成住院期间第 2 周干扰素注射或直接抗病毒药物继续治疗。	□ 上级医师查房，确定患者可以出院 □ 完成上级医师查房记录、出院记录、出院证明书和病历首页的填写 □ 通知出院 □ 向患者交代出院注意事项及随诊时间 □ 若患者不能出院，在病程记录中说明原因和继续治疗的方案
重点医嘱	**长期医嘱：** □ 感染内科护理常规 □ 二级或三级护理 □ 普通饮食 □ 血液体液隔离 □ 抗病毒用药医嘱 **临时医嘱：** □ 对症用药.	**长期医嘱：** □ 感染内科护理常规 □ 二级或三级护理 □ 普通饮食 □ 血液体液隔离 □ 抗病毒用药医嘱 **临时医嘱：** □ 对症用药	**出院医嘱：** □ 明日出院 □ 普通饮食 □ 出院带药 □ 办理随访手续 □ 嘱定期监测 HCV - RNA、肝功能、血常规、甲状腺功能、血糖及 ANA 等
主要护理工作	□ 基本生活和心理护理 □ 认真观察干扰素治疗后不良反应，发现异常及时向医师汇报并记录 □ 认真完成交接班	□ 基本生活和心理护理 □ 正确执行医嘱 □ 认真完成交接班	□ 帮助患者办理出院手续等事宜 □ 办理随访病历手续及出院后治疗指导
病情变异记录	□ 无　□ 有，原因： 1. 2.	□ 无　□ 有，原因： 1. 2.	□ 无　□ 有，原因： 1. 2.
护士签名			
医师签名			

第七节 感染性腹泻临床路径释义

一、感染性腹泻编码

1. 原编码：

疾病名称及编码：感染性腹泻（ICD-10：A04.903 或 K52.904）

2. 修改编码：

疾病名称及编码：感染性腹泻（ICD-10：A00-A09）

二、临床路径检索方法

A00-A09

三、感染性腹泻临床路径标准住院流程

（一）适用对象

第一诊断为感染性腹泻（ICD-10：A04.903）或腹泻（ICD-10：K52.904）。

> **释义**
>
> ■ 本临床路径适用于各种病原体感染所致腹泻且收治入院的患者。多数感染性腹泻患者病程较短，病情自限，因此就诊率（30%~40%）较低，门诊治疗的感染性腹泻患者及未就诊者不进入本路径。

（二）诊断依据

根据《临床诊疗指南消化系统疾病分册》（中华医学会编著，人民卫生出版社），《实用内科学》（陈灏珠、林果为、王吉耀主编，人民卫生出版社），《成人急性感染性腹泻诊疗专家共识》[中华消化杂志，2013，33（12）：793-802]。

1. 排便次数增多（>3 次/日），粪便量增加（>250g/d），粪便稀薄（含水量>85%）。
2. 同时可伴有腹痛、恶心、呕吐、腹胀、食欲缺乏、发热及全身不适等。
3. 流行病学史可以为病原学诊断提供一定依据。
4. 实验室检查：便常规有白细胞、红细胞、脓细胞、隐血等，需行便培养、霍乱弧菌培养、血常规检查等。

> **释义**
>
> ■ 感染性腹泻的诊断包括临床诊断和病原学诊断，后者为对因治疗提供依据，同时还有助于感染性腹泻的流行病学调查及防治。腹泻特点、全身症状、粪便常规等有助于提示感染性腹泻，但确诊需依靠病原学检查。

（三）治疗方案的选择

根据《临床诊疗指南消化系统疾病分册》（中华医学会编著，人民卫生出版社），《实用内科学》（陈灏珠、林果为、王吉耀主编，人民卫生出版社），《成人急性感染性腹泻诊疗专家共识》[中华消化杂志，2013，33（12）：793-802]。

1. 饮食治疗。
2. 补液治疗。
3. 止泻治疗。
4. 抗感染治疗。

> **释义**
>
> ■ 根据病情需要，感染性腹泻患者的处理包括饮食调整、补充血容量、对症止泻、抗感染等综合治疗。

（四）标准住院日

5~10 天。

> **释义**
>
> ■ 感染性腹泻患者大多病情较轻，门诊治疗即可。需要住院的患者通常病情较重，有不同程度的发热、脱水，少数甚至出现器官功能障碍，住院日一般在 5~10 天。

（五）住院期间的检查项目

1. 必需的检查项目：血、尿、便常规，便一般菌培养及鉴定、霍乱弧菌培养、PCT、肝炎病毒、梅毒、HIV、炎性肠病相关抗体、肝功能、肾功能、血糖、电解质、血脂、肿瘤标志物、凝血功能、D-二聚体心电图、X 线胸片、腹部彩超。
2. 根据患者病情进行的检查项目：血型鉴定、心肌标志物、血淀粉酶、脂肪酶、尿淀粉酶、血培养（T>38℃）、血气分析、腹部 CT、腹部平片、肺 CT、结肠镜、肠系膜血管 CT 等。

> **释义**
>
> ■ 血、尿、便化验是临床常规检查。为了明确腹泻病因，应根据腹泻特点进行必要的、针对性的病原学检查。炎症性肠病的发病率在我国快速增高，其临床表现与感染性腹泻有时不好区分；一些消化道肿瘤（结直肠癌、胰腺癌等）也可合并腹泻症状，故需酌情检查以除外之。感染性腹泻严重者可出现水、电解质和酸碱平衡紊乱，需进行相应评估。少数病原体（如肠出血大肠杆菌）可引起溶血尿毒综合征，出现微血管病性溶血性贫血和肾衰竭，因此需了解凝血功能和 D-二聚体有无异常。心电图、X 线胸片和腹部超声系住院患者的常规检查，有助于及时发现重要脏器的疾病。少数感染性腹泻病原体可能导致肠坏死、中毒性巨结肠、胰腺炎等严重并发症，甚至可累及消化道以外的其他脏器（心肌炎、肺炎等），应根据病情需要完善相应检查。

（六）治疗方案的选择

1. 一般治疗，软食、流食或半流食，注意休息，消化道隔离。
2. ORS 的口服，静脉补充液体及电解质等。

3. 抗菌治疗，可用左氧氟沙星、依替米星、头孢哌酮舒巴坦，感染严重时经抗菌药物专家组指导，可应用美罗培南等。

4. 止泻：蒙脱石散、黄连素，必要时洛哌丁胺。

5. 微生态疗法，恢复肠道正常菌群。

6. 其他症状的对症治疗，解热、止吐、缓解恶心、抑酸等治疗。

7. 如完善相关检查后，发现肠梗阻要转相关科室进一步诊治，如最后确诊为细菌性痢疾、霍乱，需转传染病院，退出临床路径。

> **释义**
>
> ■多数病情较轻的感染性腹泻患者可通过饮食调整和口服补液而恢复，不需要其他治疗。并非所有感染性腹泻患者都需要使用抗菌药物，但对于高热、腹痛明显、血便等病情较重的患者以及少数细菌病原体明确的患者（如菌痢），抗菌药物治疗可能有益。对于病情复杂危重的患者应在感染科专家的指导下谨慎用药，特别是美罗培南这样的广谱抗菌药物，应严格控制用药指征。不恰当地使用抗菌药物不仅增加医疗花费，还可能诱发细菌耐药，导致肠道菌群紊乱等。合并溶血尿毒综合征的患者经抗菌药物治疗病情反而可能恶化。蒙脱石散、黄连素、微生态制剂等药物相对安全，但洛哌丁胺等肠道动力抑制剂应避免用于炎症性腹泻的患者，因其可能造成中毒性巨结肠和肠坏死。对于出现这类严重并发症的患者，应退出本路径并及时转相应科室（外科、ICU 等）诊治。确诊国家法定传染病的腹泻患者，应按照国家卫生防疫的相关规定安排后续治疗。

（七）出院标准

1. 腹泻好转，无伴随不适，如恶心、呕吐、发热等。

2. 血常规、便常规正常，电解质紊乱纠正。

> **释义**
>
> ■感染性腹泻患者经治疗后症状好转，主要化验指标恢复正常后可予出院。

（八）变异及原因分析

1. 存在使腹泻加重的其他疾病，需要干预处理。

2. 入院时已发生严重水、电解质紊乱，需积极对症处理，完善相关检查。

3. 腹泻使原有基础疾病加重，如高血压、冠心病、糖尿病等，需积极干预。

4. 因腹泻致血容量不足，导致低血容量性休克或肠道感染严重、并发出血等。

5. 患者持续便常规提示血便或血红蛋白持续下降，需行肠镜检查，诊断直肠癌等。

6. 患者并发肠系膜血栓致肠梗死等，需转相关科室进一步治疗等。

> **释义**
>
> ■感染性腹泻病原体众多，病情复杂多变。少数患者腹泻可能加重原发病，也可能合并休克、肠坏死等严重并发症，这类患者的诊疗过程可出现变异。

四、感染性腹泻（内科治疗）临床路径给药方案

【用药选择】

1. 口服补液盐：口服补液盐（oral rehydration salts，ORS）应少量、间断多次给予。ORS 剂量应是累计液体丢失量加上继续丢失量之和的 1.5~2.0 倍。WHO 推荐的标准 ORS 配方为：氯化钠 3.5g、柠檬酸钠 2.9g 或碳酸氢钠 2.5g、氯化钾 1.5g、蔗糖 40g 或葡萄糖 20g，加水至 1L。标准 ORS 配方浓度为：无水葡萄糖 111mmol/L、Na^+ 90mmol/L、K^+ 20mmol/L、Cl^- 80mmol/L、HCO_3^- 30mmol/L，电解质渗透压为 220mmol/L，总渗透压为 311mmol/L。口服补液疗效与静脉补液并无显著差异，且前者可减少住院时间，避免输液引起的血管炎，还可降低医疗费用，因此应首选口服补液治疗。

2. 吸附性止泻剂：蒙脱石、果胶和活性炭等属于肠黏膜保护剂和吸附剂，有吸附肠道毒素和保护肠黏膜的作用。蒙脱石制剂用于急性腹泻可缩短腹泻病程，减少腹泻次数。成人用量和用法为 3.0 克/次，3 次/天口服。

3. 动力性止泻剂：洛哌丁胺直接作用于肠壁肌肉，抑制肠蠕动，还能减少粪便量，减少水、电解质丢失，多用于无侵袭性症状的轻、中度水样泻，可以缩短腹泻病程。成人初始剂量为 4~8mg/d，分次给药，根据腹泻严重程度调整剂量。

4. 益生菌：有助于恢复肠道正常菌群，可用于治疗感染性腹泻，对抗菌药物相关性腹泻和艰难梭菌肠炎的疗效更好。益生菌制剂种类较多，可参考相应用药剂量及说明。服用益生菌后可有轻度腹部肠气或不适，但很少出现严重不良反应。

5. 抗感染药物：急性水样泻患者排除霍乱后，多为病毒性或产肠毒素性细菌感染，不应常规使用抗菌药物。轻、中度腹泻患者一般也不需要应用抗菌药物。以下情况考虑使用抗菌药物：①发热伴有黏液脓血便的急性腹泻；②确诊系志贺菌、沙门菌、弯曲菌感染或原虫感染；③感染性腹泻发生在老年人、免疫功能低下者、脓毒症等免疫力受损人群；④中、重度旅行者腹泻。可先根据患者病情及当地药物敏感情况经验性地选用抗感染药物。研究表明，有适应证的重度细菌感染性腹泻患者，在病原学诊断和药敏试验明确之前采取经验性抗菌治疗，可缩短 1~2 天的病程。经验性抗菌药物方案首选喹诺酮类药物，复方磺胺甲噁唑为次选。具体方案为诺氟沙星 400mg，2 次/天口服；或左氧氟沙星 500mg，1 次/天口服，疗程 3~5 天。复方磺胺甲噁唑的用法为甲氧苄啶 160mg、磺胺甲基异噁唑 800mg，每日分 2 次口服，但应结合药物不良反应等因素综合考虑。利福昔明是一种口服不吸收的广谱抗菌药物，拉氧头孢是对 β-内酰胺酶稳定的广谱抗菌药物，也可用于治疗感染性腹泻。抗菌药物相关性腹泻和艰难梭菌感染的患者，需应用甲硝唑或万古霉素治疗。病毒性腹泻通常为自限性疾病，一般不用抗病毒药物和抗菌药物。硝唑尼特对病毒性腹泻有一定治疗作用。寄生虫感染所致腹泻应设法明确病原体后给予针对性治疗。

【药学提示】

1. 口服补液盐：近年来 WHO 推荐一种更加有效的低渗透压 ORS，其钠和葡萄糖浓度低于标准 ORS 配方，能减轻呕吐、减少腹泻量并降低静脉补液量。两者用于成人急性水样腹泻的疗效相当，但在安全性方面低渗 ORS 优于标准 ORS，因前者可减少低钠相关性癫痫及意识障碍的发生率。

2. 吸附性止泻剂：蒙脱石对消化道内的病毒、细菌及其毒素有固定和抑制作用，对消化道黏膜有覆盖能力，并通过与黏液糖蛋白相互结合，提高肠黏膜屏障对致损伤因子的防御能力，促进肠黏膜修复。多中心随机双盲临床试验也证实了蒙脱石可以降低成人水样泻患者的腹泻次数和腹泻时间。

3. 动力性止泻剂：对于伴发热或明显腹痛等疑似炎症性腹泻及血性腹泻的患者应避免使用这类药物，因其可能诱发中毒性巨结肠。

4. 益生菌：用药注意事项包括：①活菌制剂，多需温水送服，但不宜与吸附收敛剂（铋剂、鞣酸、活性炭等）同服；②不耐胃酸的制剂需餐后服用，如双歧枝菌三联活菌散、地衣芽孢杆菌活菌颗粒等，有利于药物在胶囊保护下，送至肠道后起效；某些特殊工艺制剂的益生菌需整粒服用，如枯草杆菌二联活菌肠溶胶囊；③一般不建议与抗菌药物同服，若必须同服，最好有针对性地选择不受抗菌药物影响的制剂，或加大服用剂量，或更改为芽孢菌制剂或死菌制剂。

5. 抗感染药物：应结合临床表现、病原学检查结果及所在地区的抗菌药物耐药情况，综合选择适宜的抗菌药物。大多数急性腹泻患者并不需要应用抗菌药物。一旦应用，应注意掌握合理的剂量和疗程，避免诱发肠道菌群紊乱和病原体耐药等不良后果。

【注意事项】

1. 口服补液盐：口服补液盐一般较为安全，但短时间内大量饮用，也可能加重患者原有水电解质紊乱，因此建议间断、少量、多次服用。

2. 吸附性止泻剂：本药较为安全，偶有致便秘的不良反应。

3. 动力性止泻剂：本药禁用于炎性腹泻和血性腹泻患者，如果给药数天后仍无改善，应停药。

4. 益生菌：除了主要的有益菌品种外，辅料的选择也十分重要，应注意药物的辅料成分。如口服乳杆菌 LB 散的辅料中有乳糖，故禁用于先天性半乳糖血症、葡萄糖和乳糖不耐症以及乳糖酶缺乏症的患者。

5. 抗感染药物：肠出血性大肠杆菌（EHEC）引起的腹泻患者是否应用抗菌药物应谨慎决定。原因在于出血性肠炎一般为自限性病程，抗菌药物并不能够缩短病程或住院时间。其次，抗菌药物还可能使细菌释放志贺样毒素增多，增加溶血尿毒综合征（HUS）的发生率。

五、推荐表单

（一）医师表单

感染性腹泻临床路径医师表单

适用对象：第一诊断为感染性腹泻（ICD-10：A00-A09）

患者姓名：	性别：	年龄：	门诊号：	住院号：
住院日期：　年　月　日	出院日期：　年　月　日			标准住院日：5~10 天

时间	住院第 1 天	住院第 2 天	住院第 3 天
主要诊疗工作	□ 询问病史 □ 体格检查 □ 完成病历及各种交代并签字 □ 上级医师拟定治疗方案 □ 病情重，通知上级医师 □ 必要时急查相关化验，并根据化验进行相应处理	□ 上级医师查房 □ 根据化验检查结果及患者的症状及体征变化，及时处理	□ 上级医师查房 □ 必要时复查相关异常化验检查，密切关注患者的症状及体征变化，及时处理
重点医嘱	**长期医嘱：** □ 内科护理常规 □ 二级/一级护理 □ 饮食：软食、流食、半流食 □ 消化道隔离 □ 监测血压 □ 记 24 小时液体出入量 □ 抗感染：左氧氟沙星、依替米星、头孢哌酮舒巴坦、美罗培南等 □ 止泻药物：蒙脱石散、黄连素，必要时洛哌丁胺 □ 静脉补充液体和电解质（必要时） □ 止泻、解热、缓解症状等（必要时） **临时医嘱：** □ 血常规、便常规、PCT、肝功能、肾功能、血糖、电解质、凝血、D-二聚体 □ 心电图 □ 必要时血型鉴定、心肌标志物、脂肪酶、淀粉酶、尿淀粉酶、血培养、血气分析等 □ 尿常规，便一般细菌培养及鉴定、霍乱弧菌培养、肝炎病毒学、炎性肠病相关抗体、血脂、肿瘤标志物 □ 腹部超声、肺 X 线 □ ORS □ 必要时止吐、解热、抑酸、缓解腹痛等	**长期医嘱：** □ 同前 □ 根据患者症状增减医嘱 **临时医嘱：** □ 便常规 1 天 1 次，直至正常 □ 必要时复查心电图 □ 必要时复查空腹血糖、肝肾功、电解质等 □ 静脉补充液体和电解质（必要时） □ 止泻、解热、缓解症状等（必要时）	**长期医嘱：** □ 同前 □ 根据患者症状增减医嘱 **临时医嘱：** □ 便常规 1 天 1 次，直至正常 □ 必要时复查心电图 □ 必要时复查空腹血糖、肝肾功、电解质等 □ 静脉补充液体和电解质（必要时） □ 止泻、解热、缓解症状等（必要时）

续　表

时间	住院第 1 天	住院第 2 天	住院第 3 天
病情 变异 记录	□无　□有，原因： 1. 2.	□无　□有，原因： 1. 2.	□无　□有，原因： 1. 2.
医师 签名			

时间	住院第 4 天	住院第 5~10 天
主要诊疗工作	□ 上级医师查房 □ 根据实验室检查结果及患者的症状及体征变化，及时处理	□ 上级医师查房 □ 根据实验室检查结果及患者的症状及体征变化及时处理，或进一步完善相关检查，或患者好转出院
重点医嘱	**长期医嘱：** □ 同前 □ 根据患者症状增减医嘱 **临时医嘱：** □ 便常规 1 天 1 次，直至正常 □ 必要时复查心电图 □ 必要时复查空腹血糖、电解质、淀粉酶、脂肪酶等 □ 必要时止吐、解热、抑酸、缓解腹痛等	**长期医嘱：** □ 同前 □ 根据患者症状增减医嘱 **临时医嘱：** □ 症状不缓解，进一步行腹部 CT、腹部平片、肺 CT 等 □ 或因其他疾病转相关科室，退出临床路径 □ 完成感染性腹泻临床路径，退出临床路径 □ 出院带药，告知使用方法 □ 门诊随诊
病情变异记录	□ 无　□ 有，原因： 1. 2.	□ 无　□ 有，原因： 1. 2.
医师签名		

（二）护士表单

感染性腹泻临床路径护士表单

适用对象：第一诊断为感染性腹泻（ICD-10：A00-A09）

患者姓名：	性别： 年龄： 门诊号：	住院号：
住院日期： 年 月 日	出院日期： 年 月 日	标准住院日：5~10 天

时间	住院第 1 天	住院第 2 天	住院第 3 天
健康宣教	□ 入院宣教 　介绍主管医师、护士 　介绍环境、设施 　介绍住院注意事项 　介绍探视和陪护制度 　介绍贵重物品制度 □ 饮食宣教：遵医嘱饮食 □ 遵医嘱开始消化道隔离 □ 出入量宣教；留取标本宣教	□ 宣教用药知识 □ 宣教疾病知识 □ 宣教相关检查 □ 饮食宣教：遵医嘱饮食 □ 主管护士与患者沟通，了解并指导心理应对	□ 宣教用药知识 □ 宣教相关检查 □ 饮食宣教：流食（病情允许时） □ 主管护士与患者沟通，了解并指导心理应对
护理处置	□ 核对患者姓名，佩戴腕带 □ 建立入院护理病历 □ 协助患者留取各种标本 □ 吸氧（必要时） □ 遵医嘱给予药物治疗 □ 抗菌药物皮试（必要时）	□ 协助完成各项检查、化验 □ 吸氧（必要时） □ 遵医嘱给予药物治疗 □ 记录 24 小时出入量	□ 协助完成各种检查、化验 □ 吸氧（必要时） □ 遵医嘱给予药物治疗 □ 记录 24 小时出入量
基础护理	□ 一级/二级护理 □ 晨晚间护理 □ 排泄管理 □ 患者安全管理	□ 一级/二级护理 □ 晨晚间护理 □ 排泄管理 □ 患者安全管理	□ 一级/二级护理 □ 晨晚间护理 □ 排泄管理 □ 患者安全管理
专科护理	□ 病情观察 　生命体征及排泄物的观察 　腹部体征的观察 □ 遵医嘱给予相应药物治疗 □ 遵医嘱完成相关检查 □ 给予心电监护（必要时） □ 监测中心静脉压（必要时） □ 心理护理	□ 病情观察 　生命体征及排泄物的观察 　腹部体征的观察 □ 遵医嘱给予相应药物治疗 □ 遵医嘱完成相关检查 □ 给予心电监护（必要时） □ 监测中心静脉压（必要时） □ 心理护理	□ 病情观察 　生命体征及排泄物的观察 　腹部体征的观察 □ 遵医嘱给予相应药物治疗 □ 遵医嘱完成相关检查 □ 给予心电监护（必要时） □ 监测中心静脉压（必要时） □ 心理护理
重点医嘱	□ 详见医师表单	□ 详见医师表单	□ 详见医师表单

时间	住院第 1 天	住院第 2 天	住院第 3 天
病情 变异 记录	□无　□有，原因： 1. 2.	□无　□有，原因： 1. 2.	□无　□有，原因： 1. 2.
护士 签名			

时间	住院第 4 天	住院第 5~10 天
健康宣教	□ 宣教用药知识 □ 宣教疾病知识 □ 宣教相关检查 □ 饮食宣教：遵医嘱饮食 □ 主管护士与患者沟通，了解并指导心理应对	□ 宣教用药知识 □ 宣教相关检查 □ 饮食宣教：流食（病情允许时） □ 主管护士与患者沟通，了解并指导心理应对
护理处置	□ 协助医师完成各种检查前的相关化验 □ 吸氧（必要时） □ 遵医嘱给予药物治疗 □ 记录 24 小时出入量	□ 协助完成各种检查、化验 □ 吸氧（必要时） □ 遵医嘱给予药物治疗 □ 记录 24 小时出入量
基础护理	□ 一级/二级护理 □ 晨晚间护理 □ 排泄管理 □ 患者安全管理	□ 一级/二级护理 □ 晨晚间护理 □ 排泄管理 □ 患者安全管理
专科护理	□ 观察病情，观察生命体征及排泄物，观察腹部体征 □ 遵医嘱给予相应药物治疗 □ 遵医嘱完成相关检查 □ 给予心电监护（必要时） □ 监测中心静脉压（必要时） □ 心理护理	□ 观察病情，观察生命体征及排泄物，观察腹部体征 □ 遵医嘱给予相应药物治疗 □ 遵医嘱完成相关检查 □ 给予心电监护（必要时） □ 监测中心静脉压（必要时） □ 心理护理
重点医嘱	□ 详见医师表单	□ 详见医师表单
病情变异记录	□ 无　□ 有，原因： 1. 2.	□ 无　□ 有，原因： 1. 2.
护士签名		

（三）患者表单

感染性腹泻临床路径患者表单

适用对象：第一诊断为感染性腹泻（ICD-10：A00-A09）

患者姓名：	性别：　　年龄：　　门诊号：	住院号：
住院日期：　　年　月　日	出院日期：　　年　月　日	标准住院日：5~10 天

时间	住院第 1 天	住院第 2 天	住院第 3 天
医患配合	□ 配合询问病史、收集资料，请务必详细告知既往史、用药史、过敏史 □ 配合进行体格检查 □ 有任何不适请告知医师 □ 配合相关检查	□ 配合完善各种检查及标本留取 □ 医师与患者及家属介绍病情及检查谈话，必要时签字 □ 配合相关检查	□ 配合完善各种检查及标本留取 □ 医师与患者及家属介绍病情 □ 配合相关检查
护患配合	□ 配合测量体温、脉搏、呼吸频率各 3 次，血压、体重 1 次 □ 配合完成入院护理评估 □ 接受入院宣教（环境介绍、病室规定、订餐制度、贵重物品保管等） □ 配合执行探视和陪护制度 □ 接受心电监护治疗（必要时） □ 接受监测中心静脉压（必要时） □ 接受相应药物治疗 □ 接受相应监护治疗（必要时） □ 接受输液治疗（必要时） □ 有任何不适请告知护士	□ 配合测量体温、脉搏、呼吸频率各 3 次，血压、体重 1 次 □ 配合执行探视和陪护制度 □ 接受心电监护治疗（必要时） □ 接受监测中心静脉压（必要时） □ 接受相应药物治疗 □ 接受相应监护治疗（必要时） □ 接受输液治疗（必要时） □ 有任何不适请告知护士	□ 配合测量体温、脉搏、呼吸频率各 3 次，血压、体重 1 次 □ 配合执行探视和陪护制度 □ 接受心电监护治疗（必要时） □ 接受监测中心静脉压（必要时） □ 接受相应药物治疗 □ 接受相应监护治疗（必要时） □ 接受输液治疗（必要时） □ 有任何不适请告知护士
饮食	□ 按嘱饮食	□ 按嘱饮食	□ 按嘱饮食
排泄	□ 正常排尿便	□ 正常排尿便	□ 正常排尿便
活动	□ 酌情床旁活动	□ 酌情床旁活动	□ 酌情床旁活动

时间	住院第 4 天	住院第 5~10 天
医患配合	□ 配合完善各种检查及标本留取 □ 医师与患者及家属介绍病情及检查谈话，必要时签字	□ 配合完善各种检查及标本留取 □ 医师与患者及家属介绍病情 □ 配合相关检查
护患配合	□ 配合测量体温、脉搏、呼吸频率各 3 次，血压、体重 1 次 □ 配合执行探视和陪护制度 □ 接受心电监护治疗（必要时） □ 接受监测中心静脉压（必要时） □ 接受相应药物治疗 □ 接受相应监护治疗（必要时） □ 接受输液治疗（必要时） □ 有任何不适请告知护士	□ 配合测量体温、脉搏、呼吸频率各 3 次，血压、体重 1 次 □ 配合执行探视和陪护制度 □ 接受相应药物治疗 □ 接受相应监护治疗（必要时） □ 接受输液治疗（必要时） □ 有任何不适请告知护士
饮食	□ 按嘱饮食	□ 按嘱饮食
排泄	□ 正常排尿便	□ 正常排尿便
活动	□ 酌情床旁活动	□ 床旁活动

附：原表单（2016年版）

感染性腹泻临床路径表单

适用对象：第一诊断为感染性腹泻（ICD-10：A04.903）或腹泻（ICD-10：K52.904）

患者姓名：		性别：	年龄：	门诊号：	住院号：
住院日期： 年 月 日		出院日期： 年 月 日			标准住院日：5~10天

时间	住院第1天	住院第2天	住院第3天
主要诊疗工作	□ 询问病史 □ 体格检查 □ 完成病历及各种交代并签字 □ 上级医师拟定治疗方案 □ 病情重，通知上级医师 □ 必要时急查相关化验，并根据化验进行相应处理	□ 上级医师查房 □ 根据化验检查结果及患者的症状及体征变化，及时处理	□ 上级医师查房 □ 必要时复查相关异常化验检查，密切关注患者的症状及体征变化，及时处理
重点医嘱	**长期医嘱：** □ 内科护理常规 □ 二级/一级护理 □ 饮食：软食、流食、半流食 □ 消化道隔离 □ 监测血压 □ 记24小时液体出入量 □ 抗感染：左氧氟沙星、依替米星、头孢哌酮舒巴坦、美罗培南等 □ 止泻药物：蒙脱石散、黄连素，必要时洛哌丁胺 □ 静脉补充电解质、静脉补液等 □ 其他症状的对症治疗，解热、止吐、缓解恶心、抑酸、缓解腹痛（654-2）等治疗 **临时医嘱：** □ 血常规、便常规、PCT、肝功能、肾功能、血糖、电解质、凝血象、D-二聚体 □ 心电图 □ 必要时血型鉴定、心肌标志物、脂肪酶、淀粉酶、尿淀粉酶、血培养、血气分析等 □ 尿常规，便一般菌培养及鉴定、霍乱弧菌培养、肝炎病毒学、炎性肠病相关抗体、血脂、肿瘤标志物、腹部彩超、肺X线片 □ ORS □ 必要时止吐、解热、抑酸、缓解腹痛等	**长期医嘱：** □ 同前 □ 根据患者症状增减医嘱 **临时医嘱：** □ 便常规1天1次，直至正常 □ 必要时复查心电图 □ 必要时复查空腹血糖、电解质、淀粉酶、脂肪酶等 □ 必要时止吐、解热、抑酸、缓解腹痛等	**长期医嘱：** □ 同前 □ 根据患者症状增减医嘱 **临时医嘱：** □ 便常规1天1次，直至正常 □ 必要时复查心电图 □ 必要时复查空腹血糖、电解质、淀粉酶、脂肪酶等 □ 必要时止吐、解热、抑酸、缓解腹痛等

续　表

时间	住院第 1 天	住院第 2 天	住院第 3 天
护理 工作			
病情 变异 记录	□无　□有，原因： 1. 2.	□无　□有，原因： 1. 2.	□无　□有，原因： 1. 2.
护士 签名			
医师 签名			

时间	住院第 4 天	住院第 5~10 天
主要诊疗工作	□ 上级医师查房 □ 根据化验检查结果及患者的症状及体征变化及时处理	□ 上级医师查房 □ 根据化验检查结果及患者的症状及体征变化及时处理，或进一步完善相关检查，或患者好转出院
重点医嘱	长期医嘱： □ 同前 □ 根据患者症状增减医嘱 临时医嘱： □ 便常规1天1次，直至正常 □ 必要时复查心电图 □ 必要时复查空腹血糖、电解质、淀粉酶、脂肪酶等 □ 必要时止吐、解热、抑酸、缓解腹痛等	长期医嘱： □ 同前 □ 根据患者症状增减医嘱 临时医嘱： □ 症状不缓解，进一步行腹部CT、腹部平片、肺CT等 □ 或因其他疾病转相关科室，退出临床路径 □ 完成感染性腹泻临床路径，退出临床路径 □ 出院带药，告知使用方法 □ 门诊随诊
护理工作		
病情变异记录	□ 无 □ 有，原因： 1. 2.	□ 无 □ 有，原因： 1. 2.
护士签名		
医师签名		

第八节 晚期血吸虫病腹水型临床路径释义

一、晚期血吸虫病腹水型编码

1. 原编码：

疾病名称及编码：晚期血吸虫病腹水型（ICD-10：B65、R18.206）

2. 修改编码：

疾病名称及编码：晚期血吸虫病腹水型（ICD-10：B65.203）

二、临床路径检索方法

B65.203

三、晚期血吸虫病腹水型临床路径标准住院流程

（一）适用对象

第一诊断为晚期血吸虫病（轻~中度腹水）者（ICD-10：B65.206）。

内科药物治疗者。

（二）诊断依据

1. 符合晚期血吸虫病的诊断标准：根据中华人民共和国卫生行业标准 WS261-2006 血吸虫病诊断标准。

（1）长期或反复的疫水接触史，或有明确的血吸虫病治疗史。

（2）临床有门静脉高压症状、体征，或有侏儒、结肠肉芽肿表现。

（3）粪检查获虫卵或毛蚴，直肠活检发现血吸虫卵。

（4）免疫学检查阳性。

（5）诊断标准：疑似病例，具备（1）和（2）。确诊病例，（1）、（2）和（3）。临床诊断，（1）、（2）和（4）。

2. 有腹水的临床症状和体征：如腹胀、腹围增大，腹水征阳性。

3. 腹部超声或 CT 检查有腹腔积液。

4. 腹腔穿抽出腹水并送检。

> **释义**
>
> ■ 晚期血吸虫病腹水型主要是由于血吸虫感染所致的肝纤维化、窦前阻塞、导致门静脉压力增高，同时肝功能减退，肝脏蛋白合成功能发生障碍，引起血浆白蛋白降低，血浆胶体渗透压降低，以上综合因素的影响从而产生腹水。腹水产生后，引起一系列血流动力学改变和内分泌异常，水钠潴留加重，造成腹水持续而顽固，形成恶性循环。
>
> ■ 临床症状以腹水为主：分为普通型腹水（轻~中度）和顽固性腹水。普通型系应用利尿剂治疗有效，能使腹水消退；顽固性腹水指病史持续在 1 年以上，短期内又反复发作，经正规利尿治疗 4 周以上腹水无明显消退。

（三）治疗方案的选择及依据

根据《临床血吸虫病学》（人民卫生出版社，2009 年）、《临床诊疗指南·消化系统分册》（人民卫生出版社，2006 年）、《实用内科学》（人民卫生出版社，2009 年）、《消化系统疾病

治疗学》（人民卫生出版社，2006 年）、《晚期血吸虫患者外科治疗救助项目管理办法》和
《晚期血吸虫患者外科治疗救助项目技术方案》（卫办疾控发〔2005〕29 号）。

1. 一般治疗：休息，控制水和钠盐的摄入量。

2. 药物治疗：护肝、利尿剂、白蛋白等。

3. 防止并发症：控制感染，防止上消化道出血。

4. 病原治疗：晚期血吸虫病腹水患者，吡喹酮列为禁忌，只有在腹水完全消失达半年以上
且病情稳定才考虑用吡喹酮杀虫。

> **释义**
>
> ■ 一般治疗包括去除病因，卧床休息，限盐限水，加强营养。肝纤维化腹水早期即有水钠潴留，摄入 1g 钠盐可潴水 200ml，因此限制钠盐有利于消除腹水。
>
> ■ 补充白蛋白：当血清白蛋白低于 25~30g/L，血浆胶体渗透压下降，易导致腹水发生。因此在治疗上应通过静脉途径补充。方法为每次输注人体白蛋白 10~20g，每周 2~4 次，严重者可以每日 1 次。
>
> ■ 腹水量少时可以不必排放腹水，首先给予利尿剂达到清除腹水的目的。
>
> ■ 利尿剂选择联合用药，螺内酯（安体舒通）为首选利尿剂。一般以每天减轻体重不超过 0.5~1.0kg 为宜，并动态观察肝肾功能及电解质情况。
>
> ■ 病原学治疗需在肝功能基本正常，低蛋白血症有所纠正，腹水减轻或消退，上消化道出血停止病情稳定半年以上，全身情况好转时进行。病原学治疗对象包括粪便检查出虫卵或孵化出毛蚴者、直肠镜检发现虫卵（无吡喹酮治疗史）者、血清免疫学检查（间接凝血试验、环卵沉淀试验、酶联免疫吸附试验等阳性，距末次化疗 3 年以上者）。病原治疗药物为吡喹酮，对肝功能代偿能力良好的晚期血吸虫病患者可用总剂量 60mg/kg，2 日疗法。对一般情况较差或年老体弱，有明显夹杂症的患者可采用总剂量 90mg/kg，6 日疗法。腹水消退或上消化道出血停止其病情稳定半年以上患者可采用总剂量 50~60mg/kg，2~3 日疗法。

（四）标准住院日

10~15 天。

> **释义**
>
> ■ 晚期血吸虫病腹水型患者入院后尽早行腹腔穿刺术，术后给予利尿剂并酌情输注白蛋白。入院第 3~5 天评价治疗疗效并调整治疗药物，总住院时间 10~15 天符合路径要求。

（五）进入路径标准

1. 第一诊断为晚期血吸虫病（轻~中度腹水）患者。

2. 当患者同时具有其他疾病但在住院期间不需作特殊处理，也不影响第一诊断临床路径管理实施时，可以进入路径管理。

（六）住院期间检查项目

1. 入院后必须完成的检查：

（1）血型、血常规、尿常规、粪便常规+隐血。

（2）肝肾功能、电解质、血糖、血氨；血吸虫免疫学检查。

（3）凝血功能、输血前五项。

（4）肿瘤标志物：AFP、CEA。

（5）心电图、胸部正侧位片、腹部超声（包括腹部重要脏器、门静脉、肝静脉及下腔静脉）。

2. 根据患者具体情况可选择：

（1）腹水检查（腹水常规及生化、细胞学检查、细菌培养+药敏）。

（2）胃镜、腹部 CT、CTA 或 MRI、HBV-DNA。

> **释义**
>
> ■晚期血吸虫病患者粪便中多数难以发现虫卵或孵化出毛蚴，直肠黏膜活检发现虫卵阳性率高。
>
> ■血常规：常有贫血，白细胞及血小板低于正常。
>
> ■肝功能：白蛋白降低，球蛋白升高，A/G 倒置。血清 ALT 多在正常范围，如合并肝炎肝功能异常率增高。
>
> ■影像学检查：肝轮廓变形，有的呈萎缩，肝包膜不光滑，甚至呈锯齿状。肝实质回声增强增粗，呈网络状分布，可见多数网眼直径>20mm。龟背样图形为晚期血吸虫病的特有表现。门静脉多增粗，管壁增厚，脾脏肿大，脾静脉增粗。
>
> ■晚期血吸虫病出现腹水时，应对腹水性质作出判断。腹水是漏出液还是渗出液，是感染性还是非感染性，是良性还是恶性。

（七）治疗药物及给药方案

护肝、利尿、提高血浆胶体渗透压及预防肝性脑病等药物。

（八）出院标准

1. 腹胀消失。
2. 腹围缩小、体重减轻。
3. 超声检查腹水消失。
4. 无严重电解质紊乱。

（九）变异及原因分析

出现较严重的并发症和合并症，导致住院时间延长、住院费用增加等，按相应路径或指南进行救治，退出本路径。如疗效不佳，系顽固性腹水，可转入其他路径，如腹水回输或 TIPS 等。

> **释义**
>
> ■常见并发症有上消化道出血、自发性细菌性腹膜炎、肝性脑病、肝肾综合征，导致住院时间延长。可按相应路径或指南进行救治，退出本路径。

四、晚期血吸虫病腹水型临床路径给药方案

【用药选择】

1. 基础治疗：限制钠和水的摄入：钠的摄入量在 60~90mmol/d（相当于食盐 2g/d）。除非出现稀释性低钠血症（血钠低于 120~125mmol/L）者，摄水量在 500~1000ml/d，否则不必严格限水。

2. 基础保肝治疗包括还原性谷胱甘肽、多烯磷脂酰胆碱、乙酰半胱氨酸、水飞蓟宾、甘草酸制剂、熊去氧胆酸等。

3. 临床常用的利尿剂为螺内酯和呋塞米。两者合用，既可加强疗效又可减少不良反应。螺内酯为治疗的首选，剂量为 40~80mg/d，体重无明显下降可加服呋塞米 20~40mg/d，以后再视利尿效果调整（最大剂量分别为螺内酯 400mg/d、呋塞米 160mg/d）。

4. 提高血浆胶体渗透压：对于低蛋白血症者，每周定期输注白蛋白或血浆，可通过提高血浆胶体渗透压促进腹水消退。

5. 大量排放腹水加输注白蛋白：每放 1L 腹水补充白蛋白 6~10g，可以加少并发症。

【药学提示】

1. 多烯磷脂酰胆碱严禁用电解质溶液（生理氯化钠溶液、林格液等）稀释！若要配制静脉输液，只能用不含电解质的葡萄糖溶液稀释（如：5%/10% 葡萄糖溶液；5% 木糖醇溶液）！若用其他输液配制，混合液 pH 值不得低于 7.5，配制好的溶液在输注过程中保持澄清。只可使用澄清的溶液！

2. 甘草酸制剂可通过其抗炎作用改善肝脏炎症以缓解肝纤维化进程。多项体外试验以及动物模型研究表明甘草酸制剂可作用于 TGF-β1/Smad 等信号通路来抑制肝纤维化。虽然有研究提示复方甘草酸苷在乙型肝炎肝硬化并腹水患者中不会额外增加水钠潴留风险，但考虑到肝硬化患者易出现电解质紊乱，建议在应用甘草酸制剂时注意监测不良反应。

【注意事项】

1. 理想的利尿效果为每天体重减轻 0.3~0.5kg（无水肿者）或 0.8~1kg（有下肢水肿者）。过猛的利尿会导致水电解质紊乱，严重者诱发肝性脑病和肝肾综合征。

2. 并发症治疗：①SBP 确诊患者或具有典型临床症状、体征的患者，应立即经验性抗感染治疗，常用的抗菌药物为 3 代头孢菌素、喹诺酮；②避免大量使用利尿剂、放腹水，积极处理消化道出血，控制肝性脑病，治疗感染，纠正水电解质酸碱平衡紊乱。治疗过程中避免应用潜在肾毒性药物，改善肝功能，改善肾血流量。

3. 病原学治疗需在肝功能基本正常，低蛋白血症有所纠正，腹水减轻或消退，上消化道出血停止病情稳定半年以上，全身情况好转时进行。

五、推荐表单

（一）医师表单

晚期血吸虫病腹水型临床路径医师表单

适用对象：第一诊断为晚期血吸虫病腹水型（轻~中度腹水）（ICD-10：B65.203）

患者姓名：		性别：	年龄：	门诊号：	住院号：
住院日期： 年 月 日		出院日期： 年 月 日			标准住院日：10~15 天

时间	住院第 1 天	住院第 2 天
主要诊疗工作	□ 完成询问病史与体格检查 □ 完成入院病历及首次病程记录 □ 拟定检查项目 □ 制订初步治疗方案 □ 对患者进行有关晚期血吸虫腹水型病宣教	□ 上级医师查房 □ 明确下一步诊疗计划 □ 完成上级医师查房记录 □ 向患者及家属交代病情，并签署腹腔穿刺检查同意书 □ 对腹水量不大或肥胖患者进行超声腹水定位 □ 腹腔穿刺术 □ 观察腹腔穿刺术后并发症（出血、血肿等） □ 完成穿刺记录
重点医嘱	长期医嘱： □ 消化内科护理常规 □ 二级护理 □ 低盐饮食 □ 记 24 小时液体出入量 □ 测体重、腹围 qd 临时医嘱： □ 血吸虫病原、血清学检查 □ 血、尿、便常规+隐血 □ 肝肾功能、电解质、血糖、血脂、血型、凝血功能、HBV、HCV、HIV、肿瘤标志物（AFP、CEA） □ 心电图、腹部超声、胸正侧位片 □ 必要时行：腹水病原学检查，腹部 CT 或 MRI、超声心动检查、24 小时尿钠排出量或尿钠/钾比值 □ 其他检查（酌情）	长期医嘱： □ 消化内科护理常规 □ 二级护理 □ 低盐饮食 □ 记 24 小时液体出入量 □ 测体重、腹围 qd □ 利尿剂 临时医嘱： □ 腹腔穿刺术 □ 腹水常规+生化、总蛋白、白蛋白、细胞学检查 □ 腹水需氧菌及厌氧菌培养（必要时） □ 白蛋白静注（必要时） □ 其他检查（酌情）
主要护理工作	□ 入院宣教 □ 健康宣教：疾病相关知识 □ 根据医嘱指导患者完成相关检查 □ 完成护理记录 □ 记录入院时患者体重和腹围	□ 基本生活和心理护理 □ 监督患者进行出入量及体重测量 □ 腹腔穿刺术后观察患者病情变化：神志变化、生命体征、穿刺点渗血及渗液情况，发现异常及时向医师汇报并记录 □ 正确执行医嘱 □ 认真完成交接班

续　表

时间	住院第 1 天	住院第 2 天
病情 变异 记录	□无　□有，原因： 1. 2.	□无　□有，原因： 1. 2.
护士 签名		
医师 签名		

时间	住院第 3~5 天	住院第 6~9 天	住院第 10~15 天
主要诊疗工作	☐ 上级医师查房 ☐ 完成病历记录 ☐ 评价治疗疗效，调整治疗药物（无水肿着每天体重减轻 300~500g，有下肢水肿者每天体重减轻 800~1000g 时，无须调整药物剂量） ☐ 根据腹水检测结果调整治疗方案（如加用抗感染治疗等）	☐ 上级医师查房 ☐ 完成病历记录 ☐ 评价治疗疗效，若评价为难治性腹水，可选择： 1. 系列性、治疗性腹腔穿刺术 2. 转诊行 TIPS 治疗 3. 转外科治疗	☐ 上级医师查房，确定患者可以出院 ☐ 完成上级医师查房记录、出院记录、出院证明书和病历首页的填写 ☐ 通知出院 ☐ 向患者交代出院注意事项及随诊时间 ☐ 若患者不能出院，在病程记录中说明原因和继续治疗的方案
重点医嘱	长期医嘱： ☐ 消化内科护理常规 ☐ 二级护理 ☐ 低盐饮食 ☐ 记 24 小时液体出入量 ☐ 测体重、腹围 qd ☐ 利尿剂 临时医嘱： ☐ 根据病情需要下达 ☐ 酌情复查：24 小时尿钠排出量、尿钠/钾比值、肝肾功能、电解质	长期医嘱： ☐ 消化内科护理常规 ☐ 二级护理 ☐ 低盐饮食 ☐ 记 24 小时液体出入量 ☐ 测体重、腹围 qd ☐ 利尿剂 临时医嘱： ☐ 根据病情需要下达	出院医嘱 ☐ 今日出院 ☐ 低盐饮食 ☐ 出院带药 ☐ 嘱定期检测肝肾功能、电解质 ☐ 门诊随诊
主要护理工作	☐ 基本生活和心理护理 ☐ 监督患者进行出入量及体重测量 ☐ 正确执行医嘱 ☐ 认真完成交接班	☐ 基本生活和心理护理 ☐ 监督患者进行出入量及体重测量 ☐ 正确执行医嘱 ☐ 认真完成交接班	☐ 帮助患者办理出院手续、交费等事宜 ☐ 出院指导
病情变异记录	☐ 无 ☐ 有，原因： 1. 2.	☐ 无 ☐ 有，原因： 1. 2.	☐ 无 ☐ 有，原因： 1. 2.
护士签名			
医师签名			

（二）护士表单

晚期血吸虫病腹水型临床路径护士表单

适用对象：第一诊断为晚期血吸虫病腹水型（轻-中度腹水）（ICD-10：B65.203）

患者姓名：	性别：	年龄：	门诊号：	住院号：
住院日期：　　年　月　日	出院日期：　　年　月　日			标准住院日：10~15天

时间	住院第1天	住院第2天
健康宣教	□ 入院宣教：介绍病房环境、设施、医院相关制度、主管医师和护士 □ 告知各项检查、化验的目的及注意事项 □ 指导饮食、卫生、活动等 □ 安全宣教 □ 做好心理安慰，减轻患者入院后的焦虑、紧张的情绪	□ 宣教疾病知识 □ 做好用药指导 □ 介绍腹穿的目的、方法、注意事项
护理处置	□ 入院护理评估：询问病史、相关查体、一般情况及营养状况等 □ 监测和记录生命体征 □ 建立护理记录（病危、重症者） □ 卫生护理：更换病号服等 □ 完成各项化验检查的准备	□ 营养支持，纠正低蛋白血症 □ 完成各项化验检查标本的留取并及时送检 □ 遵医嘱完成相关检查
基础护理	□ 根据患者病情和生活自理能力确定护理级别（遵医嘱执行） □ 晨晚间护理 □ 安全护理	□ 执行分级护理 □ 晨晚间护理 □ 安全护理
专科护理	□ 执行消化内科护理常规 □ 病情观察 □ 填写患者危险因素评估表（需要时） □ 心理护理	□ 观察患者病情变化 □ 心理护理
重点医嘱	□ 详见医嘱执行单	□ 详见医嘱执行单
病情变异记录	□ 无　□ 有，原因： 1. 2.	□ 无　□ 有，原因： 1. 2.
护士签名		

时间	住院第 3~9 天	住院第 10~15 天
健康宣教	□ 介绍疾病治疗、护理知识 □ 介绍药物作用、不良反应及注意事项 □ 指导患者输液、采血等	□ 出院宣教：用药、饮食、休息及复查日期等 □ 指导办理出院手续 □ 告知患者科室电话，定期门诊随访
护理处置	□ 遵医嘱完成相关检查 □ 遵医嘱及时给予对症治疗	□ 为患者领取出院带药 □ 协助整理患者用物 □ 床单位终末消毒 □ 出院 2 周内责任护士电话回访，解答患者提出的问题并给予相关健康指导
基础护理	□ 执行分级护理 □ 晨晚间护理 □ 安全护理	□ 安全护理，护送出院
专科护理	□ 密切观察病情变化，尤其观察出血情况、腹围大小及 24 小时出入量 □ 心理护理 □ 生命体征监测，必要时做好重症记录	□ 心理护理
重点医嘱	□ 详见医嘱执行单	□ 详见医嘱执行单
病情变异记录	□ 无　□ 有，原因： 1. 2.	□ 无　□ 有，原因： 1. 2.
护士签名		

（三）患者表单

晚期血吸虫病腹水型临床路径患者表单

适用对象：第一诊断为晚期血吸虫病腹水型（轻-中度腹水）（ICD-10：B65.203）

患者姓名：	性别：　　年龄：　　门诊号：	住院号：
住院日期：　　年　月　日	出院日期：　　年　月　日	标准住院日：10~15 天

时间	住院第 1 天	住院第 2 天
医患配合	□ 接受询问病史、收集资料，请务必详细告知既往史、用药史、过敏史 □ 请明确告知既往用药情况 □ 配合进行体格检查 □ 有任何不适请告知医师 □ 配合进行相关检查 □ 签署相关知情同意书	□ 配合完成相关检查（超声、心电图、X线胸片等） □ 配合完成化验（血常规、肝肾功能、出凝血等） □ 配合用药，有任何不适请告知医师 □ 配合完成腹腔穿刺术
护患配合	□ 配合测量体温、脉搏、呼吸频率、血压、身高、体重 □ 配合完成入院护理评估（回答护士询问病史、过敏史、用药史） □ 接受入院宣教（环境介绍、病室规定、探视陪护制度、送餐订餐制度、贵重物品保管等） □ 有任何不适请告知护士	□ 配合测量体温、脉搏、呼吸频率，询问饮食及排便情况 □ 配合各项检查 □ 配合采集血标本 □ 接受疾病知识介绍及用药指导等 □ 接受心理护理 □ 接受基础护理 □ 有任何不适告知护士
饮食	□ 遵照医嘱饮食	□ 遵照医嘱饮食
活动	□ 根据病情适当活动，避免疲劳	□ 根据病情适当活动，避免疲劳

时间	住院第 3~9 天	住院第 10~15 天
医患配合	□ 配合检查和药物治疗 □ 有任何不适请告知医师	□ 接受出院前指导 □ 遵医嘱出院后用药 □ 办理出院手续,获取出院诊断书 □ 遵医嘱定期复查随访
护患配合	□ 配合测量体温、脉搏、呼吸,24 小时出入量及排便情况 □ 配合各项检查 □ 配合采集血标本 □ 接受疾病知识介绍及用药指导等 □ 接受输液、服药等治疗 □ 接受心理护理 □ 接受基础护理 □ 有任何不适告知护士	□ 接受出院宣教 □ 办理出院手续 □ 获取出院带药,熟悉服药方法、作用及注意事项 □ 知道复印病历方法
饮食	□ 遵照医嘱饮食	□ 遵照医嘱饮食
活动	□ 根据病情适当活动,避免疲劳	□ 根据病情适当活动,避免疲劳

附：原表单（2016 年版）

晚期血吸虫病腹水型临床路径表单

适用对象：第一诊断为晚期血吸虫病腹水型（轻-中度腹水）（ICD-10：B65.206）

患者姓名：	性别：　　年龄：　　门诊号：	住院号：
住院日期：　　年　月　日	出院日期：　　年　月　日	标准住院日：10~15 天

时间	住院第 1 天	住院第 2 天	住院第 3 天
主要诊疗工作	□ 完成询问病史与体格检查，完成入院病历及首次病程记录 □ 拟定检查项目及制订初步治疗计划 □ 对患者进行有关晚期血吸虫病（腹水型）的宣教	□ 上级医师查房 □ 明确下一步诊疗计划 □ 完成上级医师查房记录 □ 向患者及家属交代病情，并签署腹腔穿刺检查同意书 □ 对腹水量不大或肥胖患者行超声腹水定位 □ 腹腔穿刺术 □ 观察腹腔穿刺术后并发症（出血、血肿等） □ 完成穿刺记录	□ 上级医师查房 □ 完成三级医师查房记录 □ 根据腹水检查结果调整治疗方案，如加用抗感染治疗等 □ 根据腹部血管彩超结果决定是否请相关科室会诊 □ 评价治疗疗效
重点医嘱	**长期医嘱：** □ 消化内科护理常规 □ 一级/二级护理 □ 低盐软食 □ 记 24 小时尿量 □ 测体重+腹围 qd **临时医嘱：** □ 血常规、血型、尿常规、便常规+隐血 □ 肝肾功能、电解质、血糖、血氨、输血前五项 □ 凝血功能 □ AFP、CEA □ 24 小时尿钠排出量 □ 测定、尿钠/钾比值测定 □ 胸部正侧位片、心电图 □ 腹部超声（腹部重要脏器、下腔静脉、肝静脉及门静脉彩超）	**长期医嘱：** □ 消化内科护理常规 □ 一级护理 □ 低盐软食 □ 记 24 小时尿量 □ 测体重+腹围 qd □ 呋塞米 20mg qd □ 螺内酯 40mg qd **临时医嘱：** □ 腹腔穿刺术 □ 腹水常规、生化、细胞学检查、腹水培养+药敏 □ 胃镜、腹部 CT 或 MRI □ 护肝治疗 □ 白蛋白静注	**长期医嘱：** □ 消化内科护理常规 □ 一级护理 □ 低盐软食 □ 记 24 小时尿量 □ 测体重+腹围 qd □ 呋塞米 20mg qd □ 螺内酯 40mg qd **临时医嘱：** □ 根据病情需要给予护肝、血浆静注

时间	住院第1天	住院第2天	住院第3天
主要护理工作	□ 入院宣教 □ 健康宣教：疾病相关知识 □ 根据医师医嘱指导患者完成相关检查 □ 完成护理记录 □ 记录入院时患者体重和腹围	□ 基本生活和心理护理 □ 监督患者进行出入量及体重测量 □ 腹腔穿刺术观察患者病情变化：神志变化、生命体征、穿刺点渗血及渗液情况、发现异常及时向医师汇报并记录 □ 正确执行医嘱 □ 认真完成交接班	□ 基本生活和心理护理 □ 监督患者进行出入量及体重测量 □ 正确执行医嘱 □ 认真完成交接班
病情变异记录	□ 无 □ 有，原因： 1. 2.	□ 无 □ 有，原因： 1. 2.	□ 无 □ 有，原因： 1. 2.
护士签名			
医师签名			

时间	住院第 4~6 天	住院第 7~9 天	住院第 10~15 天
主要诊疗工作	□ 上级医师查房 □ 完成病历记录 □ 评价治疗疗效，调整治疗药物（无水肿者每天体重减轻 300~500g，有下肢水肿者每天体重减轻 800~1000g，无须调整药物剂量）	□ 上级医师查房 □ 完成病历记录 □ 评价治疗疗效，调整利尿剂剂量 □ 如为顽固性腹水，则转入腹水回输或 TIPS 路径	□ 上级医师查房，确定患者可以出院 □ 完成上级医师查房记录、出院记录、出院证明书和病历首页的填写 □ 通知出院 □ 向患者交代出院注意事项及随诊时间 □ 若患者不能出院，在病程记录中说明原因和继续治疗的方案
重点医嘱	**长期医嘱：** □ 消化内科护理常规 □ 一级护理 □ 低盐软食 □ 记 24 小时尿量 □ 测体重 + 腹围 qd □ 利尿剂 **临时医嘱：** □ 根据病情需下达 □ 酌情复查：24 小时尿钠排出量测定、尿钠/钾比值测定、肾功能、电解质测定	**长期医嘱：** □ 消化内科护理常规 □ 一级护理 □ 低盐软食 □ 记 24 小时尿量 □ 测体重+腹围 qd □ 利尿剂 **临时医嘱：** □ 护肝 □ 白蛋白静注 □ 纠正电解质紊乱	**出院医嘱：** □ 今日出院 □ 低盐软食 □ 出院带药 □ 嘱定期监测肾功能及血电解质 □ 门诊随诊
主要护理工作	□ 基本生活和心理护理 □ 监督患者进行出入量及体重测量 □ 正确执行医嘱 □ 认真完成交接班	□ 基本生活和心理护理 □ 监督患者进行出入量及体重测量 □ 正确执行医嘱 □ 认真完成交接班	□ 帮助患者办理出院手续、交费等事宜 □ 出院指导
病情变异记录	□ 无 □ 有，原因： 1. 2.	□ 无 □ 有，原因： 1. 2.	□ 无 □ 有，原因： 1. 2.
护士签名			
医师签名			

第九节 晚期血吸虫病巨脾型临床路径释义

一、晚期血吸虫病巨脾型编码

1. 原编码：

疾病名称及编码：晚期血吸虫病巨脾型（ICD-10：B65.205）

手术名称及编码：巨脾切除术或断流术（ICD-9-CM-3：41.501，38.876，42.911，54.72）

2. 修改编码：

疾病名称及编码：晚期血吸虫病巨脾型（ICD-10：B65.1204）

手术名称及编码：全脾切除术（ICD-9-CM-3：41.5）

全脾切除术+贲门周围血管离断术（ICD-9-CM-3：41.5、38.86、38.87）

全脾切除术+贲门周围血管离断术+大网膜包肾（ICD-9-CM-3：41.5+38.87+38.7）

二、临床路径检索方法

B65.204 伴 （41.5/41.5+38.87/41.5+38.87+38.7）

三、晚期血吸虫病巨脾型临床路径标准住院流程

（一）适用对象

第一诊断必须符合巨脾型晚期血吸虫病诊断标准（ICD-10：B65.205），行巨脾切除术和或断流术（ICD-9-CM-3：41.501，38.876，42.911，54.72）。

（二）诊断依据

1. 符合晚期血吸虫病诊断标准：根据中华人民共和国卫生行业标准 WS261-2006 血吸虫病诊断标准。

（1）长期或反复的疫水接触史，或有明确的血吸虫病治疗史。

（2）临床有门静脉高压症状、体征，或有侏儒、结肠肉芽肿表现。

（3）粪检查获虫卵或毛蚴，直肠活检发现血吸虫卵。

（4）免疫学检查阳性。

（5）诊断标准：疑似病例：具备（1）和（2）。确诊病例：具备（1）、（2）、（3）。临床诊断病例：具备（1）、（2）、（4）。

2. 有巨脾、脾功能亢进症状、体征和（或）不同程度食管静脉曲张。

（三）治疗方案的选择及依据

根据《临床血吸虫病学》（人民卫生出版社，2009 年）、《临床诊疗指南外科学分册》（人民卫生出版社，2006 年）、《寄生虫病的外科治疗》（人民卫生出版社，2011 年）、《门静脉高压症的最新进展》（山东科学技术出版社，2005 年）、《晚期血吸虫患者外科治疗救助项目管理办法》和《晚期血吸虫患者外科治疗救助项目技术方案》（卫办疾控发〔2005〕29 号）。

1. 单纯脾切除。

2. 脾切除加断流术（贲门周围血管离断术）和（或）大网膜包肾。

> **释义**
>
> ■ 手术适应证：符合下列条件之一者（排除其他原因所致的门脉高压症、脾肿大）。
>
> （1）脾肿大Ⅲ级及Ⅲ级以上者，即脾肿大达到或超过脐平线，或横径超过脐中线者。
>
> （2）脾肿大Ⅱ级，伴明显脾功能亢进者（WBC$<3.5×10^9$/L，PLT$<75×10^9$/L）和（或）伴肝纤维化门脉高压症食管静脉曲张或上消化道出血者。
>
> ■ 外科治疗应采用脾切除术，但必须考虑是否存在食管静脉曲张及其程度，以及是否需同时行预防性断流或分流手术，可开腹或在腹腔镜下进行。在操作中需注意严重粘连巨脾切除的难点和手术技巧。
>
> ■ 手术条件：①一般情况较好；②无腹水或轻度腹水停利尿剂后稳定3个月以上者；③无黄疸，肝功能要求A-B级（按Child-Pugh分级标准）；④无心、肺、肾功能失代偿征，糖尿病血糖控制正常并稳定。
>
> ■ 病原治疗时吡喹酮剂量可按总量50~60mg/kg，如为手术患者以在外科手术治疗之后为宜。
>
> ■ 晚期血吸虫病巨脾型择期手术方式：①胃镜检查无食管-胃底静脉曲张，选择单纯脾脏切除术；②食管-胃底静脉曲张轻度，无上消化道出血史，选择单纯脾脏切除术；③食管、胃底静脉曲张轻度，有上消化道出血史，选择脾切除+贲门周围血管离断术；④食管-胃底静脉曲张中度及以上者，无论既往有无出血史，选择脾切除+贲门周围血管离断术；⑤门奇断流术在脾切除基础上，根据术者习惯，选择贲门周围血管离断术或高选择性贲门周围血管离断术。

（四）标准住院日

14~18天。

> **释义**
>
> ■ 晚期血吸虫病巨脾型患者入院后，术前准备1~3天，手术日为入院第4~5天，术后恢复时间在术后第1~9天、总住院时间18天内均符合路径要求。

（五）进入路径标准

1. 第一诊断符合巨脾型晚期血吸虫病诊断标准。
2. 脾肿大Ⅱ级及Ⅱ级以上伴重度脾功能亢进（WBC$<2.0×10^9$/L，PLT$<30×10^9$/L）无论有无食管胃底静脉曲张者。
3. 脾肿大Ⅱ级及Ⅱ级以上伴中度脾功能亢进及食管-胃底静脉曲张者。
4. 肝功能分级标准达到肝功能Child-PughA或B级，无明显心、肺、肾功能障碍或经积极治疗后可耐受麻醉和手术者。
5. 原则上年龄<65岁，年龄大于65岁者要全面评估慎重考虑。

（六）术前准备

1~3天。

全面评估患者，包括年龄、全身状况、心、肝、肺、肾功能。重点评估肝脏储备功能、门静脉高压症程度、出血风险以及肝脏和门静脉的血流动力学状况和心脑血管等功能。

1. 必须检查的项目：

（1）血常规、尿常规、便常规+隐血；血吸虫免疫学检查。

（2）血型、凝血功能、输血前五项、肝肾功能、电解质、血糖、血氨、AFP、HBV-DNA。

（3）心电图、X线胸片、超声、胃镜。

2. 选择检查的项目：

（1）内镜超声检查术（EUS）。

（2）影像学检查：CT血管成像（CTA）和（或）磁共振门静脉系血管成像。

（3）心、肺功能。

（4）骨髓细胞学检查。

> **释义**
>
> ■ 手术前期准备核心内容为：术前全面评估患者的身心状况，采取措施使患者具备耐受手术的良好身心条件。根据病情需要，行护肝、对症、支持治疗。
>
> ■ 心理准备：医护人员必须对疾病的诊断、手术方法、可能发生的并发症及预防措施进行充分的研究讨论，向患者及其家属说明手术的必要性，可能取得的效果、手术风险，可能发生的并发症，以取得患者及家属的信任和配合，并愉快的接受手术。
>
> ■ 生理准备：
>
> （1）适应性锻炼：患者练习在床上大小便以适应术后需要，对吸烟的患者必须在术前一周开始戒烟，练习深呼吸和咳嗽。
>
> （2）纠正贫血：使患者血红蛋白≥90g/L。
>
> （3）术前衡量肝脏代偿状态：对肝功能不良的患者，术前应进行护肝治疗。较为安全的术前最低指标为：①血浆蛋白不低于30g/L；②凝血酶原时间不少于正常的50%；③血清胆红素不高于25.6μmol/L；④少量或无腹水。
>
> （4）糖尿病患者的准备：糖尿病患者对手术的耐受性差，术前要控制血糖，纠正水电解质失调和酸中毒，改善营养状况。一般来说空腹血糖在8.8mmol/L以下，24小时尿糖低于10g及无酮症酸中毒的情况下进行手术者，很少发生术中术后并发症。
>
> （5）备血：脾切除最大的危险是术中大出血，拟行脾切除前最好需要备300~600ml的全血或2U的去白红细胞悬液。

（七）治疗药物及给药方案

1. 围术期抗菌药物选择：按照《卫生部办公厅关于抗菌药物临床应用管理有关问题的通知》（卫办医政发［2009］38号）执行。

2. 根据病情选择护肝以及对症、营养支持治疗药物。

（八）手术治疗

1. 手术日为入院第4~5天。

2. 麻醉方式：全身麻醉。

3. 手术术式选择：单纯脾切除术；脾切除加贲门周围血管离断术和（或）大网膜包肾术。

4. 术中输血视情况而定。

（九）术后恢复时间

术后第1~9天。

1. 术后必需复查的项目：血常规、肝肾功能、电解质、血氨、凝血功能、超声、X线胸片。

2. 术后可选择复查的项目：内镜超声检查术（EUS）、CT血管成像（CTA）和磁共振门静脉系血管成像（MRPVG）。

3. 术后主要处理：监测生命体征；一般在术后3~4天拔除腹腔引流管；维护肝功能，禁用一切对肝肾有损害的药物；加强营养支持治疗；应用广谱抗菌药物预防感染；预防或治疗腹水，维持水、电解质和酸碱平衡；监测凝血功能和血小板数量，必要时应行抗凝解聚疗法。手术并发症的治疗。

（十）出院标准

1. 一般情况好，可进半流食。

2. 伤口愈合良好，无腹水或服利尿剂可控制。

3. 血小板降至500×10^9/L及以下。

4. 肝生化检查基本正常。

5. 没有需住院处理的并发症和（或）合并症。

（十一）变异及原因分析

有影响手术实施的其他合并症或出现手术并发症，需要进行相关的诊断和治疗，住院时间延长、费用增加者及时退出路径。

> **释义**
>
> ■ 有影响手术的合并症：如慢性阻塞肺炎、肾功能不全、心功能不全等。
>
> ■ 出现手术并发症：
>
> （1）大出血：①腹腔内大出血。多发在术后24~48小时内，大约有2%的患者，在脾脏手术后12小时内发生。若手术后经引流管流出大量的新鲜血液。尽管术中及术后已足量输血、补液，患者手术后所出现收缩压降低伴脉压差减小以及脉率增快，应尽量手术探查；②术后早期上消化道出血。
>
> （2）感染：①肺部感染；②切口感染及裂开；③膈下感染；④尿路感染；⑤胰腺损害后腹膜后脓肿。
>
> （3）门静脉血栓形成或栓塞等。

四、晚期血吸虫病巨脾型临床路径给药方案

【用药选择】

1. 去除病因、保肝治疗，消除肝脏炎症可有效减轻肝纤维化程度。包括还原性谷胱甘肽、多烯磷脂酰胆碱、乙酰半胱氨酸、水飞蓟宾、甘草酸制剂、熊去氧胆酸等。

2. 病原学治疗需在肝功能基本正常，低蛋白血症有所纠正，腹水减轻或消退，上消化道出血停止病情稳定半年以上，全身情况好转时进行。病原学治疗对象包括粪便检查出虫卵或孵化出毛蚴者、直肠镜检发现虫卵（无吡喹酮治疗史）者、血清免疫学检查（间接凝血试验、环卵沉淀试验、酶联免疫吸附试验等阳性，距末次化疗3年以上者）。病原治疗药物为吡喹酮，对肝功能代偿能力良好的晚期血吸虫病患者可用总剂量60mg/kg，2日疗法。对一般情况较差或年老体弱，有明显夹杂症的患者可采用总剂量90mg/kg，6日疗法。腹水消退或上消化道出血停止其病情稳定半年以上患者可采用总剂量50~60mg/kg，2~3日疗法。

3. 除此之外以对症治疗为主，包括选择血小板、红细胞等成分输血来纠正外周血减少；注射粒单核细胞集落刺激因子、红细胞生成素等来促进血细胞生成。

【药学提示】

1. 多烯磷脂酰胆碱严禁用电解质溶液（生理氯化钠溶液，林格液等）稀释！若要配制静脉输液，只能用不含电解质的葡萄糖溶液稀释（如：5%或10%葡萄糖溶液；5%木糖醇溶液）！若用其他输液配制，混合液 pH 值不得低于 7.5，配制好的溶液在输注过程中保持澄清。只可使用澄清的溶液！

2. 甘草酸制剂可通过其抗炎作用以缓解肝纤维化进程。虽然有研究提示复方甘草酸苷在乙型肝炎肝硬化并腹水患者中不会额外增加水钠潴留风险，但考虑到肝硬化患者易出现电解质紊乱，建议在应用甘草酸制剂时注意监测不良反应。

【注意事项】

对症治疗包括选择血小板、红细胞等成分输血来纠正外周血减少；注射粒单核细胞集落刺激因子、红细胞生成素等来促进血细胞生成。但这种药物只可短暂提升一种或数种血细胞，不能从根本上解决问题。同时费用昂贵，甚至部分药物存在不良反应，患者无法长期使用。故多适用于手术前的过渡性治疗及血细胞重度减少的患者。

五、推荐表单

（一）医师表单

晚期血吸虫病巨脾型临床路径医师表单

适用对象：第一诊断为晚期血吸虫病巨脾型（ICD-10：B65.1204）

患者姓名：	性别：	年龄：	门诊号：	住院号：
住院日期：　年　月　日	出院日期：　年　月　日		标准住院日：14～18 天	

时间	住院第 1 天	住院第 2~4 天（术前准备日）	住院第 5~6 天（手术日）
主要诊疗工作	□ 完成询问病史与体格检查 □ 完成入院病历及首次病程记录 □ 完善检查项目 □ 上级医师查房并完成上级医师查房记录 □ 确定诊断和初定手术日期 □ 预约各种特殊检查 □ 对患者进行有关晚期血吸虫病巨脾型宣教	□ 明确诊断 □ 上级医师查房 □ 改善肝脏储备功能 □ 术前讨论，确定手术方案 □ 完成必要的相关科室会诊 □ 患者及（或）家属签署手术知情同意书、自费用品协议书、输血知情同意书 □ 术前小结和上级医师查房记录 □ 向家属及患者交代围术期注意事项	□ 手术 □ 术者完成手术记录 □ 麻醉师完成麻醉记录 □ 完成术后病程记录 □ 上级医师查房 □ 向患者及（或）家属交代手术情况和术后注意事项
重点医嘱	**长期医嘱：** □ 普通外科护理常规 □ 二级护理 □ 低脂饮食 □ 患者既往基础用药 □ 改善肝脏储备功能的药物 **临时医嘱：** □ 血、尿、便常规+隐血 □ 肝肾功能、电解质、血糖、血脂、血型、凝血功能、血氨、各种肝炎病毒系列、感染性疾病筛查、肿瘤标志物（AFP、CEA） □ 心电图、腹部超声、胸正侧位片、胃镜 □ 其他检查（酌情）	**长期医嘱：** □ 普通外科护理常规 □ 二级护理 □ 低脂饮食 □ 患者既往基础用药 □ 改善肝脏储备功能的药物 **临时医嘱：** □ 血红蛋白低于 80g/L，输血纠正贫血 □ 术前医嘱：明日全麻下行脾切除或加选择性贲门周围血管离断术或加选择性贲门周围血管离断术和（或）大网膜固定术 □ 术前一天流质饮食 □ 手术日晨置胃管、尿管 □ 手术日前晚口服泻药或手术日晨乳果糖灌肠 □ 抗菌药物：术前 30 分钟使用 □ 麻醉前用药 □ 备血	**长期医嘱：** □ 普通外科术后护理常规 □ 禁食、禁水 □ 胃肠减压接负压吸引记量 □ 尿管接袋记量 □ 腹腔引流管接袋记量 □ 记 24 小时出入量 □ 抗菌药物 □ 其他特殊医嘱（酌情） **临时医嘱：** □ 心电监护、吸氧 □ 补充血容量 □ 止血药物应用

续　表

时间	住院第1天	住院第2~4天（术前准备日）	住院第5~6天（手术日）
主要护理工作	□ 入院宣教 □ 健康宣教：疾病相关知识 □ 入院护理评估及计划 □ 根据医师医嘱指导患者完成相关检查 □ 完成护理记录	□ 基本生活和心理护理 □ 术前沐浴、更衣、备皮 □ 术前肠道准备、物品准备 □ 术前心理护理 □ 正确执行医嘱 □ 认真完成交接班	□ 生命体征监测 □ 手术后心理与生活护理 □ 指导并监督患者术后活动 □ 指导呼吸体位排痰
病情变异记录	□ 无　□ 有，原因： 1. 2.	□ 无　□ 有，原因： 1. 2.	□ 无　□ 有，原因： 1. 2.
护士签名			
医师签名			

时间	住院第7~8天 （术后第1~3日）	住院第9~14天 （术后第4~9日）	住院第15~18天 （出院日，术后第10~13日）
主要诊疗工作	□ 注意观察体温、血压等生命体征及神志 □ 注意腹部体征、引流量及性状 □ 上级医师查房，对手术及手术切口进行评估，确定有无早期手术并发症和切口感染 □ 完成病程纪录 □ 术后第1天拔除胃管	□ 上级医师查房 □ 评价肝功能、彩色多普勒超声复查，注意有无脾窝和胸腔积液、门静脉系统血栓形成，X线胸片复查注意有无肺部感染和胸腔积液 □ 完成日常病程记录和上级医师查房纪录 □ 根据血小板水平决定是否行抗凝解聚疗法 □ 术后第3~4天拔除腹腔引流管	□ 上级医师查房，确定出院日期 □ 通知患者及其家属出院 □ 向患者及其家属交代出院后注意事项 □ 术后第9~10天拆线 □ 完成出院小结，将出院小结的副本交给患者或其家属
重点医嘱	**长期医嘱：** □ 普通外科术后护理常规 □ 一级护理 □ 禁食、禁水 □ 停胃肠减压 □ 尿管接袋记量 □ 腹腔引流管接袋记量 □ 记24小时出入量 □ 抗菌药物 **临时医嘱：** □ 换药 □ 对症处理 □ 补充水和电解质 □ 血常规、肝肾功能、血氨、凝血功能	**长期医嘱：** □ 普通外科术后护理常规 □ 二级护理 □ 饮食根据病情：术后第2~4天进流质，术后第5~6天半流质 □ 停引流记量 □ 根据病情术后第5~6天停抗菌药物 **临时医嘱：** □ 换药 □ 对症处理 □ 补液护肝、支持治疗 □ 肝及门静脉系统彩超检查 □ 抗凝、抗血小板聚集治疗（必要时）	**出院医嘱：** □ 出院带药 □ 门诊保健、康复和随诊 □ 嘱术后2~3周复查血常规、肝肾功能、血氨、凝血功能，注意血小板变化 □ 术后每3~6个月随访的检查项目：肝肾功能、胃镜检或上消化道钡餐、超声。有必要时检查内镜超声、CT血管成像（CTA）和磁共振门静脉系血管成像
主要护理工作	□ 观察患者情况 □ 术后心理生活护理 □ 指导并监督患者手术后活动 □ 指导呼吸体位排痰	□ 观察患者情况 □ 手术后心理与生活护理 □ 指导并监督患者手术后活动	□ 出院准备指导（办理出院手续、交费等） □ 出院宣教
病情变异记录	□ 无 □ 有，原因： 1. 2.	□ 无 □ 有，原因： 1. 2.	□ 无 □ 有，原因： 1. 2.
护士签名			
医师签名			

（二）护士表单

晚期血吸虫病巨脾型临床路径护士表单

适用对象：第一诊断为晚期血吸虫病巨脾型（ICD-10：B65.1204）

患者姓名：	性别：　　年龄：　　门诊号：	住院号：
住院日期：　　年　月　日	出院日期：　　年　月　日	标准住院日：14~18 天

时间	住院第 1 天	住院第 2~4 天	住院第 5~6 天（手术日）
健康宣教	□ 入院宣教：介绍病房环境、设施、医院相关制度、主管医师和护士 □ 告知各项检查、化验的目的及注意事项 □ 指导饮食、卫生、活动等 □ 安全宣教 □ 做好心理安慰，减轻患者入院后的焦虑、紧张的情绪	□ 宣教疾病知识 □ 做好用药指导 □ 术前健康教育及心理护理	□ 生命体征监测 □ 手术后心理与生活护理 □ 指导并监督患者术后活动 □ 指导呼吸体位排痰
护理处置	□ 入院护理评估：询问病史、相关查体、一般情况及营养状况等 □ 监测和记录生命体征 □ 建立护理记录（病危、重症者） □ 卫生护理：更换病服等 □ 完成各项化验检查的准备	□ 指导患者练习正确的呼吸功能锻炼方法及术后康复锻炼计划 □ 营养支持，纠正低蛋白血症 □ 完成各项化验检查标本的留取并及时送检 □ 遵医嘱完成相关检查	□ 术前 2 小时皮肤准备 □ 麻醉后留置导尿、置胃管 □ 术后低枕平卧位 6 小时，注意保暖，监测生命体征及疼痛情况，使用自控镇痛泵至术后 48 小时 □ 妥善固定腹腔引流管、尿管并保持通畅，观察引流液情况，及时处理异常情况 □ 术后 6 小时起督导并协助床上翻身 1 次/2 小时，肢体活动、深呼吸、有效咳嗽排痰 2 次/天
基础护理	□ 根据患者病情和生活自理能力确定护理级别（遵医嘱执行） □ 晨晚间护理 □ 安全护理	□ 执行分级护理 □ 晨晚间护理 □ 安全护理	□ 生命体征监测 □ 手术后心理与生活护理 □ 指导并监督患者术后活动 □ 晨晚间护理 □ 安全护理
专科护理	□ 执行普通外科护理常规 □ 病情观察 □ 填写患者危险因素评估表（需要时） □ 心理护理	□ 观察患者病情变化 □ 心理护理	□ 观察患者病情变化 □ 心理护理
重点医嘱	□ 详见医嘱执行单	□ 详见医嘱执行单	□ 详见医嘱执行单

时间	住院第 1 天	住院第 2~4 天	住院第 5~6 天（手术日）
病情 变异 记录	□无　□有，原因： 1. 2.	□无　□有，原因： 1. 2.	□无　□有，原因： 1. 2.
护士 签名			

时间	住院第 7~8 天 （术后第 1~3 日）	住院第 9~14 天 （术后第 4~9 日）	住院第 15~18 天 （出院日，术后第 10~13 日）
健康宣教	□ 介绍疾病治疗、护理知识 □ 术后健康教育及心理护理	□ 介绍疾病治疗、护理知识 □ 术后健康教育及心理护理 □ 协助生活自理，鼓励增加室外活动次数	□ 出院宣教：用药、饮食、休息及复查日期等 □ 指导办理出院手续 □ 告知患者科室电话，定期门诊随访
护理处置	□ 术后 24 小时拔除尿管，协助保持清洁卫生，注意保暖 □ 协助患者下床运动 1~2 次/天，循序渐进，逐渐增加活动时间、活动量和活动范围 □ 进行有效咳嗽排痰、深呼吸 3~4 次/天，5~10 分钟/次 □ 监测体温、呼吸、疼痛及伤口敷料等情况，保持腹腔引流管道通畅 □ 遵医嘱及时给予对症治疗，酌情开放饮食	□ 引流量＜100ml/d 酌情拔除引流管 □ 酌情进半流质，少食多餐，控制食盐摄入 □ 增加运动量但勿疲劳，鼓励患者生活自理，逐渐增加进食量，减少输液量	□ 为患者领取出院带药 □ 协助整理患者用物 □ 床单位终末消毒 □ 出院 2 周内责任护士电话回访，解答患者提出的问题并给予相关健康指导
基础护理	□ 观察患者情况 □ 术后心理生活护理 □ 指导并监督者手术后活动 □ 指导呼吸体位排痰	□ 观察患者情况 □ 手术后心理与生活护理 □ 指导并监督患者手术后活动	□ 安全护理，护送出院
专科护理	□ 密切观察病情变化、生命体征监测，必要时做好重症记录 □ 心理护理	□ 密切观察病情变化、生命体征监测 □ 心理护理	□ 心理护理
重点医嘱	□ 详见医嘱执行单	□ 详见医嘱执行单	□ 详见医嘱执行单
病情变异记录	□ 无　□ 有，原因： 1. 2.	□ 无　□ 有，原因： 1. 2.	□ 无　□ 有，原因： 1. 2.
护士签名			

（三）患者表单

晚期血吸虫病巨脾型临床路径患者表单

适用对象：第一诊断为晚期血吸虫病巨脾型（ICD-10：B65.1204）

患者姓名：	性别： 年龄： 门诊号：	住院号：
住院日期： 年 月 日	出院日期： 年 月 日	标准住院日：14~18 天

时间	住院第 1 天	住院第 2~4 天	住院第 5~6 天（手术日）
医患配合	□ 接受询问病史、收集资料，请务必详细告知既往史、用药史、过敏史 □ 请明确告知既往用药情况 □ 配合进行体格检查 □ 有任何不适请告知医师 □ 配合进行相关检查 □ 签署相关知情同意书	□ 配合完成相关检查（超声、心电图、X 线胸片等） □ 配合完成化验（血常规、肝肾功能、出凝血等） □ 配合用药，有任何不适请告知医师	□ 配合完成手术 □ 接受手术后心理护理 □ 配合完成呼吸体位排痰
护患配合	□ 配合测量体温、脉搏、呼吸频率、血压、身高、体重 □ 配合完成入院护理评估（回答护士询问病史、过敏史、用药史） □ 接受入院宣教（环境介绍、病室规定、探视陪护制度、送餐订餐制度、贵重物品保管等） □ 有任何不适请告知护士	□ 配合测量体温、脉搏、呼吸频率，询问饮食及排便情况 □ 配合各项检查 □ 配合采集血标本 □ 接受疾病知识介绍及用药指导等 □ 接受心理护理 □ 接受基础护理 □ 有任何不适告知护士	□ 接受手术后心理与生活护理 □ 配合完成术前皮肤准备 □ 注意腹腔引流管、尿管引流液情况，如发现异常情况及时报告医师护士
饮食	□ 遵照医嘱饮食	□ 遵照医嘱饮食	□ 遵照医嘱饮食

时间	住院第 7~8 天 （术后第 1~3 日）	住院第 9~14 天 （术后第 4~9 日）	住院第 15~18 天 （出院日，术后第 10~13 日）
医患配合	□ 配合检查和药物治疗 □ 配合完成呼吸体位排痰 □ 有任何不适请告知医师	□ 配合检查和药物治疗 □ 配合完成呼吸体位排痰 □ 有任何不适请告知医师	□ 接受出院前指导 □ 遵医嘱出院后用药 □ 办理出院手续，获取出院诊断书 □ 遵医嘱定期复查随访
护患配合	□ 接受手术后心理与生活护理 □ 注意腹腔引流管、尿管引流液情况，如发现异常情况及时报告医师、护士	□ 接受手术后心理与生活护理 □ 注意腹腔引流管、尿管引流液情况，如发现异常情况及时报告医师、护士	□ 接受出院宣教 □ 办理出院手续 □ 获取出院带药，熟悉服药方法、作用及注意事项 □ 知道复印病历方法
饮食	□ 遵照医嘱饮食	□ 遵照医嘱饮食	□ 遵照医嘱饮食

附：原表单（2016 年版）

晚期血吸虫病巨脾型临床路径表单

适用对象：第一诊断为晚期血吸虫病巨脾型（ICD-10：B65.205）

行巨脾切除术和或断流术（ICD-9-CM-3：41.501，38.876，42.911，54.72）

患者姓名：	性别：　　年龄：　　门诊号：	住院号：
住院日期：　　年　月　日	出院日期：　　年　月　日	标准住院日：14~18 天

时间	住院第 1 天	住院第 2~4 天（术前准备日）	住院第 5~6 天（手术日）
主要诊疗工作	□ 询问病史与体格检查 □ 完成病历书写 □ 完善检查 □ 上级医师查房 □ 完成上级医师查房记录 □ 确定诊断和初定手术日期 □ 预约各种特殊检查	□ 明确诊断 □ 上级医师查房 □ 改善肝脏储备功能 □ 术前讨论，确定手术方案 □ 完成必要的相关科室会诊 □ 患者及（或）其家属签署手术知情同意书、自费用品协议书、输血知情同意书 □ 术前小结和上级医师查房纪录 □ 向患者及其家属交代围术期注意事项	□ 手术 □ 术者完成手术记录 □ 麻醉师完成麻醉记录 □ 完成术后病程记录 □ 上级医师查房 □ 向患者及（或）其家属交代手术情况和术后注意事项
重点医嘱	长期医嘱： □ 普通外科护理常规 □ 二级护理 □ 低脂软食 □ 患者既往基础用药 □ 改善肝脏储备功能的药物 临时医嘱： □ 血常规、尿常规、大便常规+隐血 □ 肝肾功能、电解质、血型、凝血功能、血氨、甲胎蛋白、各种肝炎病毒 □ 学指标检测、感染性疾病筛查 □ X 线胸片、心电图、腹部超声、上消化道钡餐、胃镜	长期医嘱： □ 普通外科护理常规 □ 二级护理 □ 低脂软食 □ 患者既往基础用药 □ 改善肝脏储备功能的药物 临时医嘱： □ 血红蛋白低于 80g/L，输血纠正贫血 □ 术前医嘱：明日在全身麻醉下行脾切除或加选择性贲门周围血管离断术或加选择性贲门周围血管离断术和（或）大网膜固定术 □ 术前 1 天流质饮食 □ 手术日晨置胃管、尿管 □ 手术日前晚口服泻药或手术日晨乳果糖灌肠 □ 抗菌药物：术前 30 分钟使用 □ 麻醉前用药 □ 备血	长期医嘱： □ 普通外科术后护理常规 □ 禁食、禁水 □ 胃肠减压接负压吸引记量 □ 尿管接袋记量 □ 腹腔引流管接袋记量 □ 记 24 小时出入量 □ 抗菌药物 □ 其他特殊医嘱 临时医嘱： □ 心电监护、吸氧 □ 补充血容量 □ 止血药物应用

续 表

时间	住院第1天	住院第2~4天（术前准备日）	住院第5~6天（手术日）
主要护理工作	□ 介绍病房环境、设施和设备 □ 入院护理评估及计划 □ 指导患者到相关科室进行检查	□ 早晨静脉取血 □ 术前沐浴、更衣、备皮 □ 术前肠道准备、物品准备 □ 术前心理护理	□ 生命体征监测 □ 手术后心理与生活护理 □ 指导并监督患者术后活动 □ 指导呼吸体位排痰
病情变异记录	□无 □有，原因： 1. 2.	□无 □有，原因： 1. 2.	□无 □有，原因： 1. 2.
护士签名			
医师签名			

时间	住院第 7~8 天 （术后第 1~3 日）	住院第 9~14 天 （术后第 4~9 日）	住院第 15~18 天 （出院日术后第 10~13 日）
主要诊疗工作	□ 注意观察体温、血压等生命体征及神志 □ 注意腹部体征、引流量及性状 □ 上级医师查房，对手术及手术切口进行评估，确定有无早期手术并发症和切口感染 □ 完成病程纪录 □ 术后第 1 天拔除胃管	□ 上级医师查房 □ 评价肝功能、彩色多普勒超声复查，注意有无脾窝和胸腔积液、门静脉系统血栓形成，X 线胸片复查注意有无肺部感染和胸腔积液 □ 完成日常病程记录和上级医师查房纪录 □ 根据血小板水平决定是否行抗凝祛聚疗法 □ 术后第 3~4 天拔除腹腔引流管	□ 上级医师查房，确定出院日期 □ 通知患者及其家属出院 □ 向患者及其家属交代出院后注意事项 □ 术后第 9~10 天拆线 □ 完成出院小结，将出院小结的副本交给患者或其家属
重点医嘱	**长期医嘱：** □ 普通外科术后护理常规 □ 一级护理 □ 禁食、禁水 □ 停胃肠减压 □ 尿管接袋记量 □ 腹腔引流管接袋记量 □ 记 24 小时出入量 □ 抗菌药物 **临时医嘱：** □ 换药 □ 对症处理 □ 补充水和电解质 □ 血常规、肝肾功能、血氨、凝血功能	**长期医嘱：** □ 普通外科术后护理常规 □ 二级护理 □ 饮食根据病情：术后第 2~4 天进流食，术后第 5~6 天半流质 □ 停引流记量 □ 根据病情术后第 5~6 天停抗菌药物 **临时医嘱：** □ 换药 □ 对症处理 □ 补液护肝、支持治疗 □ 肝及门静脉系统彩超检查 □ 抗凝、抗血小板聚集治疗（必要时）	**出院医嘱：** □ 出院带药 □ 门诊保健、康复和随诊 □ 嘱术后 2~3 周复查血常规，肝肾功能、血氨、凝血功能，注意血小板变化 □ 术后每 3~6 个月随访的检查项目：肝肾功能、胃镜检或上消化道钡餐、超声。有必要时检查内镜超声、CT 血管成像（CTA）和磁共振门静脉系血管成像
主要护理工作	□ 观察患者情况 □ 术后心理生活护理 □ 指导并监督患者手术后活动 □ 指导呼吸体位排痰	□ 观察患者情况 □ 手术后心理与生活护理 □ 指导并监督患者手术后活动	□ 出院准备指导（办理出院手续、交费等） □ 出院宣教
病情变异记录	□ 无　□ 有，原因： 1. 2.	□ 无　□ 有，原因： 1. 2.	□ 无　□ 有，原因： 1. 2.
护士签名			
医师签名			

第三章

儿科感染性疾病临床路径释义

第一节 手足口病临床路径释义

一、手足口病编码

疾病名称及编码：手足口病（ICD-10：B08.401）

二、临床路径检索方法

B08.401

三、手足口病临床路径标准住院流程

（一）适用对象

第一诊断为手足口病患儿（ICD-10：B08-401）。

（二）诊断依据

根据"十二五"国家规划教材《传染病学》（2013年，第8版，李兰娟、任红主编）和《手足口病诊疗指南（2010版）》（卫发明电〔2010〕）。

1. 在流行季节发病，常见于学龄前儿童，婴幼儿多见。

2. 急性起病，发热伴手、足、口、臀部皮疹，部分病例可无发热。

临床诊断病例具有下列之一者即可确诊：

1. 肠道病毒（CoxA16、EV71等）特异性核酸检测阳性。

2. 分离出肠道病毒，并鉴定为CoxA16、EV71或其他可引起手足口病的肠道病毒。

3. 急性期与恢复期血清CoxA16、EV716或其他可引起手足口病的肠道病毒中和抗体有4倍以上的升高。

> **释义**
>
> ■ 本路径的制订主要参考国内权威参考书和诊疗指南。
>
> ■ 病史和症状是诊断手足口病的基本依据，手、足、口、臀部小疱疹伴发热及咽痛是典型的表现。皮疹多分布于手指、足趾背面及指、趾间褶皱处。
>
> ■ 肠道病毒（CoxA16、EV71等）核酸检测阳性或急性期与恢复期血清抗体有4倍以上升高可确诊。

（三）治疗方案选择

根据"十二五"国家规划教材《传染病学》（2013年，第8版，李兰娟、任红主编）及《手足口病诊疗指南（2010版）》（卫发明电〔2010〕）。

1. 隔离：呼吸道消化道传染病隔离。

2. 一般治疗：适当休息，清淡饮食，做好口腔和皮肤护理。

3. 对症治疗：发热等症状采用中西医结合治疗。

本病一般为自限性疾病，多数预后良好，不留后遗症，少数患者可出现脑膜炎、脑炎、心肌炎、弛缓性麻痹、肺水肿等严重并发症。

4. 重症病例的治疗：

（1）神经系统受累治疗，控制颅内高压，酌情应用糖皮质激素治疗，酌情应用静脉注射免疫球蛋白。

（2）其他对症治疗：降温、镇静、止惊。

（3）严密观察病情变化，密切监护。

（4）呼吸、循环衰竭前期转 ICU 治疗。

> **释义**
>
> ■ 本病确诊后应立即给予呼吸道及消化道隔离。
>
> ■ 本病通常为自限性，无有效抗病毒药物，治疗以对症支持为主，注意口腔护理，饮食宜清淡、软、易消化，刺激性饮食会加重症状。
>
> ■ 发热较高时可以予解热镇痛药物，并发脑膜脑炎、心肌炎重症病例可以酌情予糖皮质激素。

（四）标准住院日

5~7 天。

> **释义**
>
> ■ 普通病例通常无需住院，居家隔离护理即可。
>
> ■ 病情较重，如高热、进食困难或者出现脑膜脑炎、心肌炎等并发症患者需住院治疗，至症状明显缓解即可出院。

（五）进入路径标准

1. 第一诊断必须符合 ICD-10：B08. 401 手足口病编码。

2. 当患者同时具有其他疾病诊断，但在住院期间不需要特殊处理也不影响第一诊断的临床路径流程实施时，可以进入路径。

> **释义**
>
> ■ 进入路径患者第一诊断为手足口病，如患者同时诊断其他疾病如糖尿病、支气管哮喘、风湿免疫病等，需全面评估，如果对手足口病治疗无明显影响，可以进入路径，但住院期间变异可能增多，也可能延长住院时间，增加花费。

（六）住院期间的检查项目

1. 必需的检查项目：

（1）血、尿、便常规。

（2）血生化、心肌酶学、活化淋巴细胞亚群检测、凝血功能、D-二聚体。

（3）手足口病 RNA 检测。

（4）肝胆超声、X 线胸片、心电图。

2. 根据患者病情进行的检查项目：心脏超声、脑电图、血气分析、血培养。

> **释义**
>
> ■ 肝肾功能、心肌酶谱等项目对于病情评估是必需的。
>
> ■ 血常规、尿常规、便常规、心电图、胸部 X 线是住院患者最基本的一些检查，心电图有助于了解有无心脏损害。
>
> ■ 怀疑中枢神经系统受累可以行腰椎穿刺脑脊液检查。
>
> ■ 肠道病毒核酸检测是确诊依据。

（七）治疗方案与药物选择

1. 一般治疗：消化道、呼吸道传染病隔离，避免交叉感染。适当休息，清淡饮食，做好口腔和皮肤护理。

2. 对症治疗：发热等症状采用中西医结合治疗。

3. 重症病例的治疗：

（1）神经系统受累治疗。①控制颅内高压：限制入量，积极给予甘露醇降颅压治疗，每次 $0.5 \sim 1.0 g/kg$，每 $4 \sim 8$ 小时 1 次，$20 \sim 30$ 分钟快速静脉注射。根据病情调整给药间隔时间及剂量。必要时加用呋塞米；②酌情应用糖皮质激素治疗，参考剂量：甲泼尼龙 $1 \sim 2mg/(kg \cdot d)$；氢化可的松 $3 \sim 5mg/(kg \cdot d)$；地塞米松 $0.2 \sim 0.5mg/(kg \cdot d)$，病情稳定后，尽早减量或停用。个别病例进展快、病情凶险可考虑加大剂量，如在 $2 \sim 3$ 天内给予甲泼尼龙 $10 \sim 20mg/(kg \cdot d)$（单次最大剂量不超过 1g）或地塞米松 $0.5 \sim 1.0mg/(kg \cdot d)$；③酌情应用静脉注射免疫球蛋白，总量 $2g/kg$，分 $2 \sim 5$ 天给予；④其他对症治疗：降温、镇静、止惊；⑤严密观察病情变化，密切监护。

（2）呼吸、循环衰竭前期转 ICU 治疗。

> **释义**
>
> ■ 手足口病通常是一种急性自限性疾病，不出现并发症可完全自行康复，无需特殊治疗。
>
> ■ 因口腔病变无法进食者可以短期静脉营养支持。
>
> ■ 静脉免疫球蛋白及糖皮质激素用于并发脑膜脑炎、心肌炎的重症患者。

（八）出院标准

皮疹消退、体温正常，神经系统受累症状和心肺功能恢复。

> **释义**
>
> ■ 患者出院前应症状好转，皮疹消退，并确定并发的脑膜脑炎、心肌炎等均明显好转。

（九）变异及原因分析

1. 若患儿病情加重，出现呼吸、循环衰竭，需要转入 ICU 病房，则退出此路径。

2. 患儿住院期间合并严重的并发症，如肺部感染、败血症等。

> 释义
>
> ■ 患者出现呼吸、循环衰竭等重症表现，应终止本路径，转入重症监护治疗。
>
> ■ 住院期间发现患者存在进入路径前未知的严重疾病，影响流行手足口病治疗的，需根据具体情况或终止路径，或者延长治疗时间。
>
> ■ 无论何种原因出现变异，应在医师表单中予以说明。

四、手足口病临床路径给药方案

【用药选择】

1. 抗病毒药物：尚无明确有效药物。利巴韦林体外试验证实有部分灭活病毒及预防作用；病程早期应用利巴韦林气雾剂有一定益处，使用剂量小，不良反应少见。

2. 解热镇痛药物：退热，缓解疼痛等症状。

3. 糖皮质激素：脑膜脑炎、心肌炎等重症患者应有，通常地塞米松 $0.2 \sim 0.5mg/$（$kg \cdot d$），疗程 $3 \sim 5$ 天。病情危重者可予大剂量糖皮质激素冲击治疗如甲泼尼龙 $10 \sim 20mg/$（$kg \cdot d$）。

4. 静脉注射免疫球蛋白，总量 $2g/kg$，分 $2 \sim 5$ 天给予。

【药学提示】

大剂量糖皮质激素可导致水钠潴留、高血压、高血糖、胃黏膜损害等不良反应。

【注意事项】

幼儿禁用阿司匹林。

五、推荐表单

（一）医师表单

手足口病临床路径医师表单

适用对象：第一诊断符合手足口病（ICD-10：B08-401）

患者姓名：	性别： 年龄： 门诊号：	住院号：
住院日期： 年 月 日	出院日期： 年 月 日	标准住院日：5~7 天

时间	住院第 1 天	住院第 2 天	住院第 3 天
诊疗工作	□ 完成询问病史和体格检查 □ 完成入院病历及首次病程记录 □ 拟定检查项目 □ 制订初步治疗方案 □ 对家属进行有关的宣教，及时填报疫情卡并上报院感科	□ 上级医师查房 □ 明确下一步诊疗计划 □ 完成上级医师查房记录 □ 向家属交代病情	□ 上级医师查房 □ 完成病历记录 □ 评价治疗疗效，调整治疗药物
重点医嘱	**长期医嘱：** □ 手足口病护理常规 □ 呼吸道消化道隔离 □ 一级护理（病重者提高级别） □ 清淡饮食 □ 血压、血氧监测（病重者） □ 支持治疗 □ 必要时加用抗菌药物 **临时医嘱：** □ 血常规、尿常规、便常规、CRP □ 重症者急查血气分析 □ 血生化 □ 血凝系列、D-二聚体 □ ECG、X 线胸片 □ 心超、脑电图（重症患者） □ 手足口病 RNA 检测 □ 高热时物理降温，超高热时退热剂治疗 □ 心肺衰竭前期，转 ICU 治疗	**长期医嘱：** □ 手足口病护理常规 □ 呼吸道消化道隔离 □ 一级护理（病重者提高级别） □ 清淡饮食 □ 血压、血氧监测（病重者） □ 支持治疗 □ 必要时加用抗菌药物 **临时医嘱：** □ 进食少者及高热者静脉适量补液 □ 高热时物理降温，超高热时退热剂治疗 □ 心肺衰竭前期，转 ICU 治疗	**长期医嘱：** □ 手足口病护理常规 □ 呼吸道消化道隔离 □ 一级护理（病重者提高级别） □ 清淡饮食 □ 血压、血氧监测（病重者） □ 支持治疗 □ 必要时加用抗菌药物 **临时医嘱：** □ 必要时补充电解质液 □ 高热时物理降温，超高热时退热剂治疗 □ 心肺衰竭前期，转 ICU 治疗
病情变异记录	□ 无 □ 有，原因： 1. 2.	□ 无 □ 有，原因： 1. 2.	□ 无 □ 有，原因： 1. 2.
医师签名			

时间	住院第 4~5 天	住院第 6~7 天
诊疗工作	□ 上级医师查房 □ 完成病历记录 □ 评价治疗疗效调整治疗药物	□ 上级医师查房，确定患者可以出院 □ 完成上级医师查房记录、出院记录、出院证明书和病历首页的填写 □ 通知出院 □ 向患者交代出院注意事项及随诊时间 □ 若患者不能出院，在病程记录中说明原因和继续治疗的方案
重点医嘱	**长期医嘱：** □ 手足口病护理常规 □ 呼吸道消化道隔离 □ 一级护理（病重者提高级别） □ 清淡饮食 □ 血压、血氧监测（病重者） □ 抗病毒治疗：利巴韦林注射液 □ 必要时加用抗菌药物 **临时医嘱：** □ 必要时补充电解质液 □ 必要时复查血常规 □ 必要时复查心肌酶、转氨酶	**出院医嘱：** □ 今日出院 □ 门诊随诊
病情变异记录	□ 无　□ 有，原因： 1. 2.	□ 无　□ 有，原因： 1. 2.
医师签名		

（二）护士表单

手足口病临床路径护士表单

适用对象：第一诊断符合手足口病（ICD-10：B08-401）

患者姓名：	性别：　　年龄：　　门诊号：	住院号：
住院日期：　　年　月　日	出院日期：　　年　月　日	标准住院日：5~7 天

时间	住院第 1 天	住院第 2~4 天	住院第 5~7 天（出院日）
健康宣教	□ 入院宣教 　　介绍主管医师、护士 　　介绍环境、设施 　　介绍住院注意事项 　　介绍探视和陪伴制度 　　介绍贵重物品制度 　　介绍消毒隔离制度	□ 药物宣教 □ 饮食宣教	□ 出院宣教 □ 饮食宣教 □ 药物宣教 □ 指导患者办理出院手续
护理处置	□ 核对患者，佩戴腕带 □ 建立入院护理病历 □ 协助患者留取各种标本 □ 测量体重	□ 根据医嘱的相关采血 □ 根据医嘱发放相关药物	□ 办理出院手续 □ 协助取出院带药 □ 书写出院小结
基础护理	□ 级别护理 □ 晨晚间护理 □ 患者安全管理	□ 级别护理 □ 晨晚间护理 □ 患者安全管理	□ 级别护理 □ 晨晚间护理 □ 患者安全管理
专科护理	□ 护理查体 □ 病情观察 □ 需要时，填写跌倒及压疮防范表 □ 需要时，请家属陪伴 □ 确定饮食种类 □ 心理护理	□ 病情观察 □ 遵医嘱完成相关检查 □ 心理护理 □ 皮肤护理	□ 出院指导
重点医嘱	□ 详见医嘱执行单	□ 详见医嘱执行单	□ 详见医嘱执行单
病情变异记录	□ 无　□ 有，原因： 1. 2.	□ 无　□ 有，原因： 1. 2.	□ 无　□ 有，原因： 1. 2.
护士签名			

（三）患者表单

手足口病临床路径患者表单

适用对象：第一诊断符合手足口病（ICD-10：B08-401）

患者姓名：	性别：　　年龄：　　门诊号：	住院号：
住院日期：　　年　月　日	出院日期：　　年　月　日	标准住院日：5~7 天

时间	入院第 1 天	住院第 2~6 天	住院第 3~7 天 （出院日）
医患配合	□ 配合询问病史、收集资料，请务必详细告知既往史、用药史、过敏史 □ 配合进行体格检查 □ 有任何不适请告知医师	□ 配合完善相关检查，如采血、留尿、心电图、X 线胸片 □ 医师与患者及家属介绍病情	□ 接受出院前指导 □ 知道复查程序 □ 获取出院诊断书
护患配合	□ 配合测量体温、脉搏、呼吸 3 次，血压、体重 1 次 □ 配合完成入院护理评估（简单询问病史、过敏史、用药史） □ 接受入院宣教（环境介绍、病室规定、订餐制度、贵重物品保管等） □ 配合执行探视和陪伴制度 □ 有任何不适请告知护士	□ 配合测量体温、脉搏、呼吸 3 次，询问大便 1 次 □ 接受饮食宣教 □ 接受药物宣教	□ 接受出院宣教 □ 办理出院手续 □ 获取出院带药 □ 知道服药方法、作用、注意事项 □ 知道复印病历程序
饮食	□ 遵医嘱饮食	□ 遵医嘱饮食	□ 遵医嘱饮食
排泄	□ 正常排尿便	□ 正常排尿便	□ 正常排尿便
活动	□ 卧床休息	□ 逐渐恢复正常活动	□ 正常活动

附：原表单（2016 年版）

手足口病临床路径表单

适用对象：第一诊断符合手足口病（ICD-10：B08-401）

患者姓名：	性别：　　年龄：　　门诊号：	住院号：
住院日期：　　年　月　日	出院日期：　　年　月　日	标准住院日：5~7 天

时间	住院第 1 天	住院第 2 天	住院第 3 天
诊疗工作	□ 完成询问病史和体格检查 □ 完成入院病历及首次病程记录 □ 拟定检查项目 □ 制订初步治疗方案 □ 对家属进行有关的宣教，及时填报疫情卡并上报院感科	□ 上级医师查房 □ 明确下一步诊疗计划 □ 完成上级医师查房记录 □ 向家属交代病情	□ 上级医师查房 □ 完成病历记录 □ 评价治疗疗效，调整治疗药物
重点医嘱	长期医嘱： □ 手足口病护理常规 □ 呼吸道消化道隔离 □ 一级护理（病重者提高级别） □ 清淡饮食 □ 血压、血氧监测（病重者） □ 支持治疗 □ 必要时加用抗菌药物 临时医嘱： □ 血常规、尿常规、便常规、CRP □ 重症者急查血气分析 □ 血生化 □ 血凝系列、D-二聚体 □ ECG、X 线胸片 □ 心超、脑电图（重症患者） □ 手足口病 RNA 检测 □ 高热时物理降温，超高热时退热剂治疗 □ 心肺衰竭前期，转 ICU 治疗	长期医嘱： □ 手足口病护理常规 □ 呼吸道消化道隔离 □ 一级护理（病重者提高级别） □ 清淡饮食 □ 血压、血氧监测（病重者） □ 支持治疗 □ 必要时加用抗菌药物 临时医嘱： □ 进食少者及高热者静脉适量补液 □ 高热时物理降温，超高热时退热剂治疗 □ 心肺衰竭前期，转 ICU 治疗	长期医嘱： □ 手足口病护理常规 □ 呼吸道消化道隔离 □ 一级护理（病重者提高级别） □ 清淡饮食 □ 血压、血氧监测（病重者） □ 支持治疗 □ 必要时加用抗菌药物 临时医嘱： □ 必要时补充电解质液 □ 高热时物理降温，超高热时退热剂治疗 □ 心肺衰竭前期，转 ICU 治疗
护理工作	□ 介绍病房环境、设施和设备 □ 入院护理评估 □ 饮食指导	□ 病情观察 □ 皮肤护理 □ 健康宣教 □ 饮食指导	□ 病情观察 □ 饮食指导 □ 皮肤护理
病情变异原因	□ 无　□ 有，原因： 1. 2.	□ 无　□ 有，原因： 1. 2.	□ 无　□ 有，原因： 1. 2.
护士签名			
医师签名			

时间	住院第 4~5 天	住院第 6~7 天
诊疗工作	□ 上级医师查房 □ 完成病历记录 □ 评价治疗疗效调整治疗药物	□ 上级医师查房，确定患者可以出院 □ 完成上级医师查房记录、出院记录、出院证明书和病历首页的填写 □ 通知出院 □ 向患者交代出院注意事项及随诊时间 □ 若患者不能出院，在病程记录中说明原因和继续治疗的方案
重点医嘱	**长期医嘱：** □ 手足口病护理常规 □ 呼吸道消化道隔离 □ 一级护理（病重者提高级别） □ 清淡饮食 □ 血压、血氧监测（病重者） □ 抗病毒治疗：利巴韦林注射液 □ 必要时加用抗菌药物 **临时医嘱：** □ 必要时补充电解质液 □ 必要时复查血常规 □ 必要时复查心肌酶、转氨酶	**出院医嘱：** □ 今日出院 □ 门诊随诊
护理工作	□ 病情观察 □ 饮食指导 □ 皮肤护理	□ 帮助患者办理出院手续、交费等事项
病情变异原因	□ 无　□ 有，原因： 1. 2.	□ 无　□ 有，原因： 1. 2.
护士签名		
医师签名		

第二节 儿童急性上呼吸道感染临床路径释义

一、儿童急性上呼吸道感染编码

1. 原编码:

疾病名称及编码:急性上呼吸道感染(ICD-10:J15.901)

2. 修改编码:

疾病名称及编码:急性鼻咽炎(ICD-10:J00)

急性咽炎(ICD-10:J02)(除溃疡性 ICD-10:J02.903)

急性扁桃体炎(ICD-10:J03)

急性喉炎(ICD-10:J04.0)(3度以下)

急性咽喉炎(ICD-10:J06.0)

急性上呼吸道感染(ICD-10:J06.9)

流行性感冒伴有呼吸道表现,流感病毒被标明(ICD-10:J10.1)

流行性感冒伴有呼吸道表现,病毒未标明(ICD-10:J11.1)

疱疹性咽峡炎(ICD-10:B08.501)

二、临床路径检索方法

J00/ J02/ J03/J04.0(3度以下)/J06.90/J10.1/J11.1 / B08.501 且年龄≤14

三、儿童急性上呼吸道感染临床路径标准住院流程

(一)适用对象

第一诊断为急性上呼吸道感染(ICD-10:J15.901)。

> **释义**
>
> ■ 本路径适用对象为临床诊断急性上呼吸道的患者,或者口鼻咽部局部炎症的患者,如急性化脓性扁桃体炎、急性咽炎、咽结合膜热、疱疹性咽峡炎。
>
> ■ 如出现以下情况需退出本路径,进入其他相应路径:
>
> 1. 合并支气管炎、支气管肺炎。
>
> 2. 感染扩散,导致颈部淋巴结炎、咽后壁脓肿、化脓性中耳炎、上颌骨骨髓炎、喉炎(3度及以上)、急性会厌炎。
>
> 3. 病原菌通过血液循环播散到全身:如细菌感染并发败血症,细菌感染导致化脓性病灶;如皮下脓肿、心包炎、腹膜炎、关节炎、骨髓炎、脑膜炎、脑脓肿、泌尿系感染等。
>
> 4. 病初诊断为急性上呼吸道感染,但最后确诊为风湿热、川崎病、肾炎、心肌炎、紫癜、类风湿病及其他结缔组织病等。

(二)诊断依据

根据《儿科学》(第8版)(人民卫生出版社)。

1. 上部呼吸道的鼻和咽部的急性感染,病情轻重程度相差大,一般年长儿轻,婴幼儿重。鼻部症状如鼻塞、鼻涕、发热、咽痛,婴幼儿可有呕吐、腹泻。重症为高热、头痛、乏力、咳嗽,可引起高热惊厥、急性腹痛。

2. 查体咽喉壁淋巴组织充血、淋巴结肿大，疱疹性咽炎，咽部可有疱疹、溃疡。急性扁桃体炎，扁桃体表面可见斑点状白色渗出物。

3. 病毒感染一般白细胞数偏低或正常。细菌感染时白细胞数多增高，严重者可减低，但是中性粒细胞百分数仍增高。

> **释义**
>
> ■ 本路径的制订主要参考《诸福棠实用儿科学》（第8版）。
>
> ■ 病史和临床症状是诊断急性上呼吸道感染的初步依据。多数患者病程短，<5天，表现为发热、鼻塞、流涕、咽痛、轻微咳嗽，可伴有腹痛、恶心、呕吐、腹泻、头痛、肌肉酸痛等全身症状。查体：咽部充血、扁桃体肿大，疱疹性咽炎咽部可有疱疹、溃疡，急性化脓性扁桃体炎，扁桃体表面可见斑点状白色渗出物，肺部听诊正常。血常规：白细胞可正常或升高，个别可以下降。因病程短，下呼吸道症状不明显，胸部X线检查不作为常规检查项目。
>
> ■ 少部分婴幼儿在起病后1~2天可因高热引起惊厥，抽搐控制后精神状态良好，没有神经系统异常体征仍可进入路径。

（三）治疗方案的选择

根据《儿科学》（第8版）（人民卫生出版社）。

1. 充分休息、合理饮食、良好通风、预防并发症。

2. 病毒感染多采用对症，细菌感染合理应用抗菌药，支持疗法、局部治疗。

> **释义**
>
> ■ 急性上呼吸道感染90%左右由病毒引起，病毒感染具有自限性，一般3~7天痊愈。主要是对症治疗，同时需防止继发细菌等感染及预防并发症的发生。
>
> ■ 除病毒感染外，其他病原也可引起本病。提示细菌感染的证据有外周血白细胞计数升高、中性粒细胞计数升高，CRP增高，PCT增高，需用抗菌药物治疗。上呼吸道感染多为G^+球菌感染，可经验性选用覆盖球菌的抗菌药。对于反复感染的细胞免疫功能低下患者，可加用免疫调节剂匹多莫德，缩短症状消退时间，减少反复发作次数。
>
> ■ 对症治疗：高热可给予布洛芬或对乙酰氨基酚退热，或物理降温。出现热性惊厥者可给予镇静剂治疗。黏稠痰液或脓性分泌物，可选用糜蛋白酶等黏液溶解药，使其黏稠性降低，便于咳出。疱疹性咽峡炎可酌情采用局部治疗。
>
> ■ 我国中医中药在治疗儿童上呼吸道感染方面积累了丰富的经验。部分中药制剂具有抗病毒、抗菌、抗内毒素、抗炎、解热作用。

（四）标准住院日

3~5 天。

> **释义**
>
> ■诊断急性上呼吸道感染的患者入院后，入院第 1 天完善相关血液检查，根据病史、查体以及化验结果给予对症支持治疗。住院期间观察体温变化、有无波及下呼吸道症状及体征、有无其他系统并发症出现。
>
> ■因急性上呼吸道感染自然病程多为 3~7 天，去除院外发病时间，住院时间不超过 5 天符合本路径要求。
>
> ■连续 2~3 天腋温<37.5℃，无其他系统并发症即可出院。

（五）进入路径标准

1. 第一诊断必须符合 ICD-10：J15.901 急性上呼吸道感染疾病编码。
2. 当患者同时具有其他疾病诊断，只要住院期间不需要特殊处理，也不影响第一诊断的临床路径流程实施时，可以进入路径。

> **释义**
>
> ■进入本路径患者的第一诊断为急性上呼吸道感染，一旦出现咽后壁脓肿、扁桃体周围脓肿、支气管炎、支气管肺炎等并发症，需退出本路径。
>
> ■入院后常规检查发现有基础疾病，如营养性贫血、佝偻病、轻度腹泻病、肝功能受累等，经系统评估后对第一诊断急性上呼吸道感染治疗无特殊影响者，亦可进入路径。但可能增加医疗费用，延长住院时间。

（六）住院期间检查项目

1. 必需检查的项目：
（1）血常规、尿常规、便常规。
（2）C 反应蛋白（CRP）、病毒抗体。
（3）肝肾功能、血电解质、心肌酶谱。
2. 根据患儿的病情，怀疑脓毒症时做降钙素原（PCT）、血培养；怀疑 EBV 感染时做外周血细胞形态；有反复呼吸道感染者细胞免疫、体液免疫等。
3. 必需复查的检查项目：
（1）血常规、CRP。
（2）肝肾功能、电解质（必要时）。

> **释义**
>
> ■血常规、尿常规、便常规是最基本的入院常规检查，进入路径的患者均需完成。肝、肾功能、心肌酶谱、电解质评估有无脏器损伤及并发症出现，为必查项目，一旦异常可能影响住院时间和费用。
>
> ■病情评估需依据患儿的一般状态、热峰、发热间隔、有无寒战以及血常规、CRP

的化验结果。如怀疑细菌感染，除查血常规、CRP 外，应行降钙素原及血细菌培养检查；如怀疑 EBV 感染时，需做外周血白细胞形态、EBV 抗体及（或）EBV-DNA 检测；有反复呼吸道感染者应进一步做免疫球蛋白测定及外周血淋巴细胞计数等检测，以排除有无免疫功能方面的异常。

（七）药物选择与使用时机

抗菌药物：按照《抗菌药物临床应用指导原则》（卫医发〔2015〕43 号）执行。

（八）出院标准

1. 一般状况良好。
2. 连续 3 天腋温<37.5℃。

> **释义**
>
> ■ 患者出院前体温平稳，连续 2~3 天腋温<37.5℃，一般状态较好，无并发症出现，所有必需检查项目恢复正常或接近正常，无明显药物相关不良反应，即可出院。

（九）变异及原因分析

1. 合并以下并发症，导致住院时间延长：
（1）感染自鼻咽部蔓延至附近器官，如鼻窦炎、喉炎、中耳炎、颈部淋巴结炎、上颌骨骨髓炎、支气管炎、支气管肺炎等。
（2）病原菌通过血液循环播散到全身，细菌感染并发败血症时可导致化脓性病灶，如皮下脓肿、心包炎、腹膜炎、关节炎、骨髓炎、脑膜炎、脑脓肿、泌尿系感染等。
（3）由于感染和变态反应，可发生风湿热、肾炎、肝炎、心肌炎、紫癜、类风湿病及其他结缔组织病等。
2. 诊断时须与其他疾病鉴别，如流感、过敏性鼻炎（花粉症）、急性气管支气管炎、细菌性肺炎、传染性单核细胞增多症及各种发疹性疾病等，还要与重症感染早期鉴别。

> **释义**
>
> ■ 治疗过程中，如持续发热、咳嗽加重、甚至出现肺部啰音，或胸部影像检查提示肺部炎症，需退出本路径而转入支气管炎或支气管肺炎路径。
>
> ■ 如患儿在住院期间发现有其他严重基础疾病（上呼吸道感染只是该病最初的一个临床症状），则需调整治疗方案，及时中止本路径。
>
> ■ 认可的变异原因主要是指患者入选路径后，在检查及治疗过程中发现患者合并存在事前未预知的、对本路径治疗可能产生一定影响的情况，如增加治疗费用或延长治疗时间，仍可以完成路径，但医师需在表单中明确说明。
>
> ■ 因患者方面的主观原因导致执行路径出现变异，如提前结束治疗、中途退出路径，需医师在表单中予以说明。

四、儿童急性上呼吸道感染给药方案

【用药选择】

1. 针对发热治疗：低热主张物理降温，散热为主；如出现高热，每次口服布洛芬 5~10mg/kg，间隔 4~6 小时以上，或对乙酰氨基酚每次 5~10mg/kg 口服治疗，也可以采用冰敷及温水浴。

2. 如出现高热惊厥，可以给 5% 水合氯醛每次 1~2ml/kg 肛注或苯巴比妥镇静。

3. 脓性或非脓性痰液黏稠积存于上呼吸道不易咳出，可选用糜蛋白酶等黏液溶解药，降低痰液黏稠度，便于咳出。

4. 根据患儿具体症状，可酌情采用中西医结合疗法，如伴有实热证的感冒可用小儿肺热咳喘口服液等。

5. 急性上呼吸道感染如果由病毒引起，因病毒感染多具有自限性，故以观察、支持及对症治疗为主。目前尚无特效的抗病毒药物，可试用利巴韦林 10~15mg/（kg·d） 口服或静脉；若为流感病毒感染可用磷酸奥司他韦口服。也可用具有抗病毒、清热功效的热毒宁注射液。

6. 急性上呼吸道感染如果由细菌引起，或病毒性上呼吸道感染合并细菌，或肺炎支原体感染可以应用抗菌药，前者可以选用青霉素或头孢菌素类抗菌药，后者可选用大环内酯类抗菌药。对于反复感染的细胞免疫功能低下患者，可加用免疫调节剂匹多莫德，缩短症状消退时间，减少反复发作次数。

五、推荐表单

（一）医师表单

急性上呼吸道感染临床路径医师表单

适用对象：第一诊断为急性上呼吸道感染（ICD-10：J00/J02/J03/J04.0/J06.0/J09/J10.1/J11.1/B08.501）

患者姓名：	性别： 年龄： 门诊号：	住院号：
住院日期：　　年　月　日	出院日期：　　年　月　日	标准住院日：3~5 天

时间	住院第 1 天	住院第 2~3 天	住院第 3~5 天（出院日）
主要诊疗工作	□ 询问病史及体格检查 □ 完成病历书写 □ 开化验单 □ 上级医师查房，初步确定诊断 □ 对症支持治疗 □ 病情初步评估，有可能出现的并发症并向患者家属告知病情	□ 上级医师查房 □ 完成入院检查 □ 观察病情鉴别诊断，了解是否有严重并发症 □ 完成上级医师查房记录等病历书写 □ 根据检查结果及治疗反应再次评估病情 □ 向患者及家属交代病情及其注意事项	□ 上级医师查房，同意其出院 □ 通知出院处 □ 通知患者及家属准备出院 □ 完成出院小结 □ 出院宣教：向患儿家属交代出院注意事项，如加强护理、改善营养以及环境等，避免诱发因素 □ 如果患者不能出院，在病程记录中说明原因和继续治疗的方案
重点医嘱	**长期医嘱：** □ 儿科护理常规 □ 二级护理 □ 根据病情、年龄定饮食 □ 对症处理 □ 合并细菌感染时抗菌药物 □ 其他对症治疗 **临时医嘱：** □ 血、尿、便常规 □ 肝肾功能、电解质、心肌酶、 □ 病毒抗体、CRP □ 必要时 PCT、血培养、细胞免疫、体液免疫、外周血细胞形态等 □ 必要时心电图 □ 必要时 X 线胸片 □ 其他医嘱	**长期医嘱：** □ 儿科护理常规 □ 二级护理 □ 根据病情饮食 □ 对症处理 □ 合并细菌感染时抗菌药物 □ 其他医嘱 **临时医嘱：** □ 复查异常化验指标， □ 必要时血培养、骨穿等检查 □ 其他医嘱	**出院医嘱：** □ 出院 □ 门诊随诊
病情变异记录	□ 无　□ 有，原因： 1. 2.	□ 无　□ 有，原因： 1. 2.	□ 无　□ 有，原因： 1. 2.
医师签名			

（二）护士表单

急性上呼吸道感染临床路径护士表单

适用对象：第一诊断为急性上呼吸道感染（ICD-10：J00/J02/J03/J04.0/J06.0/J09/J10.1/J11.1/B08.501）

患者姓名：	性别： 年龄： 门诊号：	住院号：
住院日期： 年 月 日	出院日期： 年 月 日	标准住院日：3~5 天

时间	住院第 1 天	住院第 2~3 天	住院第 3~5 天（出院日）
健康宣教	□ 入院宣教 　介绍主管医师、护士 　介绍环境、设施 　介绍住院注意事项 □ 讲解住院各项检查注意事项 □ 护理安全评估及相关告知及防护措施 □ 介绍探视和陪伴制度 □ 介绍贵重物品制度	□ 用药物宣教 □ 发热体温观察及护理宣教 □ 防跌倒、防坠床护理宣教	□ 出院宣教 □ 复查时间 □ 服药方法 □ 活动休息 □ 指导饮食 □ 指导办理出院手续
护理处置	□ 核对患者，佩戴腕带 □ 建立入院护理病历 □ 协助患者留取各种标本 □ 测量体重及生命体征	□ 协助完善各项采血及化验标本留置	□ 办理出院手续 □ 书写出院小结
基础护理	□ 二级护理 　晨晚间护理 　患者安全管理 □ 防跌倒、防坠床护理宣教	□ 二级护理 　晨晚间护理 　患者安全管理 □ 防跌倒、防坠床护理宣教	□ 二级护理 　晨晚间护理 　患者安全管理 □ 防跌倒、防坠床护理宣教
专科护理	□ 护理查体 □ 病情观察 □ 发热护理指导 □ 完善饮食指导 □ 讲解用药名称、作用及用药后注意事项 □ 留置针护理及注意事项 □ 心理护理	□ 病情观察 □ 体温的观察 □ 观察咳嗽有无加重 □ 遵医嘱完成相关检查 □ 心理护理 □ 留置针护理及注意事项	□ 病情观察 □ 监测体温 □ 观察咳嗽有无加重 □ 出院指导 □ 如何预防呼吸道感染 □ 心理护理
重点医嘱	□ 详见医嘱执行单	□ 详见医嘱执行单	□ 详见医嘱执行单
病情变异记录	□ 无 □ 有，原因： 1. 2.	□ 无 □ 有，原因： 1. 2.	□ 无 □ 有，原因： 1. 2.
护士签名			

（三）患者表单

急性上呼吸道感染临床路径患者表单

适用对象：第一诊断为急性上呼吸道感染（ICD-10：J00/J02/J03/J04.0/J06.0/J09/J10.1/J11.1/B08.501）

患者姓名：		性别： 年龄： 门诊号：	住院号：
住院日期： 年 月 日		出院日期： 年 月 日	标准住院日：3~5天

时间	住院第1天	住院第2~3天	住院第3~5天（出院日）
医患配合	□ 家属及患儿配合询问病史、收集资料，请务必详细告知既往史、用药史、过敏史 □ 配合进行体格检查 □ 配合医师完成入院告知书、并请交代，首次病程记录的家属确认签字 □ 有任何不适请告知医师	□ 配合完善入院后相关检查、化验，如采血、留尿、心电图、X线胸片 □ 医师根据化验结果向家属交代病情 □ 医师与家属介绍诊疗方案	□ 接受出院前指导 □ 知道复查程序 □ 出院用药及护理指导 □ 获取出院诊断书
护患配合	□ 测量体温、脉搏、呼吸、血压、体重1次 □ 配合完成入院护理评估（简单 □ 询问病史、过敏史、用药史） □ 接受入院宣教（环境介绍、病室规定、订餐制度、贵重物品保管等） □ 配合执行探视和陪伴制度 □ 有任何不适请告知护士	□ 配合测量体温、脉搏、呼吸、询问二便 □ 接受饮食宣教 □ 接受药物宣教 □ 接受护理宣教	□ 接受出院宣教 □ 办理出院手续 □ 获取出院带药 □ 知道服药方法、剂量、疗程、作用、注意事项 □ 知道复印病历程序
饮食	□ 遵医嘱饮食	□ 遵医嘱饮食	□ 遵医嘱饮食
排泄	□ 正常排尿便	□ 正常排尿便	□ 正常排尿便
活动	□ 正常活动	□ 正常活动	□ 正常活动

附：原表单（2016 年版）

急性上呼吸道感染临床路径表单

适用对象：第一诊断为急性上呼吸道感染（ICD-10：J15.901）

患者姓名：		性别：	年龄：	门诊号：	住院号：

住院日期： 年 月 日	出院日期： 年 月 日	标准住院日：3~5 天

时间	住院第 1 天	住院第 2~3 天	住院第 3~5 天（出院日）
主要诊疗工作	□ 询问病史及体格检查 □ 完成病历书写 □ 开化验单 □ 上级医师查房，初步确定诊断 □ 对症支持治疗 □ 病情初步评估，有可能出现的并发症并向患者家属告知病情	□ 上级医师查房 □ 完成入院检查 □ 观察病情鉴别诊断，了解是否有严重并发症 □ 完成上级医师查房记录等病历书写 □ 根据检查结果及治疗反应再次评估病情 □ 向患者及家属交代病情及其注意事项	□ 上级医师查房，同意其出院 □ 完成出院小结 □ 出院宣教：向患儿家属交代出院注意事项，如加强护理、改善营养以及环境等，避免诱发因素
重点医嘱	**长期医嘱：** □ 儿科护理常规 □ 根据病情饮食 □ 对症处理 □ 合并细菌感染时抗菌药物 □ 其他医嘱 **临时医嘱：** □ 血、尿、便常规 □ 肝肾功能、电解质、心肌酶、 □ 病毒抗体、CRP □ 必要时 PCT、血培养、细胞免疫、体液免疫、外周血细胞形态等 □ 必要时心电图 □ 其他医嘱	**长期医嘱：** □ 儿科护理常规 □ 根据病情饮食 □ 对症处理 □ 合并细菌感染时抗菌药物 □ 其他医嘱 **临时医嘱：** □ 复查异常化验指标，必要时血培养、骨穿等检查 □ 其他医嘱	**出院医嘱：** □ 出院 □ 门诊随诊
主要护理工作	□ 介绍病房环境、设施和设备 □ 入院护理评估 □ 宣教	□ 观察患者病情变化	□ 出院宣教
病情变异记录	□ 无 □ 有，原因： 1. 2.	□ 无 □ 有，原因： 1. 2.	□ 无 □ 有，原因： 1. 2.
护士签名			
医师签名			

第三节 急性支气管炎临床路径释义

一、急性支气管炎编码

1. 原编码：

疾病名称及编码：急性支气管炎（ICD-10：J20.904）

2. 修改编码：

疾病名称及编码：急性支气管炎（ICD-10：J20）

二、临床路径检索方法

J20 住院科别为儿科

三、急性支气管炎临床路径标准住院流程

（一）适用对象

第一诊断为急性支气管炎（ICD-10：J20.904）。

> **释义**
>
> ■ 适用对象编码参见第一部分。
> ■ 本路径适用对象为临床诊断为急性支气管炎、无并发症的患儿，如有支气管肺炎、心力衰竭、呼吸衰竭、支气管异物、哮喘、中耳炎、喉炎、鼻窦炎等病症，需进入其他相应路径。

（二）诊断依据

根据《诸福棠实用儿科学》（第 8 版）（人民卫生出版社）。

1. 发病大多先有上呼吸道感染症状，随后出现支气管炎表现。

2. 胸部可闻干、湿啰音，以不固定的中等水泡音为主，可限于一侧。

3. 其他系统症状与体征：重者可有高热、疲劳、影响食欲和睡眠，甚至发生呕吐、腹泻、腹痛、头痛、胸痛等。

4. 实验室检查：

（1）外周血常规和 CRP：细菌感染时，白细胞总数和中性粒细胞增多，CRP 有不同程度升高；病毒性肺炎时，白细胞总数正常或减少，CRP 正常或轻度升高。

（2）呼吸道病原学检测：本病可由不同病原所致，需要进行常见的呼吸道病毒检测、支原体、衣原体、细菌培养和药敏试验。

> **释义**
>
> ■ 本路径的制订主要参考国内权威参考书籍。
> ■ 病史和临床症状是诊断急性支气管炎的初步依据，多数患儿大多先有上呼吸道感染症状，如鼻咽炎，出现打喷嚏、流涕、鼻塞、咽痛等症状，随后出现频繁而较深的干咳，咳嗽可为持续性或阵发性，遇冷空气或刺激性气味等情况咳嗽加剧，

咳嗽一般7~10天，有时迁延2~3周。可有咳痰，痰液逐渐由稀薄变黏稠。轻者不发热或有低热，重者发热38~39℃，偶尔达40℃，多在2~3天退热。感觉疲劳、可能影响睡眠和食欲，可有呕吐、腹泻、腹痛等消化道症状。年长儿可诉头痛及胸痛。体检可见咽部充血，肺部听诊可有呼吸音粗，闻及干啰音，或有不固定的湿啰音，偶有喘鸣音。在肺的同一部位湿啰音常随咳嗽、体位变动等消失，肺部不固定的湿啰音是急性支气管炎的特征性表现。一般白细胞正常或降低，升高者可能有继发性细菌感染。胸部X线检查可见双肺纹理增多、增粗或无异常。

■ 某些急性传染病如麻疹、百日咳、流行性感冒等的发病累及气管、支气管时，或出现中耳炎、鼻窦炎、肺炎等并发症，不进入该路径。

（三）治疗方案的选择

根据《诸福棠实用儿科学》（第8版）（人民卫生出版社）。

1. 一般治疗：保持适当的室温及湿度，注意休息，保持呼吸道通畅。供给充足水分，给予热量丰富、易于消化的食物。

2. 抗菌药治疗：合理选用敏感抗菌药。

3. 对症治疗：高热者可用物理降温或药物降温；咳嗽者可用镇咳祛痰剂；喘息者可用支气管扩张剂，可以酌情使用糖皮质激素；腹胀者可用肛管排气、胃肠减压。

释义

■ 本病大多数为病毒感染，多属于自限性疾病，无特异性治疗。确诊后可以综合性治疗，包括充分休息，注意护理和饮食，给予热量丰富、易于消化的食物。缓解临床症状，预防并发症。室内要经常通气换气，保持一定的室温（20℃左右）、湿度（40%~60%）。清除鼻腔分泌物，经常变换体位及拍背以利于痰液排出，保持呼吸道通畅。小婴儿痰多，咳痰无力时可吸痰。发热期宜给予流质或软食，多次适量饮水以使痰液稀化。哺乳期的婴儿应少量多次喂奶，以免导致吐泻等消化不良症状。高热时可以先用物理降温，用冷毛巾湿敷前额和整个头部，每10分钟更换1次，常常可以预防高热惊厥。

■ 治疗药物主要包括止咳祛痰药、退热药，针对病原体的治疗药物等。婴幼儿，特别是痰多时慎用中枢镇咳药。

（四）标准住院日

5~7天。

释义

■ 本病轻症患者可以在门诊治疗，无须住院，但如果出现高热不退等情况，可以考虑住院治疗。治疗后主要观察临床症状的缓解情况，总住院时间不超过7天符合本路径要求。

（五）进入路径标准

1. 第一诊断必须符合 ICD-10：J20.904 急性支气管炎编码。

2. 当患儿同时具有其他疾病诊断，但在住院期间不需要特殊处理也不影响第一诊断的临床路径流程实施时，可以进入路径。

> **释义**
>
> ■ 进入本路径的患儿第一诊断为急性支气管炎，需除外支气管肺炎、心力衰竭、呼吸衰竭、支气管异物、哮喘、中耳炎、喉炎、鼻窦炎等病症。
>
> ■ 入院后常规检查发现有基础疾病，如贫血、营养不良、维生素 D 缺乏性佝偻病等，经系统评估后对急性支气管炎诊断治疗无特殊影响者，可进入路径。但可能增加医疗费用，延长住院时间。

（六）入院后第 1~2 天

1. 必需的检查项目：

（1）血常规、CRP、尿常规、便常规。

（2）心肌酶谱及肝肾功能。

（3）呼吸道病毒、细菌病原学检查。

（4）血支原体、衣原体测定。

（5）必要时检查过敏原、免疫球蛋白、心电图、X 线胸片、血气分析。

2. 必要的告知：入选临床路径，加强拍背等护理，注意观察呼吸系统症状变化。

（七）入院后 3~5 天

1. 根据患者情况可选择的检查项目：

（1）复查血常规、CRP。

（2）血气分析检查。

（3）心电图检查。

（4）必要时复查支原体抗体。

（5）肺功能检查。

（6）X 线胸片。

（7）支气管镜检查。

（8）过敏原检查、免疫球蛋白检测。

2. 必要的告知：在急性支气管炎过程中如出现支气管肺炎、心力衰竭、呼吸衰竭、DIC、中毒性脑病呼吸系统以外脏器损害等临床表现，及时退出急性支气管炎临床路径。

> **释义**
>
> ■ 血常规与 CRP、尿常规、便常规是最基本的三大常规检查，进入路径的患者均需完成；心电图、X 线胸片、经皮血氧饱和度、血气分析、肝肾功能、电解质、腹部超声、可评估有无基础疾病和疾病的严重度，是否影响住院时间、费用及其治疗预后；肺炎支原体、肺炎衣原体、呼吸道病毒、百日咳杆菌等检查可了解病原体，以便针对性治疗。

■ 本病需与其他引起发热、咳嗽的常见病鉴别，如流行性感冒。该病有明确流行病史，多有全身症状如高热、四肢酸痛、头痛等，全身中毒症状明显，而一般的鼻咽部症状如鼻分泌物多、咳嗽等则较轻。可以通过呼吸道病毒的检查等来判断。

(八) 药物选择与使用时间

抗菌药物：按照《抗菌药物临床应用指导原则》（卫医发〔2015〕43号）执行。

释义

■ 本病大多数为病毒感染，应以综合性治疗为主。抗菌药物非但无效，反而会带来药物的不良反应和造成机体的菌群失调。当有细菌或非典型病原体感染的证据时，再针对性选择抗菌药物治疗。

■ 祛痰可选择恶心祛痰药和刺激性祛痰药，如愈创木酚甘油醚（0.025~0.1克/次，口服，每日3次）。黏液溶解剂，如乙酰半胱氨酸（0.1克/次，依据年龄每天2~4次口服）。吸入用乙酰半胱氨酸溶液雾化吸入，3毫升/次，每天1~2次；或糜蛋白酶雾化吸入（根据患儿具体情况掌握剂量）；或黏液调节剂，如氨溴索（每次0.15~0.3mg/kg，每日2次口服）。镇咳可以选择含氢溴酸右美沙芬的药物。

■ 退热药可选择对乙酰氨基酚（>3个月儿童，每次10~15mg/kg口服，每次<600mg，间隔≥4小时，每天≤4次，≤2.4g/d，用药不超过3天）或布洛芬（每次5~10mg/kg口服，每6小时1次，<400mg/d，每天≤4次）。

■ 如有喘息，可雾化吸入沙丁胺醇（0.25~1毫升/次，每日2~3次）或特布他林（2.5~5毫克/次，每日2次）等 β_2 受体激动剂、抗胆碱药物溴化异丙托溴铵（250微克/次，每日2次）和布地奈德混悬液（每次0.5~1毫升/次，每日2次）。如果咳嗽时间长并伴有过敏表现，可以加用孟鲁斯特等白三烯受体调节剂。亦可采用中医药治疗方法，如咳嗽、痰多、喘息可选用小儿肺热咳喘口服液等。

■ 如为流感病毒感染，可用奥司他韦（对甲、乙型流感病毒均有效，在1岁及以上年龄的儿童应根据体重给药：体重不足15kg者，予30mg，每日2次；体重15~23kg者，予45mg，每日2次；体重23~40kg者，予60mg，每日2次；体重>40kg者，予75mg，每日2次。疗程5天）。对于吞咽胶囊有困难的儿童，可选用奥司他韦混悬液。

■ 如有细菌感染，一般先使用 β 内酰胺类抗菌药物，亦可根据药敏试验结果选择抗菌药物，如拉氧头孢。如有肺炎支原体或肺炎衣原体或百日咳杆菌感染等感染，可使用大环内酯类抗菌药物，如红霉素，20~30mg/（kg·d），总疗程10~14天（需要出院后继续治疗）。

(九) 出院标准

1. 咳嗽明显减轻。
2. 连续3天腋温<37.5℃。
3. 肺体征改善。

释义

　　■ 患儿出院前应完成所有异常的检查项目的复查，观察临床症状是否减轻或消失，有无明显药物相关不良反应。

（十）变异及原因分析

1. 体温不退和（或）呼吸系统症状没有明显缓解，需要鉴别诊断除外支气管异物、肺炎、哮喘、先天气道畸形、免疫缺陷等。也需要注意鉴别合并鼻窦炎、鼻炎的支气管炎。
2. 病情进行性加重，出现其他系统病变，需要加用相应治疗方案。
3. 由于上述原因导致治疗费用增加和住院时间延长。

释义

　　■ 经治疗如患儿症状缓解不明显，发现其他严重基础疾病，需调整药物治疗或继续其他基础疾病的治疗，则中止本路径；肺炎支原体等感染的急性支气管炎，治疗疗程长、治疗费用高者，需退出本路径；出现支气管肺炎、心力衰竭、呼吸衰竭、支气管异物、哮喘、中耳炎、喉炎、鼻窦炎等并发症时，需中途退出路径转入相应路径。

　　■ 认可的变异原因主要是指患儿入选路径后，在检查及治疗过程中发现患儿合并存在事前未预知的、对本路径治疗可能产生影响的情况，需要中止执行路径或延长治疗时间、增加治疗费用。医师需在表单中明确说明。

　　■ 因患儿方面的主观原因导致执行路径出现变异，医师需在表单中说明。

四、急性支气管炎给药方案

【用药选择】

1. 咳嗽、咳痰者可以选择镇咳祛痰药，如氨溴索、愈创木酚甘油醚、乙酰半胱氨酸、糜蛋白酶。发热者可口服退热药，如对乙酰氨基酚或布洛芬等治疗。
2. 喘息者可选用沙丁胺醇或特布他林等 β_2 受体激动剂、抗胆碱药物溴化异丙托溴铵和布地奈德混悬液等药物雾化吸入治疗。
3. 咳嗽咳嗽时间长并伴有过敏表现者，可以加用孟鲁斯特等白三烯受体调节剂。
4. 抗感染治疗：当有流感病毒感染，可用奥司他韦。当有细菌等病原体感染时，可用相应抗菌药物治疗。
5. 中医治疗：结合临床辨证施治，如风热咳嗽可选用小儿肺热咳喘口服液等。

【药学提示】

1. 患儿尽量避免使用氨基糖苷类抗菌药物。<6 个月的患儿慎用阿奇霉素。喹诺酮类药物避免用于 18 岁以下的未成年人。
2. 大环内酯类抗菌药物静脉给药与甲泼尼龙、茶碱、卡马西平、华法林等药物有相互作用。
3. 金刚烷胺和金刚乙胺对甲型流感病毒常具有耐药性，对乙型流感病毒无效，不推荐使用。
4. 退热药不要多种同时使用或自行加量，否则会使患儿出汗过多，导致虚脱、低体温、甚至休克。

【注意事项】

1. 中枢性镇咳药及抗组胺药异丙嗪等原则上不用，因其在缓解咳嗽症状的同时，也可使支气管分泌物变黏稠，不易排出，造成气道阻塞，加重病情，甚至发生窒息，尤其在 2 岁以下的婴幼儿。

2. 对于肺炎支原体或肺炎衣原体感染，大环内酯类抗菌药治疗要足疗程，以免治疗不彻底。必要时进行血浓度监测。

3. 近年来，干扰素用于雾化吸入治疗，在临床有一定的效果，但尚待继续深入研究。

五、推荐表单

(一) 医师表单

急性支气管炎临床路径医师表单

适用对象：第一诊断为急性支气管炎（ICD-10：J20）

患儿姓名：	性别： 年龄： 门诊号：	住院号：
住院日期： 年 月 日	出院日期： 年 月 日	标准住院日：5~7 天

时间	住院第 1 天	住院第 2 天	住院第 3 天
主要诊疗工作	□ 询问病史及体格检查 □ 完成病历书写 □ 完善各项检查 □ 上级医师查房，初步确定诊断 □ 初步病情评估，病情交代	□ 观察患儿病情（咳嗽痰液体温、肺部体征等情况）并记录 □ 完成各项化验检查并分析记录 □ 上级医师查房 □ 根据化验结果及治疗反应再次评估病情 □ 根据病情变化给予进一步处理（如营养心肌、保护肝脏等）	□ 观察患儿病情（咳嗽、痰液、体温、肺部体征等情况）并记录 □ 必要时复查有关化验检查并分析记录 □ 向上级医师汇报重要实验室检查结果 □ 根据化验结果及治疗反应再次评估病情 □ 根据病情变化给予进一步处理
重要医嘱	**长期医嘱：** □ 儿内科三级护理 □ 饮食 □ 抗菌药（必要时） □ 镇咳祛痰药 □ 雾化吸入 □ 其他治疗 **临时医嘱：** □ 吸痰（必要时） □ 血尿便常规 CRP □ 血肺炎支原体、肺炎衣原体测定（必要时） □ 呼吸道病毒、细菌病原检查（必要时） □ 心肌酶谱及肝肾功能 □ 过敏原检查、免疫球蛋白检测、心电图、经皮血氧饱和度（必要时）	**长期医嘱：** □ 同前 □ 保护肝脏或心脏（必要时） □ 其他治疗 **临时医嘱：** □ 吸痰（必要时） □ 经皮血氧饱和度或血气分析（必要时） □ X 线胸片（酌情检查） □ 肺功能（酌情） □ 其他检查	**长期医嘱：** □ 同前 □ 保护肝脏或心脏（必要时） □ 其他治疗 **临时医嘱：** □ 吸痰（必要时） □ 经皮血氧饱和度或血气分析（必要时） □ X 线胸片（酌情检查） □ 肺功能（酌情复查） □ 其他检查
病情变异记录	□ 无 □ 有，原因： 1. 2.	□ 无 □ 有，原因： 1. 2.	□ 无 □ 有，原因： 1. 2.
医师签名			

时间	住院第 4 天	住院第 5~7 天
主要诊疗工作	□ 观察患儿病情（体温波动、肺部体征） □ 完成病程记录，进行体格检查，详细记录医嘱变动情况（原因和更改内容） □ 向上级医师汇报病情及检查结果	□ 上级医师查房，确定出院 □ 完成出院小结 □ 出院宣教：向患儿及其家属交代出院后注意事项，如来院复诊时间、预防交叉感染等
重要医嘱	长期医嘱： □ 同前 临时医嘱： □ 血尿便常规 CRP（必要时复查） □ 支气管镜（必要时） □ 其他	出院医嘱： □ 出院医嘱 □ 出院带药
病情变异记录	□ 无　□ 有，原因： 1. 2.	□ 无　□ 有，原因： 1. 2.
医师签名		

（二）护士表单

急性支气管炎临床路径护士表单

适用对象：第一诊断为急性支气管炎（ICD-10：J20）

患儿姓名：	性别：	年龄：	门诊号：	住院号：

住院日期：　　年　月　日	出院日期：　　年　月　日	标准住院日：5~7 天

时间	住院第 1 天	住院第 2 天	住院第 3 天
健康宣教	□ 入院宣教 □ 介绍主管医师、护士 □ 介绍环境、设施 □ 介绍住院注意事项 □ 介绍探视和陪伴制度 □ 指导正确留取痰标本 □ 主管护士与患儿家属沟通，了解并指导心理应对	□ 宣教疾病知识、用药知识 □ 宣教拍背及清理鼻腔的注意事项 □ 告知检查和治疗时的注意事项	□ 同前 □ 指导服药方法 □ 饮食、休息等事项的指导
护理处置	□ 核对患者，佩戴腕带 □ 建立入院护理病历 □ 协助患者留取各种标本 □ 测量体重	□ 随时观察患儿的病情变 □ 正确执行医嘱 □ 协助医师完成各项检查化验	□ 同前
基础护理	□ 儿科三级护理 □ 患儿安全管理	□ 同前	□ 同前
专科护理	□ 护理查体 □ 咳嗽、呼吸频率等病情观察 □ 酌情吸痰并观察痰液性状 □ 监测经皮血氧饱和度 □ 需要时填写跌倒及压疮防范表 □ 心理护理	□ 咳嗽、呼吸频率等病情观察 □ 遵医嘱完成相关检查 □ 酌情吸痰并观察痰液性状 □ 监测经皮血氧饱和度 □ 提供并发症征象的依据	□ 病情观察：评估患儿生命体征，特别是呼吸频率及血氧饱和度 □ 核对患儿出院带药 □ 患儿出院前检查物品，避免遗漏
重点医嘱	□ 详见医嘱执行单	□ 详见医嘱执行单	□ 详见医嘱执行单
病情变异记录	□ 无　□ 有，原因： 1. 2.	□ 无　□ 有，原因： 1. 2.	□ 无　□ 有，原因： 1. 2.
护士签名			

时间	住院第 4 天	住院第 5~7 天
健康宣教	□ 同前	□ 出院宣教 □ 复查时间 □ 指导服药方法 □ 饮食、休息等事项的指导
护理处置	□ 同前	□ 办理出院手续 □ 书写出院小结
基础护理	□ 同前	□ 同前
专科护理	□ 同前	□ 病情观察：评估患儿生命体征，特别是呼吸频率及血氧饱和度 □ 心理护理
重点医嘱	□ 详见医嘱执行单	□ 详见医嘱执行单
病情变异记录	□ 无 □ 有，原因： 1. 2.	□ 无 □ 有，原因： 1. 2.
护士签名		

（三）患者表单

急性支气管炎临床路径患者表单

适用对象：第一诊断为急性支气管炎（ICD-10：J20）

患儿姓名：	性别：	年龄：	门诊号：	住院号：
住院日期： 年 月 日	出院日期： 年 月 日			标准住院日：5~7 天

时间	住院第 1 天	住院第 2 天	住院第 3 天
医患配合	□ 配合询问病史、收集资料，请务必详细告知既往史、用药史、过敏史 □ 配合进行体格检查 □ 配合完善相关检查化验，如采血、吸痰、心电图、X 线胸片等 □ 有任何不适请告知医师	□ 医师向患儿及家属介绍病情，如有异常检查结果需要进一步检查 □ 配合用药和治疗 □ 配合医师调整用药 □ 有任何不适请告知医师	□ 同前
护患配合	□ 配合测量体温、脉搏、呼吸、血压、体重、经皮血氧饱和度 □ 配合完成入院护理评估单（简单询问病史、过敏史、用药史） □ 接受输液等治疗、检查化验，正确留取标本，配合检查 □ 接受入院宣教（环境介绍、病室规定、订餐制度、贵重物品保管等） □ 有任何不适请告知护士	□ 配合测量体温、脉搏、呼吸，回答每天排便情况 □ 接受输液、服药等治疗 □ 注意活动安全、避免坠床或跌倒 □ 配合执行探视及陪伴制度 □ 接受疾病及用药等相关知识的指导宣教 □ 有任何不适请告知护士	□ 同前
饮食	□ 遵医嘱饮食	□ 遵医嘱饮食	□ 遵医嘱饮食
排泄	□ 正常排尿便	□ 正常排尿便	□ 正常排尿便
活动	□ 适量活动	□ 适量活动	□ 适量活动

时间	住院第 4 天	住院第 5~7 天
医患配合	□ 同前	□ 接受出院前指导 □ 知道复查程序 □ 获取出院诊断书
护患配合	□ 同前	□ 接受出院宣教 □ 办理出院手续 □ 获取出院带药 □ 知道服药方法、作用、注意事项 □ 知道病历复印程序
饮食	□ 遵医嘱饮食	□ 遵医嘱饮食
排泄	□ 正常排尿便	□ 正常排尿便
活动	□ 适量活动	□ 适量活动

附：原表单（2016 年版）

急性支气管炎临床路径表单

适用对象：第一诊断为急性支气管炎（ICD-10：J20.904）

患者姓名：	性别：　　年龄：　　门诊号：	住院号：
住院日期：　　年　月　日	出院日期：　　年　月　日	标准住院日：5~7 天

时间	住院第 1 天	住院第 2 天	住院第 3 天
主要诊疗工作	□ 询问病史及体格检查 □ 完成病历书写 □ 完善各项检查 □ 上级医师查房，初步确定诊断 □ 初步病情评估，病情交代	□ 完成各项入院检查 □ 上级医师查房 □ 根据化验结果及治疗反应再次评估病情 □ 根据病情变化给予进一步处理（营养心肌、保护肝脏等）	□ 收集并追问各类实验室检查报告，向上级医师汇报重要实验室检查结果 □ 分析并记录各项实验室检查结果 □ 上级医师查房
重要医嘱	长期医嘱： □ 儿内科护理常规 □ 饮食 □ 吸痰 □ 吸氧 □ 抗菌药 □ 祛痰镇咳剂 □ 压缩雾化吸入 □ 其他治疗 临时医嘱： □ 血尿便常规、CRP □ 血支原体、衣原体测定 □ 呼吸道病毒、细菌病原检查 □ 心肌酶谱及肝肾功能 □ 必要时过敏原检查、免疫球蛋白检测、心电图、血气分析	长期医嘱： □ 儿内科护理常规 □ 饮食 □ 吸痰 □ 吸氧 □ 抗菌药 □ 祛痰镇咳剂 □ 压缩雾化吸入 □ 保护肝脏或心脏（必要时） □ 其他治疗 临时医嘱： □ 血气分析（必要时） □ X 线胸片（酌情） □ 肺功能（酌情） □ 其他检查	长期医嘱： □ 同前 临时医嘱： □ 对症处理
主要护理工作	□ 入院护理评估 □ 入院宣教 □ 叮嘱患儿卧床休息，定时测量体温	□ 观察体温波动 □ 观察咳嗽程度 □ 保持呼吸道畅通，及时清除呼吸道分泌物 □ 协助患儿排痰	□ 观察体温波动 □ 保持皮肤清洁、口腔清洁 □ 观察咳嗽程度 □ 保持呼吸道畅通，及时清除呼吸道分泌物 □ 鼓励患儿少食多餐，多饮水，保证液体摄入量
病情变异记录	□ 无　□ 有，原因： 1. 2.	□ 无　□ 有，原因： 1. 2.	□ 无　□ 有，原因： 1. 2.
护士签名			
医师签名			

时间	住院第 4 天	住院第 5~7 天
主要诊疗工作	□ 观察患儿病情（体温波动、肺部体征） □ 完成病程记录，进行体格检查，详细记录医嘱变动情况（原因和更改内容） □ 上级医师查房	□ 完成病程记录，进行体格检查 □ 上级医师查房，同意其出院 □ 完成出院小结 □ 出院宣教：向患儿及其家属交代出院后注意事项，如来院复诊时间、预防交叉感染等
重要医嘱	**长期医嘱：** □ 同前 **临时医嘱：** □ 复查血清支原体抗体（必要时） □ 支气管镜（必要时） □ 其他	**出院医嘱：** □ 出院带药
主要护理工作	□ 观察体温波动 □ 观察药物不良反应（皮疹、胃肠道反应） □ 观察咳嗽程度	□ 详细告知各注意事项（勤洗手、减少公众地带活动，如咳嗽加剧等及时就诊） □ 告知药物使用方法 □ 出院宣教
病情变异记录	□ 无　□ 有，原因： 1. 2.	□ 无　□ 有，原因： 1. 2.
护士签名		
医师签名		

纳入标准：第一诊断必须符合 ICD-10：J20.904 急性支气管炎编码。

排除标准：

1. 体温不退和（或）呼吸系统症状没有明显缓解，需要鉴别诊断除外支气管异物、肺炎、哮喘、先天气道畸形、免疫缺陷等。也需要鉴别合并的鼻窦炎、鼻炎的处理。

2. 病情进行性加重，出现其他系统病变，需要加用相应治疗方案。

3. 由于上述原因导致治疗费用增加和住院时间延长。

患者版临床路径告知单
急性支气管炎患者版临床路径告知单

时间	住院第 1 天	住院第 2 天	住院第 3 天
医师的工作	□ 询问病史及格格检查 □ 完成病历书写 □ 开立各项检查 □ 上级医师查房 □ 初步病情评估，病情交代	□ 上级医师查房 □ 分析各项实验室检查结果 □ 详细记录实验室检查结果 □ 根据病情变化给予进一步处理（营养心肌、保护肝脏等）	□ 收集并追问各类实验室检查报告，向上级医师汇报重要实验室检查结果 □ 上级医师查房
护士的工作	□ 入院介绍：病房环境，设施，医院规章制度，治疗查房时间，病房护士长、主治医师，主管/责任护士 □ 患者准备：更换病号服，佩戴腕带 □ 入院护理评估 □ 巡视病房，观察病情变化（体温、咳嗽、喘息情况） □ 做好安全护理，避免坠床等不良事件发生 □ 健康宣教：疾病和药物相关知识	□ 根据医嘱按时给药 □ 巡视病房，观察病情变化（体温、咳嗽、喘息情况） □ 保持呼吸道畅通，及时清除呼吸道分泌物 □ 协助患儿排痰 □ 做好安全护理，避免坠床等不良事件发生 □ 健康教育：针对具体情况作个体化指导	□ 根据医嘱按时给药 □ 巡视病房，观察病情变化（体温、咳嗽、喘息情况） □ 保持皮肤清洁、口腔清洁 □ 鼓励患儿少食多餐，多饮水，保证液体摄入量 □ 做好安全护理，避免坠床等不良事件发生
患者及家属的工作	□ 接受病史询问和体格检查，提供既往的病历资料 □ 实行一人陪床 □ 配合护士为患儿进行口服或静脉给药 □ 配合护士接受各项所需检查和化验 □ 看护好患儿，避免坠床等不良事件的发生 □ 给患儿多饮水，配合护士进行物理降温 □ 接受健康宣教	□ 实行一人陪床 □ 配合护士接受各项所需检查和化验 □ 配合护士为患儿进行口服或静脉给药 □ 给患儿多饮水，配合护士进行物理降温 □ 看护好患儿，避免坠床等不良事件的发生 □ 接受健康宣教	□ 实行一人陪床 □ 看护好患儿，避免坠床等不良事件的发生 □ 给患儿多饮水，配合护士进行物理降温 □ 配合护士为患儿进行口服或静脉给药 □ 接受健康宣教

时间	住院第 4 天	住院第 5~7 天 （出院日）
医师的工作	□ 观察患儿病情（体温波动、肺部体征） □ 完成病程记录，详细记录医嘱变动情况（原因和更改内容） □ 上级医师查房	□ 进行体格检查 □ 完成出院小结 □ 向患儿及其家属交代出院后注意事项，如来院复诊时间、预防交叉感染等
护士的工作	□ 根据医嘱按时给药 □ 巡视病房，观察病情变化（体温、咳嗽、喘息情况） □ 保持呼吸道畅通，及时清除呼吸道分泌物 □ 协助患儿排痰 □ 观察药物作用和不良反应（皮疹或胃肠道反应） □ 做好安全护理，避免坠床等不良事件发生 □ 健康教育：针对具体情况作个体化指导	□ 出院宣教和出院带药使用指导 □ 结账后与护士核对患儿的出院带药 □ 接患儿出院，检查物品，避免遗漏
患者及家属的工作	□ 实行一人陪床 □ 看护好患儿，避免坠床等不良事件的发生 □ 给患儿多饮水，配合护士进行物理降温 □ 配合护士为患儿进行口服或静脉给药 □ 接受健康宣教	□ 配合医护尽早做好出院准备 □ 结账后与护士核对患儿的出院带药 □ 接患儿出院，检查物品，避免遗漏

第四节　毛细支气管炎临床路径释义

一、毛细支气管炎编码

1. 原编码：

疾病名称及编码：毛细支气管炎（ICD-10：J21，J21.851，J21.501 和 J21.902）

2. 修改编码：

疾病名称及编码：急性毛细支气管炎（ICD-10：J21）

二、临床路径检索方法

J21 且住院科别为儿科

三、毛细支气管炎临床路径标准住院流程

（一）适用对象

第一诊断为毛细支气管炎（ICD-10：J21）。

> **释义**
>
> ■ 本临床路径适用对象是第一诊断为毛细支气管炎的患儿。ICD-10 编码为 J21.851、J21.501 和 J21.902。
>
> ■ 本临床路径中的毛细支气管炎是指急性感染性毛细支气管炎。
>
> ■ 其他原因所致毛细支气管炎，如闭塞性细支气管炎、弥漫性泛细支气管炎不包括在内。

（二）诊断依据

根据《诸福棠实用儿科学》（第 8 版）（人民卫生出版社）及中华医学会儿科学分会呼吸学组：毛细支气管炎诊断、治疗与预防专家共识（2014 年版）。

本病诊断要点：多见于 2 岁以内婴幼儿，尤其以 6 个月左右婴儿最为多见。多数先有上呼吸道感染症状，1~2 天后病情迅速进展，出现阵发性咳嗽，3~4 天出现喘息、呼吸困难、喘憋，重者出现发绀，5~7 天达到疾病高峰。<3 个月的小婴儿可出现呼吸暂停。一般无全身症状。体检双肺闻及喘鸣音及细湿啰音。

外周血象：外周血白细胞多偏低或正常，合并细菌感染时多增高。

X 线胸片：提示明显肺气肿及小片状阴影。小部分病例出现肺不张。

呼吸道病原学检测：本病可由不同病原所致，呼吸道合胞病毒（RSV）最常见，其次为副流感病毒、腺病毒等。

血气分析：显示 PaO_2 不同程度下降，$PaCO_2$ 正常或增高，pH 值与疾病严重性相关，病情较重的患儿可有代谢性酸中毒，可发生 I 型或 II 型呼吸衰竭。

> **释义**
>
> ■ 上述诊断主要靠临床表现，典型的病史、临床发展过程对于诊断非常重要。

■疾病严重程度：急性毛细支气管炎的病情评估有助于判断疾病可能的发展趋势。出现喂养困难或有脱水表现、呼吸急促、鼻翼扇动、呼吸困难、低氧血症（吸入空气情况下氧饱和度<92%）、高碳酸血症或X线提示有明显的肺不张或实变时，提示病情严重。发生严重毛细支气管炎的危险因素为：早产（孕周<37周）、低出生体重、年龄<12周龄、有慢性肺疾病、囊性纤维化、先天性气道畸形、咽喉功能不协调、左向右分流型先天性心脏病、神经肌肉疾病、免疫功能缺陷、唐氏综合征等患儿。需要入住ICU的患儿不适合进入本临床路径。

■毛细支气管炎患儿呼吸急促，心率增快，经呼吸道不显性失水较多，且患儿由于喘憋重，吃奶差，常会有脱水的情况，脱水时尿量减少，喘憋严重时会有肺气肿，肝上界下移，这种情况需要与心力衰竭鉴别。

■病原学诊断：本病最常见的病原体为呼吸道合胞病毒，其他病毒还有人类偏肺病毒、流感病毒、副流感病毒及腺病毒等，除病毒外肺炎支原体、肺炎衣原体感染也可引起毛细支气管炎。

■合并发热、血白细胞增高的患儿需注意合并细菌感染的可能。

■对于重症病例或有重症毛细支气管炎危险因素的患儿进行血氧饱和度监测。

（三）治疗方案的选择

根据《诸福棠实用儿科学》（第8版）（人民卫生出版社）及中华医学会儿科学分会呼吸学组：毛细支气管炎诊断、治疗与预防专家共识（2014年版）。

1. 吸氧。

2. 加强呼吸道护理：增加室内空气湿度，合理应用雾化吸入，雾化后及时予以拍背、吸痰，以保持呼吸道通畅。

3. 喘憋的治疗：喘憋较重者，根据病情吸入支气管扩张药物（短效 β_2 受体激动剂或联合应用抗胆碱能药物）和雾化吸入糖皮质激素。如喘憋仍无缓解者可短期口服或静脉使用糖皮质激素试验性治疗。

4. 抗感染治疗：合并细菌感染时，可用相应抗菌药（遵循儿科用药的方法）。

5. 对症治疗：脱水的治疗可给予口服或静脉补液，如有代谢性酸中毒，可予碳酸氢钠补碱。心力衰竭、呼吸衰竭按相应危重症治疗，必要时行气管插管进行机械通气。

释义

■毛细支气管炎的治疗主要是对症支持治疗。保持气道通畅（体位引流、吸痰等），并给予足够的液体。

■氧疗和液体疗法是急性毛细支气管炎明确有效的治疗手段。对于既往健康的患儿，动脉血氧饱和度持续低于92%时，要给予鼻导管或面罩吸氧。发热、呼吸增快可增加不显性失水，加上摄入量不足，重症患儿可出现一定程度的脱水表现。脱水易导致呼吸道分泌物排出困难，因此，需要及时纠正脱水状态，但也要避免过量过快补液。补液量需适量，输液速度要均匀。

■喘憋较重者，根据情况应用支气管舒张剂，如短效 β_2 受体激动剂硫酸沙丁胺醇、硫酸特布他林等雾化吸入。若临床有效，可继续吸入此类药物。

　　■全身性糖皮质激素并不常规用于毛细支气管炎，但对于临床症状重、喘憋明显、特应性体质的患儿，使用糖皮质激素可能有助于调节过强的炎症反应，减轻气道黏膜炎性水肿，减轻炎症对组织的破坏。

　　■烦躁患儿镇静时需注意保证呼吸道通畅，以免镇静后咳嗽反射减弱，分泌物阻塞气道。

　　■抗感染治疗：有合并细菌感染的直接或间接证据或非典型病原感染时可以使用抗菌药治疗，常用头孢类、大环内酯类等抗菌药。

　　■毛细支气管炎最常见病原是呼吸道合胞病毒，如有条件可以使用 INFα-1b 注射液进行抗病毒治疗，可雾化吸入或肌内注射。利巴韦林并不常规用于毛细支气管炎，但对于重症患儿，或存在免疫抑制和（或）严重血流动力学异常的心肺疾病等高危因素的患儿，可考虑应用。

（四）标准住院日

5~7 天。

> **释义**
>
> 　　■毛细支气管炎病程一般为 5~15 日。在咳喘发生后 2~3 日以内病情常较为严重，经过对症支持治疗后大多迅速恢复，并在数日内痊愈。
>
> 　　■标准住院日是相对的，若无其他明显应退出本路径的变异，仅在住院时间上有小的出入，并不影响纳入路径。

（五）进入路径标准

1. 第一诊断必须符合 ICD-10：J21 毛细支气管炎疾病编码。
2. 当患儿同时具有其他疾病诊断，但在住院期间不需要特殊处理，也不影响第一诊断的临床路径流程实施时，可以进入路径。
3. 以下情况容易发展为重症毛细支气管炎，因此不建议进入毛细支气管炎临床路径：
（1）年龄<3 个月。
（2）胎龄<34 周的早产儿。
（3）伴有基础疾病：如先天性心脏病、支气管肺发育不良、先天免疫功能缺陷、先天气道畸形、唐氏综合征等患儿。

> **释义**
>
> 　　■进入临床路径患儿需符合毛细支气管炎诊断标准，即 ICD-10 编码为 J21.851、J21.501 和 J21.902。
>
> 　　■患儿同时具有其他疾病影响第一诊断的临床路径流程实施时不适合进入本临床路径。
>
> 　　■重症毛细支气管炎或需要入住 ICU 的患儿不适合进入本临床路径。

(六) 入院后第1~2天

1. 必需的检查项目：

(1) 血常规、CRP、尿常规、便常规。

(2) 心肌酶谱及肝肾功。

(3) 呼吸道病毒检测。

(4) 呼吸道细菌培养及药敏。

(5) 血支原体、衣原体检测。

(6) X线胸片检查。

(7) 心电图。

(8) 血气分析检测。

2. 必要的告知：入选临床路径、加强拍背等护理、注意观察肺部症状变化。

> **释义**
>
> ■ 血常规、尿常规、便常规可用于患儿一般状况的评估，C反应蛋白（CRP）用于评价患儿体内炎症反应严重程度，协助判断是否存在细菌感染。胸部X线检查用于评估肺内病变严重程度及判断是否存在其他并发症等情况。呼吸道病毒抗原检测、呼吸道细菌培养及药敏检查，血支原体、衣原体测定能够协助明确感染病原体。血气分析可以明确是否合并呼吸衰竭、低氧血症等情况。心电图、心肌酶谱及肝肾功能检查主要是评估有无其他系统受累、有无并发症及合并症、有无其他基础病，因这些情况可能会影响到住院时间、费用及治疗预后。
>
> ■ 部分检查可以在门诊完成。
>
> ■ 根据情况，病原学检查的标本来源不限于痰液，可包括鼻咽部分泌物、血液、胸腔积液等，可进行涂片、培养、药物敏感试验，也包括血清抗体检测。如果标本是痰液，要注意其取自下呼吸道。
>
> ■ 根据病情部分检查可以不进行。
>
> ■ 如果进行了胸部CT检查可以不进行胸部正侧位X线检查。

(七) 入院后第3~5天

1. 根据患者病情可选择的检查项目：

(1) 血气分析检测。

(2) 肺功能测定。

(3) 心电图复查。

(4) 血清过敏原检查。

(5) 超声心动图。

(6) 复查血支原体、衣原体。

(7) 支气管镜检查。

2. 必要的告知：如出现心力衰竭、呼吸衰竭等并发症时应当及时退出毛细支气管炎临床路径。

> **释义**
> 　　■ 观察患儿对治疗的反应很重要，如果常规治疗效果欠佳，则需进一步完善检查，具体由主管医师决定。
> 　　■ 复查血气分析可对病情进行再次评价和判断。监测患儿临床症状、体征，评估治疗疗效。当效果欠佳时需复查呼吸道病原学再次查找病原体。心电图、超声心动图检查用以评估心脏系统的并发症及有无心脏基础疾病。毛细支气管炎患儿多数近期预后良好，无须行支气管镜检查，若喘憋时间过长或怀疑存在先天气道发育异常可选择行支气管镜检查。有特应性体质的患儿可选择行血清过敏原检查。

（八）出院标准

1. 喘息消失，咳嗽明显减轻。
2. 连续 3 天腋温<37.5℃。
3. 肺部体征明显改善。

> **释义**
> 　　■ 患儿病情允许进行家庭治疗。
> 　　■ 出院标准以患儿临床症状、体征等为评判标准。患儿出院时应咳喘好转，不需要吸氧、吸痰、补液等，肺部体征明显改善，呼吸平稳，提示病情处于恢复期。

（九）变异及原因分析

毛细支气管炎患儿住院经综合治疗 7 天，仍有反复咳、喘发作，迁延难愈，应当及时退出毛细支气管炎临床路径，寻找病因。

> **释义**
> 　　■ 由于某种原因，路径指示应当于某一天的操作不能如期进行而要延至第二天，这种改变不会使最终结果产生重大改变，也不会增加更多的住院时间和住院费用，可不退出路径。
> 　　■ 患儿病情反复、病情进一步加重或存在难以控制的其他疾病，需进一步诊断治疗，导致住院时间长，住院费用增加。可以中止路径，医师应在表单中说明。
> 　　■ 由于存在医疗、护理、患儿、环境等多方面事先不能预知的对本路径可能产生影响的情况，需要终止执行路径或延长治疗时间、增加治疗费用时，医师应在表单中说明。
> 　　■ 为便于总结和在工作中不断完善和修订临床路径，应将变异原因进行总结、归纳，以供再次修订临床路径时参考。

四、毛细支气管炎给药方案

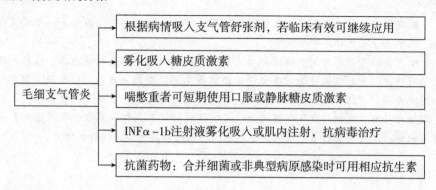

毛细支气管炎
- 根据病情吸入支气管舒张剂，若临床有效可继续应用
- 雾化吸入糖皮质激素
- 喘憋重者可短期使用口服或静脉糖皮质激素
- INFα-1b注射液雾化吸入或肌内注射，抗病毒治疗
- 抗菌药物：合并细菌或非典型病原感染时可用相应抗生素

【用药选择】

1. 喘憋较重者，根据病情吸入支气管舒张剂（如沙丁胺醇、特布他林、溴化异丙托品等）和糖皮质激素。如果临床有效，可继续吸入此类药物。

2. 喘憋严重者可短期试用口服或静脉使用糖皮质激素，如果有效，可以继续使用。

3. 抗感染治疗：抗病毒药物可选用重组人干扰素 α-1b 雾化吸入或肌内注射；合并细菌或支原体、衣原体感染时，可用相应抗菌药，包括头孢类或大环内酯类抗菌药，如红霉素、阿奇霉素。

【药学提示】

1. β 受体激动剂可能会引起低钾血症，在与黄嘌呤衍生物、糖皮质激素、利尿药合用的情况下可能增加低钾血症的发生。因此，在这种情况下需监测血钾浓度。

2. 吸入型糖皮质激素应避免与酮康唑、伊曲康唑或其他 CYP34 抑制剂一起用。用药后应注意用水漱口，如果使用面罩吸入，应注意洗脸。

3. 大环内酯类药物与甲泼尼龙、茶碱、卡马西平、华法林等药物有相互作用。

4. 下列情况应禁用 INFα-1b：已知对干扰素制品过敏者、有严重心血管病史者和癫痫。

【注意事项】

1. INFα-1b 在 2 月龄以下婴儿的临床应用尚少，需进一步进行疗效和安全性的观察。

2. 年龄<6 个月的儿童慎用阿奇霉素。

五、推荐表单

(一) 医师表单

毛细支气管炎临床路径医师表单

适用对象：第一诊断为毛细支气管炎（ICD-10：J21）

患者姓名：		性别： 年龄： 门诊号：		住院号：
住院日期： 年 月 日		出院日期： 年 月 日		标准住院日：5~7 天

时间	住院第 1 天	住院第 2 天	住院第 3 天
主要诊疗工作	□ 询问病史及体格检查 □ 上级医师查房 □ 开化验单 □ 上级医师查房，初步确定诊断 □ 初步评估病情，有可能出现并发症向患者家属告知病情	□ 上级医师查房 □ 完成入院检查 □ 完成上级医师查房记录等病历书写 □ 根据病情变化给予进一步处理（营养心肌、保护肝脏等）	□ 收集并追问各类实验室检查报告，向上级医师汇报重要实验室检查结果 □ 上级医师查房 □ 完成上级医师查房记录等病历书写 □ 结合化验结果及入院后治疗反应进一步评估病情
重要医嘱	**长期医嘱：** □ 儿内科一级护理常规 □ 饮食 □ 抗病毒药物 □ 镇咳平喘药物 □ 吸氧 □ 吸痰 □ 压缩雾化吸入 □ 其他治疗 **临时医嘱：** □ 血、尿、便常规 □ X 线胸片 □ 血气分析 □ 心肌酶谱及肝肾功能 □ 呼吸道病毒检测、呼吸道细菌培养和药敏试验 □ 血支原体、衣原体检测 □ 其他检查	**长期医嘱：** □ 儿内科一级护理常规 □ 饮食 □ 抗病毒药物 □ 镇咳平喘药物 □ 吸氧 □ 吸痰 □ 压缩雾化吸入 □ 其他治疗 **临时医嘱：** □ 酌情肺功能检查 □ 复查血气分析（必要时） □ 其他检查	**长期医嘱：** □ 儿内科一级护理常规 □ 饮食 □ 抗病毒药物 □ 抗菌药（必要时） □ 镇咳平喘药物 □ 吸氧 □ 吸痰 □ 压缩雾化吸入 □ 其他治疗 **临时医嘱：** □ X 线胸片（必要时） □ 血清过敏原检查（必要时） □ 心电图（必要时） □ 其他检查
病情变异记录	□ 无 □ 有，原因： 1. 2.	□ 无 □ 有，原因： 1. 2.	□ 无 □ 有，原因： 1. 2.
医师签名			

时间	住院第 4 天	住院第 5~7 天 （出院日）
主要 诊疗 工作	□ 观察患儿病情（体温波动、肺部体征） □ 分析各项实验室检查结果 □ 详细记录实验室检查结果 □ 根据病情变化给予进一步处理（营养心肌、保护肝脏等）	□ 进行体格检查 □ 上级医师查房，同意其出院 □ 完成出院小结 □ 向患儿及家属交代出院后注意事项，如来院复诊时间、预防交叉感染等
重 要 医 嘱	长期医嘱： □ 儿内科护理常规 □ 饮食 □ 抗病毒药物 □ 镇咳平喘药物 □ 吸氧 □ 压缩雾化吸入 □ 其他治疗 临时医嘱： □ 复查血、尿、便常规（必要时） □ 复查心电图（必要时） □ 其他检查	出院医嘱： □ 出院带药
病情 变异 记录	□ 无　□ 有，原因： 1. 2.	□ 无　□ 有，原因： 1. 2.
医师 签名		

（二）护士表单

毛细支气管炎临床路径护士表单

适用对象：第一诊断为毛细支气管炎（ICD-10：J21）

患者姓名：		性别：　　年龄：　　门诊号：	住院号：
住院日期：　　年　月　日		出院日期：　　年　月　日	标准住院日：5~7 天

时间	住院第 1 天	住院第 2~4 天	住院第 5~7 天
健康宣教	□ 介绍主管医师、护士 □ 介绍环境、设施 □ 介绍住院注意事项 □ 指导患儿家属正确留取痰培养标本 □ 主管护士与患儿家长沟通，了解并指导心理应对	□ 宣教疾病知识、用药知识及特殊检查操作过程 □ 告知检查及操作前后饮食、活动，探视注意事项及应对方式	□ 嘱患者定时复查 □ 告知患者出院携带药品的服用方法 □ 饮食、休息等注意事项指导 □ 指导患者减少感染
护理处置	□ 核对患者、佩戴腕带 □ 建立入院护理病历 □ 卫生处置：剪指甲、沐浴、更换病号服	□ 随时观察患儿病情变化 □ 遵医嘱正确使用抗菌药 □ 协助医师完成各项检查化验	□ 办理出院手续 □ 书写出院小结
基础护理	□ 儿科一级护理常规 □ 患儿安全管理	□ 儿科一级护理常规 □ 患儿安全管理	□ 儿科一级护理常规 □ 患儿安全管理
专科护理	□ 护理查体 □ 呼吸频率、血氧饱和度监测 □ 需要时填写跌倒及压疮防范表 □ 需要时请家属陪伴 □ 心理护理	□ 呼吸频率、血氧饱和度监测 □ 遵医嘱完成相关检查 □ 必要时吸氧 □ 遵医嘱正确给药 □ 酌情吸痰并观察痰液性状 □ 提供并发症征象的依据	□ 病情观察：评估患儿生命体征，特别是呼吸频率及血氧饱和度 □ 心理护理
重点医嘱	□ 详见医嘱执行单	□ 详见医嘱执行单	□ 详见医嘱执行单
病情变异记录	□ 无　□ 有，原因： 1. 2.	□ 无　□ 有，原因： 1. 2.	□ 无　□ 有，原因： 1. 2.
护士签名			

（三）患者表单

毛细支气管炎临床路径患者表单

适用对象：第一诊断为毛细支气管炎（ICD-10：J21）

患者姓名：		性别：　　年龄：　　门诊号：	住院号：
住院日期：　　年　月　日		出院日期：　　　年　月　日	标准住院日：5~7天

时间	入院第1天	住院期间（第2~4天）	住院第5~7天（出院日）
医患配合	□ 配合询问病史、收集资料，请务必详细告知既往史、用药史、过敏史 □ 配合进行体格检查 □ 配合完善相关检查、化验，如采血、吸痰、心电图、X线胸片等 □ 有任何不适告知医师	□ 医师向患儿及家属介绍病情，如有异常检查结果需进一步检查 □ 配合用药及治疗 □ 配合医师调整用药 □ 有任何不适告知医师	□ 接受出院前指导 □ 知道复查程序 □ 获取出院诊断书
护患配合	□ 配合测量体温、脉搏、呼吸、血压、血氧饱和度、体重 □ 配合完成入院护理评估单（简单询问病史、过敏史、用药史） □ 接受相关化验、检查宣教，正确留取标本，配合检查 □ 接受输液治疗 □ 接受入院宣教（环境介绍、病室规定、订餐制度、贵重物品保管等） □ 有任何不适告知护士	□ 配合测量体温、脉搏、呼吸，回答每日排便情况 □ 有任何不适告知护士 □ 接受输液、服药治疗 □ 注意活动安全，避免坠床或跌倒 □ 配合执行探视及陪伴制度 □ 接受疾病及用药等相关知识指导	□ 接受出院宣教 □ 办理出院手续 □ 获取出院携带药品 □ 知道药品的服用方法、作用、注意事项 □ 知道病历复印方法
饮食	□ 正常饮食	□ 正常饮食	□ 正常饮食
排泄	□ 正常排尿便	□ 正常排尿便	□ 正常排尿便
活动	□ 适量活动	□ 适量活动	□ 适量活动

附：原表单（2016 年版）

毛细支气管炎临床路径表单

适用对象：第一诊断为毛细支气管炎（ICD-10：J21）

患者姓名：	性别：	年龄：	门诊号：	住院号：
住院日期： 年 月 日	出院日期： 年 月 日		标准住院日：5~7 天	

日期	住院第 1 天	住院第 2 天	住院第 3 天
主要诊疗工作	□ 询问病史及体格检查 □ 完成病历书写 □ 开化验单 □ 上级医师查房，初步确定诊断 □ 初步评估病情，有可能出现并发症向患者家属告知病情	□ 上级医师查房 □ 完成入院检查 □ 完成上级医师查房记录等病历书写 □ 根据病情变化给予进一步处理（营养心肌、保护肝脏等）	□ 收集并追问各类实验室检查报告，向上级医师汇报重要实验室检查结果 □ 上级医师查房 □ 完成上级医师查房记录等病历书写 □ 结合化验结果及入院后治疗反应进一步评估病情
重要医嘱	长期医嘱： □ 儿内科一级护理常规 □ 饮食 □ 吸氧 □ 吸痰 □ 压缩雾化吸入 □ 其他治疗 临时医嘱： □ 血尿便常规 □ X 线胸片、心电图 □ 血气分析 □ 心肌酶谱及肝肾功能 □ 呼吸道病毒检测、呼吸道细菌培养和药敏 □ 血支原体、衣原体检测 □ 其他检查	长期医嘱： □ 儿内科一级护理常规 □ 饮食 □ 吸氧 □ 吸痰 □ 压缩雾化吸入 □ 保护肝脏、营养心肌（必要时） □ 其他治疗 临时医嘱： □ 酌情肺功能检查 □ 复查血气分析（必要时） □ 其他检查	长期医嘱： □ 儿内科一级护理常规 □ 饮食 □ 吸氧 □ 吸痰 □ 压缩雾化吸入 □ 抗菌药（必要时） □ 保护肝脏、营养心肌（必要时） □ 其他治疗 临时医嘱： □ 复查血气分析（必要时） □ 血清过敏原检查（必要时） □ 心电图（必要时） □ 其他检查
主要护理工作	□ 入院护理评估 □ 入院宣教 □ 叮嘱患儿卧床休息，定时测量体温	□ 观察体温波动 □ 观察咳嗽和喘息程度 □ 保持呼吸道畅通，及时清除呼吸道分泌物 □ 协助患儿排痰	□ 观察体温波动 □ 观察咳嗽和喘息程度 □ 保持皮肤清洁、口腔清洁 □ 鼓励患儿少食多餐，多饮水，保证液体摄入量
病情变异记录	□ 无 □ 有，原因： 1. 2.	□ 无 □ 有，原因： 1. 2.	□ 无 □ 有，原因： 1. 2.
护士签名			
医师签名			

时间	住院第 4 天	住院第 5~7 天 （出院日）
主要 诊疗 工作	□ 观察患儿病情（体温波动、肺部体征） □ 完成病程记录，详细记录医嘱变动情况（原因和 　更改内容） □ 上级医师查房	□ 进行体格检查 □ 上级医师查房，同意其出院 □ 完成出院小结 □ 出院宣教：向患儿其家属交代出院后注意 　事项，如来院复诊时间、预防交叉感染等
重 要 医 嘱	长期医嘱： □ 儿内科护理常规 □ 饮食 □ 吸氧 □ 吸痰 □ 压缩雾化吸入 □ 抗菌药（必要时） □ 保护肝脏、营养心肌（必要时） □ 其他治疗 临时医嘱： □ 复查血尿便常规（必要时） □ 复查心电图（必要时） □ 其他检查	出院医嘱： □ 出院带药
主要 护理 工作	□ 观察体温波动 □ 观察咳嗽、喘息程度 □ 观察药物不良反应（皮疹、胃肠道反应）	□ 详细告知各注意事项（勤洗手、减少公众 　地带活动、如咳嗽和喘息加剧等及时就 　诊） □ 告知药物使用方法 □ 出院宣教
病情 变异 记录	□ 无　□ 有，原因： 1. 2.	□ 无　□ 有，原因： 1. 2.
护士 签名		
医师 签名		

第五节　支气管肺炎临床路径释义

一、支气管肺炎编码

1. 原编码：

疾病名称及编码：支气管肺炎（ICD-10：J18.0）

2. 修改编码：

疾病名称及编码：流行性感冒伴有肺炎，病毒未标明（ICD-10：J11.0）

病毒性肺炎（ICD-10：J12）

链球菌性肺炎（ICD-10：J13）

细菌性肺炎（ICD-10：J15）

支气管肺炎（病原体未特指）（ICD-10：J18.0）

二、临床路径检索方法

J11.0/J12/J13/J15/J18.0 且住院科别为儿科

三、支气管肺炎临床路径标准住院流程

（一）适用对象

第一诊断为支气管肺炎（ICD-10：J18.0）。

> **释义**
>
> ■ 本路径适用对象为临床诊断为支气管肺炎的患儿，如合并脑膜脑炎、中毒性脑病或缺氧性脑病等神经系统并发症及急性心力衰竭、心肌炎、心包炎、房室传导阻滞等心血管系统并发症，弥散性血管内凝血、胃肠出血或黄疸、噬血细胞综合征等并发症需进入其他相应路径。若患儿存在基础疾病，如原发免疫缺陷病、神经肌肉病、血液系统疾病、先天心肺发育异常等，可影响支气管肺炎治疗，造成住院时间延长、住院费用增加，需进入其他相应路径。

（二）诊断依据

根据《临床诊疗指南·小儿内科分册》（中华医学会编著，人民卫生出版社）。

1. 一般临床表现：起病或急或缓，常伴有发热，热型不定，新生儿或体弱儿亦可不发热。患儿常有烦躁不安、精神萎靡、食欲减退或呕吐、腹泻等症状。

2. 呼吸道症状与体征：咳嗽、气促，重症表现为鼻翼扇动、口周和指（趾）端发绀及三凹征。部分患儿两肺可闻及固定性细湿啰音。叩诊多正常，但当病灶融合累及部分或整个肺叶时，可出现肺实变体征。

3. 其他系统症状与体征：重症肺炎可出现呼吸困难、三凹征及发绀，并伴发其他系统功能异常，如心率增快、烦躁不安、意识障碍、昏迷、惊厥、肠鸣音消失等临床表现时，警惕在支气管肺炎过程中发生心力衰竭、呼吸衰竭、DIC、中毒性脑病、胸腔并发症等情况。

4. X 线胸片：沿支气管分布的小斑片状肺实质浸润阴影，以两肺底部、中内带及心膈角较多，由于细支气管的阻塞，可发生局部肺不张或肺气肿。也可以表现为节段性和大叶性肺部实变或不张。

5. 实验室检查：

（1）外周血常规和 CRP：细菌感染时，白细胞总数和中性粒细胞增多，CRP 有不同程度升高；病毒性肺炎时，白细胞总数多正常或减少，CRP 多正常或轻度升高。

（2）呼吸道病原学检测：本病可由不同病原所致，需要进行常见的呼吸道病毒检测、支原体、衣原体、细菌培养和药敏试验。

> **释义**
>
> ■ 诊断依据同时参考《诸福棠实用儿科学》（第 8 版）（人民卫生出版社）。
>
> ■ 早期体温多在 38~39℃，亦可高达 40℃ 左右，大多为弛张热型或不规则发热。弱小婴儿大多起病迟缓，发热不高，咳嗽和肺部体征均不明显。常见拒食、呛奶、呕吐或呼吸困难。
>
> ■ 呼吸道症状一般早期就很明显。呼吸增快，可达 40~80 次/分。常见呼吸困难，严重者呼气时有呻吟声、鼻翼扇动、三凹征、口周或甲床发绀。胸部体征早期常不明显，以后可听到中、粗湿啰音，数天后，可闻及细湿啰音或捻发音。病灶融合扩大时，可听到管状呼吸音，叩诊有浊音。
>
> ■ 肺泡内的炎性渗出多沿支气管蔓延而侵犯肺小叶、肺段或肺大叶。在小儿肺炎中肺气肿是早期常见征象之一。婴儿患支气管肺炎时，可出现肺间质 X 线征象。
>
> ■ 呼吸道病原学检测包括呼吸道分泌物病毒抗原检测、血支原体和衣原体抗体测定、细菌涂片、培养和药敏试验。细菌培养应注意标本来自于无菌组织或体液，如血培养、胸腔积液培养。如果标本来自于呼吸道分泌物，要注意判断其是否来自于下呼吸道，支气管肺泡灌洗液培养对肺炎病原学诊断有帮助。

（三）治疗方案的选择

根据《临床诊疗指南·小儿内科分册》（中华医学会编著，人民卫生出版社）。

1. 一般治疗：保持适当的室温（18~20℃）及湿度（55%），注意休息，保持呼吸道通畅。如患儿烦躁不安，可给适量镇静药物。供给充足水分，给热量丰富、易于消化的食物。

2. 支持疗法：病情较重、病程较久、体弱、营养不良者可考虑输血浆等支持疗法，提高机体抵抗力。

3. 抗菌药治疗：合理选用敏感抗菌药，选择最佳给药方案，及时、足量、必要时联合应用。

4. 对症治疗：高热者可用物理降温或药物降温。咳嗽者可用镇咳祛痰剂。气喘者可用解痉平喘药。有低氧症状者吸氧。腹胀者可用肛管排气、胃肠减压。并发脓胸、脓气胸者进行胸腔抽气、抽脓、闭式引流。

> **释义**
>
> ■ 治疗方案同时参考《诸福棠实用儿科学》（第 8 版）（人民卫生出版社）、《儿童社区获得性肺炎管理指南（2013 修订）》。
>
> ■ 抗菌药治疗：初始治疗往往是经验性治疗，应该结合患儿的年龄、临床特点、辅助检查初步判断引起肺炎的可能病原，给予治疗。细菌性肺炎和非典型病原引起的

肺炎可以给予抗菌药治疗，病毒性肺炎无须抗菌药治疗。怀疑细菌性肺炎的住院患儿，一般首先选择青霉素类如舒他西林干混悬剂，或头孢菌素，不见效时，可改用其他抗菌药。怀疑非典型病原体感染的患儿，应给予大环内酯类抗菌药，如（丙酸）交沙霉素、红霉素、克拉霉素、阿奇霉素等。对原因不明的重症病例，可先联合应用两种抗菌药，一般选用 β 内酰胺类联合大环内酯类，也可考虑选择联合林克酰胺类，如克林霉素。在明确病原体后，则给予针对性治疗。可以口服抗菌药治疗的不强调静脉给药。

　　■ 目前有肯定疗效的抗病毒药物较少。更昔洛韦目前是治疗 CMV 感染的首选药物。奥司他韦可用于甲型和乙型流感病毒的治疗。干扰素，如重组人干扰素 α-1b、α2a 等具有抗病毒及免疫调节功能，可用于病毒性肺炎，特别是 RSV 肺炎、毛细支气管炎的治疗。

　　■ 高热患儿可应用右旋布洛芬栓置肛，更适合口服药物依从性差或伴有呕吐的高热患儿。

　　■ 镇咳平喘的治疗：应清除鼻内分泌物，痰多时可吸痰。咳喘重时可雾化吸入 $β_2$ 受体激动剂，如硫酸特布他林注射液联合布地奈德和抗胆碱药，如果有效可以继续短期使用。支气管肺炎患儿应慎用镇咳药。

　　■ 支气管肺炎患儿无常规使用全身糖皮质激素的指征。

　　■ 发热患儿可采用物理降温或口服对乙酰氨基酚、布洛芬等退热，对于口服给药依从性差或伴有呕吐的高热患儿可以直肠给药，如右旋布洛芬栓。注意上述药物的使用年龄。

（四）标准住院日

10~14 天。

> **释义**
>
> 　　■ 考虑支气管肺炎的患儿入院当日即可开始抗感染治疗，入院第 1~2 天完善 X 线胸片、病原学等检查，住院期间主要观察临床症状的缓解情况和有无药物不良反应，总住院时间小于 14 天的均符合本路径要求。

（五）进入路径标准

1. 第一诊断必须符合 ICD-10：J18.0 支气管肺炎编码。
2. 当患儿同时具有其他疾病诊断，但在住院期间不需要特殊处理也不影响第一诊断的临床路径流程实施时，可以进入路径。

> **释义**
>
> 　　■ 本路径适用对象为第一诊断为支气管肺炎的患儿，但是如果出现一些疾病需要特殊处理时，则不能进入路径，如脑病、脑膜炎、中毒性脑病等神经系统并发症，急性心力衰竭、心肌炎、心包炎、房室传导阻滞等心血管系统并发症，以及弥散性血管内凝血、胃肠出血或黄疸、噬血细胞综合征等并发症。

■ 入院后常规检查发现以往没有发现的疾病或既往有基础病（如先天性心脏病、肾病综合征、乙型肝炎、1 型糖尿病等），经系统评估对支气管肺炎的诊断、治疗无特殊影响，仅需要药物维持治疗者，可进入本路径，但可能会增加医疗费用，延长住院时间。

（六）入院后第1~2 天

1. 必需检查的项目：

（1）血常规、CRP、尿常规、便常规。

（2）X 线胸片。

（3）呼吸道病毒、细菌病原学检查。

（4）血支原体、衣原体测定。

（5）血气分析。

（6）心肌酶谱及肝肾功能。

（7）心电图。

2. 必要的告知：入选临床路径，加强拍背等护理，注意观察肺部症状变化。

释义

■ 血常规、尿常规、便常规为最基本的三大常规检查，可用于患儿一般状况的评估、肺炎病情的评价和判断以及判断是否存在肾脏受累等情况。C 反应蛋白（CRP）用于评价患儿体内炎症反应严重程度。X 线胸片检查用于评估肺内病变严重程度及判断是否存在胸腔积液、肺不张等情况。呼吸道病毒抗原检测、细菌涂片、培养和药敏检查，血支原体和衣原体测定能够协助明确感染病原体。细菌培养的注意事项见上文。血气分析可以明确是否合并呼吸衰竭、低氧血症等情况。心电图、心肌酶谱及肝肾功能检查主要是评估有无其他系统受累、有无并发症及合并症、有无其他基础病，因这些情况可能会影响到住院时间、费用及治疗预后。

（七）入院后3~5 天

1. 根据患者情况可选择的检查项目：

（1）复查血常规、尿常规、便常规。

（2）血气分析检查。

（3）心电图检查；超声检查。

（4）各种呼吸道病原学复查。

（5）肺功能检查。

（6）肺 CT。

（7）支气管镜检查。

2. 必要的告知：在支气管肺炎过程中如出现心力衰竭、呼吸衰竭、DIC、中毒性脑病等临床表现，及时退出支气管肺炎临床路径。

> **释义**
>
> ■ 复查血常规及 CRP 用以评价抗菌药疗效、体内炎症反应改善情况。复查尿常规、便常规以监测抗菌药等药物不良反应。复查血气分析可对患者一般状况、肺炎病情进行再次评价和判断。监测患儿临床症状、体征，评估抗感染治疗疗效，当效果欠佳时需复查各种呼吸道病原学检查再次查找病原体。心电图、超声心动图检查用以评估心脏系统的并发症及有无心脏基础疾病。支气管肺炎可能造成肺间质病变、肺实质浸润、肺不张等情况，必要时可行肺部 CT、支气管镜检查，尤其对于存在肺不张的患儿，支气管镜检查的同时可进行肺泡灌洗治疗。上述复查应该在出现相关临床表现或入院时检查结果异常时进行。

（八）药物选择与使用时间

抗菌药物：按照《抗菌药物临床应用指导原则》（卫医发〔2004〕285号）执行。

> **释义**
>
> ■ 儿童轻症支气管肺炎首选青霉素类、第一代头孢菌素。必要时可改用氧头孢烯类抗菌药如拉氧头孢。对青霉素过敏者或怀疑非典型病原感染者，如支原体肺炎、衣原体肺炎，用大环内酯类抗菌药。对于重症肺炎，在病原不明确情况下，可以联合使用 β 内酰胺类抗菌药和大环内酯类抗菌药。抗菌药应使用到体温恢复正常后5~7天。不同病原、病情轻重不同，抗菌药疗程不同。

（九）出院标准

1. 咳嗽明显减轻。
2. 连续3天腋温<37.5℃。
3. 肺体征改善。
4. X线胸片示炎症明显吸收。

> **释义**
>
> ■ 患儿出院前应完成必要复查的检查项目，临床症状，如发热、咳嗽明显缓解或消失，通常需要连续3天腋温<37.5℃，复查 X 线胸片提示肺部炎症明显好转吸收，并且无明显药物相关不良反应。如抗菌药物疗程尚不足，可以出院带口服药物治疗。

（十）变异及原因分析

1. 难治性肺炎：即常规抗感染治疗不能控制疾病，包括以下几个方面：
（1）体温不退、肺炎体征没有明显缓解，需要改用其他抗菌药物。
（2）病情进行性加重，出现肺外并发症，需要加用其他治疗方案。
（3）肺炎吸收不明显。

2. 由于上述原因导致治疗费用和延长住院时间。

释义

■ 按标准治疗方案，如患儿发热、咳嗽症状缓解不明显，需要改用其他抗菌药物治疗的病例，可能造成延长住院治疗时间的，则中止本路径。在治疗过程中患儿病情进行性加重，出现严重的肺外并发症，如脑膜脑炎、中毒性脑病等神经系统并发症，急性心力衰竭、心肌炎、心包炎、房室传导阻滞等心血管系统并发症，以及弥散性血管内凝血、胃肠出血或黄疸、噬血细胞综合征等需要加用其他治疗方案的，则中止本路径。按标准治疗方案治疗患儿肺炎吸收不明显可能造成延长住院治疗时间的，则中止本路径。

■ 医师认可的变异原因主要是指患儿入选路径后，医师在检查及治疗过程中发现患儿存在一些事前未预知的对本路径治疗可能产生影响的情况，需要中止执行路径或是延长治疗时间、增加治疗费用。医师需在表单中明确说明。

■ 因患儿方面的主观原因导致执行路径出现变异，也需要医师在表单中予以说明。

四、支气管肺炎给药方案

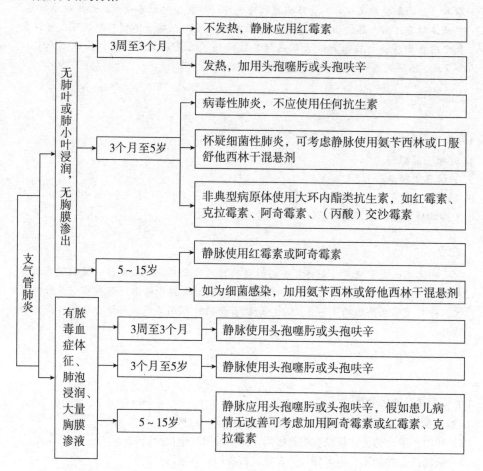

【用药选择】

1. 住院治疗患儿入院后应立即采痰标本，最好在应用抗菌药物之前做涂片革兰染色检查及培养。体温高、全身症状严重者应同时送血培养。

2. 抗菌药物选择应覆盖最常见的病原体：抗菌药物经验性选择，根据可能的病原体、严重程度、病程、患儿年龄、之前抗菌药物的使用情况、当地细菌耐药的流行病学资料、患儿的肝肾功能情况进行。病原菌一旦明确，选择抗菌药物应针对该病原菌。

3. 初始治疗 48~72 小时后应进行病情和疗效评估，治疗无效者需考虑初选药物未覆盖致病菌或药物浓度处于有效浓度之下或细菌耐药等。必要时需调整治疗。

4. 患儿临床表现显著改善并能口服时，改用口服药序贯治疗。

【药学提示】

1. 儿童支气管肺炎患儿尽量避免使用氨基糖苷类和喹诺酮类抗菌药物避免。四环素类药物不应用于 8 岁以下儿童。年龄<6 个月的儿童慎用阿奇霉素。

2. 大环内酯类静脉给药可引起血栓性静脉炎，此类药物与甲泼尼龙、茶碱、卡马西平、华法林等药物有相互作用。

【注意事项】

我国肺炎链球菌对大环内酯类抗菌药物耐药突出，选择药物时需考虑。

五、推荐表单

（一）医师表单

支气管肺炎临床路径医师表单

适用对象：第一诊断为支气管肺炎（ICD-10：J11.0/J12/J13/J15/J18.0）

患儿姓名：	性别：	年龄：	门诊号：	住院号：
住院日期： 年 月 日	出院日期： 年 月 日			标准住院日：10~14 天

时间	住院第 1 天	住院第 2 天	住院第 3 天
主要诊疗工作	□ 询问病史及体格检查 □ 病情告知 □ 如患儿病情重，应及时通知上级医师	□ 上级医师查房 □ 根据送检项目报告，及时向上级医师汇报，并予相应处理 □ 注意防治并发症	□ 收集并追问各类实验室检查报告，向上级医师汇报重要实验室检查结果 □ 上级医师查房
重点医嘱	长期医嘱： □ 肺炎护理常规 □ 饮食 □ 抗菌药物 □ 祛痰剂 □ 雾化吸入治疗 □ 对症治疗 临时医嘱： □ 血、尿、便常规 □ CRP、肝肾功能、心肌酶 □ 呼吸道病毒、细菌病原学检查 □ 血支原体、衣原体抗原、抗体测定 □ X 线胸片 □ 血气分析	长期医嘱： □ 肺炎护理常规 □ 饮食 □ 抗菌药物 □ 祛痰剂 □ 雾化吸入治疗 □ 对症治疗 □ 心肌酶谱异常者加护心肌治疗 □ 肝功能异常者保肝治疗 临时医嘱： □ 心电图、心脏彩超 □ 必要时行呼吸道病毒和细菌检测、血气分析、肺功能、胸部 CT	长期医嘱： □ 肺炎护理常规 □ 饮食 □ 抗菌药 □ 祛痰剂 □ 吸氧 □ 吸痰 □ 压缩雾化吸入 临时医嘱： □ 支气管镜（必要时） □ 血清过敏原检查（必要时） □ 其他检查
病情变异记录	□ 无 □ 有，原因： 1. 2.	□ 无 □ 有，原因： 1. 2.	□ 无 □ 有，原因： 1. 2.
医师签名			

时间	住院第 4 天	住院第 5~9 天	住院第 10~14 天
主要诊疗工作	□ 观察患儿病情（体温波动、肺部体征） □ 分析各项实验室检查结果 □ 详细记录实验室检查结果 □ 根据病情变化给予进一步处理（营养心肌，保护肝脏等） □ 注意防治并发症	□ 完成病程记录，详细记录医嘱变动 □ 情况（原因和更改内容） □ 上级医师查房	□ 上级医师查房，同意其出院 □ 完成出院小结 □ 出院宣教
重点医嘱	长期医嘱： □ 儿内科护理常规 □ 饮食 □ 抗菌药 □ 祛痰剂 □ 吸氧 □ 吸痰 □ 压缩雾化吸入 □ 对症治疗 临时医嘱： □ 复查血清支原体抗体（必要时） □ 其他	长期医嘱： □ 肺炎护理常规 □ 饮食 □ 抗菌药物 □ 祛痰剂 □ 雾化吸入治疗 □ 对症治疗 □ 心肌酶谱异常者继续护心肌治疗 □ 肝功能异常者继续保肝治疗 临时医嘱： □ 必要时行支气管镜 □ 复查血常规、CRP、肝肾功能 □ 复查 X 线胸片	出院医嘱： □ 出院带药 □ 门诊随诊
病情变异记录	□ 无　□ 有，原因： 1. 2.	□ 无　□ 有，原因： 1. 2.	□ 无　□ 有，原因： 1. 2.
医师签名			

（二）护士表单

支气管肺炎临床路径护士表单

适用对象：第一诊断为支气管肺炎（ICD-10：J11.0/J12/J13/J15/J18.0）

患儿姓名：	性别：　　年龄：　　门诊号：	住院号：
住院日期：　　年　月　日	出院日期：　　年　月　日	标准住院日：10~14 天

时间	住院第 1 天	住院第 2 天	住院第 3 天
主要护理工作	□ 入院护理评估 □ 入院宣教 □ 叮嘱患儿卧床休息，定时测量体温	□ 观察体温波动及一般状况 □ 观察咳嗽程度、保持呼吸道畅通 □ 观察药物不良反应（皮疹、胃肠道反应） □ 协助患儿排痰，及时清除呼吸道分泌物	□ 观察体温波动 □ 保持皮肤清洁、口腔清洁 □ 鼓励患儿少食多餐，多饮水，保证液体摄入量
重点医嘱	**长期医嘱：** □ 肺炎护理常规 □ 饮食 □ 抗菌药物 □ 祛痰剂 □ 雾化吸入治疗 □ 对症治疗 **临时医嘱：** □ 血、尿、便常规 □ CRP、肝肾功能、心肌酶 □ 呼吸道病毒、细菌病原学检查 □ 血支原体、衣原体测定 □ X 线胸片 □ 血气分析	**长期医嘱：** □ 肺炎护理常规 □ 饮食 □ 抗菌药物 □ 镇咳祛痰剂 □ 雾化吸入治疗 □ 对症治疗 □ 心肌酶谱异常者加护心肌治疗 □ 肝功能异常者保肝治疗 **临时医嘱：** □ 心电图、心脏彩超 □ 必要时行呼吸道病毒和细菌检测、血气分析、肺功能、胸部 CT	**长期医嘱：** □ 肺炎护理常规 □ 饮食 □ 抗菌药物 □ 镇咳祛痰剂 □ 雾化吸入治疗 □ 对症治疗 □ 心肌酶谱异常者加护心肌治疗 □ 肝功能异常者保肝治疗 **临时医嘱：** □ 必要时行呼吸道病毒和细菌检测 □ 血气分析
病情变异记录	□ 无　□ 有，原因： 1. 2.	□ 无　□ 有，原因： 1. 2.	□ 无　□ 有，原因： 1. 2.
护士签名			

时间	住院第 4 天	住院第 5~9 天	住院第 10~14 天
主要护理工作	□ 观察体温波动 □ 保持皮肤清洁、口腔清洁 □ 鼓励患儿少食多餐，多饮水，保证液体摄入量 □ 观察药物不良反应（皮疹、胃肠道反应） □ 协助患儿排痰，及时清除呼吸道分泌物	□ 观察患儿一般状况 □ 观察体温波动 □ 观察咳嗽程度 □ 观察药物不良反应（皮疹、胃肠道反应） □ 协助患儿排痰，及时清除呼吸道分泌物	□ 出院宣教
重点医嘱	长期医嘱： □ 肺炎护理常规 □ 饮食 □ 抗菌药物 □ 镇咳祛痰剂 □ 雾化吸入治疗 □ 对症治疗 □ 心肌酶谱异常者加护心肌治疗 □ 肝功能异常者保肝治疗 临时医嘱： □ 必要时行呼吸道病毒和细菌检测 □ 血气分析	长期医嘱： □ 肺炎护理常规 □ 饮食 □ 抗菌药物 □ 镇咳祛痰剂 □ 雾化吸入治疗 □ 对症治疗 □ 心肌酶谱异常者继续护心肌治疗 □ 肝功能异常者继续保肝治疗 临时医嘱： □ 必要时行支气管镜 □ 复查血常规、CRP、肝肾功能 □ 复查 X 线胸片	出院医嘱： □ 出院带药 □ 门诊随诊
病情变异记录	□ 无 □ 有，原因： 1. 2.	□ 无 □ 有，原因： 1. 2.	□ 无 □ 有，原因： 1. 2.
护士签名			

（三）患者表单

支气管肺炎临床路径患者表单

适用对象：第一诊断为支气管肺炎（ICD-10：J11.0/J12/J13/J15/J18.0）

患者姓名：		性别： 年龄： 门诊号：	住院号：
住院日期： 年 月 日		出院日期： 年 月 日	标准住院日：10~14 天

时间	住院第 1 天	住院第 2 天	住院第 3 天
患儿配合	□ 接受入院宣教 □ 接受入院护理评估 □ 接受病史询问 □ 进行体格检查 □ 交代既往用药情况 □ 进行相关检查 □ 进行相关治疗	□ 患儿及家属/监护人与医师交流了解病情 □ 继续接受相关检查 □ 继续接受相关治疗	□ 患儿及家属/监护人与医师交流了解病情 □ 继续接受相关检查 □ 继续接受相关治疗
重点诊疗及检查	**重点诊疗：** □ 肺炎护理常规 □ 饮食 □ 抗菌药物 □ 祛痰剂 □ 雾化吸入治疗 □ 对症治疗 **重要检查：** □ 血、尿、便常规 □ CRP、肝肾功能、心肌酶 □ 呼吸道病毒、细菌病原学检查 □ 血支原体、衣原体测定 □ X 线胸片 □ 血气分析	**重点诊疗：** □ 肺炎护理常规 □ 饮食 □ 抗菌药物 □ 祛痰剂 □ 雾化吸入治疗 □ 对症治疗 □ 心肌酶谱异常者加护心肌治疗 □ 肝功能异常者保肝治疗 **重要检查：** □ 心电图、心脏彩超 □ 必要时行呼吸道病毒和细菌检测、血气分析、肺功能、胸部 CT	**重点诊疗：** □ 肺炎护理常规 □ 饮食 □ 抗菌药物 □ 祛痰剂 □ 雾化吸入治疗 □ 对症治疗 □ 心肌酶谱异常者加护心肌治疗 □ 肝功能异常者保肝治疗 **重要检查：** □ 心电图、心脏彩超 □ 必要时行呼吸道病毒和细菌检测、血气分析

时间	住院第 4 天	住院第 5~9 天	住院第 10~14 天
患儿配合	□ 患儿及家属/监护人与医师交流了解病情 □ 继续接受相关检查 □ 继续接受相关治疗	□ 患儿及家属/监护人与医师交流了解病情 □ 继续接受相关检查 □ 继续接受相关治疗	□ 接受出院前康复宣教 □ 学习出院注意事项 □ 了解复查程序 □ 办理出院手续 □ 获取出院诊断书 □ 获取出院带药
重点诊疗及检查	**重点诊疗:** □ 肺炎护理常规 □ 饮食 □ 抗菌药物 □ 祛痰剂 □ 雾化吸入治疗 □ 对症治疗 □ 心肌酶谱异常者加护心肌治疗 □ 肝功能异常者保肝治疗 **重要检查:** □ 心电图、心脏彩超 □ 必要时行呼吸道病毒和细菌检测、血气分析	**重点诊疗:** □ 肺炎护理常规 □ 饮食 □ 抗菌药物 □ 祛痰剂 □ 雾化吸入治疗 □ 对症治疗 □ 心肌酶谱异常者继续护心肌治疗 □ 肝功能异常者继续保肝治疗 **重要检查:** □ 必要时行支气管镜 □ 复查血常规、CRP、肝肾功能 □ 复查 X 线胸片	**重点诊疗:** □ 出院带药 □ 门诊随诊

附：原表单（2010 年版）

支气管肺炎临床路径表单

适用对象：第一诊断为支气管肺炎（ICD-10：J18.0）

患者姓名：		性别： 年龄： 门诊号：		住院号：
住院日期： 年 月 日		出院日期： 年 月 日		标准住院日：10~14 天

日期	住院第 1 天	住院第 2 天	住院第 3 天
主要诊疗工作	□ 询问病史及体格检查 □ 上级医师查房	□ 上级医师查房	□ 收集并追问各类实验室检查报告，向上级医师汇报重要实验室检查结果 □ 上级医师查房
重要医嘱	**长期医嘱：** □ 儿内科一级护理常规 □ 饮食 □ 抗菌药 □ 祛痰镇咳剂 □ 吸氧 □ 吸痰 □ 压缩雾化吸入 □ 其他治疗 **临时医嘱：** □ 血、尿、便常规，CRP □ 血支原体、衣原体测定 □ 呼吸道病毒、细菌病原检查 □ 血气分析 □ 心肌酶谱及肝肾功能 □ 心电图 □ X 线胸片 □ 其他检查	**长期医嘱：** □ 儿内科一级护理常规 □ 饮食 □ 抗菌药 □ 祛痰镇咳剂 □ 吸氧 □ 吸痰 □ 压缩雾化吸入 □ 其他治疗 **临时医嘱：** □ 血气分析（必要时） □ 胸部 CT（酌情） □ 肺功能（酌情） □ 其他检查	**长期医嘱：** □ 儿内科一级护理常规 □ 饮食 □ 抗菌药 □ 祛痰剂 □ 吸氧 □ 吸痰 □ 压缩雾化吸入 **临时医嘱：** □ 支气管镜（必要时） □ 血清过敏原检查（必要时） □ 其他检查
主要护理工作	□ 入院护理评估 □ 入院宣教 □ 叮嘱患儿卧床休息，定时测量体温	□ 观察体温波动 □ 观察咳嗽程度 □ 保持呼吸道畅通，及时清除呼吸道分泌物 □ 协助患儿排痰	□ 观察体温波动 □ 保持皮肤清洁、口腔清洁 □ 鼓励患儿少食多餐，多饮水，保证液体摄入量
病情变异记录	□ 无 □ 有，原因： 1. 2.	□ 无 □ 有，原因： 1. 2.	□ 无 □ 有，原因： 1. 2.
护士签名			
医师签名			

时间	住院第 4 天	住院第 5~9 天	住院第 10 天 （出院日）
主要诊疗工作	□ 观察患儿病情（体温波动、肺部体征） □ 分析各项实验室检查结果 □ 详细记录实验室检查结果 □ 根据病情变化给予进一步处理（营养心肌、保护肝脏等）	□ 完成病程记录，详细记录医嘱变动情况（原因和更改内容） □ 上级医师查房	□ 进行体格检查 □ 完成出院小结 □ 向患儿及其家属交代出院后注意事项，如来院复诊时间、预防交叉感染等
重要医嘱	**长期医嘱：** □ 儿内科护理常规 □ 饮食 □ 抗菌药 □ 祛痰镇咳剂 □ 吸氧 □ 吸痰 □ 压缩雾化吸入 □ 其他治疗 **临时医嘱：** □ 复查血清支原体抗体（必要时） □ 其他	**长期医嘱：** □ 儿内科护理常规 □ 饮食 □ 抗菌药 □ 祛痰镇咳剂 □ 吸氧 □ 吸痰 □ 压缩雾化吸入 □ 保护肝脏、心脏（必要时） □ 其他治疗 **临时医嘱：** □ 复查 X 线胸片 □ 其他	**出院医嘱：** □ 出院带药
主要护理工作	□ 观察体温波动 □ 观察药物不良反应（皮疹、胃肠道反应）	□ 观察患者一般状况 □ 观察体温波动 □ 观察咳嗽程度	□ 详细告知各注意事项（勤洗手、减少公众地带活动，如咳嗽加剧等及时就诊） □ 告知药物使用方法 □ 出院宣教
病情变异记录	□ 无 □ 有，原因： 1. 2.	□ 无 □ 有，原因： 1. 2.	□ 无 □ 有，原因： 1. 2.
护士签名			
医师签名			

第六节 支原体肺炎临床路径释义

一、支原体肺炎编码
疾病名称及编码：支原体肺炎（ICD-10：J15.7）

二、临床路径检索方法
J15.7

三、支原体肺炎临床路径标准住院流程

（一）适用对象
第一诊断为支原体肺炎（ICD-10：J15.7）。

> **释义**
>
> ■ 本路径适用对象为临床诊断为支原体肺炎的患儿，如合并无菌性脑膜炎、脑膜脑炎、脑神经麻痹、小脑共济失调、周围神经炎等神经系统并发症，以及心肌炎、心包炎、急性心力衰竭、房室传导阻滞等心血管系统并发症，需进入其他相应路径。

（二）诊断依据
根据《临床诊疗指南·小儿内科分册》（中华医学会编著，人民卫生出版社），《诸福棠实用儿科学》（第7版）（人民卫生出版社）。
1. 多发年龄为5~18岁。
2. 咳嗽突出而持久。
3. 肺部体征少而X线胸片改变出现早且明显。
4. 使用青霉素无效，大环内酯类抗菌药治疗效果好。
5. 外周血白细胞数正常或升高。
6. 血清肺炎支原体IgM抗体阳性或血清冷凝集效价>1：32或咽拭子分离支原体阳性，可作为临床确诊的依据。

> **释义**
>
> ■ 诊断依据需参照《临床诊疗指南·小儿内科分册》（中华医学会编著，人民卫生出版社），《诸福棠实用儿科学》（第7版）（人民卫生出版社）以及《诸福棠实用儿科学》（江载芳、申昆玲、沈颖主编，第8版，人民卫生出版社，2015）和《儿童肺炎支原体肺炎诊治专家共识》（2015年版）[中华实用儿科临床杂志，2015，30（17）：1304-1308.]。诊断依据为：
>
> 1. 好发年龄为5岁以上儿童。
> 2. 以发热咳嗽为主要表现。
> 3. 肺部体征少而X线胸片改变相对显著。
> 4. 使用青霉素类及头孢类抗菌药无效。

5. 外周血白细胞计数正常或升高。

6. 血清肺炎支原体 IgM 抗体阳性或明胶颗粒凝集试验法测定 MP 抗体（IgM、IgG 混合抗体）效价≥1：160，可作为近期感染或急性期感染的参考。一部分患儿临床症状较轻，如不做血清学检查易漏诊。学龄儿童和青少年好发，学龄前儿童亦可发生，婴幼儿患者比例呈增多趋势。

■ 起病可急可缓，以发热和咳嗽为主要表现。中高度发热多见，也可低热或无热。部分患儿发热时伴畏寒、头痛、咽痛、胸痛、食欲减退等症状。咳嗽在病初多为干咳，继而出现持续性剧咳，少量痰液，偶有痰中带血，有时阵咳似百日咳，可持续 1~4 周。肺部体征多不明显，少数可闻及干、湿啰音。体征与咳嗽、发热等临床症状不一致，为本病特征之一。婴幼儿患者起病急、症状相对较重，肺部可闻及湿啰音、喘鸣及呼吸困难。

■ 血清肺炎支原体 IgM 抗体阳性或明胶颗粒凝集试验法测定 MP 抗体（IgM、IgG 混合抗体）效价≥1：160，可作为近期感染或急性期感染的参考。恢复期血清 IgG 抗体较急性期呈 4 倍或 4 倍以上升高或降低，可作为临床确诊依据。

■ X 线胸片检查可表现为支气管肺炎、间质性肺炎、均匀一致的片状阴影、呈节段或大叶性实质浸润影、肺门阴影增重等。肺 CT 可见受累肺叶的斑片影、磨玻璃影和结节影、小叶间隔增厚、树芽征、支气管充气征、支气管扩张、淋巴结增大、胸腔积液等表现。部分可表现为坏死性肺炎。体征轻微而 X 线胸片表现显著是本病又一特征。

（三）治疗方案的选择

根据《临床诊疗指南·小儿内科分册》（中华医学会编著，人民卫生出版社），《诸福棠实用儿科学》（第 7 版）（人民卫生出版社）。

1. 大环内酯类抗菌药（遵循儿科用药的方法）。

2. 对症治疗（如雾化吸入）。

释义

■ 根据《临床诊疗指南·小儿内科分册》（中华医学会编著，人民卫生出版社，2005），《诸福棠实用儿科学》（第 7 版）（人民卫生出版社）以及《诸福棠实用儿科学》（江载芳、申昆玲、沈颖主编，第 8 版，人民卫生出版社，2015）和《儿童肺炎支原体肺炎诊治专家共识》（2015 年版）［中华实用儿科临床杂志，2015，30（17）：1304-1308.］。

■ 一般治疗：呼吸道隔离；翻身、拍背，必要时吸痰等治疗；氧疗。

■ 对症治疗：通过雾化吸入和口服祛痰剂促进排痰。对喘憋严重的患儿可选用支气管舒张剂平喘治疗。

■ 抗菌药治疗：首选大环内酯类抗菌药，如阿奇霉素、红霉素，给药途径首选静脉给药。8 岁以上儿童对于大环内酯类抗菌药耐药者，可应用四环素类抗菌药治疗。中医药治疗感染性疾病经验丰富，可以为抗菌药耐药的感染提供新的治疗方法，研究显示小儿肺热咳喘口服液与抗菌药联用治疗肺炎支原体感染，可以更快地改善临床症状，加快病情恢复，提高痊愈率。

■ 糖皮质激素的应用：对于急性期病情发展迅速、严重的病例或出现大量胸腔积液、严重肺不张等的病例可以给予糖皮质激素治疗，但应先除外结核菌感染。

（四）标准住院日

7~14 天。

> **释义**
>
> ■ 考虑支原体肺炎的患儿入院当日即可开始抗菌药治疗，入院第 1~2 天完善 X 线胸片、支原体抗体等检查，住院期间主要观察临床症状的缓解情况和有无药物不良反应。总住院时间小于 14 天的均符合本路径要求。

（五）进入路径标准

1. 第一诊断必须符合 ICD-10：J15.7 支原体肺炎疾病编码。
2. 当患者同时具有其他疾病诊断，但是住院期间不需要特殊处理，也不影响第一诊断的临床路径流程实施时，可以进入路径。

> **释义**
>
> ■ 本路径适用对象为第一诊断为支原体肺炎的患儿，同时需除外无菌性脑膜炎、脑膜脑炎、脑神经麻痹、小脑共济失调、周围神经炎等神经系统并发症，以及心肌炎、心包炎、急性心力衰竭、房室传导阻滞等心血管系统并发症。
>
> ■ 入院后常规检查发现以往没有发现的疾病或既往有基础病（如肾病综合征、乙型肝炎、1 型糖尿病、先天性心脏病等），经系统评估后对支原体肺炎的诊断、治疗无特殊影响，仅需要药物维持治疗者，可进入路径，但可能会增加医疗费用，延长住院时间。

（六）入院后第 1~2 天

1. 必需检查的项目：
（1）血常规、尿常规、便常规。
（2）C 反应蛋白（CRP）。
（3）肝肾功能、血电解质。
（4）血清肺炎支原体抗体测定或血清冷凝集试验或咽拭子分离支原体。
（5）X 线胸片。
2. 根据患儿的病情，必要时做痰培养、血气分析、心肌酶谱、肺部 CT、支气管镜检查、呼吸道病毒和细菌检测等。

释义

■ 血常规、尿常规、便常规为最基本的三大常规检查，可用于患儿一般状况的评估、肺炎病情的评价和判断，以及是否存在肾脏受累等情况的判断。C反应蛋白（CRP）用于评价患儿体内炎症反应严重程度。肝肾功能、电解质、X线胸片主要用于评估有无其他系统受累、有无并发症及合并症、有无其他基础病，因这些情况可能会影响住院时间、费用以及治疗预后。

■ X线胸片检查用于评估肺内病变严重程度及判断是否存在胸腔积液、肺不张等情况。

■ 本病的临床表现主要为发热、咳嗽，需要与其他常见的肺部感染性疾病相鉴别，因此应做痰培养、痰涂片、呼吸道病毒和细菌检测等检查，明确感染病原体，并除外合并的其他病原体感染。本病在婴幼儿时期可能引起呼吸困难、喘憋症状，可行血气分析除外合并呼吸衰竭、低氧血症等情况。支原体主要感染部位为肺部，但同时可能出现肺外脏器受累，如心肌损害等，可行心肌酶谱、心电图等检查。支原体肺炎可能造成肺间质病变、胸腔积液、肺不张、肺实质浸润等情况，必要时可行肺部CT、支气管镜检查，尤其对于存在严重肺不张的患儿，支气管镜检查的同时可进行支气管灌洗治疗。

（七）药物选择与使用时机

抗菌药物：按照《抗菌药物临床应用指导原则》（卫医发〔2004〕285号）执行。

释义

■ 临床诊断为支原体肺炎的病例，应及早给予有效抗菌药治疗。治疗原则与一般肺炎大致相同。控制感染选用大环内酯类抗菌药，如红霉素、（丙酸）交沙霉素、阿奇霉素等。用药疗程较长，一般用药3~4周。8岁以上儿童对大环内酯类抗菌药耐药者可考虑应用四环素类抗菌药治疗。可以联用小儿肺热咳喘口服液，加快改善临床症状。

（八）必需复查的检查项目

1. 血常规、CRP、肝肾功能。
2. X线胸片。

释义

■ 复查血常规及CRP用以评价抗菌药疗效、体内炎症反应改善情况。复查肝肾功能、心电图用以监测抗菌药等药物的不良反应。复查X线胸片用以评价抗感染治疗后肺内病变的改善或加重情况。由于支原体肺炎肺内病变吸收较慢，如抗感染治疗后临床症状改善，则可以在首次X线胸片检查后1周左右再复查X线胸片。

（九）出院标准

1. 咳嗽明显减轻，一般状况良好。

2. 连续 3 天腋温<37.5℃。

3. X 线胸片显示炎症吸收好转。

> **释义**
>
> ■ 患者出院前应完成所有必须做的检查项目，观察临床症状（如发热、咳嗽）明显缓解或消失，通常需要连续 3 天腋温<37.5℃且咳嗽症状明显缓解，并且无明显药物相关不良反应。如抗菌药物疗程尚不足，可以出院带口服药物继续治疗。

（十）变异及原因分析

1. 难治性支原体肺炎，即对大环内酯类抗菌药反应不佳的支原体肺炎，包括以下 3 方面：

（1）病情较重，有肺内外并发症，单用大环内酯类抗菌药不能控制病情。

（2）大环内酯类抗菌药物治疗 2 周，仍有咳嗽，肺部阴影持续无吸收好转。

（3）混合其他病原体感染，需要延长住院治疗时间。

2. 对于难治性支原体肺炎患儿，若病情重，存在过强的炎症反应需加用糖皮质激素治疗时，可导致住院时间延长，医疗费用增加。

> **释义**
>
> ■ 按标准治疗方案，如患儿发热、咳嗽症状缓解不明显或检查中发现其他严重并发症或基础疾病，需要调整药物治疗或继续其他基础疾病的治疗，则中止本路径；对于难治性支原体肺炎，即对大环内酯类抗菌药反应不佳的支原体肺炎，治疗疗程长，治疗费用高者，亦需要退出本路径；对于混合其他病原体感染，需要增加其他抗菌药治疗的病例，可能造成住院治疗时间延长的，则中止本路径；在治疗过程中出现严重肺外并发症（如心肌炎、心包炎、溶血性贫血、血小板减少、脑膜炎、吉兰-巴雷综合征、肝炎、胰腺炎、脾肿大、消化道出血、皮疹、肾炎、血尿、蛋白尿等）时，则需要转入相应路径。
>
> ■ 医师认可的变异原因主要是指患儿入选路径后，医师在检查及治疗过程中发现患儿合并存在一些事前未预知的对本路径治疗可能产生影响的情况，需要中止执行路径或者延长治疗时间、增加治疗费用。医师需在表单中明确说明。
>
> ■ 因患儿方面的主观原因导致执行路径出现变异，也需要医师在表单中予以说明。

四、支原体肺炎给药方案

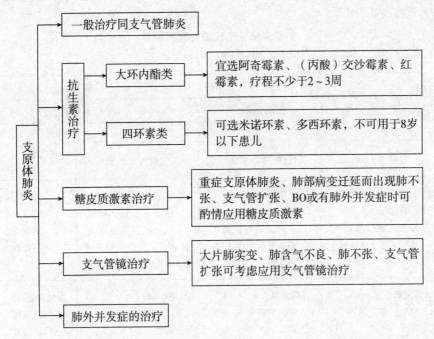

【用药选择】

1. 临床考虑支原体感染，首选大环内酯类抗菌药；8岁以上患者可选多西环素或米诺环素。

2. 选择药物时，需兼顾混合感染的情况。

3. 初始治疗48~72小时后应进行病情和疗效评估，治疗无效者需考虑初选药物未覆盖致病菌、药物浓度处于有效浓度之下、病原体耐药或炎症反应较强等。必要时需调整治疗如换用敏感抗菌药或加用糖皮质激素。

4. 患儿临床表现显著改善并能口服时，改用口服药序贯治疗。

【药学提示】

1. 喹诺酮类避免用于18岁以下的未成年人。四环素类不用于8岁以下儿童。<6个月的婴儿慎用阿奇霉素。

2. 大环内酯类静脉给药可引起血栓性静脉炎，此类药物与甲泼尼龙、茶碱、卡马西平、华法林等药物有相互作用。

【注意事项】

抗菌药物一般用至热退且平稳，全身症状明显改善，呼吸道症状部分改善后3~5天。

五、推荐表单

（一）医师表单

支原体肺炎临床路径医师表单

适用对象：第一诊断为支原体肺炎（ICD-10：J15.7）

患者姓名：		性别： 年龄： 门诊号：	住院号：
住院日期： 年 月 日		出院日期： 年 月 日	标准住院日：7~14 天

时间	住院第 1 天	住院第 2~4 天	住院第 5~9 天	住院第 10~14 天（出院日）
主要诊疗工作	□ 询问病史及体格检查 □ 病情告知 □ 如患儿病情重，应及时通知上级医师	□ 上级医师查房 □ 根据送检项目报告，及时向上级医师汇报，并予相应处理 □ 注意防治并发症	□ 完成病程记录，详细记录医嘱变动情况（原因和更改内容） □ 上级医师查房	□ 上级医师查房，同意其出院 □ 完成出院小结 □ 出院宣教
重点医嘱	**长期医嘱：** □ 肺炎护理常规 □ 饮食 □ 抗菌药物 □ 祛痰剂 □ 雾化吸入治疗 □ 对症治疗 **临时医嘱：** □ 血、尿、便常规 □ CRP、肝肾功能 □ 血清肺炎支原体抗体测定或咽拭子分离支原体试验 □ X 线胸片 □ 必要时血气分析、心肌酶谱	**长期医嘱：** □ 肺炎护理常规 □ 饮食 □ 抗菌药物 □ 祛痰剂 □ 雾化吸入治疗 □ 对症治疗 □ 心肌酶谱异常者加保护心肌治疗 □ 肝功能异常者保肝治疗 **临时医嘱：** □ 必要时做心电图、呼吸道病毒和细菌检测、血气分析、肺功能、胸部 CT	**长期医嘱：** □ 肺炎护理常规 □ 饮食 □ 抗菌药物 □ 祛痰剂 □ 雾化吸入治疗 □ 对症治疗 □ 心肌酶谱异常者继续保护心肌治疗 □ 肝功能异常者继续保肝治疗 **临时医嘱：** □ 复查血常规、CRP、肝肾功能	**出院医嘱：** □ 出院带药 □ 门诊随诊
病情变异记录	□ 无 □ 有，原因： 1. 2.	□ 无 □ 有，原因： 1. 2.	□ 无 □ 有，原因： 1. 2.	□ 无 □ 有，原因： 1. 2.
医师签名				

（二）护士表单

支原体肺炎临床路径护士表单

适用对象：第一诊断为支原体肺炎（ICD-10：J15.7）

患者姓名：		性别：	年龄：	门诊号：	住院号：
住院日期：　　　年　月　日		出院日期：　　　年　月　日			标准住院日：7~14 天

时间	住院第 1 天	住院第 2~4 天	住院第 5~9 天	住院第 10~14 天（出院日）
主要护理工作	□ 入院护理评估 □ 入院宣教 □ 叮嘱患儿卧床休息，定时测量体温	□ 观察体温波动及一般状况 □ 观察咳嗽程度，保持呼吸道畅通 □ 观察药物不良反应（皮疹、胃肠道反应）	□ 观察患儿一般状况 □ 观察体温波动 □ 观察咳嗽程度	□ 出院宣教
重点医嘱	**长期医嘱：** □ 肺炎护理常规 □ 饮食 □ 抗菌药物 □ 祛痰剂 □ 雾化吸入治疗 □ 对症治疗 **临时医嘱：** □ 血、尿、便常规 □ CRP、肝肾功能 □ 血清肺炎支原体抗体测定或血清冷凝集试验或咽拭子分离支原体试验 □ X 线胸片 □ 必要时血气分析、心肌酶谱	**长期医嘱：** □ 肺炎护理常规 □ 饮食 □ 抗菌药物 □ 祛痰剂 □ 雾化吸入治疗 □ 对症治疗 □ 心肌酶谱异常者加保护心肌治疗 □ 肝功能异常者保肝治疗 **临时医嘱：** □ 必要时做心电图、呼吸道病毒和细菌检测、血气分析、肺功能、胸部 CT	**长期医嘱：** □ 肺炎护理常规 □ 饮食 □ 抗菌药物 □ 祛痰剂 □ 雾化吸入治疗 □ 对症治疗 □ 心肌酶谱异常者继续保护心肌治疗 □ 肝功能异常者继续保肝治疗 **临时医嘱：** □ 复查血常规、CRP、肝肾功能 □ 复查 X 线胸片	**出院医嘱：** □ 出院带药 □ 门诊随诊
病情变异记录	□无 □有，原因： 1. 2.	□无 □有，原因： 1. 2.	□无 □有，原因： 1. 2.	□无 □有，原因： 1. 2.
护士签名				

（三）患者表单

支原体肺炎临床路径患者表单

适用对象：第一诊断为支原体肺炎（ICD-10：J15.7）

患者姓名：		性别：　年龄：　门诊号：		住院号：
住院日期：　　年　月　日		出院日期：　　年　月　日		标准住院日：7~14 天

时间	住院第 1 天	住院第 2~4 天	住院第 5~9 天	住院第 10~14 天（出院日）
患者配合	□ 接受入院宣教 □ 接受入院护理评估 □ 接受病史询问 □ 接受体格检查 □ 交代既往用药情况 □ 进行相关检查 □ 进行相关治疗	□ 患儿及家属/监护人与医师交流了解病情 □ 继续接受相关检查 □ 继续接受相关治疗	□ 患儿及家属/监护人与医师交流了解病情 □ 继续接受相关检查 □ 继续接受相关治疗	□ 接受出院前康复宣教 □ 学习出院注意事项 □ 了解复查程序 □ 办理出院手续 □ 获取出院诊断书 □ 获取出院携带药品
重点诊疗及检查	重点诊疗： □ 肺炎护理常规 □ 饮食 □ 抗菌药物 □ 祛痰剂 □ 雾化吸入治疗 □ 对症治疗 重要检查： □ 血、尿、便常规 □ CRP、肝肾功能 □ 血清肺炎支原体抗体测定或血清冷凝集试验或咽拭子分离支原体试验 □ X 线胸片 □ 必要时血气分析、心肌酶谱	重点诊疗： □ 肺炎护理常规 □ 饮食 □ 抗菌药物 □ 祛痰剂 □ 雾化吸入治疗 □ 对症治疗 □ 心肌酶谱异常者加保护心肌治疗 □ 肝功能异常者保肝治疗 重要检查： □ 必要时做心电图、呼吸道病毒和细菌检测、血气分析、肺功能、胸部 CT	重点诊疗： □ 肺炎护理常规 □ 饮食 □ 抗菌药物 □ 祛痰剂 □ 雾化吸入治疗 □ 对症治疗 □ 心肌酶谱异常者继续保护心肌治疗 □ 肝功能异常者继续保肝治疗 重要检查： □ 复查血常规、CRP、肝肾功能 □ 复查 X 线胸片	重点诊疗： □ 出院带药 □ 门诊随诊
患者监护人签名				

附：原表单（2009 年版）

支原体肺炎临床路径表单

适用对象：第一诊断为支原体肺炎（ICD-10：J15.7）

患者姓名：	性别：	年龄：	门诊号：	住院号：
住院日期：　年　月　日	出院日期：　年　月　日			标准住院日：7~14 天

时间	住院第 1 天	住院第 2~4 天	住院第 5~9 天	住院第 10~14 天（出院日）
主要诊疗工作	□ 询问病史及体格检查 □ 病情告知 □ 如患儿病情重，应及时通知上级医师	□ 上级医师查房 □ 根据送检项目报告，及时向上级医师汇报，并予相应处理 □ 注意防治并发症	□ 完成病程记录，详细记录医嘱变动情况（原因和更改内容） □ 上级医师查房	□ 上级医师查房，同意其出院 □ 完成出院小结 □ 出院宣教
重点医嘱	**长期医嘱：** □ 肺炎护理常规 □ 饮食 □ 抗菌药 □ 镇咳祛痰剂 □ 雾化吸入治疗 □ 对症治疗 **临时医嘱：** □ 血常规、尿常规、便常规 □ CRP、肝肾功能 □ 血清肺炎支原体抗体测定或血清冷凝集试验或咽拭子分离支原体试验 □ X 线胸片 □ 必要时血气分析、心肌酶谱	**长期医嘱：** □ 肺炎护理常规 □ 饮食 □ 抗菌药 □ 镇咳祛痰剂 □ 雾化吸入治疗 □ 对症治疗 □ 心肌酶谱异常者加保护心肌治疗 □ 肝功能异常者保肝治疗 **临时医嘱：** □ 必要时做心电图、呼吸道病毒和细菌检测、血气分析、肺功能、胸部 CT	**长期医嘱：** □ 肺炎护理常规 □ 饮食 □ 抗菌药 □ 镇咳祛痰剂 □ 雾化吸入治疗 □ 对症治疗 □ 心肌酶谱异常者继续护心肌治疗 □ 肝功能异常者继续保肝治疗 **临时医嘱：** □ 复查血常规、CRP、肝肾功能 □ 复查 X 线胸片	**出院医嘱：** □ 出院带药 □ 门诊随诊
主要护理工作	□ 入院护理评估 □ 入院宣教 □ 叮嘱患儿卧床休息，定时测量体温	□ 观察体温波动及一般状况 □ 观察咳嗽程度、保持呼吸道畅通 □ 观察药物不良反应（皮疹、胃肠道反应）	□ 观察患儿一般状况 □ 观察体温波动 □ 观察咳嗽程度	□ 出院宣教
病情变异记录	□ 无　□ 有，原因： 1. 2.	□ 无　□ 有，原因： 1. 2.	□ 无　□ 有，原因： 1. 2.	□ 无　□ 有，原因： 1. 2.
护士签名				
医师签名				

第七节　麻疹合并肺炎临床路径释义

一、麻疹合并肺炎编码

疾病名称及编码：麻疹合并肺炎（ICD-10：B05.200↑J17.1*）　（原路径编码 ICD-10：B05.201↑J17.101*）

二、临床路径检索方法

B05.200↑J17.1*；原路径编码 B05.201↑修改为 B05.200↑，与卫生部 ICD-10 标准字典库保持一致

三、麻疹合并肺炎临床路径标准住院流程

（一）适用对象

第一诊断为麻疹合并肺炎（ICD-10：B05.200↑J17.1*）。

> **释义**
>
> ■本临床路径适用对象是第一诊断为麻疹合并肺炎的患儿。
>
> ■其他出疹性疾病（如猩红热、传染性单核细胞增多症、风疹、婴幼儿急疹、川崎病等），进入其他临床路径。
>
> ■第一诊断为麻疹而出现其他系统并发症，如脑炎、亚急性硬化性全脑炎、心肌炎、肾小球肾炎、感染后血小板减少性紫癜、胃肠炎等，进入其他临床路径。

（二）诊断依据

根据《传染病学》（第3版）（复旦大学出版社），《诸福棠实用儿科学》（第7版）（人民卫生出版社）。
1. 流行病学资料。
2. 麻疹各期临床表现：麻疹黏膜斑、皮疹特征、皮疹消退后留下的色素沉着及糠麸样脱屑等。
3. 在患麻疹病程中出现全身中毒症状加重，咳嗽加剧，气急，发绀，肺部有细湿啰音等明显体征。
4. X线胸片提示肺部感染病灶。
5. 呼吸道分泌物致病原检测阳性或血标本检测麻疹病毒 IgM 抗体阳性。

> **释义**
>
> ■根据根据《传染病学》（第3版）（复旦大学出版社），《诸福棠实用儿科学》（第7版）（人民卫生出版社）以及《传染病学》（李兰娟、任红主编，第8版，人民卫生出版社，2013），《诸福棠实用儿科学》（江载芳、申昆玲、沈颖主编，第8版，人民卫生出版社，2015），诊断依据如下：
>
> 1. 流行病学资料：当地有麻疹流行、没有接种过麻疹疫苗且有麻疹患者接触史等。

2. 麻疹各期临床表现（急性发热、上呼吸道卡他症状、结膜充血、畏光、口腔麻疹黏膜斑、典型的皮疹等）。

3. 在患麻疹病程中出现全身中毒症状加重，咳嗽加剧，气急，发绀，肺部有细湿啰音等明显体征。

4. X线胸片提示肺部感染病灶。

5. 血清学或病原学检测阳性。

■ 麻疹是一种具有高度传染性的急性出疹性疾病，与其他传染病一样，麻疹的发病需具备传染源、传播途径和易感人群三方面因素。一般认为人类是麻疹病毒唯一的感染宿主，但猴类也可受其感染。麻疹患者是本病唯一的传染源，从潜伏期末到出疹后5天内，患者的结膜和呼吸道分泌物、尿和血液以及白细胞内均有此病毒。本病主要通过直接接触和飞沫传播。未患过本病、也未接受麻疹疫苗接种者对本病易感。病后有持久免疫力。成人多因儿童时患过麻疹或接种过麻疹疫苗而获免疫力。6个月内婴儿可受到母传抗体的保护，但是育龄期妇女抗体水平下降，对婴儿的保护能力也下降。麻疹流行有一定季节性，发病高峰多在春季后期，但全年均可有散发。

■ 典型麻疹患者的病程可分为潜伏期、前驱期、极期（或出疹期）及恢复期4个阶段。麻疹的潜伏期为6~21天，平均10天左右。前驱期为2~4天，表现为急性起病、咳嗽、流涕、打喷嚏、结膜炎、流泪、眼睑水肿、畏光、高热、全身乏力等表现，易疑诊为流感。本期可于双侧第二磨牙部位上面的颊黏膜上，为直径0.5~1mm的白色或蓝白色斑点，周围有红晕，即麻疹黏膜斑（Koplik斑）。极期（或出疹期）主要表现为皮疹，麻疹典型皮疹首先在发际、颈侧部和耳后出现，大约在24小时内首先向面部、颈部、上肢及上胸部蔓延，然后向下向躯干和下肢蔓延，包括掌跖部，均可出现，可融合成片。此时患儿可有高热、咳嗽、呼吸急促、嗜睡等表现。在出疹后第4天，皮疹开始按照出现的顺序消退。恢复期皮肤变为棕色并脱屑。皮疹出现后3~5天，体温开始下降。整个病程持续约10天。

■ 呼吸系统并发症出现于大约15%的麻疹患儿，常见喉炎、支气管炎及肺炎等。肺炎是麻疹最常见的并发症，多在出疹期1周内出现，多见于5岁以下的患儿，占麻疹患儿死因的90%以上。麻疹病毒本身引起的肺炎多不严重，主要为继发性肺部感染，病原体有金黄色葡萄球菌、肺炎链球菌、流感嗜血杆菌、腺病毒等，也可为多种病原体混合感染。X线胸片可有相应提示。临床上表现为病情加重、咳嗽加剧、咳痰、气促、发绀、呼吸困难、肺部有细湿啰音等明显体征则须考虑肺炎的发生。

■ 麻疹的实验室诊断方法：

1. 前驱期或出疹初期患者的眼、鼻咽分泌物接种原代人胚肾或羊膜细胞可分离出麻疹病毒。

2. 从麻疹患儿呼吸道分泌物涂片中用免疫荧光方法检测麻疹病毒抗原可做出特异性诊断。

3. 从麻疹患儿血、尿和呼吸道分泌物中可以分离到麻疹病毒。

4. 用反转录PCR方法检出麻疹病毒核酸。

5. 血清麻疹病毒特异性抗体 IgM 检测，6 周内未接种过麻疹减毒活疫苗而血清麻疹病毒 IgM 抗体阳性，可以确诊。麻疹特异性 IgM 在出疹后 1~2 天出现，2 周左右达高峰，在 1 个月内仍可检测到。但是，在出疹 72 小时内的血清 IgM 阴性，不能除外麻疹病毒感染，需要采集第二份血清。

6. 恢复期患者血清中麻疹 IgG 抗体效价比急性期有 4 倍或 4 倍以上升高，或急性期抗体阴性而恢复期抗体阳转。需要指出的是，成人麻疹患者 7%~9%IgM 抗体始终阴性。

（三）治疗方案的选择

根据《传染病学》（第 3 版）（复旦大学出版社），《诸福棠实用儿科学》（第 7 版）（人民卫生出版社）。

1. 呼吸道隔离至出疹后 10 天。
2. 氧疗：鼻导管、面罩，必要时人工机械通气治疗。
3. 雾化吸入疗法。
4. 抗病毒治疗，必要时加用抗菌药治疗。
5. 加强支持治疗，必要时给予丙种球蛋白静注。

释义

■ 根据《传染病学》（第 3 版）（复旦大学出版社），《诸福棠实用儿科学》（第 7 版）（人民卫生出版社）以及《传染病学》（李兰娟、任红主编，第 8 版，人民卫生出版社，2013），和《诸福棠实用儿科学》（江载芳、申昆玲、沈颖主编，第 8 版，人民卫生出版社，2015）。

麻疹的治疗包括：

1. 呼吸道隔离至出疹后 10 天。
2. 一般治疗：休息、保持室内空气新鲜、温度适宜，加强护理。
3. 对症支持治疗：退热、镇咳、吸氧、雾化吸入疗法，必要时给予丙种球蛋白静脉注射。
4. 抗菌或抗病毒治疗。

■ 为避免麻疹的流行和传播，患者应呼吸道隔离至出疹后 5 天，对伴有呼吸道合并症者应延长至出疹后 10 天。

■ 主要为一般治疗和对症治疗，加强护理。卧床休息，保持室内安静、通风、温度适宜。保持眼、鼻、口腔清洁，鼓励适量饮水，给易消化和营养丰富食物。高热者酌情退热。呼吸道症状严重者可予对症氧疗（酌情采用鼻导管吸氧、面罩吸氧，必要时 NCPAP 或机械通气呼吸支持），保证氧合，合并支气管痉挛、喘息者可对症给予支气管舒张剂、祛痰药等雾化治疗。

■ 利巴韦林在体外对麻疹病毒有抑制作用，对免疫受损病例可酌情抗病毒治疗。对于继发细菌感染的患儿，可根据症状经验性治疗，在明确病原体和药敏后选择敏感抗菌药治疗，疗程根据病原体做相应调整。对于重症患儿，可以酌情使用丙种球蛋白静脉滴注。

（四）标准住院日

10~14 天。

> **释义**
>
> ■ 怀疑麻疹合并肺炎的患儿入院后，第 1~2 天完善相关检查，行麻疹病原或抗体检测，结合患儿临床表现明确麻疹诊断，评估有无各系统合并症。因呼吸道合并症多出现在出疹期 1 周内，患儿就诊时多为麻疹出疹期，呼吸道隔离需持续至出疹后 10 天。继发细菌性肺炎的抗菌药疗程约为 2 周，因此，总住院时间 10~14 天符合本路径要求。

（五）进入路径标准

1. 第一诊断必须符合 ICD-10：B05. 200↑J17. 1＊麻疹合并肺炎疾病编码。
2. 当患者同时具有其他疾病诊断，只要住院期间不需要特殊处理也不影响第一诊断的临床路径流程实施时，可以进入路径。

> **释义**
>
> ■ 进入本路径的患儿需符合麻疹合并肺炎的诊断标准。
>
> ■ 入院后常规检查发现以往没有发现的疾病或既往有基础病，经系统评估后对麻疹合并肺炎诊断、治疗无特殊影响，仅需要药物维持治疗者，可进入路径，但可能会增加医疗费用，延长住院时间。

（六）入院后第 1~2 天

1. 必需检查的项目：
(1) 血常规、尿常规、便常规。
(2) C 反应蛋白（CRP）。
(3) 肝肾功能、心肌酶谱。
(4) 血清麻疹病毒 IgM 抗体。
(5) 血气分析。
(6) X 线胸片、心电图。

> **释义**
>
> ■ 血常规、尿常规、便常规＋潜血是最基本的三大常规检查，每个进入路径的患儿均需完成，麻疹患儿外周血白细胞常减少，淋巴细胞和中性粒细胞常都减少，白细胞增多可能反映有合并细菌感染。
>
> ■ C 反应蛋白是细菌感染的敏感指标，C 反应蛋白增高提示可能存在细菌感染。
>
> ■ 肝肾功能、心肌酶可评估有无基础病及是否出现肝肾功能损害及心肌损害等并发症。
>
> ■ 在皮疹出现后 1~2 天内可检出特异性 IgM 抗体，从而做到早期诊断。

■ 血气分析可了解呼吸系统受累的严重性，是否存在低氧血症、呼吸衰竭等情况，是否需要相应的呼吸支持。

■ 胸部 X 线检查可了解肺部受累情况，对不同病原体引起的肺炎也可有一定的提示。

■ 心电图可明确有无心脏受累。

2. 根据患儿病情可选择：必要时行呼吸道分泌物其他致病原检测、肺部 CT、细胞免疫功能检测等。

释义

■ 呼吸道分泌物其他病原体检测鉴别其他出疹性疾病，以免延误诊治，同时也可了解是否存在混合感染，特别是细菌感染或腺病毒感染，以便早期治疗。

■ 胸部 CT 检查较胸部 X 线检查分辨率高，易发现较小的隐蔽部位的病灶，可为判断病情严重程度及鉴别诊断提供更多依据，必要时可采用。

■ 细胞免疫（主要由细胞毒性 T 细胞和自然杀伤细胞组成）在宿主的免疫保护中起重要的作用。细胞免疫缺陷的患儿为重症麻疹的高危人群，故细胞免疫功能检测可预测患儿是否会进展为重症麻疹。

（七）药物选择与使用时机

1. 抗病毒药物。

2. 抗菌药物：按照《抗菌药物临床应用指导原则》（卫医发〔2004〕285 号）执行。

释义

■ 由于麻疹病毒感染具有自限性，是否采用抗病毒治疗仍具一定争议，对免疫受损的病例可考虑试用抗病毒治疗。

■ 麻疹合并细菌性肺炎的患儿主张尽早加用抗菌药，尽早查明感染病原体，根据病原体种类及药物敏感试验结果选用抗菌药物。抗菌药物使用疗程因感染不同而异，一般宜用至体温正常、症状消退后 72~96 小时，特殊情况应妥善处理。

（八）必需复查的检查项目

1. 血常规。

2. C 反应蛋白（CRP）、心肌酶谱。

3. X 线胸片。

释义

■ 血常规、CRP 可监测病情，了解抗感染治疗的效果，可作为动态监测指标。

■ 对于有心肌受累的患儿，动态监测心肌酶谱可了解病情进展情况及治疗后恢复情况。

■X线胸片可提示肺炎控制情况，但由于影像学恢复往往滞后于临床症状的恢复，过早重复检查X线胸片意义不大，且存在重复接受辐射的风险，临床上仍应当以肺部症状和体征好转为准。

（九）出院标准

1. 体温正常，咳嗽减轻，精神好转。
2. 肺部体征减轻。
3. X线胸片提示肺部炎症吸收好转。

> **释义**
>
> ■出院标准以患儿临床症状、体征和辅助检查为评判标准。患儿出院时应处于麻疹恢复期，体温正常，精神好转，皮疹消退，肺部症状（咳嗽、呼吸困难等）缓解，肺部体征（细湿啰音等）减轻或消失，X线胸片提示肺部炎症好转。

（十）变异及原因分析

1. 存在使肺炎进一步加重的其他疾病，需要处理干预。
2. 患儿入院时已发生严重肺部感染、呼吸困难，需进行积极对症处理，完善相关检查，导致住院时间延长，增加住院费用等。

> **释义**
>
> ■患儿如出现各系统并发症，存在细胞免疫缺陷导致发生重症麻疹，存在先天性心脏病等使肺炎进一步加重，或发生难以控制的其他疾病，导致住院时间延长，住院费用增加。医师需要在表单中说明。
>
> ■由于存在医疗、护理、患儿、环境等多方面事前未预知的对本路径治疗可能产生影响的情况，需要中止执行路径或者延长治疗时间、增加治疗费用时，医师需要在表单中说明。
>
> ■为便于总结和在工作中不断完善和修订临床路径，应将变异原因归纳、总结，以便重新修订临床路径时参考。

四、麻疹合并肺炎给药方案

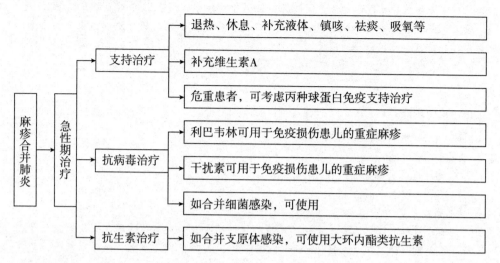

【用药选择】

1. 抗感染治疗：抗病毒药物可选用利巴韦林等。
2. 合并细菌或支原体感染时，可用相应抗菌药（头孢菌素类或大环内酯类）。

【药学提示】

1. 利巴韦林口服后可引起胆红素增高25%，大剂量可引起血红蛋白下降。
2. 大环内酯类药物与甲泼尼龙、茶碱、卡马西平、华法林等药物有相互作用。

【注意事项】

由于麻疹病毒感染具有自限性，是否采用抗病毒治疗仍具一定争议，对免疫受损的病例可考虑试用抗病毒治疗。

五、推荐表单

（一）医师表单

麻疹合并肺炎临床路径医师表单

适用对象：第一诊断为麻疹合并肺炎（ICD-10：B05.200↑J17.1＊）

患者姓名：	性别： 年龄：	门诊号：	住院号：

住院日期： 年 月 日	出院日期： 年 月 日	标准住院日：10~14 天

时间	住院第1天	住院第2~4天	住院第5~9天	住院第10~14天（出院日）
主要诊疗工作	□ 询问病史及体格检查 □ 病情告知 □ 如患儿病情重，应及时通知上级医师 □ 填写传染病卡和报告 □ 重症肺炎合并心力衰竭、呼吸衰竭者的治疗原则详见相应章节	□ 上级医师查房 □ 询问送检项目报告，有异常者应及时向上级医师汇报，并予相应处置 □ 注意防治并发症	□ 上级医师查房 □ 病原体一旦明确，根据结果调整治疗药物	□ 上级医师查房，同意其出院 □ 完成出院小结 □ 出院宣教
重点医嘱	长期医嘱： □ 麻疹、肺炎护理常规 □ 饮食 □ 病重者予心电监护、吸氧 □ 抗病毒药物 □ 抗菌药物 □ 雾化、吸痰 □ 镇咳祛痰 □ 患儿既往基础用药 临时医嘱： □ 血、尿、便常规 □ 血 CRP、肝肾功能、电解质、血心肌酶谱 □ 血气分析 □ 血麻疹 IgM 抗体 □ X 线胸片、心电图 □ 高热时退热治疗 □ 补液	长期医嘱： □ 麻疹、肺炎护理常规 □ 饮食 □ 病重者予心电监护、吸氧 □ 抗病毒药物 □ 抗菌药物 □ 雾化、吸痰 □ 镇咳祛痰 □ 心肌酶谱显著异常者保护心肌治疗 □ 肝功能异常者保肝治疗 临时医嘱： □ 高热时退热治疗 □ 补液 □ 必要时行呼吸道分泌物其他病原体检测 □ 必要时复查血气分析 □ 必要时胸部 CT 检查 □ 必要时行细胞免疫功能检测	长期医嘱： □ 麻疹、肺炎护理常规 □ 饮食 □ 镇咳祛痰 □ 抗病毒药物 □ 抗菌药物 □ 心肌酶谱异常者继续保护心肌治疗 □ 肝功能异常者继续保肝治疗 临时医嘱： □ 复查 X 线胸片 □ 复查血常规、CRP	出院医嘱： □ 出院带药 □ 门诊随诊
病情变异记录	□ 无 □ 有，原因： 1. 2.	□ 无 □ 有，原因： 1. 2.	□ 无 □ 有，原因： 1. 2.	□ 无 □ 有，原因： 1. 2.
医师签名				

（二）护士表单

麻疹合并肺炎临床路径护士表单

适用对象：第一诊断为麻疹合并肺炎（ICD-10：B05.200↑J17.1*）

患者姓名：	性别： 年龄： 门诊号：		住院号：
住院日期： 年 月 日	出院日期： 年 月 日		标准住院日：10~14 天

时间	住院第 1 天	住院第 2~4 天	住院第 5~9 天	住院第 10~14 天（出院日）
主要护理工作	□ 传染病入院宣教（环境、设施、人员等） □ 入院护理评估（营养状况、性格变化等） □ 病史询问，相应查体 □ 联系相关检查 □ 患儿卧床休息，定时测量体温	□ 生活护理	□ 护理评估 □ 生活护理	□ 传染病出院宣教
重点医嘱	**长期医嘱：** □ 麻疹、肺炎护理常规 □ 饮食 □ 病重者予心电监护、吸氧 □ 抗病毒药物 □ 抗菌药物 □ 雾化、吸痰 □ 祛痰 **临时医嘱：** □ 血、尿、便常规 □ 血 CRP、肝肾功能、电解质、血心肌酶谱 □ 血气分析 □ 血麻疹 IgM 抗体 □ X 线胸片、心电图 □ 高热时退热治疗 □ 补液	**长期医嘱：** □ 麻疹、肺炎护理常规 □ 饮食 □ 病重者予心电监护、吸氧 □ 抗病毒药物 □ 抗菌药物 □ 雾化、吸痰 □ 祛痰 □ 心肌酶谱显著异常者保护心肌治疗 □ 肝功能异常者保肝治疗 **临时医嘱：** □ 高热时退热治疗 □ 补液 □ 必要时行呼吸道分泌物其他病原体检测 □ 必要时复查血气分析 □ 必要时肺部 CT 检查 □ 必要时行细胞免疫功能检测	**长期医嘱：** □ 麻疹、肺炎护理常规 □ 饮食 □ 止咳祛痰 □ 抗病毒药物 □ 抗菌药物 □ 心肌酶谱异常者继续保护心肌治疗 □ 肝功能异常者继续保肝治疗 **临时医嘱：** □ 复查 X 线胸片 □ 复查血常规、CRP	**出院医嘱：** □ 出院带药 □ 门诊随诊
病情变异记录	□ 无 □ 有，原因： 1. 2.	□ 无 □ 有，原因： 1. 2.	□ 无 □ 有，原因： 1. 2.	□ 无 □ 有，原因： 1. 2.
护士签名				

（三）患者表单

麻疹合并肺炎临床路径患者表单

适用对象：第一诊断为麻疹合并肺炎（ICD-10：B05.200↑J17.1＊）

患者姓名：	性别： 年龄：	门诊号：	住院号：
住院日期： 年 月 日	出院日期： 年 月 日		标准住院日：10~14 天

时间	住院第 1 天	住院第 2~4 天	住院第 5~9 天	住院第 10~14 天（出院日）
医患配合	□ 接受入院宣教 □ 接受入院护理评估 □ 接受病史询问 □ 接受体格检查 □ 交代既往用药情况 □ 接受相关检查	□ 患儿及家属与医师交流了解病情 □ 接受相关检查 □ 接受治疗	□ 继续接受治疗	□ 接受出院前康复宣教 □ 学习出院注意事项 □ 了解复查程序 □ 办理出院手续 □ 获取出院诊断书 □ 获取出院携带药品
重点诊疗及检查	重点诊疗： □ 饮食 □ 吸氧 □ 抗病毒药物 □ 抗菌药物 □ 雾化、吸痰 □ 镇咳祛痰 重要检查： □ 血、尿、便常规 □ 血 CRP、肝肾功能、电解质、血心肌酶谱 □ 血气分析 □ 血麻疹 IgM 抗体 □ X 线胸片、心电图	重点诊疗： □ 饮食 □ 吸氧 □ 抗病毒药物 □ 抗菌药物 □ 雾化、吸痰 □ 镇咳祛痰 □ 保护心肌治疗 □ 保肝治疗 □ 高热时退热 □ 补液 重要检查： □ 呼吸道分泌物其他病原体检测 □ 复查血气分析 □ 肺部 CT 检查 □ 细胞免疫功能检测	重点诊疗： □ 饮食 □ 镇咳祛痰 □ 抗病毒药物 □ 抗菌药物 □ 保护心肌治疗 □ 保肝治疗 重要检查： □ 复查 X 线胸片 □ 复查血常规、CRP	重点诊疗： □ 出院带药 □ 门诊随诊
病情变异记录	□ 无 □ 有，原因： 1. 2.	□ 无 □ 有，原因： 1. 2.	□ 无 □ 有，原因： 1. 2.	□ 无 □ 有，原因： 1. 2.
监护人签名				

附：原表单（2009 年版）

麻疹合并肺炎临床路径表单

适用对象：第一诊断为麻疹合并肺炎（ICD-10：B05. 201↑J17. 101＊）

患者姓名：		性别：	年龄：	门诊号：	住院号：

住院日期：	年 月 日	出院日期：	年 月 日	标准住院日：10～14 天

时间	住院第 1 天	住院第 2～4 天	住院第 5～9 天	住院第 10～14 天（出院日）
主要诊疗工作	□ 询问病史及体格检查 □ 病情告知 □ 如患儿病情重，应及时通知上级医师 □ 填写传染病卡和报告 □ 重症肺炎合并心力衰竭、呼吸衰竭者的治疗原则详见相应章节	□ 上级医师查房 □ 询问送检项目报告，有异常者应及时向上级医师汇报，并予相应处置 □ 注意防治并发症	□ 上级医师查房 □ 致病原一旦明确，根据结果调整治疗药物	□ 上级医师查房，同意其出院 □ 完成出院小结 □ 出院宣教
重点医嘱	**长期医嘱：** □ 麻疹、肺炎护理常规 □ 饮食 □ 病重者予心电监护、吸氧 □ 抗病毒药物 □ 抗菌药 □ 雾化、吸痰 □ 镇咳祛痰 **临时医嘱：** □ 血、尿、便常规 □ 血 CRP、肝肾功能、电解质、血心肌酶谱 □ 血气分析 □ 血麻疹 IgM 抗体 □ X 线胸片、心电图 □ 高热时退热治疗 □ 补液	**长期医嘱：** □ 麻疹、肺炎护理常规 □ 饮食 □ 病重者予心电监护、吸氧 □ 抗病毒药物 □ 抗菌药 □ 雾化、吸痰 □ 镇咳祛痰 □ 心肌酶谱学显著异常者加护心肌治疗 □ 肝功能异常者保肝治疗 **临时医嘱：** □ 高热时退热治疗 □ 补液 □ 必要时行呼吸道分泌物其他致病原检测 □ 必要时复查血气分析 □ 必要时肺部 CT □ 必要时细胞免疫功能检测	**长期医嘱：** □ 麻疹、肺炎护理常规 □ 饮食 □ 镇咳祛痰 □ 抗病毒药物 □ 抗菌药 □ 心肌酶谱异常者继续护心肌治疗 □ 肝功能异常者继续保肝治疗 **临时医嘱：** □ 复查 X 线胸片 □ 复查血常规、CRP	**出院医嘱：** □ 出院带药 □ 门诊随诊

续　表

时间	住院第 1 天	住院第 2~4 天	住院第 5~9 天	住院第 10~14 天 （出院日）
主要 护理 工作	□ 传染病入院宣教 □ 入院护理评估 □ 患儿卧床休息，定 　时测量体温	□ 生活护理	□ 护理评估 □ 生活护理	□ 传染病出院宣教
病情 变异 记录	□ 无　□ 有，原因： 1. 2.	□ 无　□ 有，原因： 1. 2.	□ 无　□ 有，原因： 1. 2.	□ 无　□ 有，原因： 1. 2.
护士 签名				
医师 签名				

第八节　儿童肺结核临床路径释义

一、儿童肺结核编码

疾病名称及编码：儿童肺结核（ICD-10：A15.0/A15.1/A15.2/A15.3/A16.0）

二、临床路径检索方法

A15.0/A15.1/A15.2/A15.3/A16.0

三、儿童肺结核临床路径标准住院流程

（一）适用对象

第一诊断为儿童肺结核。

> **释义**
>
> ■ 儿童肺结核：本路径纳入儿童肺结核包括确诊病例和临床诊断病例。确诊病例：≤18岁儿童直接痰或胃液涂片抗酸杆菌阳性2次，或1次阳性且X线胸片显示活动性肺结核病变，或涂片1次阳性加培养阳性1次，或肺部有结核病变，涂片阴性，痰培养阳性。临床诊断病例：①3次痰或胃液涂片阴性，胸部影像学检查显示与活动性肺结核相符的病变，且伴有咳嗽、咳痰、咯血等肺结核可疑症状；②3次痰或胃液涂片阴性，胸部影像学检查显示与活动性肺结核相符的病变，且结核菌素试验强阳性；③3次痰涂片阴性，胸部影像学检查显示与活动性肺结核相符的病变；④3次痰或胃液涂片阴性，胸部影像学检查显示与活动性肺结核相符的病变，且肺外组织病理检查证实为结核病变者；⑤3次痰或胃液涂片阴性的疑似肺结核病例，经诊断性治疗或随访观察可排除其他肺部疾病者。

（二）诊断依据

根据《中华人民共和国卫生行业标准肺结核诊断标准（WS288-2008）》《中国结核病防治规划实施工作指南（2008年版）》《临床诊疗指南·结核病分册》、2014年WHO《国家结核病规划关于儿童结核病处理指南（第二版）》及2011年版《中国儿童结核病防治手册》。

1. 临床症状：其他原因不能解释的持续咳嗽超过3周，发热（体温>38℃，持续14天以上，排除疟疾/肺炎等其他常见疾病引起）、盗汗、咳痰、咯血或血痰、胸痛、体重下降或生长迟滞等。部分患者可无临床症状。

2. 体征：可出现呼吸频率增快、呼吸音减低或粗糙、肺部啰音等。轻者可无体征。

3. 胸部影像学检查：显示原发综合征，粟粒性肺结核或其他活动性肺结核病变特征。

4. 痰液/胃液检查：痰抗酸杆菌涂片镜检或分枝杆菌培养阳性。

5. 与菌阳肺结核患者密切接触史。

> **释义**
>
> ■ 痰抗酸染色阳性或分枝杆菌培养阳性不能区分是结核分枝杆菌还是非结核分枝杆菌。若具备条件，应进一步行菌种鉴定。结核/非结核分枝杆菌核酸检测、Xper MTB/PIF 等分子生物学检测方法对于诊断结核，以及区分结核与非结核分枝杆菌具有一定价值。
>
> ■ ①涂阴肺结核患者的诊断必须由放射医师和结核科医师联合病案讨论确认，必要时请涂阴诊断小组会诊后确诊；②对暂时不能确诊而疑似炎症的患者，可进行诊断性抗炎治疗（一般观察 2 周）或使用其他检查方法进一步确诊。诊断性抗炎治疗不应选择喹诺酮类、氨基苷类等具有明显抗结核活性的药品；③对经抗炎治疗仍怀疑患有活动性肺结核的患者，可进行诊断性抗结核治疗，推荐使用初治活动性肺结核治疗方案，一般治疗 1~2 个月。

（三）治疗方案的选择

根据《中国结核病防治规划实施工作指南（2008 年版）》《临床诊疗指南·结核病分册》及 2014 年 WHO《国家结核病规划关于儿童结核病处理指南（第二版）》。

1. 药物治疗：

（1）推荐治疗方案：2HRZ/4HR（低 HIV 流行区、低 INH 耐药区：涂阴肺结核、纵隔淋巴结核、外周淋巴结核）；或 2HRZE/4HR（低 HIV 流行区、低 INH 耐药区：肺部病灶广泛、涂阳肺结核、合并严重肺外结核；或高 HIV 流行区、高 INH 耐药区）；3HRZE/9HR（血行播散型肺结核、结核性脑膜炎、骨结核，强化期需延长至 3 个月，总疗程延长至 12 个月）。链霉素不推荐作为儿童结核病的一线用药（H：异烟肼，R：利福平，Z：吡嗪酰胺，E：乙胺丁醇）。

（2）治疗模式：强调儿童结核病每日用药，不推荐强化期的间歇治疗。对于病情严重或存在影响预后的合并症的患者，可适当延长疗程。

（3）推荐剂量：INH（H）10mg/kg（7~15mg/kg），最大剂量 300mg/d；RFP（R）15mg/kg（10~20mg/kg），最大剂量 600mg/d；PZA（Z）35 mg/kg（30~40mg/kg），EMB（E）20mg/kg（15~25mg/kg）。当儿童体重达到 25kg 时，可使用成人剂量。

2. 根据患者存在的并发症或合并症进行对症治疗。

> **释义**
>
> ■ 肺结核治疗原则：结核病是由结核分枝杆菌引起的传染病，所以针对结核菌，采用强有力的化疗药物，规律全程地用药，杀灭结核菌，消除传染性，同时给结核病变的修复创造条件，是肺结核治疗的基本。当使用化疗药物，痰菌不能转阴，或虽已阴转但病灶修复不充分，病灶内仍残留活菌将来复发可能性较大时，才使用外科疗法。因此，全身化学治疗是结核病治疗的最基本方法。
>
> ■ 结核病化学治疗应遵循"早期、规律、全程、联合、适量"的原则，以期达到杀灭结核分枝杆菌和病灶治愈的目的。

（四）标准住院日

21~28 天。

> **释义**
>
> ■ 如果患者条件允许，住院时间可以低于或高于上述住院天数。

（五）进入路径标准

1. 年龄≤18 岁。
2. 第一诊断必须符合儿童肺结核病。
3. 当患者合并其他疾病，但住院期间不需要特殊处理也不影响第一诊断的临床路径流程实施时，可以进入路径。

> **释义**
>
> ■ 需要经过痰液镜检或痰培养确诊或由放射医师和结核科医师联合病案讨论确认，必要时请涂阴诊断小组会诊后确诊肺结核后方始进入路径。
>
> ■ 患者肺结核已经引起严重并发症（如气胸、呼吸衰竭等），或合并重要脏器的肺外结核，或同时具有其他疾病（如其他病原菌引起的肺炎等），如果影响第一诊断的临床路径流程实施时均不适合进入本路径。

（六）住院期间检查项目

1. 必需的检查项目：

（1）血常规、尿常规、便常规。

（2）感染性疾病筛查（乙型肝炎、丙型肝炎、艾滋病等）。

（3）肝肾功能、电解质、血糖、红细胞沉降率、C 反应蛋白、血尿酸。

（4）痰/胃液/诱导痰/粪便，抗酸杆菌涂片及分枝杆菌培养；血行播散型肺结核需查血分枝杆菌培养；结核杆菌分子生物学检测。

（5）心电图。

（6）胸部 CT。

（7）腹部超声检查，浅表及深部淋巴结超声检查。

（8）听力、视力、视野检测。

（9）血行播散型肺结核患者需完善全身检查以排除有无全身其他重要组织脏器的结核播散，如腰椎穿刺脑脊液检查，必要时完善头颅 CT、脊柱 CT 等。

> **释义**
>
> ■ X 线胸片可以由胸部 CT 替代。部分检查在治疗后相应的时间需要复查（如痰或胃液检查、X 线胸片等），以评价治疗效果。治疗过程中需定期复查血常规、肝肾功能、血尿酸等，以监测药物不良反应。

2. 根据患者病情可选择检查项目：

（1）抗结核药物敏感试验及菌种鉴定（分枝杆菌培养阳性者）。

（2）胸部超声（怀疑胸腔积液、心包积液患者）。

（3）体液免疫、细胞免疫功能检查（怀疑免疫异常患者）。

（4）浅表部位肿大淋巴结或脓肿怀疑结核感染所致时可穿刺活检行病理学、细菌学、分子生物学诊断技术等检查。

释义

■ 经过检查确诊合并存在其他疾病，如果影响第一诊断的临床路径流程实施，则应退出临床路径；如果不影响第一诊断的临床路径流程实施，则可继续进行临床路径。

（七）出院标准

1. 临床症状好转。

2. 患者可耐受制订的抗结核治疗方案。

释义

■ 如果出现并发症，是否需要继续住院处理，由主管医师具体决定。

（八）变异及原因分析

1. 出现严重的抗结核药物不良反应。

2. 治疗过程中出现严重并发症或合并症，如肺外结核、咯血、气胸、呼吸衰竭等，需要进一步诊疗，或需要转入其他路径。

3. 进一步诊断为耐多药结核病，需要转入其他路径。

4. 原有病情明显加重，导致住院时间延长。

释义

■ 变异分为微小变异和重大变异两大类，前者是不出路径、偏离预定轨迹的病例，后者是需要退出本路径或进入其他路径的病例。

■ 微小变异包括：

并发症：因为使用抗结核药物所引起的轻度药物副反应，如白细胞、血小板的轻度降低，肝功能轻度异常，轻度胃肠道反应，经过对症治疗后可缓解。出现肺结核并发症但症状较轻，如痰中带血。

医院原因：因为医院检验项目的及时性，不能按照要求完成检查；因为节假日不能按照要求完成检查。

个人原因：不愿配合完成相应检查，短期不愿按照要求出院随诊。

■ 重大变异包括：

疾病本身原因：因基础疾病需要进一步诊断和治疗；因为合并其他疾病需要进一步诊断和治疗，如合并其他病原菌引起的感染、因出现耐药结核需更换用药、因各种原因需要其他治疗措施等。

并发症：因使用抗结核药物所引起的严重副反应，如导致粒细胞缺乏、肝功能严重异常、患者不能耐受的严重恶心呕吐等，需暂时停用或更换抗结核药物治疗。因出现肺结核严重的并发症，如大咯血、气胸、呼吸衰竭等，需进一步诊治。

医院原因：与患者或家属发生医疗纠纷。

个人原因：要求离院或转院；不愿按照要求出院随诊而导致入院时间明显延长。

四、儿童肺结核临床路径给药方案

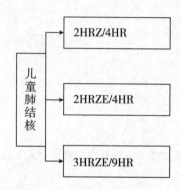

【用药选择】

1. 药物名称前数字表示用药月数，药物名称后面数字表示每周用药次数。H：异烟肼；R：利福平；Z：吡嗪酰胺；E：乙胺丁醇。

2. 上述治疗方案中的任一种均可，推荐治疗方案：2HRZE/4HR 或 2HRZ/4HR、3HRZE/9HR。

3. 任何方案包括 2 个不同的治疗阶段：①强化治疗阶段：以 3~4 种药物联用 8 周，以期达到尽快杀灭各种菌群保证治疗成功的目的；②巩固治疗阶段：以 2~3 种药物联用，其目的巩固强化阶段取得的疗效，继续杀灭残余菌群。

【药学提示】

1. 异烟肼：7~15mg/（kg·d）（最大量不超过 300mg/d），每日 1 次顿服。其主要不良反应是末梢神经炎、中枢神经系统障碍和肝损害。常规用量勿须并用维生素 B_6，以免降低异烟肼的抗菌能力。营养不良患者易发生末梢神经炎，需加用维生素 B_1。

2. 利福平：10~20mg/（kg·d）（最大量不超过 600mg/d），每日 1 次空腹顿服。主要不良反应是肝损害、过敏反应、流感样综合征和胃肠道反应。

3. 乙胺丁醇：15~25mg/（kg·d），每日 1 次顿服。主要不良反应是视神经损害和末梢神经炎。

4. 吡嗪酰胺：20~30mg/（kg·d），每日 1 次。主要不良反应是肝损害、胃肠道反应和痛风样关节炎。

【注意事项】

1. 儿童用药剂量应以千克体重计算，最大剂量不超过成人剂量。

2. 多种有肝损伤药物联合使用时，每种药物最好使用推荐剂量的最低限；小儿联合使用异烟肼、利福平时，二者剂量最好各不超过 10mg/（kg·d），以免损害肝脏功能。

3. 使用链霉素或其他氨基苷类药物时，需履行告知义务并进行听力监测，家族中有药物性耳聋的患儿应禁用。剂量以不超过 20mg/（kg·d）为宜，最大剂量为 1000mg/d。

4. 乙胺丁醇使用需谨慎。由于该药物有视神经毒性作用，6 岁以下视神经发育尚不完善，而且小儿不会表述视力变化，药物毒性反应不易早期发现，最好不使用乙胺丁醇。

5. 儿童对较长期的抗结核治疗顺应性差，应坚持直接面视下的督导化疗。

6. 儿童处于生长发育期，组织器官功能尚不成熟，治疗期间应注意对肝肾功能、血常规等药物不良反应的监测。

五、推荐表单

(一) 医师表单

儿童肺结核临床路径医师表单

适用对象：第一诊断为儿童肺结核（ICD-10:A15.0/A15.1/A15.2/A15.3/A16.0）

患者姓名：	性别：	年龄：	门诊号：	住院号：
住院日期： 年 月 日	出院日期： 年 月 日			标准住院日：21~28 天

时间	住院第 1~3 天	住院期间
主要诊疗工作	□ 询问病史及进行体格检查 □ 初步评估病情 □ 完成病历书写 □ 完善必要检查 □ 根据病情对症、支持治疗 □ 上级医师查房，制订诊疗计划 □ 确定抗结核治疗方案，签署药物治疗知情同意书，开始抗结核治疗	□ 全科病案讨论，上级医师定期查房，完善诊疗计划 □ 处理基础性疾病及对症治疗 □ 根据患者病情调整、制订合理治疗方案 □ 观察药品不良反应 □ 住院医师书写病程记录
重点医嘱	**长期医嘱：** □ 肺结核护理常规 □ 二级或三级护理 □ 普通饮食 □ 抗结核药物治疗 **临时医嘱：** □ 血常规、尿常规 □ 肝肾功能检查（含胆红素）、电解质、血糖、血尿酸、相关感染性疾病筛查、红细胞沉降率（或 C 反应蛋白） □ 痰抗酸杆菌涂片镜检，痰分枝杆菌培养 □ 心电图、X 线胸片 □ 既往基础用药 □ 对症治疗 □ 进行其他相关检查	**长期医嘱：** □ 肺结核护理常规 □ 二级或三级护理 □ 普通饮食 □ 抗结核药物治疗 **临时医嘱：** □ 既往基础用药 □ 对症治疗 □ 抗结核治疗 14 天后复查血常规、肝肾功能（含胆红素） □ X 线胸片检查（必要时） □ 异常指标复查
病情变异记录	□ 无　□ 有，原因： 1. 2.	□ 无　□ 有，原因： 1. 2.
医师签名		

时间	出院前 1~3 天	出院日
主要诊疗工作	□ 上级医师查房 □ 评估患者病情及治疗效果 □ 确定出院日期及治疗方案 □ 出院前 1 天开具出院医嘱 □ 完成上级医师查房记录	□ 完成常规病程记录、上级医师查房记录、病历首页及出院小结 □ 和患者或家属协商出院后治疗管理机构（本院门诊或患者所在地结核病防治机构或医疗机构） □ 向患者或家属交代出院后服药方法及注意事项 □ 预约复诊日期
重点医嘱	**长期医嘱：** □ 肺结核护理常规 □ 二级或三级护理 □ 普通饮食 □ 抗结核药物治疗 **临时医嘱：** □ 复查肝肾功能、血尿常规（必要时） □ 痰抗酸杆菌涂片检查 □ X 线胸片（必要时） □ 根据需要，复查相关检查项目	**出院医嘱：** □ 开具出院带药 □ 定期复查肝肾功能、血常规、尿常规、痰菌检查、X 线胸片等 □ 注意药品不良反应 □ 病情变化随时就诊
病情变异记录	□ 无　□ 有，原因： 1. 2.	□ 无　□ 有，原因： 1. 2.
医师签名		

（二）护士表单

儿童肺结核临床路径护士表单

适用对象：第一诊断为儿童肺结核（ICD-10：A15.0/A15.1/A15.2/A15.3/A16.0）

患者姓名：		性别： 年龄： 门诊号：	住院号：
住院日期： 年 月 日		出院日期： 年 月 日	标准住院日：21~28 天

时间	住院第 1 天	住院期间	出院前 1~3 天 （出院日）
健康宣教	□ 入院宣教 □ 介绍主管医师、护士 □ 介绍环境、设施 □ 介绍住院注意事项 □ 向患者宣教戒烟、戒酒的重要性及减少剧烈活动 □ 介绍疾病知识	□ 主管护士与患者沟通，了解并指导心理应对 □ 宣教疾病知识 □ 使用药物宣教 □ 正确留取标本及各种检查注意事项宣教 □ 给予患者及家属心理支持 □ 指导患者活动 □ 恢复期生活护理	□ 出院宣教 □ 复查时间 □ 服药方法 □ 活动休息 □ 指导饮食 □ 指导办理出院手续
护理处置	□ 核对患者、佩戴腕带 □ 建立入院护理病历 □ 卫生处置：剪指甲、沐浴、更换病号服	□ 随时观察患者病情变化 □ 遵医嘱氧疗 □ 遵医嘱完成用药 □ 协助医师完成各项检查	□ 办理出院手续 □ 书写出院小结
基础护理	□ 二级护理 □ 流质饮食或普通饮食 □ 晨晚间护理 □ 患者安全管理 □ 心理护理	□ 二级护理 □ 半流质饮食或普通饮食 □ 晨晚间护理 □ 患者安全管理 □ 心理护理	□ 三级护理 □ 普通饮食 □ 晨晚间护理 □ 患者安全管理
专科护理	□ 护理查体 □ 体温、呼吸频率 □ 需要时填写跌倒及压疮防范表 □ 需要时请家属陪伴 □ 心理护理	□ 体温、呼吸频率 □ 遵医嘱完成相关检查 □ 随时观察患者病情变化及药物疗效 □ 必要时吸氧 □ 遵医嘱正确给药 □ 观察患者药物不良反应 □ 提供并发症征象的依据 □ 心理护理	□ 病情观察：评估患者生命体征，特别是体温和呼吸频率 □ 心理护理
重点医嘱	□ 详见医嘱执行单	□ 详见医嘱执行单	□ 详见医嘱执行单
病情变异记录	□ 无 □ 有，原因： 1. 2.	□ 无 □ 有，原因： 1. 2.	□ 无 □ 有，原因： 1. 2.
护士签名			

（三）患者表单

儿童肺结核临床路径患者表单

适用对象：第一诊断为儿童肺结核（ICD-10：A15.0/A15.1/A15.2/A15.3/A16.0）

患者姓名：	性别： 年龄： 门诊号：	住院号：
住院日期： 年 月 日	出院日期： 年 月 日	标准住院日：21~28天

时间	住院第1天	住院期间	出院前1~3天 （出院日）
医患配合	□ 配合询问病史、收集资料，请务必详细告知既往史、用药史、过敏史 □ 配合进行体格检查 □ 有任何不适告知医师	□ 配合完善相关检查，如采血、留尿、心电图、X线胸片等 □ 医师与患者及家属介绍病情，如有异常检查结果需进一步检查 □ 配合医师调整用药 □ 有任何不适告知医师	□ 接受出院前指导 □ 知道复查程序 □ 获取出院诊断书
护患配合	□ 配合测量体温、脉搏、呼吸、血压、血氧饱和度、体重 □ 配合完成入院护理评估单（简单询问病史、过敏史、用药史） □ 接受入院宣教（环境介绍、病室规定、订餐制度、贵重物品保管等）及疾病知识相关教育 □ 有任何不适告知护士	□ 正确留取标本，配合检查 □ 配合用药及治疗 □ 配合定时测量生命体征，每日询问大便 □ 接受输液、服药治疗，并告知用药后效果 □ 注意活动安全，避免坠床或跌倒 □ 配合执行探视及陪伴	□ 接受出院宣教 □ 办理出院手续 □ 获取出院带药 □ 指导服药方法、作用、注意事项 □ 知道复印病历方法及复诊时间
饮食	□ 正常饮食 □ 遵医嘱饮食	□ 正常饮食 □ 遵医嘱饮食	□ 正常饮食 □ 遵医嘱
排泄	□ 正常排尿便 □ 避免便秘	□ 正常排尿便 □ 避免便秘	□ 正常排尿便 □ 避免便秘
活动	□ 正常适度活动，避免疲劳	□ 正常适度活动，避免疲劳	□ 正常适度活动，避免疲劳

附：原表单（2016 年版）

儿童肺结核临床路径表单

适用对象：第一诊断为儿童肺结核

患者姓名：		性别： 年龄： 门诊号：	住院号：
住院日期： 年 月 日	出院日期： 年 月 日		标准住院日：21~28 天

时间	住院第 1~3 天	住院期间
主要诊疗工作	□ 询问病史及进行体格检查 □ 初步评估病情 □ 完成病历书写 □ 完善必要检查 □ 根据病情对症、支持治疗 □ 上级医师查房，制订诊疗计划 □ 确定抗结核治疗方案，签署化疗知情同意书，开始抗结核治疗	□ 全科病案讨论，上级医师定期查房，完善诊疗计划 □ 处理基础性疾病及对症治疗 □ 根据患者病情调整、制订合理化疗方案 □ 观察药品不良反应 □ 住院医师书写病程记录
重点医嘱	**长期医嘱：** □ 肺结核护理常规 □ 二级或三级护理 □ 普通饮食 □ 抗结核药物治疗 **临时医嘱：** □ 血常规、尿常规、便常规 □ 肝肾功能检查（含胆红素）、电解质、血糖、血尿酸、相关感染性疾病筛查、红细胞沉降率、C 反应蛋白 □ 痰抗酸杆菌涂片镜检，痰分枝杆菌培养 □ X 线胸片及胸部 CT 检查 □ 支气管镜检查 □ 结核菌素皮肤试验 □ 血清抗结核抗体检测 □ 痰结核分枝杆菌分子生物学检测 □ 心电图、腹部超声检查 □ 视力、视野检测 □ 既往基础用药 □ 对症治疗 □ 进行其他相关检查	**长期医嘱：** □ 肺结核护理常规 □ 二级或三级护理 □ 普通饮食 □ 抗结核药物治疗 **临时医嘱：** □ 既往基础用药 □ 对症治疗 □ 抗结核治疗 7~14 天后复查血常规、肝肾功能（含胆红素） □ 异常指标复查
护理工作	□ 病房环境、医院制度及医护人员介绍 □ 入院护理评估 □ 告知各项检查注意事项并协助患者完成 □ 指导留痰 □ 静脉取血 □ 入院健康宣教 □ 心理护理 □ 通知营养科新患者饮食 □ 完成护理记录书写 □ 执行医嘱，用药指导	□ 观察患者一般情况及病情变化 □ 检验、检查前的宣教 □ 做好住院期间的健康宣教 □ 正确落实各项治疗性护理措施 □ 观察治疗效果及药品反应 □ 护理安全措施到位 □ 给予正确的饮食指导 □ 了解患者心理需求和变化，做好心理护理

续　表

时间	住院第 1~3 天	住院期间
病情 变异 记录	□无　□有，原因： 1. 2.	□无　□有，原因： 1. 2.
护士 签名		
医师 签名		

时间	出院前 1~3 天	出院日
主要诊疗工作	□ 上级医师查房 □ 评估患者病情及治疗的不良反应 □ 确定出院日期及治疗方案 □ 出院前一天开具出院医嘱 □ 完成上级医师查房记录	□ 完成常规病程记录、上级医师查房记录、病历首页及出院小结 □ 和患者或家属协商出院后治疗管理机构（本院门诊或患者所在地结核病防治机构或医疗机构） □ 向患者或家属交代出院后服药方法及注意事项 □ 预约复诊日期
重点医嘱	长期医嘱： □ 肺结核护理常规 □ 二级或三级护理 □ 普通饮食 □ 抗结核药物治疗 临时医嘱： □ 复查肝肾功能、血尿常规（必要时） □ 痰抗酸杆菌涂片检查 □ 根据需要，复查相关检查项目	出院医嘱： □ 开具出院带药 □ 定期复查肝肾功能、血常规、尿常规、痰菌检查、X 线胸片或 CT 等 □ 注意药品不良反应 □ 病情变化随时就诊
主要护理工作	□ 观察患者一般情况 □ 观察疗效及药品不良反应 □ 恢复期生活和心理护理 □ 出院准备指导	□ 协助患者办理出院手续 □ 出院指导
病情变异记录	□ 无　□ 有，原因： 1. 2.	□ 无　□ 有，原因： 1. 2.
护士签名		
医师签名		

第九节　新生儿化脓性脑膜炎临床路径释义

一、新生儿化脓性脑膜炎编码

疾病名称及编码：新生儿化脓性脑膜炎（ICD-10 G00.902）

二、临床路径检索方法

G00.902

三、新生儿化脓性脑膜炎临床路径标准住院流程

（一）适用对象

第一诊断为新生儿化脓性脑膜炎（ICD-10：G00.902）。

> **释义**
>
> ■ 适用对象编码参见第一部分。
> ■ 本路径适用对象为临床诊断为新生儿化脓性脑膜炎者。

（二）诊断依据

根据《实用新生儿学》（第4版）（中华医学会编著，人民卫生出版社）。

1. 有感染高危因素。
2. 临床表现非特异性：嗜睡、喂养困难、体温不稳定、呼吸暂停、呕吐、腹胀和腹泻等。
3. 神经系统表现：易激惹、惊厥、前囟饱满、颅缝增宽、肌张力改变、昏迷等。
4. 实验室检查：脑脊液压力增高，外观浑浊，足月儿白细胞数$>32×10^6$/L（日龄<1周）或$>10×10^6$/L（日龄>1周），早产儿白细胞数$>29×10^6$/L，糖降低，蛋白增高。
5. 头颅影像学检查：头颅CT、MRI、超声可协助诊断，并发现脑脓肿、脑积水、硬膜下积液等并发症。

> **释义**
>
> ■ 本路径的制订主要参考国内权威书籍。
> ■ 病史和临床症状是诊断新生儿化脓性脑膜炎的初步依据，但新生儿往往临床表现不典型，如体温升高或不升、吃奶差、易激惹或嗜睡、双目呆滞、呼吸暂停，可同时伴黄疸出现、腹胀、休克等，而前囟紧张、颅缝增宽等颅高压出现较晚，颈强直少见。部分患者第一次脑脊液检查无异常，但临床表现支持，需多次复查脑脊液以免漏诊；临床表现不典型时，脑脊液检查异常，亦可以进入路径。脑脊液检查需在使用抗菌药前送检。

（三）治疗方案的选择

1. 抗菌药治疗：选用易通过血脑屏障的抗菌药。
2. 对症治疗：控制惊厥，降低颅内压。
3. 支持治疗：维持水电解质平稳和能量供给。

> **释义**
>
> ■ 本病确诊后即应选用大剂量易进入脑脊液的杀菌药，病原菌不明时联合使用广谱抗菌药物，病原菌明确者可参考药敏结合临床用药。如用药正确但疗效不佳时需注意有无脑室管膜炎、脑脓肿、硬膜下积液等并发症的发生。
>
> ■ 支持对症疗法不可忽视，是改善预后的重要原因。早期应限制输液量，有频繁呼吸暂停者给予合理的呼吸支持，不能胃肠喂养者给予胃肠外营养、免疫支持治疗等。

（四）标准住院日

14~28 天。

> **释义**
>
> ■ 怀疑新生儿化脓性脑膜炎患者入院后即可行脑脊液检查，检查后即开始治疗，G⁻杆菌脑膜炎的疗程3~4周，G⁺菌2~3周，主要观察临床症状和实验室检查缓解情况，总住院时间不超过28天符合本路径要求。

（五）进入标准路径

1. 第一诊断必须符合新生儿化脓性脑膜炎（ICD-10：G00.902）。
2. 当患儿同时具有其他疾病诊断，但在住院期间不需要特殊处理也不影响第一诊断的临床路径流程实施时，可以进入路径。

> **释义**
>
> ■ 进入本路径的患者第一诊断为化脓性脑膜炎，需除外脑脓肿、脑室膜炎、硬膜下积液等并发症。
>
> ■ 入院后常规检查发现有其他疾病，如败血症、肺部感染、脐部感染、颅内出血等，经系统评价后对化脓性脑膜炎诊断治疗无特殊影响者，可以进入路径，但可能增加医疗费用，延长住院时间。

（六）住院期间检查项目

1. 必需的检查项目：
（1）血常规、尿常规、便常规。
（2）PCT、CRP。
（3）血生化全套。
（4）血气分析。
（5）血培养及药敏。
（6）脑脊液常规、生化、培养。
（7）X线胸片。

（8）头颅超声。

2. 可选择的检查项目：

（1）头颅 MRI。

（2）脑电图。

（3）病原的分子生物学检查。

> **释义**
>
> ■ 血常规、尿常规、便常规是最基本的三大常规检查，进入路径的患者均需完成。PCT、CRP、血培养及药敏了解患者有无全身感染及程度。脑脊液常规、生化和培养、病原分子生物学检查用于明确诊断和病原菌同时指导治疗；生化、血气、X线胸片、头颅超声可进一步了解患者有无其他疾病。头颅 MRI、脑电图用于了解颅内病变及脑功能变化，评估预后。

（七）治疗方案与药物选择

1. 抗菌药治疗：选用易通过血脑屏障的抗菌药，如头孢曲松、头孢噻肟、头孢哌酮、美罗培南、青霉素、氨苄青霉素等，根据药敏结果进行调整。

2. 对症支持治疗：

（1）控制惊厥：首选苯巴比妥，负荷量为 20mg/kg，静脉缓慢注射或肌注，负荷量最大可达 30mg/kg，12 小时后予维持量 5mg/（kg·d），一般用到临床症状明显好转停药。

（2）降低颅内压：甘露醇、呋塞米。

（3）支持治疗：维持内环境稳定，保证能量供给。

> **释义**
>
> ■ 确诊本病的患者一定要选用易通过血脑屏障的抗菌药，未获得药敏前按经验用药，考虑 B 族链球菌（GBS）感染可首选青霉素，李斯特菌感染可选氨苄青霉素治疗。药敏有结果后再进行调整。
>
> ■ 除了抗感染治疗，对症支持治疗有助于疾病的恢复。

（八）出院标准

症状体征消失，至少连续 2 次脑脊液检查恢复正常。

> **释义**
>
> ■ 患者出院前应完成所有必须检查项目，症状体征消失且至少连续 2 次脑脊液检查正常，抗菌药疗程足，无严重并发症。

（九）变异及原因分析

治疗过程中出现脑积水、脑室管膜炎、脑脓肿、硬膜下积液等并发症时应当及时退出新生儿化脓性脑膜炎临床路径。

> **释义**
>
> ■ 经正确用药治疗后发现脑脊液检查反复异常，治疗疗程长，费用高者，需退出本路径。出现脑积水、脑室管膜炎、脑脓肿、硬膜下积液等并发症时应当及时退出本路径。
>
> ■ 认可的变异因素主要指患者入路径后，在检查及治疗过程中发现患者合并存在事前未预知的、对本路径治疗可能产生影响的情况，需要中止执行路径或延长治疗时间，增加费用。医师需要在表单中明确说明。
>
> ■ 因患者方面的主观原因导致执行路径出现变异，医师需在表单中说明。

四、新生儿化脓性脑膜炎给药方案

【用药选择】

β-内酰胺类抗菌药：三代头孢菌素对多种β-内酰胺酶稳定，对革兰阳性菌和阴性菌均有显著的抗菌活性。特别对革兰阴性杆菌的抗菌谱广、抗菌作用强。有些品种对铜绿假单胞菌或脆弱拟杆菌亦有很好的抗菌作用。美罗培南为人工合成的广谱碳青霉烯类抗菌药，通过抑制细菌细胞壁的合成而产生抗菌作用。

【药学提示】

头孢菌素和美罗培南均属广谱β-内酰胺类抗菌药，用于治疗多种不同的感染，主要不良反应包括皮疹、腹泻、肝功异常等，偶见过敏性休克。

【注意事项】

对碳青霉烯类抗菌药、青霉素类或其他β-内酰胺类抗菌药过敏感染患者慎用，使用过程中应监测患者的肝功能。

美罗培南不推荐用于耐甲氧西林葡萄球菌引起的感染。

五、推荐表单

(一) 医师表单

新生儿化脓性脑膜炎临床路径医师表单

适用对象：第一诊断为新生儿化脓性脑膜炎（ICD-10：G00.902）

患者姓名：	性别： 年龄： 门诊号：	住院号：
住院日期： 年 月 日	出院日期： 年 月 日	标准住院日：14~28 天

时间	住院第1~2 天	住院第3~13 天	住院第14~28 天 （出院日）
主要诊疗工作	□ 询问病史及体格检查 □ 初步确定诊断 □ 病情告知，必要时向家属发病重或病危通知，并签署病重或病危通知书 □ 抗感染、止惊、降颅压等对症治疗	□ 观察患儿病情（体温波动、生命体征） □ 根据实验室检查结果调整治疗方案 □ 抗感染、止惊、降颅压等对症治疗	□ 上级医师查房，同意其出院 □ 完成出院小结 □ 向家属交代出院后注意事项
重要医嘱	**长期医嘱：** □ 新生儿护理常规 □ 母乳或人工喂养 □ 抗菌药治疗 □ 止惊、降颅压等对症治疗 **临时医嘱：** □ 血常规、尿常规、便常规 □ PCT、CRP □ 血生化全套 □ 血气分析 □ 血培养及药敏 □ 脑脊液常规、生化、培养 □ 头颅超声 □ 静脉营养（必要时） □ 头颅 MRI（必要时） □ 有条件可考虑脑功能监测	**长期医嘱：** □ 新生儿护理常规 □ 母乳或人工喂养 □ 抗菌药治疗 □ 止惊、降颅压等对症治疗 **临时医嘱：** □ 血常规、PCT、CRP □ 肝肾功能、电解质 □ 脑脊液常规、生化、培养 □ 血培养及药敏（必要时） □ 静脉营养（必要时） □ 头颅 MRI（必要时） □ 有条件可考虑脑功能监测	**出院医嘱：** □ 通知出院
病情变异记录	□ 无 □ 有，原因： 1. 2.	□ 无 □ 有，原因： 1. 2.	□ 无 □ 有，原因： 1. 2.
医师签名			

（二）护士表单

新生儿化脓性脑膜炎临床路径护士表单

适用对象：第一诊断为新生儿化脓性脑膜炎（ICD-10：G00.902）

患者姓名：		性别： 年龄： 门诊号：	住院号：
住院日期： 年 月 日		出院日期： 年 月 日	标准住院：14~28 天

时间	住院第 1~2 天	住院第 3~13 天	住院第 14~28 天（出院日）
病情评估	□ 生命体征 □ 神经系统症状体征 □ 注意呼吸和血氧饱和度变化 □ 评估黄疸变化	□ 生命体征 □ 注意呼吸和血氧饱和度变化 □ 评估黄疸变化 □ 密切观察并发症	□ 生命体征 □ 注意呼吸和血氧饱和度变化 □ 密切观察并发症 □ 出院评估
护理处置	□ 重症监护 □ 严密观察病情变化 □ 保暖、清理气道、给氧 □ 建立静脉通路 □ 记录 24 小时出入量 □ 使用甘露醇时注意加强巡视 □ 做好腰椎穿刺后护理 □ 采集血、尿、便标本 □ 陪同医技检查 □ 各项基础护理 □ 做好各项护理记录 □ 母乳或人工喂养护理	□ 重症监护 □ 严密观察病情变化 □ 保暖、气道管理 □ 建立静脉通路 □ 记录 24 小时出入量 □ 使用甘露醇时注意加强巡视 □ 采集血、尿、便标本 □ 陪同医技检查 □ 各项基础护理 □ 做好各项护理记录 □ 母乳或人工喂养护理	□ 特级护理 □ 严密观察病情变化 □ 做好各项护理记录
健康宣教	□ 入院宣教 □ 介绍主管医师、护士 □ 介绍住院注意事项 □ 介绍探视和陪伴制度 □ 母乳采集运送制度 □ 核对患者，佩戴腕带	□ 母乳采集运送制度	□ 出院宣教 □ 向家属交代出院后注意事项 □ 指导办理出院手续
病情变异记录	□ 无 □ 有，原因： 1. 2.	□ 无 □ 有，原因： 1. 2.	□ 无 □ 有，原因： 1. 2.
护士签名			

（三）患者（患者监护人）表单

新生儿化脓性脑膜炎临床路径患者表单

适用对象：第一诊断为新生儿化脓性脑膜炎（ICD-10：G00.902）

患者姓名：		性别：	年龄：	门诊号：	住院号：
住院日期：	年 月 日	出院日期：	年 月 日		标准住院日：14~28 天

时间	住院第 1~2 天	住院第 3~13 天	住院第 14~28 天 （出院日）
医患配合	□ 接受入院宣教 □ 接受入院护理评估 □ 接受病史询问及体格检查 □ 病情告知 □ 如患儿病情重，家属与上级医师沟通 □ 签署必要的文书（如腰椎穿刺同意书、抢救知情同意书等） □ 接受相关检查及治疗 □ 患儿病情变化时及时通知家属，家属及时到病区	□ 家属与医师交流了解病情 □ 接受相关的检查及治疗	□ 接受出院前宣教 □ 了解出院注意事项 □ 了解随诊复查程序 □ 办理出院手续 □ 获取出院诊断证明书 □ 获取出院带药（必要时）
重点诊疗及检查	重点诊疗： □ 抗菌药治疗 □ 止惊、降颅压等对症治疗 □ 心电监护 □ 吃奶 重要检查： □ 血常规、尿常规、便常规 □ PCT、CRP □ 血生化全套 □ 血气分析 □ 血培养及药敏 □ 脑脊液常规、生化、培养 □ 头颅超声 □ 头颅 MRI（必要时） □ 有条件可考虑脑功能监测	重点诊疗： □ 抗菌药治疗 □ 止惊、降颅压等对症治疗 □ 心电监护 □ 调整奶量 重要检查： □ 血常规、PCT、CRP □ 肝肾功能、电解质 □ 脑脊液常规、生化、培养 □ 血培养及药敏（必要时） □ 头颅 MRI（必要时） □ 有条件可考虑脑功能监测	□ 出院宣教 □ 出院带药（必要时） □ 门诊随访方案
病情变异记录	□ 无 □ 有，原因： 1. 2.	□ 无 □ 有，原因： 1. 2.	□ 无 □ 有，原因： 1. 2.
患者监护人签字			

附：原表单（2016 版）

新生儿化脓性脑膜炎临床路径表单

适用对象：第一诊断为新生儿化脓性脑膜炎（ICD-10：G00.902）

患者姓名：	性别：	年龄：	门诊号：	住院号：
住院日期：　年　月　日	出院日期：　年　月　日			标准住院：14~28 天

时间	住院第1~2天	住院第3~13天	住院第14~28天（出院日）
主要诊疗工作	□ 询问病史及体格检查 □ 初步确定诊断 □ 病情告知，必要时向家属发病重或病危通知，并签署病重或病危通知书 □ 抗感染、止惊、降颅压等对症治疗	□ 观察患儿病情（体温波动、生命体征） □ 根据实验室检查结果调整治疗方案 □ 抗感染、止惊、降颅压等对症治疗	□ 上级医师查房，同意其出院 □ 完成出院小结 □ 向家属交代出院后注意事项
重要医嘱	**长期医嘱：** □ 新生儿护理常规 □ 母乳或人工喂养 □ 抗菌药治疗 □ 止惊、降颅压等对症治疗 **临时医嘱：** □ 血常规、尿常规、便常规 □ PCT、CRP □ 血生化全套 □ 血气分析 □ 血培养及药敏 □ 脑脊液常规、生化、培养 □ 头颅超声 □ 静脉营养（必要时） □ 头颅 MRI（必要时） □ 有条件可考虑脑功能监测	**长期医嘱：** □ 新生儿护理常规 □ 母乳或人工喂养 □ 抗菌药治疗 □ 止惊、降颅压等对症治疗 **临时医嘱：** □ 血常规、PCT、CRP □ 肝肾功能、电解质 □ 脑脊液常规、生化、培养 □ 血培养及药敏（必要时） □ 静脉营养（必要时） □ 头颅 MRI（必要时） □ 有条件可考虑脑功能监测	**出院医嘱：** □ 通知出院
主要护理工作	□ 入院宣教 □ 密切观察体温变化及生命体征 □ 监测出入液体量	□ 密切监测体温变化 □ 观察生命体征 □ 监测出入液体量	□ 出院宣教
病情变异记录	□无 □有，原因： 1. 2.	□无 □有，原因： 1. 2.	□无 □有，原因： 1. 2.
护士签名			
医师签名			

第十节　儿童病毒性脑炎临床路径释义

一、病毒性脑炎编码

1. 原编码：

疾病名称及编码：儿童病毒性脑炎（轻中度）（ICD-10：A86.x00）

2. 修改编码：

疾病名称及编码：肠病毒性脑炎（ICD-10：A85.0+G05.1）

　　　　　　　　腺病毒性脑炎（ICD-10：A85.1+G05.1）

　　　　　　　　风疹病毒性脑炎（ICD-10：B06.0+G05.1）

　　　　　　　　脊髓灰质炎病毒性脑炎（ICD-10：A80.901+G05.1）

　　　　　　　　病毒性脑炎，其他特指的（ICD-10：A85.8）

　　　　　　　　疱疹病毒性脑炎（ICD-10：B00.4+G05.1）

　　　　　　　　带状疱疹病毒性脑炎（ICD-10：B02.0+G05.1）

　　　　　　　　水痘脑炎（ICD-10：B01.1+G05.1）

　　　　　　　　麻疹并发脑炎（ICD-10：B05.0+G05.1）

　　　　　　　　流行性腮腺炎（ICD-10：B26.2G05.1）

　　　　　　　　流行感冒伴脑炎（具体病毒未证实）（ICD-10：J11.801+G05.1）

　　　　　　　　流行感冒伴脑炎（具体病毒已证实）（ICD-10：J10.801+G05.1）

　　　　　　　　巨细胞病毒性脑炎（ICD-10：B25.801+G05.1）

二、临床路径检索方法

A85.0/A85.1/B06.0/A80.901/A85.8/A86/B00.4/B25.801/B02.0B01.1/B05.0/B26.2/J11.8/J10.8 住院科别为儿科

三、病毒性脑炎临床路径标准住院流程

（一）适用对象

第一诊断为病毒性脑炎（轻中度）ICD-10：A86.x00。

> **释义**
>
> ■ 适用对象编码参见第一部分。
>
> ■ 本路径适用对象为临床诊断为轻中度病毒性脑炎的患者，如重症病毒性脑炎、深昏迷、呼吸肌麻痹需要机械通气治疗、癫痫持续状态，以及非病毒直接侵袭所致脑损伤，如急性播散性脑脊髓炎、免疫性脑炎等，均不属于本路径范畴。

（二）诊断依据

根据《诸福棠实用儿科学》（第8版，人民卫生出版社）及《儿科学》（第8版，人民卫生出版社）等国内、外临床诊疗指南。

1. 急性或亚急性起病。

2. 主要表现为发热、头痛、喷射性呕吐、抽搐、嗜睡、意识障碍和（或）神经系统定位体征等脑实质受损征象。

3. 脑电图（EEG）可显示局灶性或弥散性异常。

4. 头颅 CT/MRI 检查可显示脑水肿、局灶性或弥漫性病变。

5. 抗菌药治疗前腰椎穿刺检查脑脊液压力正常或升高，白细胞和蛋白质正常或轻到中度增高，糖和氯化物正常。无细菌、结核菌和真菌感染依据。

> **释义**
>
> ■ 本路径制订主要参考国内权威参考书和诊疗指南。
> ■ 病史、临床症状和神经系统定位体征是诊断病毒性脑炎的初步依据。多数患者为急性或亚急性起病，有前驱呼吸道或消化道感染史，后出现发热、头痛、喷射性呕吐、嗜睡、昏迷、抽搐等症状。多数患者存在神经系统定位体征，如意识障碍、颈抵抗、球结膜水肿、脑膜刺激征阳性、肌张力改变、腱反射活跃或亢进、病理征阳性等。部分轻症患者也可无明确神经系统定位体征，头颅影像学及脑脊液常规、生化正常。

(三) 治疗方案的选择

根据《诸福棠实用儿科学》(第 8 版，人民卫生出版社)。

1. 一般治疗：精心护理、密切观察病情，必要时需持续监测生命体征。
2. 对症治疗：高热时降温，惊厥时止惊、降颅压防止脑水肿、维持水电解质平衡。
3. 抗病毒治疗。
4. 必要时糖皮质激素治疗。
5. 必要时应用保护脏器功能、营养神经药物。
6. 必要时针灸、康复等综合治疗。

> **释义**
>
> ■ 本病确诊后即应开始综合性治疗，包括早期内科基本治疗和药物治疗，后期可选择康复、针灸等综合治疗，目的在于消除病原，缓解临床中枢神经系统症状，防止病情恶化和减少并发症的发生。
> ■ 早期内科基本治疗包括监测生命体征，尤其是呼吸、血压情况。限制全天液体入量及输液速度，严密监测每天出入量平衡。积极治疗或预防脑水肿、颅高压 (可抬高床头 30°和冰帽低温疗法)，监测球结膜水肿、双侧瞳孔大小和对光反射是否灵敏，必要时给予甘露醇脱水降颅压治疗。积极降温、止惊治疗。监测血电解质水平，积极补钠、补钾等对症治疗。
> ■ 所有疑似病毒性脑炎患者，需尽早使用阿昔洛韦初始抗病毒治疗。根据不同的病毒类型，选择合适的抗病毒药物，具体治疗方案释义参见"(七) 选择用药"。
> ■ 糖皮质激素在病毒性脑炎中的治疗效果，国内尚未有统一定论，临床中建议根据患者实际情况 (如脑水肿严重程度)，适当应用糖皮质激素治疗。

(四) 标准住院日

轻中症 2~3 周。

释义

■ 高度怀疑病毒性脑炎的患者入院后，常规抗病毒治疗疗程2~3周，主要观察临床症状恢复情况以及有无后期并发症（如脱髓鞘脑病、免疫性脑炎以及肢体运动功能障碍等），有无药物不良反应，总住院时限不超过3周符合本路径要求。若合并免疫力缺陷的患者建议延长治疗时限。

（五）进入临床路径标准

1. 第一诊断必须符合卫生部疾病编码 ICD-10：A86. x00 病毒性脑炎。
2. 具有其他疾病诊断，但住院期间不需要特殊处理也不影响第一诊断临床路径流程。

释义

■ 进入本路径的患者为第一临床诊断为轻中度病毒性脑炎的患者，需除外急性播散性脑脊髓炎（ADEM）、脱髓鞘脑病、免疫性脑炎等合并症。对伴有昏迷、呼吸肌麻痹、惊厥持续状态或频繁发作的重症病毒性脑炎，不进入路径。

■ 入院后常规化验检查发现有基础疾病，如高血压、心脏病、糖尿病、肝肾功能不全、免疫力缺陷等，经系统评估后对病毒性脑炎的诊断治疗无特殊影响者可进入临床路径。但可能增加医疗费用，延长住院时间。

（六）住院期间检查项目

1. 必需的检查项目：
（1）血常规、尿常规、便常规。
（2）肝肾功能、电解质、血糖、红细胞沉降率、C 反应蛋白、ASO、支原体抗体、单疱病毒抗体 IgM、EB 病毒五项、TORCH-IgM 及 IgG 等病原学检查。
（3）心电图和 X 线胸片，并根据病情复查。
（4）脑电图。
（5）头颅 CT/MRI。
（6）脑脊液常规、生化及病原学检查（涂片、培养、病毒性抗体）。
2. 根据患者病情可选择的检查项目：
（1）血气分析、血乳酸、血氨、自身抗体、甲状腺相关抗体。
（2）血、脑脊液自身免疫性相关抗体。
（3）并发其他感染患者行分泌物或排泄物细菌/真菌培养及药敏试验。
（4）血串联质谱分析及尿代谢筛查。

释义

■ 血常规、尿常规、便常规是最基本三大常规检查，进入路径患者均需完成。肝肾功能、电解质、血糖、红细胞沉降率、心电图、X 线胸片可评估有无基础疾病，是否影响住院时间、费用及其治疗预后。单疱病毒抗体 IgM、EB 病毒五项、TORCH-IgM 及

IgG 明确病原。头颅 CT/MRI 协助评估患者颅内是否存在病变及其严重程度以及确定是否存在脑疝（若存在脑疝，则禁行腰椎穿刺）。脑电图可协助评估脑神经元电活动情况，尤其是合并抽搐的患者，脑电图可明确颅内异常放电程度和部位，对于抗癫痫药物选择有决定性意义。无腰椎穿刺禁忌证患者，应尽早行腰椎穿刺，脑脊液常规、生化及病原学检查有助于明确感染程度及病毒类型，可进一步制订治疗方案。

■ 本病需与其他可引起中枢神经系统病变的疾病相鉴别，如怀疑先天遗传代谢病，需完善血气分析、血乳酸、血氨、血串联质谱分析及尿代谢筛查。怀疑结缔组织病或自身免疫性疾病，需完善自身抗体、甲状腺相关抗体。怀疑免疫性脑炎，需完善血及脑脊液自身免疫性抗体。怀疑合并其他感染者，需完善相应血、尿、便、呼吸道分泌物细菌、真菌、结核菌培养及药敏试验。

（七）选择用药

1. 抗病毒药物：阿糖腺苷、阿昔洛韦或更昔洛韦、利巴韦林等。
2. 合并细菌感染时应用抗菌药物。
3. 渗透性脱水利尿药物：甘露醇、甘油果糖和呋塞米等。
4. 抗癫痫药物：频繁痫样发作者依据癫痫发作类型选用。
5. 糖皮质激素：地塞米松或甲基泼尼松龙等。
6. 保护脏器功能、营养神经药物。
7. 对症治疗和防治并发症相关药物。

释义

■ 所有疑似病毒性脑炎患者，需尽早使用阿昔洛韦初始抗病毒治疗；对于有肾功能损害的患者，应减少阿昔洛韦给药剂量。若合并免疫力低下或缺陷患者，应延长抗病毒疗程。单纯疱疹病毒性脑炎、水痘-带状疱疹病毒性脑炎推荐使用阿昔洛韦。巨细胞病毒性脑炎推荐使用更昔洛韦联合膦甲酸治疗。肠道病毒性脑炎可使用普来可那立（本药目前国内尚未上市）。人疱疹病毒（HHV-6）感染，可以使用更昔洛韦联合膦甲酸治疗。EB 病毒感染不推荐使用阿昔洛韦治疗，糖皮质激素类药物可能对其治疗有益。

（八）出院标准

1. 病情平稳，神经功能缺损表现有所好转或基本恢复。
2. 并发症得到有效控制。

释义

■ 患者出院前应完成所有必须检查项目，并且抗病毒治疗足疗程，临床症状减轻，并发症有效控制，神经功能损害有所好转，无明显药物相关不良反应。

（九）变异及原因分析

重症病毒性脑炎或合并严重并发症，患者出现呼吸肌麻痹，需机械通气治疗。频繁癫痫持续发作、深昏迷、严重感染等并发症须进入 ICU 治疗。

> **释义**
>
> ■ 按标准治疗方案患者病情恢复不理想、病情进行性加重，出现意识障碍、昏迷、频繁抽搐发作、惊厥持续状态呼吸肌麻痹考虑为重症病毒性脑炎，或发现其他严重基础疾病，需延长药物治疗时限或继续其他基础疾病的治疗，则中止本路径。合并严重并发症，如呼吸肌麻痹，需机械通气支持治疗。频繁抽搐发作，或癫痫持续状态，抗癫痫药物控制不佳，合并严重感染等上述情况，均需要中止本路径，延长治疗时间，增加治疗费用，医师需在表单中明确说明。
>
> ■ 因患者方面的主观原因导致执行临床路径出现变异，需医师在表单中予以说明。

四、病毒性脑炎给药方案

【用药选择】

1. 抗病毒药物：所有疑似病毒性脑炎患者均应使用阿昔洛韦进行初始治疗，对于有肾功能损害的患儿，应减少阿昔洛韦的给药剂量。

（1）单纯疱疹病毒性脑炎推荐使用阿昔洛韦。

（2）水痘-带状疱疹病毒性脑炎使用阿昔洛韦。

（3）巨细胞病毒性脑炎推荐采用更昔洛韦治疗。

（4）肠道病毒所致的严重感染可使用普来可那立（本药尚未在国内市场上市）。

（5）EB 病毒感染建议使用伐昔洛韦治疗，更昔洛韦或阿昔洛韦作为备选。

（6）人疱疹病毒（HHV6）感染者，可以采用更昔洛韦治疗。

（7）EB 病毒感染不推荐使用阿昔洛韦治疗。

2. 糖皮质激素：

（1）对于单纯疱疹病毒性脑炎患儿不推荐使用糖皮质激素。

（2）对于水痘-带状疱疹病毒性脑炎患儿推荐使用糖皮质激素，糖皮质激素类药物可能对治疗有益。

3. 丙种球蛋白：对于肠道病毒所致严重性的病毒性脑炎患儿可使用丙种球蛋白治疗。

【药学提示】

1. 阿昔洛韦主要通过肾脏代谢，肾脏损害者接受阿昔洛韦治疗时可造成死亡。用药前或用药期间应检查肾功能。免疫功能不全的患者接受阿昔洛韦治疗时，可发生血栓形成、血小板减少性紫癜、溶血、尿毒症，并可导致死亡。

2. 更昔洛韦主要通过肾脏代谢，并可导致粒细胞减少、贫血、血小板减少，故需监测血常规、肾功能、凝血功能，肾功能不全者应根据其肌酐清除率酌情减量。

【注意事项】

1. 及时诊断病毒性脑炎，积极寻找病毒类型，尽早给予针对性抗病毒治疗，合理护理避免并发症，有助于改善预后。

2. 抗病毒治疗要足疗程，以免出现病情复发。

五、推荐表单

(一) 医师表单

病毒性脑炎临床路径医师表单

适用对象：第一诊断为病毒性脑炎

患者姓名：	性别：　年龄：　门诊号：	住院号：
住院日期：　　年　月　日	出院日期：　　年　月　日	标准住院日：2~3 周

时间	住院第 1 天	住院第 2 天
主要诊疗工作	□ 询问病史及体格检查 □ 完善辅助检查 □ 评估既往腰椎穿刺、影像学结果及脑电图等结果，进行首次腰椎穿刺并确定复查时间 □ 初步确定治疗方案 □ 向患者及其家属告知病情、检查结果及治疗方案，签署各种检查知情同意书 □ 完成首次病程记录等病历书写 □ 主治医师查房意见，必要时主任医师查房，指导诊断，治疗 □ 完成上级医师查房记录 □ 必要时向患者及家属介绍病情变化及相关检查结果	□ 上级医师查房 □ 书写病程记录 □ 继续观察病情变化，并及时与患者家属沟通 □ 尽快完善必要检查如头颅 MRI
重点医嘱	**长期医嘱：** □ 一级/二级护理 □ 抗病毒药物 □ 抗菌药物（不能排除或合并细菌感染时） □ 糖皮质激素治疗等（必要时） □ 脱水降颅压等（必要时） □ 保护脏器功能（必要时） □ 其他用药依据病情下达 **临时医嘱：** □ 血常规、尿常规、便常规 □ 血肝肾功能、血糖、心肌酶、电解质、凝血功能、血培养加药敏、C 反应蛋白、ASO、支原体抗体、单疱病毒抗体 IgM、EB 病毒五项、TORCH-IgM 及 IgG 等病原学检查 □ 心电图、X 线胸片 □ 脑电图 □ 头颅 CT 或头颅 MRI □ 腰椎穿刺脑脊液检查 □ 其他检查（酌情）：血气分析、血氨、血乳酸、血串联质谱、尿代谢筛查、自身抗体、甲状腺抗体、脑脊液免疫学检查	**长期医嘱：** □ 一级/二级护理 □ 抗病毒药物 □ 抗菌药物（不能排除或合并细菌感染时） □ 糖皮质激素治疗等（必要时） □ 脱水降颅压等（必要时） □ 保护脏器功能（必要时） □ 其他用药依据病情下达 **临时医嘱：** □ 根据化验结果调整用药
病情变异记录	□ 无　□ 有，原因： 1. 2.	□ 无　□ 有，原因： 1. 2.
医师签名		

时间	住院第 3~7 天	住院第 8~13 天	住院第 14~21 天（出院日）
主要诊疗工作	□ 三级医师查房 □ 予以抗病毒及对症治疗 □ 根据患者病情调整治疗方案和检查项目 □ 完成上级医师查房记录 □ 向患者及家属介绍病情及相关检查结果 □ 必要时请相关科室会诊 □ 复查结果异常的化验检查	□ 上级医师查房 □ 根据患者病情调整治疗方案和检查项目 □ 神经科查体，评价神经功能状态 □ 完成上级医师查房记录 □ 向患者及家属介绍病情及相关检查结果 □ 复查结果异常的化验检查	□ 向患者家属介绍患者出院后注意事项 □ 将出院证明书交患者家属办理出院手续
重点医嘱	**长期医嘱：** □ 一级/二级护理 □ 抗病毒药物 □ 抗菌药物（不能排除或合并细菌感染时） □ 糖皮质激素治疗等（必要时） □ 脱水降颅压等（必要时） □ 保护脏器功能（必要时） □ 必要时护脑营养神经药物 **临时医嘱：** □ 根据病情变化必要时调整用药 □ 依据病情变化必要时进一步完善相关检查（自身免疫性脑炎等） □ 复查异常化验	**长期医嘱：** □ 一级/二级护理 □ 抗病毒药物 □ 抗菌药物（不能排除或合并细菌感染时） □ 护脑营养神经药物（必要时） □ 保护脏器功能（必要时） **临时医嘱：** □ 依据病情变化必要时进一步完善相关检查（如自身免疫性脑炎等）	□ 出院带药 □ 嘱患者在医师指导下服药
病情变异记录	□ 无 □ 有，原因： 1. 2.	□ 无 □ 有，原因： 1. 2.	□ 无 □ 有，原因： 1. 2.
医师签名			

（二）护士表单

病毒性脑炎临床路径护士表单

适用对象：第一诊断为病毒性脑炎

患者姓名：		性别： 年龄： 门诊号：	住院号：
住院日期： 年 月 日		出院日期： 年 月 日	标准住院日：2~3周

时间	住院第1天	住院第2天
健康宣教	□ 入院宣教 □ 介绍主管医师、护士 □ 介绍环境、设施 □ 介绍住院注意事项 □ 介绍探视和陪伴制度 □ 介绍贵重物品制度	□ 主管护士与患者及家属沟通 □ 宣教疾病知识、用药知识及特殊检查操作过程
护理处置	□ 核对患者，佩戴腕带 □ 建立入院护理病历 □ 测量血压及体重 □ 严记出入量	□ 随时观察患者病情变化 □ 测量血压 □ 记录出入量 □ 遵医嘱正确使用药物 □ 协助医师完成各项检查、化验
基础护理	□ 二级/一级护理 □ 晨晚间护理 □ 患者安全管理	□ 二级/一级护理 □ 晨晚间护理 □ 患者安全管理
专科护理	□ 护理查体 □ 病情观察 □ 意识状态观察 □ 抽搐发作观察并记录 □ 需要时，填写跌倒及压疮防范表 □ 需要时，请家属陪伴 □ 书写护理病历 □ 协助行视频脑电图或脑电监测患者做好检查前准备	□ 病情观察 □ 意识状态观察 □ 体温监测 □ 观察并记录抽搐发作情况 □ 发作时的对症处理及安全护理 □ 观察并记录头痛、肢体活动、尿便情况 □ 遵医嘱完成相关检查 □ 督导服药
重点医嘱	□ 详见医嘱执行单	□ 详见医嘱执行单
病情变异记录	□ 无 □ 有，原因： 1. 2.	□ 无 □ 有，原因： 1. 2.
护士签名		

时间	住院第 3~7 天	住院第 8~13 天	住院第 14~21 天（出院日）
健康宣教	□ 疾病知识宣教 □ 给予患者及家属心理支持 □ 指导退热药物的使用及物理降温方法 □ 指导抽搐发作时的处理方法及注意事项	□ 疾病知识宣教 □ 指导退热药物的使用及物理降温方法 □ 指导抽搐发作时的处理方法及注意事项 □ 指导康复肢体的护理方法	□ 出院宣教 □ 复查时间 □ 服药方法 □ 指导康复肢体的护理方法 □ 指导办理出院手续
护理处置	□ 随时观察患者病情变化 □ 测量血压 □ 记录出入量 □ 遵医嘱正确使用药物 □ 协助医师完成各项检查、化验	□ 随时观察患者病情变化 □ 测量血压 □ 记录出入量 □ 遵医嘱正确使用药物 □ 协助医师完成各项检查、化验	□ 办理出院手续 □ 书写出院小结
基础护理	□ 二级/一级护理 □ 晨晚间护理 □ 患者安全管理	□ 二级护理 □ 晨晚间护理 □ 患者安全管理	□ 三级护理 □ 晨晚间护理 □ 患者安全管理
专科护理	□ 病情观察 □ 意识状态观察 □ 体温监测 □ 观察并记录抽搐发作情况 □ 发作时的对症处理及安全护理 □ 观察并记录头痛、肢体活动、尿便情况 □ 遵医嘱完成相关检查 □ 督导服药	□ 病情观察 □ 意识状态观察 □ 体温监测 □ 观察并记录抽搐发作情况 □ 发作时的对症处理及安全护理 □ 观察并记录头痛、肢体活动、尿便情况 □ 遵医嘱完成相关检查 □ 督导服药	□ 病情观察 □ 意识状态观察 □ 体温监测 □ 观察并记录抽搐发作情况 □ 发作时的对症处理及安全护理 □ 观察并记录头痛、肢体活动、尿便情况 □ 遵医嘱完成相关检查 □ 督导服药 □ 健康教育：针对具体情况做个体化指导
重点医嘱	□ 详见医嘱执行单	□ 详见医嘱执行单	□ 详见医嘱执行单
病情变异记录	□ 无　□ 有，原因： 1. 2.	□ 无　□ 有，原因： 1. 2.	□ 无　□ 有，原因： 1. 2.
护士签名			

（三）患者表单

病毒性脑炎临床路径患者表单

适用对象：第一诊断为病毒性脑炎

患者姓名：		性别： 年龄： 门诊号：	住院号：
住院日期： 年 月 日		出院日期： 年 月 日	标准住院日：2~3 周

时间	入院当日	住院期间（住院第 2~13 天）	住院第 14~21 天（出院日）
医患配合	□ 配合询问病史、收集资料，请务必详细告知既往史、用药史、过敏史 □ 配合进行体格检查 □ 有任何不适告知医师	□ 接受相关化验检查宣教，正确留取标本，配合检查 □ 必要时配合康复训练 □ 有任何不适告知医师 □ 接受疾病及用药等相关知识指导	□ 办理出院手续 □ 知道出院注意事项 □ 知道复印病历方法 □ 知道门诊复诊时间、复查内容
护患配合	□ 配合测量体温、脉搏、呼吸、血压、出入量、体重 □ 配合完成入院护理评估单 □ 接受入院宣教 □ 有任何不适告知护士	□ 配合测量体温、脉搏、呼吸、血压、出入量，回答每日抽搐发作情况 □ 接受相关化验检查宣教，正确留取标本，配合检查 □ 有任何不适告知护士 □ 接受输液、服药治疗 □ 注意安全，避免坠床或跌倒 □ 配合执行探视及陪伴制度	□ 接受出院宣教 □ 获取出院带药 □ 知道药品的服用方法、作用、不良反应、注意事项
饮食	□ 遵医嘱饮食	□ 遵医嘱饮食	□ 遵医嘱饮食
活动	□ 适量活动	□ 适量活动	□ 适量活动
患者监护人签名			

附：原表单（2016 年版）

病毒性脑炎临床路径表单

适用对象：第一诊断为病毒性脑炎（ICD-10：A86.x00）

患者姓名：	性别： 年龄： 门诊号：	住院号：

住院日期： 年 月 日	出院日期： 年 月 日	标准住院日：2~3 周

时间	住院第 1 天	住院第 2 天
主要诊疗工作	□ 询问病史及体格检查 □ 完善辅助检查 □ 评估既往腰椎穿刺、影像学结果及脑电图等结果，进行首次腰椎穿刺并确定复查时间 □ 初步确定治疗方案 □ 向患者及其家属告知病情、检查结果及治疗方案，签署各种检查知情同意书 □ 完成首次病程记录等病历书写 □ 主治医师查房意见，必要时主任医师查房，明确诊断，指导治疗 □ 完成上级医师查房记录 □ 必要时向患者及家属介绍病情变化及相关检查结果	□ 上级医师查房 □ 书写病程记录 □ 继续观察病情变化，并及时与患者家属沟通 □ 患者复查抽血项目中异常的检查
重点医嘱	长期医嘱： □ 一级/二级护理 □ 抗病毒药物 □ 抗菌药物（不能排除或合并细菌感染时） □ 糖皮质激素治疗等（必要时） □ 脱水降颅压等（必要时） □ 保护脏器功能（必要时） □ 其他用药依据病情下达 临时医嘱： □ 血常规、尿常规、便常规 □ 血肝肾功能、血糖、心肌酶、电解质、凝血功能、血培养加药敏 □ 心电图、X 线胸片 □ 脑电图 □ 头颅 CT 或头颅 MRI □ 腰椎穿刺脑脊液检查	长期医嘱： □ 一级/二级护理 □ 抗病毒药物 □ 抗菌药物（不能排除或合并细菌感染时） □ 糖皮质激素治疗等（必要时） □ 脱水降颅压等（必要时） □ 保护脏器功能（必要时） □ 其他用药依据病情下达 临时医嘱： □ 根据化验结果调整用药 □ 依据病情需要下达
主要护理工作	□ 入院宣教及护理评估 □ 正确执行医嘱 □ 严密观察患者病情变化	□ 观察病情变化同前 □ 按时评估病情，相应护理措施到位 □ 特殊用药护理同前
病情变异记录	□ 无 □ 有，原因： 1. 2.	□ 无 □ 有，原因： 1. 2.
护士签名		
医师签名		

时间	住院第 3~7 天	住院第 8~13 天	住院第 14~21 天（出院日）
主要诊疗工作	□ 三级医师查房 □ 根据患者病情调整治疗方案和检查项目 □ 完成上级医师查房记录 □ 向患者及家属介绍病情及相关检查结果 □ 相关科室会诊 □ 复查结果异常的化验检查	□ 上级医师查房 □ 根据患者病情调整治疗方案和检查项目 □ 神经科查体，评价神经功能状态 □ 完成上级医师查房记录 □ 向患者及家属介绍病情及相关检查结果 □ 相关科室会诊 □ 复查结果异常的化验检查	□ 再次向患者及家属介绍患者出院后注意事项 □ 将出院证明书交患者或其家属办理出院手续
重点医嘱	长期医嘱： □ 一级/二级护理 □ 抗病毒药物 □ 抗菌药物（不能排除或合并细菌感染时） □ 糖皮质激素治疗等（必要时） □ 脱水降颅压等（必要时） □ 保护脏器功能（必要时） □ 必要时护脑营养神经药物 □ 其他用药依据病情下达 临时医嘱： □ 根据病情变化必要时调整用药 □ 依据病情变化必要时进一步完善相关检查（自身免疫性脑炎等） □ 复查异常化验 □ 依据病情需要下达	长期医嘱： □ 一级/二级护理 □ 抗病毒药物 □ 抗菌药物（不能排除或合并细菌感染时） □ 护脑营养神经药物（必要时） □ 保护脏器功能（必要时） □ 其他用药依据病情下达 临时医嘱： □ 依据病情变化必要时进一步完善相关检查（如自身免疫性脑炎等）	□ 出院带药 □ 嘱患者在医师指导下服药
主要护理工作	□ 观察病情变化同前 □ 按时评估病情，相应护理措施到位 □ 特殊用药护理同前	□ 观察病情变化同前 □ 按时评估病情，相应护理措施到位 □ 特殊用药护理同前	□ 出院带药服用指导 □ 特殊护理指导 □ 告知复诊时间和地点 □ 交代常见的药物不良反应，嘱其定期门诊复诊
病情变异记录	□ 无 □ 有，原因： 1. 2.	□ 无 □ 有，原因： 1. 2.	□ 无 □ 有，原因： 1. 2.
护士签名			
医师签名			

第十一节 病毒性心肌炎临床路径释义

一、病毒性心肌炎编码

疾病名称及编码：病毒性心肌炎（ICD-10：I40.001/I41.1*）

二、临床路径检索方法

I40.001/I41.1*，1个月至18岁的儿童病例

三、病毒性心肌炎临床路径标准住院流程

（一）适用对象

第一诊断为病毒性心肌炎（ICD-10：I40.001/I41.1*）。

> **释义**
>
> - 适用对象编码参见第一部分。
> - 本路径适用对象为临床诊断为病毒性心肌炎的患者。
> - 如合并慢性三度房室传导阻滞、心肌梗死、恶性心律失常、休克、暴发性心肌炎等，不适宜本临床路径，需进入其他相应路径。

（二）诊断依据

根据《病毒性心肌炎诊断标准（修订草案）》（中华医学会儿科学分会心血管学组，中华儿科杂志编辑委员会1999年9月，昆明）。

1. 临床诊断依据：

（1）心功能不全、心源性休克或心脑综合征。

（2）心脏扩大（X线或超声心动图检查具有表现）。

（3）心电图改变：以R波为主的2个或2个以上主要导联（I、II、aVF、V$_5$）的ST-T改变持续4天以上伴动态变化，窦房传导阻滞，房室传导阻滞，完全性右或左束支阻滞，成联律、多形、多源、成对或并行性期前收缩（早搏），非房室结及房室折返引起的异位性心动过速，低电压（新生儿除外）及异常Q波。

（4）CK-MB升高或心肌肌钙蛋白（cTnI或cTnT）阳性。

2. 病原学诊断依据：

（1）确诊指标：在患儿心内膜、心肌、心包（活检、病理）或心包穿刺液中发现以下之一者可确诊心肌炎由病毒引起。

1）分离到病毒。

2）用病毒核酸探针查到病毒核酸。

3）特异性病毒抗体阳性。

（2）参考依据：有以下之一者结合临床表现可考虑心肌炎系病毒引起。

1）自患儿粪便、咽拭子或血液中分离到病毒，且恢复期血清同型抗体效价较第一份血清升高或降低4倍以上。

2）病程早期患儿血中特异性IgM抗体阳性。

3）用病毒核酸探针自患儿血中查到病毒核酸。

3. 确诊依据：

（1）具备临床诊断依据 2 项，可临床诊断为心肌炎。发病同时或发病前 1~3 周有病毒感染的证据支持诊断的患者。

（2）同时具备病原学确诊依据之一，可确诊为病毒性心肌炎，具备病原学参考依据之一可临床诊断为病毒性心肌炎。

（3）凡不具备确诊依据，应当给予必要的治疗或随诊，根据病情变化确诊或除外心肌炎。

（4）应当除外风湿性心肌炎、中毒性心肌炎、先天性心脏病、结缔组织病、代谢性疾病的心肌损害、甲状腺功能亢进症、原发性心肌病、原发性心内膜弹力纤维增生症、先天性房室传导阻滞、心脏自主神经功能异常、β 受体功能亢进及药物引起的心电图改变。

4. 分期：

（1）急性期：新发病，症状及检查存在明显阳性发现且多变，一般病程在半年以内。

（2）迁延期：临床症状反复出现，客观检查指标迁延不愈，病程多在半年以上。

（3）慢性期：进行性心脏增大，反复心力衰竭或心律失常，病情时轻时重，病程在 1 年以上。

> **释义**
>
> ■病毒性心肌炎的同时或前期，患儿多合并病毒感染，如无条件做病毒分离，结合病史，临床上可考虑病毒引起的心肌炎，可诊断为感染性心肌炎。
>
> ■病毒性心肌炎可根据临床症状、体征、心电图改变及病理变化等分为轻型、中型、重型。

（三）治疗方案的选择

根据《诸福棠实用儿科学》（第 7 版）（人民卫生出版社）。

1. 应强调卧床休息，减轻心脏负担，心脏情况好转后再逐渐增加活动量。

2. 镇静及镇痛处理。

3. 药物治疗，促进心肌病变的恢复和改善心脏功能。

4. 对症支持治疗。

> **释义**
>
> ■减轻心脏负荷：吸氧、营养和休息。急性炎症消失后应 3 周至 1 个月以上保持安静，心脏扩大及并发心衰者应卧床休息至少 3 个月，病情好转或心脏缩小后可逐步开始活动。
>
> ■病因治疗：病毒感染发生在感染性心肌炎的前期，发病的早期为阻断病毒的复制，可适当给予抗病毒药物治疗。但是大多数病毒性心肌炎已经没有病毒感染存在了，临床上并不需要抗病毒治疗。
>
> ■药物治疗：积极给予营养保心肌治疗，提供心肌能量，促进心肌细胞修复，如磷酸肌酸钠、维生素 C 等。
>
> ■对症治疗并发心源性休克、心律失常、心力衰竭则对症治疗。

（四）标准住院日

14~21 天。

> **释义**
>
> ■ 根据病毒性心肌炎的临床症状和心电图改变恢复情况，有无合并症等，总住院时间不超 21 天符合本路径要求。

（五）进入路径标准

1. 第一诊断必须符合 ICD-10：I40.001/I41.1*病毒性心肌炎疾病编码。
2. 当患者同时具有其他疾病诊断，但在住院期间不需要特殊处理也不影响第一诊断的临床路径流程实施时，可以进入路径。

> **释义**
>
> ■ 进入本路径的患者第一诊断为病毒性心肌炎，需除外先天性三度房室传导阻滞、心肌梗死、离子通道病的恶性心律失常、暴发性心肌炎等。
>
> ■ 入院后常规检查发现有其他疾病，如肺炎、心包积液、肝功能损害等，经系统评估后对病毒性心肌炎诊断治疗无特殊影响者可进入路径。但可能增加医疗费用，延长住院时间。

（六）入院后第 1~2 天

1. 必需的检查项目：
（1）血常规、尿常规、便常规。
（2）C 反应蛋白（CRP）、ASO、红细胞沉降率。
（3）肝肾功能、血电解质。
（4）心肌酶谱及肌钙蛋白检测。
（5）病毒 IgM 检测：柯萨奇病毒及其他肠道病毒。
（6）心电图、胸部 X 线、超声心动图检查、Holter 动态心电图。
2. 根据患者病情可选择的检查项目：血气分析等。

> **释义**
>
> ■ 血常规、尿常规、便常规是最基本的三大常规检查，进入路径的患者均需完成。肝肾功能、电解质等检查，可评估有无基础疾病，是否影响住院时间、费用及其治疗预后。心电图、胸部 X 线、超声心动图检查、Holter 动态心电图，评价心肌炎的疾病程度。
>
> ■ 病原学检查的标本来源不限于血液，可从咽拭子等标本中分离病毒。
>
> ■ 根据病情，部分检查可以根据不同的病情，有选择地做 B 型脑钠肽（BNP）、血糖、感染性疾病筛查（乙型肝炎、丙型肝炎等）、风湿免疫性疾病筛查（自身抗体）、甲功五项、血培养、D-二聚体、胸部 CT、腹部超声、其他有创性检查等，以协助鉴别诊断。

（七）治疗方案与药物选择

1. 抗感染治疗。
2. 抗氧化剂：大剂量维生素 C 静脉注射。
3. 供给能量药物。
4. 抗心律失常药物。
5. 改善心功能药物：强心剂、利尿剂、血管扩张剂。

> **释义**
>
> - 严格卧床休息，必要时可给予镇静。
> - 评估患儿疾病严重程度，选择对症治疗。
> - 同时尽快给予营养心肌等支持治疗。
> - 根据不同的心律失常类型给予不同的抗心律失常药物治疗

（八）必需复查的检查项目

1. 血常规、CK-MB 和心肌肌钙蛋白。
2. 心电图、超声心动图、Holter 动态心电图。

（九）出院标准

1. 临床症状好转。
2. 心律失常控制。
3. 心功能不全恢复。
4. 没有需要住院处理的并发症和（或）合并症。

> **释义**
>
> - 出院时，患者的酶学指标正常或有所下降，心电图改变已经好转或平稳。
> - 如果出现并发症，是否需要继续住院治疗，由上级医师视具体情况决定。

（十）变异及原因分析

1. 存在使心肌炎进一步加重的其他疾病，需要处理干预。
2. 患儿入院时已发生心源性休克、严重心律失常者，需积极对症处理，完善相关检查，向家属解释并告知病情，导致住院时间延长，增加住院费用的原因，必要时转入重症监护病房等。

> **释义**
>
> - 按标准治疗方案如患儿心肌炎症状心电图等缓解不明显，发现其他严重基础疾病，需调整药物治疗或继续其他基础疾病的治疗，则中止本路径。后期合并出现难治性恶性心律失常、难治性心力衰竭等，治疗疗程长、治疗费用高者需退出本路径。出现严重并发症时，需转入相应路径。
> - 认可的变异原因主要是指患者入选路径后，在检查及治疗过程中发现患者合并存在事前未预知的、对本路径治疗可能产生影响的情况，需要中止执行路径或延长

治疗时间、增加治疗费用。医师需在表单中明确说明。

　　■ 因患者方面的主观原因导致执行路径出现变异，需医师在表单中予以说明。

四、病毒性心肌炎给药方案

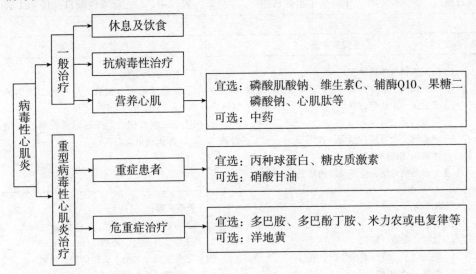

【用药选择】

1. 吸氧、安静休息、卧床、镇静等一般治疗。

2. 依化验结果和临床表现考虑加抗病毒治疗。

3. 积极给予营养保心肌治疗：维生素 C、能量合剂、1，6-二磷酸果糖、磷酸肌酸钠、左卡尼丁等。

4. 对症治疗：合并心力衰竭者给予强心利尿扩血管。合并心律失常者根据病情需要给予抗心律失常药物。重症心肌炎可以加丙种球蛋白和激素。

【药物提示】

对于重症心肌炎的应用激素，其目的是减轻心肌的炎症反应，减少心肌水肿，减轻瘢痕形成，改善患儿一般状态和心肌微循环，可控制病情的发展。对于病情危重或反复发作的心肌炎患儿，病毒血症明显或经一般治疗无效的患儿，激素和丙种球蛋白的治疗有一定的作用。

【注意事项】

对于慢性心肌炎患儿应定期到医院复查，复查心电图、超声心动图等以了解疾病的发展情况，便于长期治疗。

五、推荐表单

(一) 医师表单

病毒性心肌炎临床路径医师表单

适用对象：第一诊断为病毒性心肌炎（ICD-10：I40.001/I41.1*）

患者姓名：	性别：	年龄：	门诊号：	住院号：
住院日期： 年 月 日	出院日期： 年 月 日		标准住院日：10~21 天	

时间	住院第 1 天	住院第 2~14 天
主要诊疗工作	□ 询问病情及体格检查 □ 分析病因、危险分层、监护强度、治疗效果评估 □ 确定下一步治疗方案 □ 完成病历书写 □ 向家属交代可能的风险、所需诊治方案，并获得家属的知情同意签字 □ 如患儿病情重，应当及时通知上级医师	□ 上级医师查房 □ 根据送检项目报告，及时向上级医师汇报，并予相应处理 □ 完成病程记录，详细记录医嘱变动情况（原因及更改内容）
重点医嘱	**长期医嘱：** □ 心内科护理常规 □ 饮食：限液、限钠 □ 病重者予心电、血压监护、吸氧 □ 抗感染药物治疗 □ 大剂量维生素 C 静脉注射 □ 营养心肌药物 □ 抗心律失常药物 □ 改善心功能药物 **临时医嘱：** □ 血、尿、便常规 □ 血 CRP、红细胞沉降率、肝肾功能、电解质、血 CK-MB、肌钙蛋白 □ 血气分析（必要时） □ 病毒抗体检测 □ X 线胸片、心电图、超声心动图 □ 对症处理	**长期医嘱：** □ 心内科护理常规 □ 饮食：限液、限钠 □ 病重者予心电、血压监护、吸氧 □ 抗感染药物治疗 □ 大剂量维生素 C 静脉注射 □ 营养心肌药物 □ 抗心律失常药物 □ 改善心功能药物 **临时医嘱：** □ 必要时复查血气分析 □ 必要时复查心电图、超声心动图 □ 对症处理 □ 其他医嘱
病情变异记录	□ 无 □ 有，原因： 1. 2.	□ 无 □ 有，原因： 1. 2.
医师签名		

时间	住院第 15~19 天	住院第 20~21 天 （出院日）
主要 诊疗 工作	□ 完成病程记录，详细记录医嘱变动情况（原因及 　更改内容） □ 上级医师查房 □ 根据结果调整治疗药物	□ 上级医师查房准其出院 □ 完成出院小结 □ 出院宣教 □ 向患儿家属交代出院注意事项，如随访项 　目、间隔时间、观察项目等
重 点 医 嘱	**长期医嘱：** □ 心内科护理常规 □ 饮食 □ 抗感染药物 □ 营养心肌治疗 □ 抗心律失常药物 □ 改善心功能药物 **临时医嘱：** □ 复查血常规 □ 复查 CK-MB 和肌钙蛋白 □ 复查心电图、超声心动图、X 线胸片、Holter 动态 　心电图 □ 其他医嘱	**临时医嘱：** □ 出院医嘱 □ 门诊随访
病情 变异 记录	□ 无　□ 有，原因： 1. 2.	□ 无　□ 有，原因： 1. 2.
医师 签名		

（二）护士表单

病毒性心肌炎临床路径护士表单

适用对象：第一诊断为病毒性心肌炎（ICD-10：I40.001/I41.1*）

| 患者姓名： | | 性别： | 年龄： | 门诊号： | 住院号： |

| 住院日期： 年 月 日 | 出院日期： 年 月 日 | 标准住院日：10~21 天 |

时间	住院第 1 天	住院第 2~14 天
健康宣教	□ 入院宣教 □ 介绍主管医师、护士 □ 介绍环境、设施 □ 介绍住院注意事项 □ 介绍探视和陪伴制度 □ 介绍贵重物品制度 □ 告知检查的内容、目的及注意事项，并协助患者到相关科室检查	□ 药物宣教 □ 主要药物名称、用法及注意事项 □ 用药及各种治疗指导
护理处置	□ 协助医师完成的相关化验 □ 严格记录出入量 □ 准确记录治疗过程（时间、病情变化） □ 指导患者相关治疗和检查活动	□ 观察患儿生命体征 □ 严格记录出入量 □ 观察药物作用 □ 准确记录治疗过程（时间、病情变化） □ 指导患者相关治疗和检查活动
基础护理	□ 一级护理 □ 患者安全管理	□ 一级护理 □ 患者安全管理
专科护理	□ 病情观察 □ 遵医嘱完成相关检查 □ 心理护理	□ 病情观察 □ 心理护理
重点医嘱	□ 详见医嘱执行单	□ 详见医嘱执行单
病情变异记录	□ 无 □ 有，原因： 1. 2.	□ 无 □ 有，原因： 1. 2.
护士签名		

时间	住院第 15~19 天	住院第 20~21 天 （出院日）
健康宣教	□ 观察药物作用及频率 □ 饮食、活动指导	□ 出院宣教 □ 复查时间 □ 服药方法 □ 活动休息 □ 指导饮食 □ 指导办理出院手续
护理处置	□ 观察患儿一般状况 □ 观察药物不良反应	□ 办理出院手续 □ 书写出院小结
基础护理	□ 一级护理 □ 患者安全管理	□ 一级护理 □ 患者安全管理
专科护理	□ 病情观察 □ 监测生命体征 □ 监测出入量 □ 心理护理	□ 出院指导 □ 心理护理
重点医嘱	□ 详见医嘱执行单	□ 详见医嘱执行单
病情变异记录	□ 无　□ 有，原因： 1. 2.	□ 无　□ 有，原因： 1. 2.
护士签名		

（三）患者表单

病毒性心肌炎临床路径患者表单

适用对象：第一诊断为病毒性心肌炎（ICD-10：I40.001/I41.1＊）

患者姓名：		性别：	年龄：	门诊号：	住院号：
住院日期： 年 月 日		出院日期： 年 月 日			标准住院日：10~21 天

时间	入院	住院早期	住院中期
医患配合	□ 配合询问病史、收集资料，请务必详细告知既往史、用药史、过敏史 □ 配合进行体格检查 □ 有任何不适请告知医师	□ 配合完善相关检查、化验，如采血、心电图、X线胸片、心脏彩超等 □ 医师与患者及家属介绍病情及可能的风险、所需抢救措施并签字	□ 配合完善相关检查、化验 □ 如采血 □ 配合医师摆好体位
护患配合	□ 配合测量体温、脉搏、呼吸3次，血压、体重1次 □ 配合完成入院护理评估（简单询问病史、过敏史、用药史） □ 接受入院宣教（环境介绍、病室规定、订餐制度、贵重物品保管等） □ 配合执行探视和陪伴制度 □ 有任何不适请告知护士	□ 配合测量体温、脉搏、呼吸 □ 接受抢救前相关宣教 □ 接受饮食宣教 □ 接受药物宣教	□ 配合测量体温、脉搏、呼吸 □ 行床边心电图检查，纠正心律失常 □ 配合缓解疼痛 □ 有任何不适请告知护士
饮食	□ 遵医嘱饮食	□ 遵医嘱饮食	□ 遵医嘱饮食
活动	□ 卧床休息	□ 卧床休息	□ 卧床休息

时间	住院后期	出院
医患 配合	□ 配合心电图检查 □ 配合完善相关检查：如采血、心电图、心脏彩超、 　24 小时动态心电图等	□ 接受出院前指导 □ 知道复查程序 □ 获取出院诊断书
护 患 配 合	□ 配合定时测量生命体征 □ 配合检查心电图及心脏相关查体 □ 接受输液、服药等治疗 □ 注意活动安全，避免坠床或跌倒 □ 配合执行探视及陪伴	□ 接受出院宣教 □ 办理出院手续 □ 获取出院带药 □ 知道服药方法、作用、注意事项 □ 知道复印病历程序
饮食	□ 遵医嘱饮食	□ 遵医嘱饮食
活动	□ 正常适度活动，避免疲劳	□ 正常适度活动，避免疲劳

附：原表单（2010 年版）

病毒性心肌炎临床路径表单

适用对象：第一诊断为病毒性心肌炎（ICD-10：I40.001/I41.1＊）

患者姓名：		性别：	年龄：	门诊号：	住院号：
住院日期：	年 月 日	出院日期：	年 月 日	标准住院日：14~21 天	

时间	住院第 1 天
主要 诊疗 工作	□ 询问病史及体格检查 □ 病情告知 □ 如患儿病情重，应及时请示上级医师
重 点 医 嘱	**长期医嘱：** □ 心内科护理常规 □ 饮食：限液、限钠 □ 病重者予心电、血压监护、吸氧 □ 抗感染药物治疗 □ 大剂量维生素 C 静脉注射 □ 营养心肌药物 □ 抗心律失常药物 □ 改善心功能药物 **临时医嘱：** □ 血、尿、便常规 □ 血 CRP、红细胞沉降率、肝肾功能、电解质、血 CK-MB、肌钙蛋白 □ 血气分析（必要时） □ 病毒抗体检测 □ X 线胸片、心电图、超声心动图 □ 对症处理
主要 护理 工作	□ 入院宣教 □ 入院护理评估 □ 卧床休息，定时测量体温、心率 □ 严格记录出入液量
病情 变异 记录	□ 无　□ 有，原因： 1. 2.
护士 签名	
医师 签名	

时间	住院第 2~14 天	住院第 14~19 天	住院第 20~21 天 （出院日）
主要诊疗工作	□ 上级医师查房 □ 整理送检项目报告，有异常者应当及时向上级医师汇报，并予相应处置 □ 注意防治并发症	□ 上级医师查房 □ 根据结果调整治疗药物	□ 上级医师查房，同意其出院 □ 完成出院小结 □ 出院宣教：向患儿家属交代出院注意事项，如随访项目、间隔时间、观察项目等
重点医嘱	长期医嘱： □ 心内科护理常规 □ 饮食 □ 病重者予心电监护，吸氧 □ 抗感染药物 □ 大剂量维生素 C 静脉注射 □ 营养心肌治疗 □ 抗心律失常药物 □ 改善心功能药物 临时医嘱： □ 必要时复查血气分析 □ 必要时复查心电图、超声心动图 □ 对症处理 □ 其他医嘱	长期医嘱： □ 心内科护理常规 □ 饮食 □ 抗感染药物 □ 营养心肌治疗 □ 抗心律失常药物 □ 改善心功能药物 临时医嘱： □ 复查血常规 □ 复查 CK-MB 和肌钙蛋白 □ 复查心电图、超声心动图、X 线胸片、Holter 动态心电图 □ 其他医嘱	出院医嘱： □ 出院带药 □ 门诊随诊
主要护理工作	□ 每日护理评估 □ 定时测量体温、心率 □ 严格记录出入液量	□ 护理评估 □ 生活护理	□ 出院宣教
病情变异记录	□ 无　□ 有，原因： 1. 2.	□ 无　□ 有，原因： 1. 2.	□ 无　□ 有，原因： 1. 2.
护士签名			
医师签名			

第十二节 传染性单核细胞增多症临床路径释义

一、传染性单核细胞增多症编码

疾病名称及编码：传染性单核细胞增多症（ICD-10：B27.0）

二、临床路径检索方法

B27.0

三、传染性单核细胞增多症临床路径标准住院流程

（一）适用对象

第一诊断为传染性单核细胞增多症（ICD-10：B27）（无并发症患者）。

> **释义**
>
> ■ 本临床路径适用对象为第一诊断为传染性单核细胞增多症的患者。
>
> ■ EB病毒感染再激活、慢性活动性EB病毒感染等非原发性EB病毒感染，以及EB病毒以外的其他病原（巨细胞病毒、鼠弓形虫及肝炎病毒）感染引起的类传染性单核细胞增多症进入其他临床路径。
>
> ■ 第一诊断为传染性单核细胞增多症而合并其他病原感染如细菌感染、支原体感染，并发脾破裂、溶血性贫血、血小板减少性紫癜、心肌炎、无菌性脑膜炎、脑膜脑炎，以及重症患儿出现噬血细胞综合征等进入其他路径。

（二）诊断依据

根据《实用儿科学》（胡亚美、江载芳主编，人民卫生出版社，2002年，第7版）、《Krugman's Infectious Disease of Children》（Anne A. Gershon，Peter J. Hotez，Samuel L. Katz主编，Mosby出版，2004，第11版）。

1. 临床症状：至少3项以上。

（1）发热。

（2）咽炎、扁桃体炎。

（3）颈淋巴结肿大（1cm以上）。

（4）肝脏肿大（4岁以下：2cm以上；4岁以上：可触及）。

（5）脾脏肿大（可触及）。

（6）眼睑水肿。

2. 血象检查：外周血异型淋巴细胞百分比>10%，淋巴细胞增多≥$5.0×10^9$/L为主。

3. 原发性EBV感染血清学依据：以下任意一条

（1）EB病毒衣壳抗原（CA）-IgM阳性，EB病毒核心抗原（NA）-IgG阴性。

（2）EB病毒CA-IgM阴性，但CA-IgG阳性，且为低亲和力，EB病毒核心抗原（NA）-IgG阴性。

> **释义**
>
> ■ 根据《诸福棠实用儿科学》（江载芳、申昆玲、沈颖主编，人民卫生出版社，2015，第8版）。

■ 本病为 EB 病毒感染所致，EB 病毒通过口腔唾液传播，输血及粪便亦为传染源之一。病毒进入口腔后，在咽部淋巴组织内繁殖，继而进入血流产生病毒血症，主要累及全身淋巴组织及具有淋巴细胞的组织与内脏。

■ 小儿潜伏期较短，4~15 天，大多为 10 天，青年期潜伏期可达 30 天。发病或急或缓，半数有前驱期，继之有发热、咽痛、全身不适、恶心、疲乏、出汗、头痛、颈淋巴结肿大等。绝大多数患儿均有不同程度的发热，热型不定，一般在 39℃ 左右，但幼儿多不发热或仅为低热。淋巴结急性肿大为本病的特征之一。部分患儿亦可有皮疹，疹型多样无特异。

■ 肿大淋巴结主要在双侧前后颈部，两侧可不对称，柔韧，无压痛，互不粘连。肿大淋巴结亦可出现在腋窝、肱骨上髁等部位。咽峡炎表现为扁桃体充血、肿大，扁桃体陷窝可见白色渗出物，偶可形成假膜。约有 20% 的病例可有肝肿大、肝区压痛，偶有黄疸。部分患者脾肿大。

■ 外周血常规表现为淋巴细胞总数增高，高于 $5.0×10^9/L$，其中非典型性淋巴细胞多达 $1.0×10^9/L$ 以上，白细胞总数中度增加，多见于病程第二周。部分患者伴有肝功能损害。

■ EB 病毒特异性抗体检测是确诊的必备条件。抗衣壳抗原（CA）抗体分 IgM 和 IgG 两型，均在急性期出现，IgM 可维持 4~8 周，IgG 可终生存在。抗早期抗原（EA）抗体分弥漫性 D 和限制性 R 两种，D 多见于青少年，阳性率 70%，维持 3~6 个月，R 多见于小年龄儿，在病后 2 周以上出现高峰，一般维持 2 个月至 3 年。抗核心抗原（NA）抗体出现于发病后 4~6 周，阳性的效价亦较低，但可持续终生，如发现该抗体，则提示感染实际早已存在。另外血清 EB 病毒 DNA 含量高，提示存在病毒血症。

（三）治疗方案的选择

根据《实用儿科学》（胡亚美、江载芳主编，人民卫生出版社，2002，第 7 版）、《Krugman's Infectious Disease of Children》（Anne A. Gershon，Peter J. Hotez，Samuel L. Katz 主编，Mosby 出版，2004，第 11 版）。

1. 一般治疗：卧床休息，加强护理，避免发生严重并发症。

2. 抗病毒治疗：更昔洛韦每次 5mg/kg，静脉滴注，每日 2 次，疗程 7~10 天；或阿昔洛韦，剂量为每次 5mg/kg，静脉滴注，每日 3 次，疗程 7~10 天。

3. 对症治疗：退热镇痛、镇咳、保肝等措施。

释义

■ 根据《诸福棠实用儿科学》（第 8 版）（人民卫生出版社）。

■ 急性期应卧床休息，加强护理，避免发生严重并发症。脾脏显著增大时尤应避免剧烈活动，以防破裂。抗病毒治疗可应用更昔洛韦每次 5mg/kg，每日 2 次静点；或阿昔洛韦每次 5mg/kg，每日 3 次静点，疗程 7~14 天。退热镇痛、镇静、镇咳、保肝等措施，用药过程中每周监测肝功能、血常规等。

（四）标准住院日

7~14 天。

> **释义**
>
> ■ 如果患者条件允许，住院时间可以低于上述住院天数。

（五）进入路径标准

1. 第一诊断必须符合（ICD-10：B27）传染性单核细胞增多症疾病编码。
2. 当患者同时具有其他疾病诊断，但在治疗期间不需要特殊处理也不影响第一诊断的临床路径流程实施时，可以进入路径。

> **释义**
>
> ■ 患者同时具有其他疾病影响第一诊断的临床路径流程实施时均不适合进入临床路径。
>
> ■ 入院后常规检查发现以往没有发现的疾病或既往有基础疾病，经系统评估后对传染性单核细胞增多症诊断治疗无特殊影响，仅需要药物维持治疗者，可进入路径。但可能会增加医疗费用，延长住院时间。

（六）住院期间检查项目

1. 必需的检查项目：
（1）血常规、血涂片白细胞分类、尿常规、便常规+潜血。
（2）肝肾功能，EBV-IgM、EBV-IgG。
（3）腹部超声（肝脾、肾、腹腔淋巴结）。
（4）细胞免疫功能。
2. 诊断有疑问者可查以下项目：
（1）血培养、CRP、PCT 等。
（2）骨髓细胞学检查。

> **释义**
>
> ■ 部分检查可以在门诊完成。
>
> ■ 根据病情部分检查可以不进行。
>
> ■ 根据患者情况进行：血培养、CRP、PCT、骨髓形态学检查等。血培养可以鉴别细菌感染，CRP、PCT 增高可以提示是否可能合并细菌感染，骨髓形态学检查可以鉴别血液系统恶性疾病。

（七）标准药物治疗方案

1. 更昔洛韦抗病毒治疗或阿昔洛韦抗病毒治疗。
2. 伴有肝功能损害的患者，可应用保护肝功能药物。

> **释义**
>
> ■ 传染性单核细胞增多症由 EB 病毒感染引起，EB 病毒属于疱疹类病毒，为 DNA 病毒，更昔洛韦或阿昔洛韦均可以抑制病毒 DNA 的合成，而起到抗病毒作用。
> ■ 传染性单核细胞增多症常合并有肝功损害，当合并肝功损害，给予保护肝功能药物。

（八）出院标准

体温正常持续 2 天以上，血常规异常淋巴细胞<10%，肝功能基本正常（肝酶低于正常值 2 倍）。

> **释义**
>
> ■ 出院标准以患者临床症状、体征及辅助检查为评判标准。出院时应体温正常，鼻塞及咽痛消失，生命体征稳定，肝功基本恢复正常。

（九）变异及原因分析

入院治疗过程中发生严重并发症者（包括脾破裂、溶血性贫血、血小板减少性紫癜、神经系统并发症、噬血细胞增多症、肝衰竭等），则退出路径或转入其他相应疾病路径。

> **释义**
>
> ■ 因发生严重并发症需要进一步诊断和治疗，如脾破裂、溶血性贫血、血小板减少性紫癜、神经系统并发症、嗜血细胞增多综合征、肝衰竭等。
> ■ 由于存在其他医疗、护理、患者、环境等多方面事前未预知的对本路径治疗可能产生影响的情况，需要中止执行路径或者是延长治疗时间、增加治疗费用。医师需要在表单中说明。
> ■ 为便于总结和在工作中不断完善和修订路径，应将变异原因归纳、总结，以便重新修订路径时作为参考。

四、传染性单核细胞增多症给药方案

【用药选择】

1. 抗病毒治疗可应用更昔洛韦每次 5mg/kg，每日 2 次静点；或阿昔洛韦每次 5mg/kg，每日 3 次静点，疗程 7~14 天。
2. 伴有肝功能损害的患者，可应用还原性谷胱甘肽、门冬氨酸鸟氨酸及复方甘草酸酐等保护肝功能。

【药学提示】

更昔洛韦可引起中性粒细胞减少、贫血、血小板减少等骨髓抑制表现，亦可出现肝酶升高。需要每周 1 次检测血常规及肝功能。若中性粒细胞绝对值在 $0.5×10^9$/L 以下，或血小板低于

$25 \times 10^9/L$ 应暂时停药。

【注意事项】

更昔洛韦需应用 5% 的葡萄糖注射液或生理盐水配置，滴注 1 小时以上，滴注浓度不超过 10mg/ml。

五、推荐表单

（一）医师表单

传染性单核细胞增多症临床路径医师表单

适用对象：第一诊断为传染性单核细胞增多症（ICD-10：B27）

患者姓名：		性别：	年龄：	门诊号：	住院号：
住院日期：	年 月 日	出院日期：	年 月 日		标准住院日：7~14 天

时间	住院第 1 天	住院第 2 天
主要诊疗工作	□ 询问病史及体格检查 □ 完成病历书写 □ 开化验单 □ 上级医师查房，初步确定诊断 □ 对症支持治疗 □ 通知患者家属病重或病危，并签署病重或病危通知书（必要时）	□ 上级医师查房 □ 完成入院检查 □ 继续对症支持治疗 □ 完成上级医师查房记录等病历书写 □ 向患者及家属交代病情及其注意事项
重点医嘱	**长期医嘱：** □ 儿科护理常规 □ 二级护理 □ 软食或普食 □ 视病情通知病重或病危 □ 其他医嘱 **临时医嘱：** □ 血常规、血涂片、尿常规、便常规+潜血 □ 肝肾功能、EBV-IgM、EBV-IgG、EBV-DNA □ 腹部超声 □ 其他医嘱	**长期医嘱：** □ 患儿既往基础用药 □ 其他医嘱 **临时医嘱：** □ 细胞免疫功能检查 □ 骨穿（必要时） □ 骨髓形态学（必要时） □ 其他医嘱
病情变异记录	□ 无 □ 有，原因： 1. 2.	□ 无 □ 有，原因： 1. 2.
医师签名		

时间	住院第3~6天	住院第7~14天（出院日）
主要诊疗工作	□ 上级医师查房 □ 复查血常规、血涂片 □ 复查肝功能（入院时肝功能异常者） □ 根据症状、体检及实验室结果，进行鉴别诊断和确定诊断 □ 根据其他检查结果进行鉴别诊断，判断是否合并其他疾病 □ 开始治疗 □ 完成病程记录	□ 上级医师查房，进行评估，确定有无并发症情况，明确是否出院 □ 完成出院记录、病案首页、出院证明书等 □ 向患者交代出院后的注意事项，如返院复诊的时间、地点，发生紧急情况时的处理等
重点医嘱	长期医嘱（视情况可第2天起开始治疗）： □ 更昔洛韦或阿昔洛韦 □ 其他医嘱 临时医嘱： □ 复查血常规、血涂片 □ 复查肝功能 □ 对症支持 □ 其他医嘱	出院医嘱： □ 出院带药 □ 定期门诊随访 □ 监测血常规、血涂片 □ 监测 EBV-IgM、EBV-IgG、EBV-DNA
病情变异记录	□ 无 □ 有，原因： 1. 2.	□ 无 □ 有，原因： 1. 2.
医师签名		

（二）护士表单

传染性单核细胞增多症临床路径护士表单

适用对象：第一诊断为传染性单核细胞增多症（ICD-10：B27）

患者姓名：	性别： 年龄： 门诊号：	住院号：
住院日期： 年 月 日	出院日期： 年 月 日	标准住院日：7~14 天

时间	住院第 1 天	住院第 2~6 天	住院第 7~14 天（出院日）
健康宣教	□ 介绍主管医师、护士 □ 介绍环境、设施 □ 介绍住院注意事项 □ 向患者宣教戒烟、戒酒的重要性，减少二手烟的吸入	□ 主管护士与患者沟通，了解并指导心理应对 □ 宣教疾病知识、用药知识及特殊检查操作过程 □ 告知检查及操作前后饮食、活动及探视注意事项及应对方式	□ 康复和锻炼 □ 定时复查 □ 出院带药服用方法 □ 饮食、休息等注意事项指导 □ 讲解增强体质的方法，减少感染的机会
护理处置	□ 核对患者、佩戴腕带 □ 建立入院护理病历 □ 卫生处置：剪指甲、沐浴、更换病号服	□ 随时观察患者病情变化 □ 遵医嘱正确使用治疗药物 □ 协助医师完成各项检查化验	□ 办理出院手续 □ 书写出院小结
基础护理	□ 二级护理 □ 晨晚间护理 □ 患者安全管理	□ 二级护理 □ 晨晚间护理 □ 患者安全管理	□ 三级护理 □ 晨晚间护理 □ 患者安全管理
专科护理	□ 护理查体 □ 需要时填写跌倒及压疮防范表 □ 需要时请家属陪伴 □ 心理护理	□ 遵医嘱完成相关检查 □ 心理护理 □ 遵医嘱正确给药	□ 病情观察：评估患者生命体征 □ 心理护理
重点医嘱	□ 详见医嘱执行单	□ 详见医嘱执行单	□ 详见医嘱执行单
病情变异记录	□ 无 □ 有，原因： 1. 2.	□ 无 □ 有，原因： 1. 2.	□ 无 □ 有，原因： 1. 2.
护士签名			

（三）患者表单

传染性单核细胞增多症临床路径患者表单

适用对象：第一诊断为传染性单核细胞增多症（ICD-10：B27）

| 患者姓名： | | 性别： 年龄： 门诊号： | 住院号： |

| 住院日期： 年 月 日 | 出院日期： 年 月 日 | 标准住院日：7~14 天 |

时间	入院第 1 天	住院第 2~6 天	住院第 7~14 天（出院日）
医患配合	□ 配合询问病史、收集资料，请务必详细告知既往史、用药史、过敏史 □ 配合进行体格检查 □ 有任何不适告知医师	□ 配合完善相关检查、化验，如采血、留尿、心电图、腹部超声等 □ 医师向患者及家属介绍病情，如有异常检查结果需进一步检查 □ 配合用药及治疗 □ 配合医师调整用药 □ 有任何不适告知医师	□ 接受出院前指导 □ 知道复查程序 □ 获取出院诊断书
护患配合	□ 配合测量体温、脉搏、呼吸、血压、体重 □ 配合完成入院护理评估单（简单询问病史、过敏史、用药史） □ 接受入院宣教（环境介绍、病室规定、订餐制度、贵重物品保管等） □ 有任何不适告知护士	□ 配合测量体温、脉搏、呼吸，询问每日排便情况 □ 接受相关化验检查宣教，正确留取标本，配合检查 □ 有任何不适告知护士 □ 接受输液、服药治疗 □ 注意活动安全，避免坠床或跌倒 □ 配合执行探视及陪伴 □ 接受疾病及用药等相关知识指导	□ 接受出院宣教 □ 办理出院手续 □ 获取出院带药 □ 指导服药方法、作用、注意事项 □ 知道复印病历方法
饮食	□ 正常饮食	□ 正常饮食	□ 正常饮食
排泄	□ 正常排尿便	□ 正常排尿便	□ 正常排尿便
活动	□ 适量活动	□ 适量活动	□ 适量活动

附：原表单（2010 年版）

传染性单核细胞增多症临床路径表单

适用对象：第一诊断为传染性单核细胞增多症（ICD-10：B27）

患者姓名：		性别：	年龄：	门诊号：	住院号：
住院日期：	年 月 日	出院日期：	年 月 日	标准住院日：14 天内	

时间	住院第 1 天	住院第 2 天
主要诊疗工作	□ 询问病史及体格检查 □ 完成病历书写 □ 开化验单 □ 上级医师查房，初步确定诊断 □ 对症支持治疗 □ 通知患者家属病重或病危，并签署病重或病危通知书（必要时）	□ 上级医师查房 □ 完成入院检查 □ 继续对症支持治疗 □ 完成上级医师查房记录等病历书写 □ 向患者及家属交代病情及其注意事项
重点医嘱	**长期医嘱：** □ 儿科护理常规 □ 二级护理 □ 软食或普食 □ 视病情通知病重或病危 □ 其他医嘱 **临时医嘱：** □ 血常规、血涂片、尿常规、便常规+潜血 □ 肝肾功能、EBV-IgM、EBV-IgG、EBV-DNA □ 腹部超声 □ 其他医嘱	**长期医嘱：** □ 患儿既往基础用药 □ 其他医嘱 **临时医嘱：** □ 细胞免疫功能检查（必要时） □ 骨穿 □ 骨髓形态学 □ 其他医嘱
主要护理工作	□ 介绍病房环境、设施和设备 □ 入院护理评估 □ 宣教	□ 观察患者病情变化
病情变异记录	□ 无 □ 有，原因： 1. 2.	□ 无 □ 有，原因： 1. 2.
护士签名		
医师签名		

时间	住院第3~13天	出院日
主要诊疗工作	□ 上级医师查房 □ 复查血常规、血涂片 □ 复查肝功能（入院时肝功能异常者） □ 根据症状、体检及实验室结果，进行鉴别诊断和确定诊断 □ 根据其他检查结果进行鉴别诊断，判断是否合并其他疾病 □ 开始治疗 □ 完成病程记录	□ 上级医师查房，进行评估，确定有无并发症情况，明确是否出院 □ 完成出院记录、病案首页、出院证明书等 □ 向患者交代出院后的注意事项，如返院复诊的时间、地点，发生紧急情况时的处理等
重点医嘱	长期医嘱（视情况可第2天起开始治疗）： □ 更昔洛韦或阿昔洛韦 □ 其他医嘱 临时医嘱： □ 复查血常规、血涂片 □ 复查肝功能 □ 对症支持 □ 其他医嘱	出院医嘱： □ 出院带药 □ 定期门诊随访 □ 监测血常规、血涂片 □ 监测 EBV-IgM、EBV-IgG、EBV-DNA
护理工作	□ 观察患儿病情变化	□ 指导患儿家长办理出院手续
病情变异记录	□ 无　□ 有，原因： 1. 2.	□ 无　□ 有，原因： 1. 2.
护士签名		
医师签名		

第十三节 急性肾小球肾炎临床路径释义

一、急性肾小球肾炎编码

疾病名称及编码：急性肾小球肾炎（链球菌感染后）（ICD-10：N00+B95.5）

二、临床路径检索方法

N00+B95.5

三、急性肾小球肾炎临床路径标准住院流程

（一）适用对象

临床诊断为急性肾小球肾炎（链球菌感染后）（ICD-10：N00+B95.5）。

> **释义**
>
> ■ 急性肾小球肾炎（链球菌感染后）（acute post streptococcal glomerulonephritis）是链球菌感染后出现的急性起病，以水肿、血尿、高血压和肾小球滤过率下降为特点的肾小球疾病。

（二）诊断依据

根据《诸福棠实用儿科学》（胡亚美、江载芳主编，人民卫生出版社，2002 年，第 7 版）、《儿科学》（王卫平、沈晓明主编，人民卫生出版社，第 7 版）。

1. 临床上有少尿、血尿、水肿、高血压。
2. 2 周内血清补体 C3 下降。
3. 伴随链球菌感染的证据，抗链"O"明显升高。

> **释义**
>
> ■ 上述诊断依据为典型病例的表现。
>
> ■ 患者大多有前驱感染史，急性起病，多为上呼吸道或皮肤链球菌感染。
>
> ■ 本病的临床表现轻重不一，轻型可为亚临床型，临床症状不明显，仅出现镜下血尿，甚或尿检也正常，仅有链球菌感染证据及血 C3 呈规律性改变（肾炎病程早期血 C3 下降，6~8 周后恢复正常）提示本病。重者可为伴急性肾衰竭、充血性心力衰竭、高血压脑病。

（三）治疗方案的选择

根据《诸福棠实用儿科学》（第 7 版）（人民卫生出版社）、《儿科学》（人民卫生出版社，第 7 版）。

1. 病因治疗：积极治疗链球菌感染，首选青霉素或头孢类抗菌药治疗 10~14 天，过敏患儿可改用大环内酯类抗菌药治疗。
2. 对症治疗：利尿消肿；降压治疗；维持水、电解质及酸碱平衡。
3. 并发症防治：急性肾功能不全的防治、高血压脑病的防治、急性肺水肿的防治。

> **释义**
>
> ■ 急性期针对有呼吸道、皮肤感染灶者应积极抗链球菌感染。
> ■ 急性期病情变化快，注意控制液体入量，严密监测血压、尿量、肾功能等情况。
> ■ 一般治疗急性期应卧床休息 2~3 周，直到肉眼血尿消失、水肿减退、血压正常。有循环充血、少尿者限制液体入量（每日摄水量=不显性失水+尿量），低盐饮食。氮质血症者予优质低蛋白 0.5~1g/（kg·d）饮食。
> ■ 清除链球菌感染灶首选青霉素或头孢类抗菌药治疗 7~10 天。
> ■ 水肿、少尿明显者加用利尿剂。常用呋塞米（速尿）或氢氯噻嗪。
> ■ 降压治疗首先应限制水钠摄入，利尿治疗，血压仍高者应给予降压药治疗。常用钙通道阻滞剂和（或）血管紧张素转换酶抑制剂。

（四）标准住院日

7~12 天。

> **释义**
>
> 患者病情轻重不等，如水肿减轻、血压稳定、肾功能无进展或正常、病情稳定达到出院标准即可出院，出院后继续门诊治疗。

（五）进入路径标准

1. 临床诊断必须符合 ICD-10：N00+B95.5 急性肾小球肾炎疾病编码。
2. 当患者同时具有其他疾病诊断，但在住院期间不需要特殊处理，也不影响第一诊断的临床路径流程实施时，可以进入路径。

> **释义**
>
> ■ 患者同时具有其他疾病影响第一诊断的临床路径流程实施时不适合进入本临床路径。
> ■ 患儿临床表现符合排除标准或临床病情严重如出现急性肾衰竭需要透析或肾活检的患者不适合进入本临床路径。

（六）住院后 2~7 天（指工作日）

1. 必需检查的项目：
（1）血常规、尿常规、便常规。
（2）补体、ASO。
（3）肝肾功能、电解质、血糖、凝血功能、ANA、CRP、ESR。
（4）24 小时尿蛋白定量、尿红细胞位相。
（5）腹部超声、X 线胸片、心电图。

2. 根据患者病情可选择的检查项目：

（1）感染性疾病筛查（支原体抗体、EB病毒抗体，乙型肝炎/丙型肝炎、艾滋病、梅毒、中段尿培养等）、类风湿因子、血型。

（2）ANCA、免疫球蛋白、心磷脂抗体、抗GBM抗体。

（3）超声心动图。

（4）肾活检肾组织病理检查。

> **释义**
>
> ■ 必查项目是帮助住院后能尽快诊断和判断病情，选做项目是根据患者病情选择性进行检查，其中尿蛋白定量能帮助详细判断病情和进展情况，根据病情需要可能需要复查以监测病情恢复情况。尿红细胞位相可以帮助初步判定尿红细胞来源，协助诊断。
>
> ■ 选做项目可帮助初步鉴别排除其他疾病，有条件应视病情进行如尿肾早损微量蛋白检查（包括尿微量白蛋白、尿转铁蛋白、IgG，尿 β_2-微球蛋白，α_1-微球蛋白，视黄醇结合蛋白等）DNA、眼底检查、超声心动图、24小时动态血压监测等检查，以详尽准确评估病情，判断治疗疗效。
>
> ■ 有感染症状者感染性指标有助于判断病情有无合并感染或鉴别其他感染性肾炎。
>
> ■ 临床如出现进行性肾功能衰竭或严重循环充血时可酌情考虑肾活检或血液净化治疗，需要之前完善相应检查。

（七）选择用药

1. 抗菌药：青霉素5万~10万 U/（kg·d）。

2. 利尿剂：可口服氢氯噻嗪 1~2mg/（kg·d）、呋塞米 1~2mg/（kg·d）；静脉注射呋塞米 1~2mg/kg、托拉塞米 1~2mg/（kg·d）。

3. 降压药：首选血管紧张素转换酶抑制剂或受体阻滞剂，可选用钙通道拮抗剂等降压药。

4. 对症中药治疗。

> **释义**
>
> ■ 根据临床感染情况选用抗感染治疗，青霉素或头孢类抗菌药治疗一般疗程7~10天，过敏患儿可改用大环内酯类抗菌药或其他类抗菌药。
>
> ■ 血管紧张素转换酶抑制剂或钙通道拮抗剂可单用或联合应用，或应用该类的长效制剂。
>
> ■ 应用血管紧张素转换酶抑制剂有减少肾灌注和造成高血钾的不良反应，应注意监测肾功能和血钾。
>
> ■ 根据病情进行中医辨证选用中药辅助治疗。

（八）出院标准

1. 血压正常。

2. 水肿减轻，肉眼血尿消失。

3. 肾功能改善。

> 释义
>
> ■ 观察患者病情基本稳定，各项指征好转，血压稳定或正常时可以带药出院。
> ■ 无严重合并症（如急性肾功能衰竭，肾功能进展恶化需要进一步检查治疗），无须继续住院处理的情况时可以出院，在门诊继续随诊监测和治疗。

（九）变异及原因分析

1. 有严重肾外合并症或严重急性肾小球并发症，需要在住院期间处理。
2. 新出现其他系统合并症，需要住院治疗。
3. 患者能逐渐恢复，但出现治疗相关的并发症，需要住院期间处理。

> 释义
>
> ■ 微小变异：因为医院检验项目的及时性，不能按照要求完成检查；因为节假日不能按照要求完成检查；患者不愿配合完成相应检查，短期不愿按照要求出院随诊。
> ■ 重大变异：因各种原因如肉眼血尿持续，肾功能进一步恶化、恶性高血压或肾外并发症等需要进一步诊断和治疗；因合并严重心肺疾病等需要其他治疗措施；医院与患者或家属发生医疗纠纷，患者要求离院或转院；不愿按照要求出院随诊而导致在院时间明显延长。

四、急性肾小球肾炎给药方案

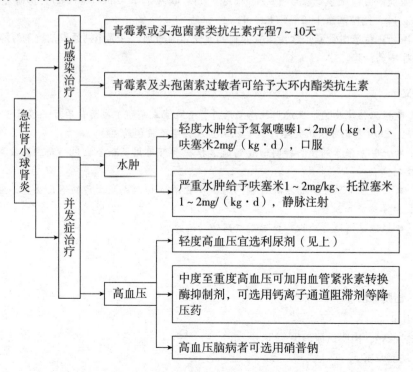

【用药选择】

1. 抗链球菌感染药物经验治疗，可首选青霉素类或头孢类抗菌药，有严重感染或合并其他病原感染时需要病原血检查和药物敏感试验结果选择用药。

2. 利尿剂选择时轻症可选择口服给药，高血压或尿量明显减少者可选择静脉用药。常用利尿剂：氢氯噻嗪 $1\sim2mg/(kg\cdot d)$，分 $2\sim3$ 次口服；呋塞米 $2\sim5mg/(kg\cdot d)$，分 $2\sim3$ 次口服，或静脉应用每次 $1mg/kg$，一日 $1\sim2$ 次；托拉塞米 $1\sim2mg/(kg\cdot d)$，静脉注射。

3. 降压药：血管紧张素转换酶抑制剂如卡托普利，初始剂量 $0.5mg/(kg\cdot d)$，最大剂量 $5\sim6mg/(kg\cdot d)$，分 3 次口服，或钙通道拮抗剂，如硝苯地平，$0.25\sim1mg/(kg\cdot d)$。降压效果不理想，可酌情应用 β 受体阻滞剂等降压药。

4. 肾衰竭者血管紧张素转换酶抑制剂慎用，需要监测肾功能变化。可选用利尿剂、钙离子通道阻滞剂等降压药。

5. 根据中医辨证可以辅助应用中药治疗。

【药学提示】

1. 注意患儿存在肾衰竭者应酌情调整抗菌药剂量，根据肌酐清除率减量或延长给药时间。

2. 利尿剂选择时要注意低钾血症、高尿酸血症等不良反应。

【注意事项】

注意尽量避免肾毒性药物的应用。

五、推荐表单

（一）医师表单

急性肾小球肾炎临床路径医师表单

适用对象：第一诊断为急性肾小球肾炎（ICD-10：N00 + B95.5）

患者姓名：		性别：	年龄：	门诊号：	住院号：
住院日期： 　年　月　日		出院日期： 　年　月　日			标准住院日：7~12 天

时间	住院第 1 天	住院第 2 天
主要诊疗工作	□ 询问病史及体格检查 □ 完成病历书写 □ 上级医师查房 □ 及时处理各种临床危重情况（如高血压，严重水、电解质紊乱，酸碱平衡失调等） □ 初步确定是否需要肾脏替代治疗，并制订诊疗方案 □ 向患者及家属交代病情	□ 上级医师查房 □ 完成必要的相关科室会诊 □ 签署各种必要的知情同意书 □ 观察病情变化，及时与患者及家属沟通 □ 对症支持治疗
重点医嘱	□ 长期医嘱： □ 肾脏病护理常规 □ 一级/二级护理，卧床休息 □ 低盐饮食 □ 记出入量 临时医嘱： □ 急查肾功能和电解质 □ 血常规、尿常规、便常规 □ 肝肾功能、电解质、血糖、凝血功能 □ 免疫指标、感染相关指标检查 □ 24 小时尿蛋白定量、尿红细胞位相 □ X 线胸片、心电图 □ 双肾超声检查	长期医嘱： □ 肾脏病护理常规 □ 一级/二级护理 □ 记出入液量 □ 药物治疗 临时医嘱： □ 监测肾功能、电解质 □ 腹部超声、尿肾损指标 □ 可选择超声心动图、24 小时动态血压监测、双肾动静脉彩超
病情变异记录	□ 无　□ 有，原因： 1. 2.	□ 无　□ 有，原因： 1. 2.
医师签名		

时间	住院第 3~6 天	住院第 7~12 天 （出院日）
主要诊疗工作	□ 继续对症支持治疗 □ 必要时肾脏穿刺 □ 必要时使用其他药物等 □ 必要时继续肾脏替代治疗，每次治疗前后评估是否可停止 □ 肾外合并症、并发症的治疗	□ 上级医师查房，评估一般情况、血压持续平稳状况、尿量恢复状况、肉眼血尿消失状况，明确是否出院 □ 病情稳定后可出院 □ 完成出院记录、病案首页、出院证明书等 □ 向患者交代出院后的注意事项
重点医嘱	□ **长期医嘱：** □ 肾脏病护理常规 □ 一级/二级护理 □ 记出入量 □ 药物治疗 **临时医嘱：** □ 尿常规、电解质、肾功能 □ 其他特殊医嘱	**出院医嘱：** □ 出院带药 □ 门诊随诊（肾脏专科门诊）
病情变异记录	□ 无　□ 有，原因： 1. 2.	□ 无　□ 有，原因： 1. 2.
医师签名		

（二）护士表单

急性肾小球肾炎临床路径护士表单

适用对象：第一诊断为急性肾小球肾炎（ICD-10：N00+B95.5）

| 患者姓名： | 性别： | 年龄： | 门诊号： | 住院号： |

| 住院日期： | 年　月　日 | 出院日期： | 年　月　日 | 标准住院日：7~12 天 |

时间	住院第 1 天	住院第 2 天
健康宣教	□ 环境、设施 □ 主管医师 □ 责任护士、护士长 □ 规章制度 □ 饮食指导 □ 活动指导 □ 服药指导	□ 规章制度 □ 饮食指导 □ 活动指导 □ 服药指导
护理处置	□ 核对患者、佩戴腕带 □ 建立入院护理病历 □ 评估水肿情况、尿量	□ 卫生处置：剪指甲、沐浴、更换病号服 □ 评估水肿情况、尿量
基础护理	□ 二级护理 □ 晨晚间护理 □ 患者安全管理 □ 心理护理	□ 二级护理 □ 晨晚间护理 □ 患者安全管理 □ 心理护理
专科护理	□ 低盐饮食 □ 水肿护理 □ 严格记出入液量 □ 协助完成各项检查	□ 低盐饮食 □ 水肿护理 □ 严格记出入液量 □ 协助完成各项检查
重点医嘱	□ 详见医嘱执行单	□ 详见医嘱执行单
病情变异记录	□ 无　□ 有，原因： 1. 2.	□ 无　□ 有，原因： 1. 2.
护士签名		

时间	住院第 3~6 天	住院第 7~12 天 （出院日）
健康宣教	□ 服药指导 □ 指导患者正确观察尿色 □ 主管护士与患者沟通，了解并指导心理应对 □ 宣教疾病知识、用药知识及特殊检查操作过程	□ 用药指导：用法用量、服药注意事项 □ 定期门诊复查尿常规，坚持治疗 □ 发现异常及时随诊 □ 饮食指导：低盐饮食，以优质蛋白质为宜
护理处置	□ 随时观察患者病情变化 □ 遵医嘱正确给药、观察用药反应 □ 协助医师完成各项检查化验 □ 注意观察情绪反应	□ 办理出院手续 □ 书写出院小结
基础护理	□ 二级护理 □ 晨晚间护理 □ 患者安全管理 □ 心理护理	□ 三级护理 □ 晨晚间护理 □ 患者安全管理 □ 心理护理
专科护理	□ 血压、尿色、入量、尿量监测 □ 遵医嘱完成相关检查 □ 遵医嘱正确给药 □ 提供并发症征象的依据	□ 病情观察：评估患者生命体征及尿色、出入液量，特别是血压 □ 心理护理
重点医嘱	□ 详见医嘱执行单	□ 详见医嘱执行单
病情变异记录	□ 无　□ 有，原因： 1. 2.	□ 无　□ 有，原因： 1. 2.
护士签名		

（三）患者表单

急性肾小球肾炎临床路径患者表单

适用对象：第一诊断为急性肾小球肾炎（ICD-10：N00＋B95.5）

患者姓名：		性别： 年龄： 门诊号：	住院号：
住院日期： 年 月 日		出院日期： 年 月 日	标准住院日：7~12 天

时间	住院第 1 天	住院第 2 天
医患配合	□ 配合询问病史、收集资料，请务必详细告知既往史、用药史、过敏史 □ 配合进行体格检查 □ 有任何不适告知医师	□ 配合完善相关检查、化验，如采血、留尿、心电图、X 线胸片等 □ 医师向患者及家属介绍病情，如有异常检查结果需进一步检查 □ 配合用药及治疗 □ 配合医师调整用药 □ 有任何不适告知医师
护患配合	□ 配合测量体温、脉搏、呼吸、血压、体重 □ 配合完成入院护理评估单（简单询问病史、过敏史、用药史） □ 接受入院宣教（环境介绍、病室规定、订餐制度、贵重物品保管等） □ 有任何不适告知护士	□ 配合测量体温、脉搏、呼吸，回答每日出入液量情况 □ 接受相关化验、检查宣教，正确留取标本，配合检查 □ 有任何不适告知护士 □ 接受输液、服药治疗 □ 注意活动安全，避免坠床或跌倒 □ 配合执行探视及陪伴制度 □ 接受疾病及用药等相关知识指导
饮食	□ 低盐饮食	□ 低盐饮食
排泄	□ 正常排尿便	□ 正常排尿便
活动	□ 适量活动	□ 适量活动
患者监护人签名		

时间	住院第 3~6 天	住院第 7~12 天 （出院日）
医患配合	□ 配合完善相关检查、化验，如采血、留尿、心电图、 　　X 线胸片等 □ 医师向患者及家属介绍病情，如有异常检查结果需进 　　一步检查 □ 配合用药及治疗 □ 配合医师调整用药 □ 有任何不适告知医师	□ 接受出院前指导 □ 知道复查程序 □ 获取出院诊断书
护患配合	□ 配合测量体温、脉搏、呼吸，询问每日出入液量情况 □ 接受相关化验检查宣教，正确留取标本，配合检查 □ 有任何不适告知护士 □ 接受输液、服药治疗 □ 注意活动安全，避免坠床或跌倒 □ 配合执行探视及陪伴制度 □ 接受疾病及用药等相关知识指导	□ 接受出院宣教 □ 办理出院手续 □ 获取出院携带药品 □ 知道药品的服用方法、作用、注意 　　事项 □ 知道复印病历方法
饮食	□ 低盐饮食	□ 正常饮食（水肿、血压高者给予低盐 　　饮食）
排泄	□ 正常排尿便	□ 正常排尿便
活动	□ 适量活动	□ 适量活动
患者监护人签名		

附：原表单（2010 年版）

急性肾小球肾炎的诊断临床路径表单

适用对象：第一诊断为急性肾小球肾炎（ICD-10：N00 + B95.5）

患者姓名：	性别：	年龄：	门诊号：	住院号：
住院日期： 年 月 日	出院日期： 年 月 日			标准住院日：7~12 天

时间	住院第 1 天	住院第 2 天
主要诊疗工作	□ 询问病史及体格检查 □ 完成病历书写 □ 上级医师查房 □ 及时处理各种临床危重情况（如高血压、严重水、电解质、酸碱失衡等） □ 初步确定是否需要肾脏替代，并制订诊疗方案 □ 向患方交代病情	□ 上级医师查房 □ 完成必要的相关科室会诊 □ 签署各种必要的知情同意书 □ 观察病情变化，及时与患方沟通 □ 对症支持治疗
重点医嘱	长期医嘱： □ 肾脏病护理常规 □ 一级/二级护理，卧床休息 □ 低盐（0.5g/d）饮食 □ 记出入液量 临时医嘱： □ 急查肾功能和电解质 □ 血常规、尿常规、便常规 □ 肝肾功能、电解质、血糖、凝血功能免疫指标 □ 24 小时尿蛋白定量、中段尿培养、尿钙/肌酐、尿电解质、尿肌酐、尿红细胞位相 □ 超声、X 线胸片、心电图 □ 双肾超声检查	长期医嘱： □ 肾脏病护理常规 □ 一级/二级护理 □ 记出入量 □ 药物治疗 临时医嘱： □ 监测肾功能、电解质 □ 其他医嘱：感染相关指标 □ 可选择超声心动图、24 小时动态血压、双肾动静脉彩超
主要护理工作	□ 入院宣教 □ 介绍病房环境、设施和设备 □ 入院护理评估	□ 宣教
病情变异记录	□ 无 □ 有，原因： 1. 2.	□ 无 □ 有，原因： 1. 2.
护士签名		
医师签名		

时间	住院第3~6天	住院第7~12天 （出院日）
主要诊疗工作	□ 继续对症支持治疗 □ 必要时肾脏穿刺 □ 必要时使用其他药物等 □ 必要时继续肾脏替代治疗，每次治疗前后评估是否可停止 □ 肾外合并症、并发症的治疗	□ 上级医师查房，评估一般情况、血压持续平稳状况、尿量恢复状况、肉眼血尿消失状况，明确是否出院 □ 病情稳定后可出院 □ 完成出院记录、病案首页、出院证明书等 □ 向患者交代出院后的注意事项
重点医嘱	长期医嘱： □ 肾脏病护理常规 □ 一/二级护理 □ 记出入液量 □ 药物治疗 临时医嘱： □ 监测电解质、肾功能 □ 其他特殊医嘱	出院医嘱： □ 出院带药 □ 门诊随诊（肾脏专科门诊）
主要护理工作	□ 观察患者病情变化 □ 心理与生活护理	□ 指导患者办理出院手续
病情变异记录	□ 无 □ 有，原因： 1. 2.	□ 无 □ 有，原因： 1. 2.
护士签名		
医师签名		

第十四节 轮状病毒肠炎临床路径释义

一、轮状病毒肠炎编码

疾病名称及编码：轮状病毒肠炎（ICD-10：A08.001）

二、临床路径检索方法

A08.001

三、轮状病毒肠炎临床路径标准住院流程

（一）适用对象

第一诊断为轮状病毒肠炎（ICD-10：A08.001）。

> **释义**
>
> ■ 轮状病毒肠炎（rotavirus enteritis）是指由轮状病毒所致的急性消化道传染病。病原体可通过消化道和呼吸道传播，主要发生在婴幼儿，秋冬季为发病高峰。
> ■ 本路径适用对象为临床诊断为轮状病毒肠炎的患儿。

（二）诊断依据

根据《临床诊疗指南·小儿内科分册》（中华医学会编著，人民卫生出版社，2005），《诸福棠实用儿科学》（江载芳、申昆玲、沈颖主编，第8版，人民卫生出版社，2015）。

1. 病史：6~24月龄小儿多见，腹泻，便为黄稀便、水样或蛋花汤样，每天可达10余次，伴或不伴发热、呕吐。
2. 体征：有或无脱水征，肠鸣音活跃。
3. 实验室检查：便常规镜检正常，或见少许白细胞。血常规白细胞正常或轻度升高。便轮状病毒检测阳性可确诊。

> **释义**
>
> ■ 本路径的制订主要参考国内权威参考书籍和诊疗指南。
> ■ 根据腹泻的发生季节（多为秋冬季）、临床症状（如水样便、呕吐、发热）等，可以推测为轮状病毒感染，但这些并不是轮状病毒所特有的，确定诊断还需要进行病毒检测。
> ■ 症状出现1~4天是收集标本检测轮状病毒最理想的时间，但有时排毒可持续3周，取决于腹泻持续的时间。
> ■ 需要与非侵袭性细菌感染和其他病毒感染引起的肠炎鉴别，主要依据病史、体检和实验室检查（便培养、便病毒检测）鉴别。

（三）治疗方案的选择

根据《临床诊疗指南·小儿内科分册》（中华医学会编著，人民卫生出版社，2005），《诸福棠实用儿科学》（江载芳、申昆玲、沈颖主编，第8版，人民卫生出版社，2015）。中华医学

会儿科学分会消化学组，中华医学会肠外肠内营养学分会儿科学组，婴儿急性腹泻的临床营养干预路径，中华儿科杂志，2012，50（9）：682-683，中华医学会儿科学分会消化学组，中华医学会儿科学分会感染学组，《中华儿科杂志》编辑委员会，儿童腹泻病诊断治疗原则的专家共识，中华儿科杂志，2009，47（8）：634-636，中华医学会儿科学分会消化学组，《中华儿科杂志》编辑委员会，中国儿童急性感染性腹泻病临床实践指南，中华儿科杂志，2016，54（7）：483-488。

1. 消化道隔离至腹泻缓解。

2. 根据临床表现和实验室检查纠正脱水和电解质酸碱紊乱。

> **释义**
>
> ■ 本病是自限性疾病，主要采用对症治疗。
>
> ■ 一般认为，轮状病毒经粪-口途径传播，在腹泻发生前及腹泻症状消失后都可检测到粪便排出轮状病毒，因此应注意消化道隔离的时间。
>
> ■ 轮状病毒肠炎多为等张或等张偏高脱水，累积损失一般宜用1/2张~2/3张液补充。
>
> ■ 不需要用抗菌药和抗病毒药物。

（四）标准住院日

4~7天。

> **释义**
>
> ■ 本病自然病程为3~8天，主要治疗为纠正脱水和电解质紊乱，平均病程为5天左右。根据腹泻持续时间及脱水、电解质紊乱纠正速度不同，病程可有所不同。

（五）进入路径标准

1. 第一诊断必须符合ICD-10：A08.001轮状病毒肠炎疾病编码。

2. 当患者同时具有其他疾病诊断，只要住院期间不需要特殊处理也不影响第一诊断的临床路径流程实施时，可以进入路径。

> **释义**
>
> ■ 进入本路径的患儿第一诊断为轮状病毒肠炎，如合并其他基础疾病，如全身系统性疾病、免疫功能缺陷，或存在应用免疫抑制剂治疗等情况时，可进入路径，但可能会增加医疗费用，延长住院时间。

（六）入院后第1~2天

1. 必须检查的项目：

（1）血常规、尿常规、便常规。

（2）C反应蛋白（CRP）。

（3）肝肾功能、血电解质。

（4）便轮状病毒检测。

2. 根据患儿病情可选择：血气分析、粪便 pH 检测等。

> **释义**
>
> ■ 血常规、尿常规、便常规是最基本的三大常规检查，每个进入路径的患儿均需完成。便常规检查可初步疑诊为轮状病毒肠炎。
>
> ■ C 反应蛋白有助于帮助判断是否合并了细菌感染。
>
> ■ 肝肾功能、血电解质可以评价患儿电解质及酸碱平衡状态。
>
> ■ 便轮状病毒检测为确定轮状病毒肠炎病原的检查，但如没有相应的检测条件，也可以根据病史、临床表现及便常规来进行诊断。
>
> ■ 对于轮状病毒肠炎重度腹泻或腹泻持续时间较长的患儿，因可能合并代谢性酸中毒、继发性乳糖不耐受，可选择性进行血气分析、粪便 pH 检测等。

（七）药物选择

1. 口服补液盐或静脉补液。

2. 肠道菌群调节剂。

3. 胃肠黏膜保护剂。

> **释义**
>
> ■ 依据《临床诊疗指南小儿内科分册》（中华医学会编著，人民卫生出版社，2005），《诸福棠实用儿科学》（江载芳、申昆玲、沈颖主编，第 8 版，人民卫生出版社，2015）。
>
> ■ 中华医学会儿科学分会消化学组，中华医学会儿科学分会感染学组，《中华儿科杂志》编辑委员会。儿童腹泻病诊断治疗原则的专家共识、中华医学会儿科学分会消化学组，《中华儿科杂志》编辑委员会。中国儿童急性感染性腹泻病临床实践指南制订治疗方案，进行药物选择。
>
> ■ 口服补液盐可用于预防脱水，纠正轻中度脱水。重度脱水伴有循环衰竭则需要静脉输液，液体张力可根据电解质及酸碱平衡情况进行调节。低渗口服补液盐（WHO 推荐）可用于口服补液的治疗。临床研究结果显示，在常规对症治疗的基础上加用中药胃肠安丸可有效改善临床症状，缩短病程，可考虑选用。
>
> ■ 益生菌（鼠李糖乳杆菌、布拉酵母菌）有助于促进肠道菌群恢复平衡，缓解腹泻，可作为轮状病毒肠炎的辅助用药。常用的益生菌制剂有地衣芽孢杆菌活菌颗粒、双歧三联活菌制剂等。
>
> ■ 胃肠道黏膜保护剂有助于胃肠道黏膜损伤的修复，可作为治疗轮状病毒肠炎的辅助药物。
>
> ■ 锌制剂补充。补锌治疗有助于改善急慢性腹泻病患儿的临床预后，减少腹泻病复发。建议急性感染腹泻病患儿进食后即予以补锌治疗，疗程 10~14 天。可选锌制剂种类较多，如葡萄糖酸锌、赖氨葡锌，使用时应按元素锌计算用量。小于 6 个月的患儿，每天补充元素锌 10mg，大于 6 个月的患儿，每天补充元素锌 20mg。

(八) 必须复查的检查项目

1. 血常规、尿常规、便常规。
2. 血电解质。

释义

　　■ 在病情稳定后应复查血常规、尿常规、便常规和血电解质。
　　■ 如脱水控制效果不佳，或患儿持续重度腹泻，应定期复查血常规、尿常规及血电解质。

(九) 出院标准

1. 体温正常，腹泻好转。
2. 无呕吐，脱水纠正。
3. 便常规、电解质正常。

释义

　　■ 患儿出院前临床表现应明显好转：体温正常，无呕吐，腹泻好转。
　　■ 出院前脱水应完全纠正，电解质正常，无酸碱失衡。

(十) 变异及原因分析

1. 存在使腹泻进一步加重的其他疾病，需要处理干预。
2. 患儿入院时已发生严重水、电解质紊乱，需进行积极对症处理，完善相关检查，向家属解释并告知病情，导致住院时间延长，增加住院费用等。

释义

　　■ 变异是指入选临床路径的患者未能按路径流程完成医疗行为或未达到预期的医疗质量控制目标，这包含有以下情况：
　　1. 按路径流程完成治疗，但超出了路径规定的时限或限定的费用。如腹泻时间较长、腹泻量较大的患儿，可能出现继发性乳糖不耐受，导致持续腹泻，可改用不含乳糖的奶粉喂养。再如腹泻持续时间较长或发生严重脱水、电解质紊乱后方入院的患儿，有可能住院时间较长，使住院费用增加。
　　2. 不能按路径流程完成治疗，患者需要中途退出路径。如轮状病毒腹泻可并发心肌炎，必要时可告知家长病情，进行心电图、心肌酶谱检查，如诊断为心肌炎则需要退出本路径，转入相应路径。对这些患者，主管医师均应进行变异原因的分析，并在临床路径的表单中予以说明。
　　■ 医师认可的变异原因主要指患者入选路径后，医师在检查及治疗过程中发现患者合并存在一些事前未预知的对本路径治疗可能产生影响的情况，需要中止执行路径或是延长治疗时间、增加治疗费用。医师需在表单中明确说明。
　　■ 因患者方面的主观原因导致执行路径出现变异，也需要医师在表单中予以说明。

四、轮状病毒肠炎给药方案

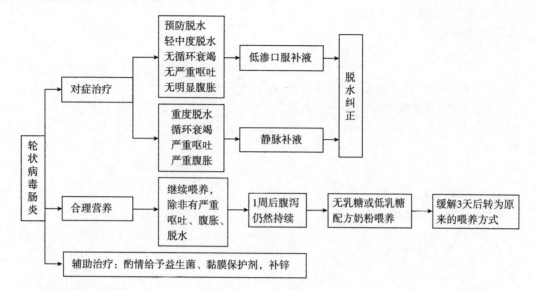

【用药选择】

1. 根据病情，首先需要纠正脱水、酸中毒，无脱水患儿应用口服补液盐预防脱水。

2. 益生菌、黏膜保护剂等作为辅助用药。常用的益生菌制剂有地衣芽孢杆菌活菌颗粒、双歧三联活菌制剂等。

3. 推荐患儿发病始即补锌治疗，可选锌剂，疗程 10~14 天。

4. 继续喂养，怀疑有继发性乳糖不耐受时，给予无乳糖或低乳糖奶粉喂养。

【药学提示】

1. 使用低渗口服补液盐时，要注意监测患儿电解质情况。

2. 免疫缺陷患儿要谨慎使用益生菌。

【注意事项】

本病不需用抗菌药和抗病毒药物。

五、推荐表单

（一）医师表单

轮状病毒肠炎临床路径医师表单

适用对象：第一诊断为轮状病毒肠炎（ICD-10：A08.001）

患者姓名：	性别：　　年龄：　　门诊号：	住院号：
住院日期：　　年　月　日	出院日期：　　年　月　日	标准住院日：4~7 天

时间	住院第 1 天	住院第 2~3 天	住院第 4~7 天（出院日）
主要诊疗工作	□ 询问病史及体格检查 □ 病情告知 □ 如患儿病情重，需及时请示上级医师	□ 上级医师查房 □ 整理送检项目报告，有异常者应及时向上级医师汇报，并予相应处理 □ 注意防治并发症	□ 上级医师查房，同意其出院 □ 完成出院小结 □ 出院宣教：向患儿家属交代出院注意事项，如随访项目、间隔时间、观察项目等
重点医嘱	长期医嘱： □ 腹泻护理常规 □ 饮食：流质、半流质，乳糖不耐受者为低乳糖奶粉喂养 □ 病重者予呼吸、心电监护，吸氧 □ 口服补液盐：按需供给 □ 肠道菌群调节剂 □ 胃肠道黏膜保护剂 临时医嘱： □ 血常规、尿常规、便常规、CRP、肝肾功能、电解质 □ 便轮状病毒检测 □ 必要时做血气分析、便乳糖检测 □ 根据血气分析结果予以纠正酸碱失衡及电解质紊乱 □ 按照脱水程度予以补液 □ 高热时降温处理	长期医嘱： □ 腹泻护理常规 □ 饮食 □ 口服补液盐：按需供给 □ 肠道菌群调节剂 □ 胃肠道黏膜保护剂 临时医嘱： □ 必要时复查血气分析、电解质 □ 根据脱水程度、电解质及血气分析结果予以液体疗法 □ 高热时降温处理 □ 必要时查心电图、心肌酶谱	出院医嘱： □ 出院带药 □ 门诊随诊
病情变异记录	□ 无　□ 有，原因： 1. 2.	□ 无　□ 有，原因： 1. 2.	□ 无　□ 有，原因： 1. 2.
医师签名			

（二）护士表单

轮状病毒肠炎临床路径护士表单

适用对象：第一诊断为轮状病毒肠炎（ICD-10：A08.001）

患者姓名：	性别：	年龄：	门诊号：	住院号：
住院日期：　年　月　日	出院日期：　年　月　日			标准住院日：4~7天

时间	住院第1天	住院第2~3天	住院第4~7天（出院日）
健康宣教	□ 介绍主管医师、护士 □ 介绍环境、设施 □ 介绍住院注意事项	□ 指导患儿家属正确留取粪便标本 □ 主管护士与家长沟通，了解并指导心理应对 □ 宣教疾病知识、用药知识及特殊检查操作过程，告知检查及操作前后饮食、活动及探视注意事项及应对方式	□ 康复和锻炼 □ 定时复查 □ 出院带药服用方法 □ 饮食休息等注意事项指导，讲解增强体质的方法，减少感染的机会
护理处置	□ 核对患者、佩戴腕带 □ 建立入院护理病历 □ 卫生处置：剪指甲、沐浴、更换病号服	□ 随时观察患者病情变化 □ 遵医嘱正确使用药物 □ 协助医师完成各项检查、化验	□ 办理出院手续 □ 书写出院小结
基础护理	□ 二级护理 □ 晨晚间护理 □ 患者安全管理	□ 二级护理 □ 晨晚间护理 □ 患者安全管理	□ 二级护理 □ 晨晚间护理 □ 患者安全管理
专科护理工作	□ 入院护理评估（腹痛、腹部体征、生命体征、脱水情况、大便情况等） □ 病史询问，相应查体 □ 定时测量体温 □ 严格记录出入液量	□ 呼吸频率、血氧饱和度监测，观察患儿腹痛和大便情况 □ 遵医嘱完成相关检查 □ 心理护理 □ 必要时予以吸氧 □ 遵医嘱正确给药，提供并发症征象的依据	□ 病情观察：评估患者生命体征，特别是呼吸频率及血氧饱和度 □ 心理护理
重点医嘱	**长期医嘱：** □ 腹泻护理常规 □ 饮食：流质、半流质，乳糖不耐受者为低乳糖奶粉喂养 □ 病重予呼吸、心电监护，吸氧 □ 口服补液盐：按需供给 □ 肠道菌群调节剂 □ 胃肠道黏膜保护剂 **临时医嘱：** □ 血常规、尿常规、便常规、CRP、肝肾功能、电解质 □ 便轮状病毒检测 □ 必要时做血气分析、便乳糖检测 □ 根据血气分析结果予以纠正酸碱失衡及电解质紊乱 □ 按照脱水程度予以补液 □ 高热时降温处理	**长期医嘱：** □ 腹泻护理常规 □ 饮食 □ 口服补液盐：按需供给 □ 肠道菌群调节剂 □ 胃肠道黏膜保护剂 **临时医嘱：** □ 必要时复查血气分析、电解质 □ 根据脱水程度、电解质及血气分析结果予以液体疗法 □ 高热时降温处理 □ 必要时查心电图、心肌酶谱	**出院医嘱：** □ 出院带药 □ 门诊随诊

续 表

时间	住院第 1 天	住院第 2~3 天	住院第 4~7 天（出院日）
病情 变异 记录	□无 □有，原因： 1. 2.	□无 □有，原因： 1. 2.	□无 □有，原因： 1. 2.
护士 签名			

（三）患者表单

轮状病毒肠炎临床路径患者表单

适用对象：第一诊断为轮状病毒肠炎（ICD-10：A08. 001）

患者姓名：	性别：	年龄：	门诊号：	住院号：
住院日期：　年　月　日	出院日期：　年　月　日		标准住院日：4~7 天	

时间	住院第 1 天	住院期间（第 2~3 天）	住院第 4~7 天（出院日）
医患配合	□ 请家属配合询问病史、收集资料，请务必详细告知既往史、用药史、过敏史 □ 配合进行体格检查 □ 有任何不适告知医师	□ 配合完成相关检查、化验，如采血、留尿便等 □ 医师向患者及家属介绍病情，如有异常检查结果需进一步检查 □ 配合用药及治疗 □ 配合医师调整用药 □ 有任何不适告知医师	□ 接受出院前指导 □ 知道复查程序 □ 获取出院诊断书
护患配合	□ 配合测量体温、脉搏、呼吸、血压、血氧饱和度、体重 □ 配合完成入院护理评估单（简单询问病史、过敏史、用药史） □ 接受入院宣教（环境介绍、病室规定、订餐制度、贵重物品保管等） □ 有任何不适告知护士	□ 配合测量体温、脉搏、呼吸，回答每日排便情况 □ 接受相关化验、检查宣教，正确留取粪便标本，配合检查 □ 有任何不适告知护士 □ 接受输液、服药治疗 □ 注意活动安全，避免坠床或跌倒 □ 配合执行探视及陪伴制度 □ 接受疾病及用药等相关知识指导	□ 接受出院宣教 □ 办理出院手续 □ 获取出院携带药品 □ 知道服药方法、药物作用、注意事项 □ 知道复印病历方法
饮食	□ 正常饮食 □ 半流食 □ 流食 □ 未进食	□ 正常饮食 □ 半流食 □ 流食 □ 未进食	□ 正常饮食 □ 半流食 □ 流食 □ 未进食
排泄	□ 正常排尿便 □ 不正常排尿便	□ 正常排尿便 □ 不正常排尿便	□ 正常排尿便 □ 不正常排尿便
活动	□ 适量活动	□ 适量活动	□ 适量活动
患者监护人签名			

附：原表单（2009 年版）

轮状病毒肠炎临床路径表单

适用对象：第一诊断为轮状病毒肠炎（ICD-10：A08.001）

| 患者姓名： | | 性别： | 年龄： | 门诊号： | 住院号： |

| 住院日期： 年 月 日 | 出院日期： 年 月 日 | 标准住院日：4~7 天 |

时间	住院第 1 天	住院第 2~3 天	住院第 4~7 天（出院日）
主要诊疗工作	□ 询问病史及体格检查 □ 病情告知 □ 如患儿病情重，需及时请示上级医师	□ 上级医师查房 □ 整理送检项目报告，有异常者应及时向上级医师汇报，并予相应处理 □ 注意防治并发症	□ 上级医师查房，同意其出院 □ 完成出院小结 □ 出院宣教：向患儿家属交代出院注意事项，如随访项目，间隔时间，观察项目等
重点医嘱	长期医嘱： □ 腹泻护理常规 □ 饮食：流质、半流质，乳糖不耐受者为低乳糖奶粉喂养 □ 病重者予呼吸、心电监护，吸氧 □ 口服补液盐：按需供给 □ 肠道菌群调节剂 □ 胃肠黏膜保护剂 临时医嘱： □ 血常规、尿常规、便常规、CRP、肝肾功能、电解质 □ 便轮状病毒检测 □ 必要时做血气分析、便乳糖检测 □ 根据血气分析结果予以纠正酸碱失衡及电解质紊乱 □ 按照脱水程度予以补液 □ 高热时降温处理	长期医嘱： □ 腹泻护理常规 □ 饮食 □ 服补液盐：按需供给 □ 肠道菌群调节剂 □ 胃肠黏膜保护剂 临时医嘱： □ 必要时复查血气分析、电解质 □ 根据脱水程度、电解质及血气分析结果予以液体疗法 □ 高热时降温处理 □ 必要时查心电图、心肌酶谱	出院医嘱： □ 出院带药 □ 门诊随诊
主要护理工作	□ 入院护理评估 □ 入院宣教 □ 定时测量体温 □ 严格记录出入液量	□ 每日护理评估 □ 定时测量体温 □ 严格记录出入液量	□ 出院宣教
病情变异记录	□ 无 □ 有，原因： 1. 2.	□ 无 □ 有，原因： 1. 2.	□ 无 □ 有，原因： 1. 2.
护士签名			
医师签名			

第四章

皮肤性病科感染性疾病临床路径释义

第一节 艾滋病合并肺孢子菌肺炎临床路径释义

一、艾滋病合并肺孢子菌肺炎编码

1. 原编码：

疾病名称及编码：肺孢子菌肺炎（ICD-10：B20.651）

2. 修改编码：

疾病名称及编码：人类免疫缺陷病毒［HIV］病造成的卡氏肺囊虫肺炎［肺孢子菌病］（ICD-10：B20.6）

二、临床路径检索方法

B20.6

三、艾滋病合并肺孢子菌肺炎临床路径标准住院流程

（一）适用对象

第一诊断为肺孢子菌肺炎（ICD-10：B20.651），第二诊断为艾滋病的患者。

（二）诊断依据

根据《艾滋病诊疗指南》（中华医学会感染病学分会，2011年）。

1. 隐匿或亚急性起病，干咳，气短和活动后加重，可有发热、发绀，严重者发生呼吸窘迫。

2. 肺部阳性体征少，或可闻及少量散在的干湿啰音，体征与疾病症状的严重程度往往不成比例。

3. 胸部X线检查可见双肺从肺门开始的弥漫性网状结节样间质病变，有时呈磨玻璃状阴影。

4. 血气分析提示低氧血症，严重病例动脉血氧分压（PaO_2）明显降低，常在60mmHg以下。

5. 血乳酸脱氢酶常升高。

6. 有条件的病例依靠病原学检查进行确诊，如痰液或支气管肺泡灌洗/肺组织活检等，可发现肺孢子菌的包囊或滋养体等。

> **释义**
>
> ■ 本路径的制订主要参考国内权威参考书籍和诊疗指南，如《艾滋病诊疗指南》第三版（2015版）（中华医学会感染病学分会艾滋病学组，2015年）。
>
> ■ 肺孢子菌肺炎是HIV/AIDS、器官移植等免疫抑制患者常见的机会性感染。对于前述有明确宿主因素的患者出现的呼吸困难即应高度警惕本病的可能。
>
> ■ 危险因素包括：$CD4^+$细胞计数<200个细胞/微升，CD4细胞百分比<14%，以前有过肺孢子菌肺炎（PCP）的发作、口腔鹅口疮、反复发生细菌性肺炎、非故意的体重下降以及血浆HIV-RNA水平较高。

■ 本病发作时最常为逐渐起病，特征表现为在数日至数周内进展的发热（80%~100%）、咳嗽（95%）和呼吸困难（95%）。一般患者在就诊前约有 3 周的肺部症状。患者可能描述进行日常活动（爬楼梯、打电话、剃须）时乏力，而以前进行这些活动是没有困难的。咳嗽通常为干咳。其他症状包括乏力、寒战、胸痛和体重减轻。约 5%~10% 的患者无症状。最常见的体格检查发现是发热（超过 80% 的患者体温>38.1℃）和呼吸过速（60%）。最常见的附加音为爆裂音和干啰音，但在 50% 的病例中胸部查体正常。

■ 乳酸脱氢酶的水平：在有效的 ART 出现之前完成的一些研究中，90% 合并 PCP 的艾滋病患者的乳酸脱氢酶（lactate dehydrogenase，LDH）水平升高（常>500 mg/dl），其升高有一定的预后指导意义。

■ 1，3-β-D-葡聚糖的血浆水平升高：在一项纳入 282 例艾滋病患者的研究中，那些被诊断为 PCP 的患者的 1，3-β-D-葡聚糖中值水平要显著高于那些没有被诊断为 PCP 的患者（408pg/ml vs 37pg/ml）。

■ 氧合下降是本病的特点之一。随着 PCP 进展可出现缺氧。超过 90% 的患者肺泡-动脉氧分压差增大，范围从轻度（肺泡-动脉氧分压差<35mmHg）至重度（肺泡-动脉氧分压差>45mmHg）。运动时可出现去氧饱和，高度提示 PCP 的诊断。

■ 影像学对本病诊断很重要。高达 1/4 的 PCP 患者最初胸部 X 线检查是正常的。最常见的异常 X 线表现为双侧弥漫性、间质性浸润或肺泡浸润。肺部 CT 显示双肺毛玻璃状改变，13%~18% 的患者同时合并普通细菌或分枝杆菌感染，肺部影像学可有相应表现。

■ 呼吸道标本中发现包囊或滋养体是诊断本病的金标准。显微镜检查和染色——因为体外难以培养肺孢子菌，所以诊断取决于在合格标本中看到包囊或滋养体。通常被选择性使用的染色方法可以将包囊的细胞壁染色，这些染色方法包括 Gomori-methenamine silver 染色（Gomori-methenamine silver，GMS）、甲酚紫染色、Gram-Weigert 染色和甲苯胺蓝 O 染色。Wright-Giemsa 染色和 Diff-Quick 染色可以发现包囊和滋养体，但不能使细胞壁染色。其他有用的试剂包括巴氏染色剂和荧光增白染色剂。应用荧光素标记单克隆抗体的免疫荧光染色是诊断 PCP 的"金标准"技术，比一般染色方法更敏感。理想的标本包括以下几种：痰诱导、支气管肺泡灌洗、组织活检、气管内吸取物。借助 PCR 扩增技术查相应标本内的肺孢子菌核酸片段阳性也有助于诊断。

■ 由于条件或技术限制，临床上还应注意对本病的拟诊并给予相应治疗的可能性。在无其他诊断和（或）共存诊断证据的患者中，我们对有以下所有临床特征的个体进行假定为 PCP 的持续治疗：

■ 晚期免疫抑制（CD4$^+$细胞计数<200 个细胞/微升）

■ 有临床体征和症状，如咳嗽、发热、呼吸困难和低氧血症（尤其是活动时）

■ 胸部 X 线（间质性浸润或肺泡浸润）或 HRCT（斑片状或结节状磨玻璃样衰减）符合 PCP 的放射学发现

■ 1，3-β-D-葡聚糖水平升高（定义为>80pg/ml）

必须对这些患者进行密切监测以了解是否对治疗无效或出现临床恶化。在那些病例中，可能需要进行更为广泛的诊断性检查。

■ 需要与本病进行鉴别的主要有以下几种：结核病、非结核分枝杆菌感染、CMV 感染、其他真菌性肺炎、Kaposi 肉瘤等。

（三）选择治疗方案的依据

根据《艾滋病诊疗指南》（中华医学会感染病学分会，2011 年）。

1. 治疗。

（1）对症治疗：卧床休息，给予吸氧、改善通气功能，祛痰、镇咳，解痉、平喘，注意水和电解质平衡。

（2）病原治疗。

（3）激素治疗。

（4）人工辅助通气：如患者进行性呼吸困难明显，可给予人工辅助通气。

2. 并发症治疗：如气胸等。

3. 预防：参照《国家免费艾滋病抗病毒治疗药物手册》（人民卫生出版社，第 3 版）。

> **释义**
>
> ■ 本病治疗包括对症治疗、病原治疗、激素治疗、祛痰、镇咳药物、解痉、平喘药物、并发症治疗、预防。
>
> ■ 对症治疗：卧床休息，给予吸氧，注意水和电解质平衡。
>
> ■ 病原治疗：参照（七）2. 病原治疗。
>
> ■ 辅助通气：如患者进行性呼吸困难明显，可给予辅助通气。
>
> ■ ART：尽早进行 ART，通常在抗 PCP 治疗的 2 周内进行。
>
> ■ 并发症治疗：如气胸等需要外科进行胸腔闭式引流等相应治疗。
>
> ■ 预防：
>
> （1）预防指征：CD4$^+$T 淋巴细胞计数<200 个/微升的成人和青少年，包括孕妇及接受 ART 者。
>
> （2）药物选择：首选 SMZ-TMP，2 片/天与 1 片/天（0.48～0.96g/d）同样有效。若患者对该药不能耐受，替代药品有氨苯砜。
>
> （3）PCP 患者经 ART 后 CD4$^+$T 淋巴细胞计数增加到>200 个/微升并持续≥3 个月时，可停止预防用药。如果 CD4$^+$T 淋巴细胞计数又降低到<200 个/微升时，应重新开始预防用药。

（四）标准住院日

21～30 天。

> **释义**
>
> ■ AIDS 患者合并 PCP 入院后，一般都需要积极给予对症支持治疗和病因性诊断检查，包括症状、体征、实验室检查和胸部影像学检查、必要时纤维支气管镜检查以及必要的病原学检查，进行必要的鉴别诊断，同时给予抗菌药控制感染。标准住院日为 21～30 天。
>
> ■ 疗程比普通肺部感染稍长，需待呼吸道症状完全改善，氧合指数恢复，可以停止吸氧，复查胸部影像学（CT）病变吸收明显，可考虑出院，继续口服药物治疗，定期复查。

　　■ 有些严重感染若发生呼吸衰竭需要呼吸机辅助治疗，需转入 ICU 治疗，或继发细菌及真菌等复杂感染，致使疗程进一步延长，住院日>30 天则转出或退出本路径。

（五）进入路径标准

1. 第一诊断必须符合肺孢子菌肺炎（ICD-10：B20.651）疾病编码，第二诊断为艾滋病的患者。

2. 当患者合并其他疾病，但住院期间不需要特殊处理也不影响第一诊断的临床路径流程实施时，可以进入路径。

3. 当患者在住院期间需要继续服用艾滋病抗病毒治疗药物，且不影响肺孢子菌肺炎治疗前提下可继续抗病毒治疗（ART）。

> **释义**
>
> 　　■ 经过体检和辅助检查，PCP 作为第一诊断基本明确，有艾滋病基础疾病，适用本路径。
>
> 　　■ 当患者合并其他疾病，如自身免疫性疾病等，对 PCP 感染发生发展有影响，或鉴别诊断不清时，不适合本路径。
>
> 　　■ 当患者合并其他疾病，但住院期间不需要特殊处理也不影响 PCP 的临床路径流程实施时，可以进入本路径。但当其他疾病出现衍变，需要特殊处理时，退出本路径，进入其他相应疾病的诊疗路径。
>
> 　　■ 当患者在住院前已经开始启动了抗病毒治疗（ART），住院期间不需停药，在治疗肺孢子菌肺炎的同时继续抗病毒治疗（ART），不影响进入本路径。

（六）住院期间的检查项目

1. 必需的检查项目：

（1）血常规、尿常规、便常规。

（2）肝功能、肾功能、电解质、血糖、血气分析；血乳酸脱氢酶、心肌酶、C 反应蛋白（CRP）、CMV 检查、感染性疾病筛查（乙型肝炎、丙型肝炎、梅毒等）、$CD4^+T$ 细胞计数。

（3）病原体检查：痰、支气管肺泡灌洗液等查肺孢子菌。

（4）胸部正侧位 X 线片、心电图。

2. 根据患者情况可选择：胸部 CT、肺功能、痰培养、血培养、有创性检查找病原菌等。

> **释义**
>
> 　　■ 有条件的医院还可进行高精度 HIV 病毒载量、$CD4^+$ 细胞绝对计数，气管吸取物等检查。
>
> 　　■ 必须检查项目是诊断和治疗艾滋病合并 PCP 必要的检查，对于了解感染的病原体，感染程度，是否存在并发症等情况有重要判断意义。

■根据患者病情选择的检查项目是进行鉴别诊断、判断患者是否影响到全身症状的项目，更有利于进一步明确病原学及排除合并感染，对于感染影响到全身的患者尤其重要。

（七）选择用药

1. 按照《抗菌药物临床应用指导原则》（卫医发〔2004〕285 号）执行，根据患者病情合理使用抗菌药物。

2. 病原治疗：

（1）首选复方磺胺甲噁唑（SMZ－TMP），片剂含磺胺甲噁唑（SMZ）0.4g 及甲氧苄啶（TMP）0.08g，轻－中度患者口服 TMP 20mg/（kg·d），SMZ 100mg/（kg·d），分 3~4 次用，疗程 3 周。重症患者可给予静脉用药，剂量同口服。SMZ-TMP 过敏者可给予脱敏疗法。

（2）替代治疗：克林霉素 600~900mg，静注，每 6~8h 给药 1 次，或 450mg 口服，每 6h 给药 1 次；联合应用伯氨喹 15~30mg，口服，每日 1 次，疗程 21 天。氨苯砜 100mg，口服，每日 1 次；联合应用甲氧苄啶 200~400mg，口服，每日 2~3 次，疗程 21 天。

3. 激素治疗：中重度患者（$PaO_2<70mmHg$ 或肺泡-动脉血氧分压差>35mmHg），早期可应用激素治疗，泼尼松片 40mg 每日 2 次，口服 5 天；改为 20mg 每日 2 次，口服 5 天；20mg 每日 1 次，口服至疗程结束；静脉用甲泼尼龙剂量为上述泼尼松剂量的 75%。

4. 祛痰、镇咳药物。

5. 解痉、平喘药物。

释义

■可参考《艾滋病诊疗指南》（中华医学会感染病学分会艾滋病学组，2015 年，第 3 版）。

（八）出院标准

1. 症状明显缓解。

2. 病情稳定。

3. 没有需要住院治疗的合并症和（或）并发症。

释义

■应当由主治医师在出院前进行检查评估，尤其对于出现全身严重感染反应或呼吸衰竭者，结合患者整体情况决定是否出院。

■对于出现呼吸衰竭需要继续留院治疗的情况，超出了路径所规定的时间，应先处理并发症并符合出院条件后再准许患者出院。

（九）变异及原因分析

1. 治疗无效或者病情进展，需复查病原学检查并调整抗菌药物，导致住院时间延长。

2. 伴有严重合并症和并发症，如肺结核、呼吸衰竭，可转入相应临床路径。

释义

■ 变异是指入选临床路径的患者未能按路径流程完成医疗行为或未达到预期的医疗质量控制目标，包括三方面可能情况：①按路径流程完成治疗，但出现非预期结果，可能需要后续进一步处理；②按路径流程完成治疗，但超出了路径规定的时限或限定的费用，如实际住院日超出标准住院日要求或未能在规定的手术日时间限定内实施手术等；③不能按路径流程完成治疗，患者需要中途退出路径，如治疗过程中出现严重并发症，导致必须终止路径或需要转入其他路径进行治疗等。对这些患者，主管医师均应进行变异原因的分析，并在临床路径的表单中予以说明。

■ 因诊断不明确，或获得鉴别诊断必要的检查或特殊检查等导致住院时间延长，或因严重肺部感染导致呼吸衰竭等严重并发症需要进一步治疗，终止或退出路径，主管医师均应进行变异原因的分析，并在临床路径的表单中予以说明。

（十）参考费用标准

3000~5000 元。

释义

■ 艾滋病合并 PCP 的相关检查费用约 1000~1500 元。
■ 艾滋病合并 PCP 的相关药物治疗费用约 1500~2500 元。
■ 艾滋病合并 PCP 的其他治疗费用包括治疗费、护理费等 500~1000 元。

四、艾滋病合并肺孢子菌肺炎临床路径给药方案

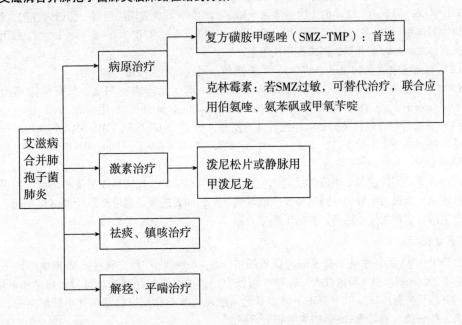

【用药选择】

（一）TMP/SMZ

1. TMP 和 SMX 两种成分，相继发挥作用以抑制参与细菌四氢叶酸合成的酶系统。SMX 是对氨基苯甲酸的一种结构类似物，与 PABA 竞争以抑制二氢叶酸的合成，二氢叶酸的合成是 THF 形成中的中间步骤。SMX 与催化该反应的二氢蝶酸合成酶相结合；TMP 与细菌的二氢叶酸还原酶结合（优先于与人体二氢叶酸还原酶的结合），该步骤也可阻止 THF 形成。TMP-SMX 可有效对抗多种需氧革兰阳性和革兰阴性细菌、肺孢子菌和一些原生生物。

2. TMP-SMX 的两种药物成分的生物利用度均为 85% 左右。TMP-SMX 的吸收不受食物和其他药物影响。TMP-SMX 的动力学属一级。两种药物的半衰期均为 10~12 小时。TMP-SMX 经尿液排泄，其中 50% 的药物在前 24 小时内消除。SMX 的蛋白结合率约为 70%；在肝脏中发生乙酰化（61%）并与葡萄糖醛酸结合（15%）。相比之下，TMP 以原型经尿液排泄。TMP 有 4 种主要代谢产物，几乎没有抗菌活性。肾功能受损会导致 SMX 和 TMP 的半衰期均延长。肌酐清除率<30ml/min 时，TMP-SMX 及其代谢产物会在体内蓄积，此时必须调整剂量。尿毒症和低白蛋白血症患者可能出现 SMX 组分蛋白结合降低和分布容积增大。

（二）剂量推荐

1. 成人（常规剂量）：

（1）细菌感染：①口服给药，一次 800mg/160mg（SMZ/TMP），每 12 小时 1 次；②肌内注射，一次 400mg/80mg（SMZ/TMP），一日 1~2 次。

（2）真菌感染（如肺孢子菌肺炎）：口服给药，一次用药含 SMZ 18.75~25mg/kg、TMP 3.75~5mg/kg，每 6 小时 1 次。

（3）预防用药：口服给药，初次给予 800mg/160mg（SMZ/TMP），一日 2 次；继以相同剂量一日 1 次，或一周 3 次。

（4）肾功能不全时剂量：肌酐清除率>30ml/min 时，无需调整剂量；肌酐清除率为 15~30ml/min 时，使用常规剂量的一半；肌酐清除率<15ml/min 时，禁用本药。

2. 儿童（常规剂量）：

（1）细菌感染：①口服给药。2 个月以上且体重<40kg 的儿童，一次用药含 SMZ 20~30mg/kg、TMP 4~6mg/kg，每 12 小时 1 次；体重≥40kg 的儿童，同成人用法用量；②肌内注射。2 个月以上且体重<40kg 的儿童，一次用药含 SMZ 8~12mg/kg、TMP 1.6~2.4mg/kg，每 12 小时 1 次；体重≥40kg 的儿童，同成人用法用量。

（2）真菌感染（如肺孢子菌肺炎）：口服给药，同成人用法用量。

（3）肾功能不全时剂量：肌酐清除率>30ml/min 时，无需调整剂量；肌酐清除率为 20~30ml/min 时，使用常规剂量的一半；肌酐清除率<20ml/min 时，禁用本药。

（4）脱敏治疗方案：我国目前还没有儿童用悬液剂型，可以配制 TMP-SMZ 8~40mg/ml 的液体，按照以下方案给予：1~3 天，1ml；4~6 天，2ml；7~9 天，5ml；9~12 天，80~400mg；13 天以后，2 片 80~400mg。

以上方案的实施应基于患者的反应严重程度，反应轻微的，保持可以耐受的剂量，不再加量并观察或继续给予可疑导致过敏反应的剂量 1 天，如无进展，则可按照计划继续用药。反应严重的，应即刻停止用药，并给予相应处理。

【药学提示】

1. TMP-SMX 的较常见不良反应包括胃肠道（恶心、呕吐）和皮肤（皮疹和瘙痒）不良反应。TMP-SMX 相关肾毒性少见；TMP 可使肾小管的肌酐分泌减少，可导致血清肌酐增加，但并不反映肾小球滤过率真正下降。其他可能发生的不良反应包括：肾小管酸中毒、肝损害、低血糖、葡萄糖-6-磷酸脱氢酶缺乏症。

2. 危及生命的不良反应更多见于 HIV 感染者和老年人，包括中性粒细胞减少、全身性过敏反应和少见的严重皮肤反应，如 Steven-Johnson 综合征、剥脱性皮炎，以及中毒性表皮坏死松解症。高钾血症是另一种可能危及生命的不良反应，原因是 TMP 阻断集合管钠通道（与保钾利尿剂阿米洛利引起的作用相似）；该不良反应最常发生于接受大剂量 TMP-SMX 治疗的 HIV 感染者，但对于非 HIV 感染患者，正常剂量亦可导致血浆钾浓度轻度升高。

【注意事项】

对于有基础共存疾病和（或）既往对 TMP-SMX 有不良反应的患者，在给予该药时应注意几点：

1. TMP-SMX 不宜用于叶酸缺乏的患者，因为 TMP 可干扰叶酸代谢。TMP 是较弱的二氢叶酸还原酶抑制剂；大剂量使用时还可导致巨幼红细胞性全血细胞减少。与亚叶酸同时使用可阻止或减少 TMP-SMX 的抗叶酸活性，而不影响其抗微生物活性。

2. 已知对磺胺类抗菌药过敏的患者对非抗菌药类磺胺药（如袢利尿剂和噻嗪类利尿剂及磺脲类）发生超敏反应的风险可能升高。一般来说，相比既往对另一种磺胺类过敏，容易发生药物超敏反应是磺胺类过敏更好的预测因素。

3. TMP-SMX 不宜用于有 Stevens-Johnson 综合征或中毒性表皮坏死松解症病史的患者。对于先前因未危及生命的皮肤反应而停用 TMP-SMX 的患者，如果需要重复使用 TMP-SMX 治疗，则可接受脱敏治疗。

五、推荐表单

（一）医师表单

艾滋病合并肺孢子菌肺炎临床路径医师表单

适用对象：第一诊断为人类免疫缺陷病毒［HIV］病造成的卡氏肺囊虫肺炎［肺孢子菌病］（ICD-10：B20.6）

患者姓名：		性别：	年龄：	门诊号：	住院号：
入院日期： 年 月 日		出院日期： 年 月 日			标准住院日：21~30 天

日期	住院第 1~3 天	住院期间
主要诊疗工作	□ 询问病史及体格检查 □ 进行病情初步评估 □ 上级医师查房 □ 完善入院检查 □ 明确诊断，决定诊治方案 □ 完成病历书写	□ 上级医师查房 □ 评估辅助检查的结果 □ 注意观察咳嗽、胸闷、气喘的变化 □ 病情评估，根据患者病情变化调整治疗方案 □ 观察药物不良反应 □ 住院医师书写病程记录
重点医嘱	**长期医嘱：** □ 传染病（血液、体液、呼吸）内科护理常规 □ 一级/二级/三级护理常规（根据病情） □ 吸氧 □ 抗菌药物 □ 祛痰剂 □ 镇咳药（必要时） □ 激素（必要时） □ HAART（住院前已开始） **临时医嘱：** □ 血常规、尿常规、便常规 □ 肝肾功能、电解质、红细胞沉降率、C 反应蛋白（CRP）、血糖、心肌酶、CMV 检查、凝血功能、感染性疾病筛查等 □ 病原学检查及药敏 □ 胸部正侧位 X 线片、心电图 □ 超声检查（必要时） □ 血气分析、胸部 CT、肺功能（必要时）	**长期医嘱：** □ 传染病（血液、体液、呼吸）内科护理常规 □ 一级/二级/三级护理常规（根据病情） □ 吸氧 □ 根据病情调整抗菌药物 □ 祛痰剂 □ 镇咳药（必要时） □ 激素（必要时） □ HAART（住院前已开始） **临时医嘱：** □ 复查血常规 □ 复查 X 线胸片、CT（必要时） □ 异常指标复查（血气分析） □ 病原学检查（必要时）
病情变异记录	□ 无 □ 有，原因： 1. 2.	□ 无 □ 有，原因： 1. 2.
医师签名		

日期	出院前 1~3 天	出院日
主要 诊疗 工作	□ 上级医师查房 □ 评价治疗效果 □ 确定出院后治疗方案 □ 完成上级医师查房记录	□ 完成出院小结 □ 向患者交代出院后注意事项 □ 及时开始 HAART（入院前未开始 HAART 者） □ 预约复诊日期（2~4 周）
重 点 医 嘱	长期医嘱： □ 传染病（血液、体液、呼吸）内科护理常规 □ 二级/三级护理常规（根据病情） □ 根据病情调整用药（SMZco 减量维持等） □ 祛痰剂 □ 镇咳药（必要时） 临时医嘱： □ 血常规、X 线胸片检查（必要时） □ 根据需要，复查有关检查	出院医嘱： □ 出院带药 □ 门诊随诊 □ 及时开始 HAART 或继续 HAART
病情 变异 记录	□ 无　□ 有，原因： 1. 2.	□ 无　□ 有，原因： 1. 2.
医师 签名		

（二）护士表单

艾滋病合并肺孢子菌肺炎临床路径护士表单

适用对象：第一诊断为人类免疫缺陷病毒［HIV］病造成的卡氏肺囊虫肺炎［肺孢子菌病］（ICD-10：B20.6）

患者姓名：	性别： 年龄： 门诊号：	住院号：
入院日期： 年 月 日	出院日期： 年 月 日	标准住院日：21~30 天

时间	住院第 1~3 天	住院期间
健康宣教	□ 入院宣教 　介绍主管医师、护士 　介绍环境、设施 　介绍住院注意事项 　探视制度、查房制度、订餐制度、卫生间的使用 □ 消毒隔离知识宣教 □ 疾病知识宣教	□ 护理查房 □ 生活护理 □ 观察患者病情变化 □ 遵医嘱用药 □ 完成护理记录 □ 消毒隔离知识宣教 □ 疾病知识宣教
护理处置	□ 核对患者、办理入院手续、佩戴腕带 □ 接触隔离 □ 安排床位 □ 入院评估 □ 自理能力评估 □ 心理评估 □ 患者压疮、跌倒/坠床危险因素评分 □ 执行医嘱 □ 吸氧护理 □ 三查七对护理原则 □ 核对医嘱 □ 护理交班	□ 护理级别遵医嘱 □ 接触隔离 □ 护理常规 □ 执行医嘱 　长期医嘱 　临时医嘱 □ 核对医嘱 □ 吸氧护理 □ 护理交班
基础护理	□ 护理级别遵医嘱 □ 舒适体位 □ 患者皮肤管理 □ 用氧安全管理	□ 护理级别遵医嘱 □ 舒适体位 □ 患者皮肤管理 □ 用氧安全管理
专科护理	□ 入院护理评估 □ 测体温、脉搏、呼吸，4 次/日 □ 观察患者病情变化（呼吸节律、频率、深度，伴随症状如胸闷、气喘、咳嗽、咳痰，观察皮肤、口唇、指甲颜色，有无发绀，痰液性状） □ 指导患者有效的咳嗽排痰方法及痰液处理方法 □ 用药指导：抗菌药物、祛痰剂、镇咳药（必要时）、激素（必要时）、HAART（住院前已开始） □ 心理指导	□ 测体温、脉搏、呼吸，4 次/日 □ 观察患者病情变化（呼吸节律、频率、深度，伴随症状如胸闷、气喘、咳嗽、咳痰，观察皮肤、口唇、指甲颜色，有无发绀，痰液性状） □ 指导患者有效的咳嗽排痰方法及痰液处理方法 □ 用药指导：抗菌药物、祛痰剂、镇咳药（必要时）、激素（必要时）、HAART（住院前已开始） □ 心理指导

续　表

时间	住院第 1~3 天	住院期间
重点 医嘱	□ 详见医嘱执行单	□ 详见医嘱执行单
病情 变异 记录	□ 无　□ 有，原因： 1. 2.	□ 无　□ 有，原因： 1. 2.
护士 签名		

时间	出院前 1~3 天	出院日
健康宣教	□ 护理查房 □ 生活护理 □ 观察患者病情变化 □ 遵医嘱用药 □ 完成护理记录	□ 护理查房 □ 遵医嘱带药 □ 完成护理记录 □ 出院宣教 □ 抗病毒治疗依从性宣教 □ PCP 预防性用药知识宣教
护理处置	□ 护理级别遵医嘱 □ 接触隔离 □ 执行医嘱 　　长期医嘱 　　临时医嘱 □ 护理常规 □ 三查七对护理原则 □ 核对医嘱 □ 护理交班	□ 执行医嘱 □ 接触隔离 □ 护理交班
基础护理	□ 护理级别遵医嘱 □ 患者安全管理	□ 护理级别遵医嘱 □ 患者安全管理
专科护理	□ 观察患者病情变化 □ 心理护理 □ 出院准备评估 □ 抗病毒治疗依从性评估 □ PCP 预防性用药知识评估	□ 出院后复查和随访指导 □ 指导患者办理出院手续 □ 征求患者满意度、意见及建议
重点医嘱	□ 详见医嘱执行单	□ 详见医嘱执行单
病情变异记录	□ 无　□ 有，原因： 1. 2.	□ 无　□ 有，原因： 1. 2.
护士签名		

（三）患者表单

艾滋病合并肺孢子菌肺炎临床路径患者表单

适用对象：第一诊断为人类免疫缺陷病毒［HIV］病造成的卡氏肺囊虫肺炎［肺孢子菌病］（ICD-10：B20.6）

患者姓名：	性别：　　年龄：　　门诊号：	住院号：
入院日期：　　年　月　日	出院日期：　　年　月　日	标准住院日：21~30 天

时间	住院第 1~3 天	住院期间
医患配合	□ 询问病史、过敏史 □ 查体 □ 实验室检查 □ 影像学检查 □ 交代病情	□ 查房 □ 交代必要的特殊检查 □ 如病情需要：交代进一步的诊断和处理 □ 复查实验室检查 □ 复查影像检查
护患配合	□ 护士行入院护理评估（简单询问病史） □ 接受入院宣教（环境介绍、病室规定、订餐制度、贵重物品保管、查房制度） □ 测量体温、脉搏、呼吸 4 次 □ 护理级别遵医嘱 □ 接触隔离	□ 护理查房 □ 相应的护理处置：遵医嘱
饮食	□ 遵医嘱	□ 遵医嘱
排泄	□ 正常排尿便	□ 正常排尿便
活动	□ 遵医嘱采取舒适体位	□ 遵医嘱采取舒适体位

附：原表单（2012 年版）

艾滋病合并肺孢子菌肺炎临床路径表单

适用对象：第一诊断为肺孢子菌肺炎（ICD-10：B20.651），第二诊断为艾滋病的患者

患者姓名：	性别：	年龄：	门诊号：	住院号：
入院日期：　　年　月　日	出院日期：　　年　月　日			标准住院日：21~30 天

日期	住院第 1~3 天	住院期间
主要诊疗工作	□ 询问病史及体格检查 □ 进行病情初步评估 □ 上级医师查房 □ 完善入院检查 □ 明确诊断，决定诊治方案 □ 完成病历书写	□ 上级医师查房 □ 评估辅助检查的结果 □ 注意观察咳嗽、胸闷、气喘的变化 □ 病情评估，根据患者病情变化调整治疗方案 □ 观察药物不良反应 □ 住院医师书写病程记录
重点医嘱	**长期医嘱：** □ 传染病（血液、体液、呼吸）内科护理常规 □ 一级/二级/三级护理常规（根据病情） □ 吸氧 □ 抗菌药物 □ 祛痰剂 □ 镇咳药（必要时） □ 激素（必要时） □ HAART（住院前已开始） **临时医嘱：** □ 血常规、尿常规、便常规 □ 肝肾功能、电解质、红细胞沉降率、C 反应蛋白（CRP）、血糖、心肌酶、CMV 检查、凝血功能、感染性疾病筛查等 □ 病原学检查及药敏 □ 胸部正侧位 X 线片、心电图 □ 超声检查（必要时） □ 血气分析、胸部 CT、肺功能（必要时）	**长期医嘱：** □ 传染病（血液、体液、呼吸）内科护理常规 □ 一级/二级/三级护理常规（根据病情） □ 吸氧 □ 根据病情调整抗菌药物 □ 祛痰剂 □ 镇咳药（必要时） □ 激素（必要时） □ HAART（住院前已开始） **临时医嘱：** □ 复查血常规 □ 复查 X 线胸片、CT（必要时） □ 异常指标复查（血气分析） □ 病原学检查（必要时）
主要护理工作	□ 介绍病房环境、设施和设备， □ 介绍科室主任护士长、主管医师、责任护士 □ 入院护理评估，护理计划 □ 观察患者病情变化 □ 静脉取血，用药指导 □ 指导正确留取痰、尿、大便标本，协助患者完成实验室检查及辅助检查 □ 进行健康教育及安全教育	□ 观察患者一般情况及病情变化 □ 注意血氧饱和度变化，观察吸氧效果 □ 观察药物疗效及不良反应 □ 指导患者有效的咳嗽排痰方法及痰液处理方法 □ 疾病相关健康教育

续　表

日期	住院第 1~3 天	住院期间
病情 变异 记录	□无 □有，原因： 1. 2	□无 □有，原因： 1. 2.
护士 签名		
医师 签名		

日期	出院前1~3天	出院日
主要 诊疗 工作	□ 上级医师查房 □ 评价治疗效果 □ 确定出院后治疗方案 □ 完成上级医师查房记录	□ 完成出院小结 □ 向患者交代出院后注意事项 □ 及时开始 HAART（入院前未开始 HAART 者） □ 预约复诊日期（2~4 周）
重 点 医 嘱	长期医嘱： □ 传染病（血液、体液、呼吸）内科护理常规 □ 二级/三级护理常规（根据病情） □ 根据病情调整用药（SMZco 减量维持等） □ 祛痰剂 □ 镇咳药（必要时） 临时医嘱： □ 血常规、X 线胸片检查（必要时） □ 根据需要，复查有关检查	出院医嘱： □ 出院带药 □ 门诊随诊 □ 及时开始 HAART 或继续 HAART
主要 护理 工作	□ 观察患者一般情况 □ 观察疗效、各种药物作用和不良反应 □ 恢复期生活和心理护理 □ 出院准备指导	□ 帮助患者办理出院手续 □ 出院指导
病情 变异 记录	□ 无 □ 有，原因： 1. 2.	□ 无 □ 有，原因： 1. 2.
护士 签名		
医师 签名		

第二节 艾滋病合并活动性结核病临床路径释义

一、艾滋病合并活动性结核病编码

1. 原编码：

疾病名称及编码：活动性结核病（ICD-10：A15-A20）

2. 修改编码：

疾病名称及编码：人类免疫缺陷病毒［HIV］病造成的分枝杆菌感染（ICD-10：B20.0）

二、临床路径检索方法

B20.0

三、艾滋病合并活动性结核病临床路径标准住院流程

（一）适用对象

第一诊断为活动性结核病（ICD-10：A15-A20），第二诊断为艾滋病的患者。

> **释义**
>
> ■ 活动性结核病是指结核病处于活动期，患者有潮热、盗汗、咳嗽、咯血或其他感染部位的症状，或影像学提示有结核分枝杆菌感染的活动性病灶，或痰、体液当中查见结核分枝杆菌。
>
> ■ 艾滋病，即获得性免疫缺陷综合征，病原体是人免疫缺陷病毒，又称为艾滋病毒。

（二）诊断依据

根据《临床诊疗指南（结核病分册）》（中华医学会，2005 年）、《艾滋病诊疗指南》（中华医学会感染病学分会，2011 年）。

1. 病史：结核可累及全身各脏器，包括肺结核和肺外结核，导致相应表现，通常伴有发热、盗汗、体重减轻等全身症状。

2. 影像学及病理学检查显示受累部位的异常改变。

3. 随着 HIV 感染者免疫功能降低，结核病表现可不典型。

4. 确诊依靠细菌学检测：结核杆菌培养和（或）体液涂片找抗酸杆菌。

> **释义**
>
> ■ 本路径的制订主要参考国内权威参考书籍和诊疗指南，如《艾滋病诊疗指南》（中华医学会感染病学分会艾滋病学组，2015 年，第 3 版）。
>
> ■ 结核病可发生在 CD4$^+$T 淋巴细胞计数任何水平的艾滋病患者。艾滋病合并结核病的诊断需要结合临床表现、辅助检查、病理学检查以及影像学检查结果来进行综合判断，尤其要注意发生于 HIV 感染者的结核病在临床表现以及诊断方面有其自身特点，不能将一般结核的诊断方法简单地套用于艾滋病合并结核病的诊断中，在进行诊断时应注意患者的免疫功能状态，CD4$^+$T 淋巴细胞计数较高患者的表现与普通结核病患者类似，而 CD4$^+$T 淋巴细胞计数低的患者常表现为肺外结核病。抗酸染色涂片和培养仍是确诊结核病的主要方法。

■ 结核（TB）感染由吸入活菌（该菌可经空气形成远距离播散）导致，通常持续处于非活动状态，称为潜伏结核感染（LTBI），有时迅速进展为活动性 TB 病。LTBI 患者没有症状、不具有传染性。但潜伏 TB 杆菌仍保持活力，可能在多年后"再激活"，导致活动性症状性且通常可传染的 TB 病。

■ 合并潜伏结核感染（LTBI）的人类免疫缺陷病毒（HIV）感染患者发生活动性结核（TB）病的风险明显升高，尤其是有重度免疫抑制的患者。

■ 潜伏结核感染（LTBI）诊断性试验方法包括结核菌素皮肤试验（TST）和 γ-干扰素释放试验（IGRA）。这两种试验的原理是评估宿主对分枝杆菌抗原的细胞免疫应答。

■ 结核菌素皮肤试验（TST）是皮内注射结核菌素蛋白，其刺激迟发型超敏反应，在 48~72 小时内形成硬结。人类免疫缺陷病毒（HIV）感染者的 TST 硬结直径≥5mm 被认为反应阳性，而未感染 HIV 者，TST 硬结直径>10mm 被认为反应阳性。感染 HIV 者的 TST 反应阳性阈值较低，因为 HIV 感染导致机体对分枝杆菌抗原免疫应答的 T 细胞增殖反应降低且 γ-干扰素产生减少。此外，尽管使用抗逆转录病毒治疗（ART）抑制 HIV-RNA，但分枝杆菌抗原 T 细胞反应的定性损害可能持续存在。对于 TST 阳性的 HIV 感染患者，应在排除活动性 TB 病后进行预防性治疗。出现 TST 假阳性结果的两个重要原因为：非结核性分枝杆菌感染和既往卡介苗（BCG）疫苗接种。我国普遍进行 BCG 接种，因此，TST 的价值有限，除非出现强阳性反应，如水疱等。TST 阴性的 HIV 感染患者不会从预防性治疗中取得任何临床获益。因此，不应向 TST 阴性的 HIV 感染患者提供预防性治疗。然而，有近期 TB 暴露的 HIV 感染患者，不论 TST 试验结果如何，都应进行预防性治疗。假阴性 TST 结果可能发生在有重度免疫抑制（如 $CD4^+$ 细胞计数<200 个/mm^3）的 HIV 感染患者中。对于 HIV 感染患者，当启动强效 ART 后其 $CD4^+$ 细胞计数上升时，应考虑再次进行 TST 试验。假阴性 TST 的其他原因（不考虑 HIV 状态）包括结核菌素处理不当或注射部位不当，或对测试结果不正确的解释。

■ γ-干扰素释放试验（IGRA）采用单份血样进行。试验结果可在 24~48 小时内获得。IGRA 结果的解读比 TST 更加客观，无论人类免疫缺陷病毒（HIV）感染状态如何，在所有进行检测的患者中，阳性试验结果的阈值都是相同的。有多种 IGRA 可供使用，包括 QuantiFERON-TB Gold In-Tube（QFT-GIT）试验和 T-SPOT.TB 试验，国内目前较为普遍引入了后者。但对两种 IGRA 试验方法，都缺乏诊断 LTBI 的金标准，敏感度和特异度仅是对于每种方法检测效能的估计。QFT-GIT 是一种酶联免疫吸附试验，使用来自于 3 种 TB 抗原的肽进行。结果报告为量化的 γ-干扰素反应（单位为 U/ml）。如果患者抗原特异性 γ-干扰素水平减去阴性对照孔的 γ-干扰素值后超过特定临界值，则认为是 MTB 感染阳性。T-SPOT.TB 是用分离计数的外周血单个核细胞进行的酶联免疫斑点试验。结果报告为产生 γ-干扰素的 T 细胞（"斑点形成"细胞）的数量。如果 TB 抗原孔的斑点计数相对于对照孔超出一个特定阈值，则认为该个体的结核分枝杆菌（MTB）感染阳性。

■ IGRA 的解读更加客观，而 TST 的解读受结果阅读者之间和阅读者本身差异的影响。不同于 TST 使用风险分层临界值（对于 HIV 感染患者，最低阈值是 5mm），QFT 和 T-SPOT. TB 两者都不使用风险分层临界值。相较于 TST，IGRA（特别是 T-SPOT. TB 试验）的敏感度受 HIV 相关的免疫抑制影响较小。由于 IGRA 不受 BCG 疫苗接种状态的影响，所以有助于接种过 BCG 个体的 LTBI 评估。此外，IGRA 似乎不受大多数环境非结核性分枝杆菌感染的影响，这些非结核性分枝杆菌可能会导致假阳性 TST。因此，IGRA 的特异性一般高于 TST。

■ γ-干扰素释放试验（IGRA）和结核菌素皮肤试验（TST）预测合并潜伏结核感染（LTBI）的人类免疫缺陷病毒（HIV）感染患者中 LTBI 进展到活动性结核（TB）的准确度均不高。由于没有数据表明哪一种诊断性方法对 HIV 感染者 LTBI 评估最优，所以根据可获得性、费用及患者便利性决定选用哪种检测。如果 LTBI 的检测结果为阴性（任一方法），但患者 CD4$^+$ 细胞计数较低（如<200 个/mm^3），则应在强效 ART 提高患者免疫后应再次进行诊断性试验，因为免疫抑制可能会导致假阴性试验结果。

■ 由于免疫功能受损患者结核（TB）病的风险较高，新诊断的人类免疫缺陷病毒（HIV）感染者均应进行潜伏结核感染（LTBI）检测。世界卫生组织（WHO）推荐，在资源有限地区，可行的情况下应在 HIV 感染者开始 LTBI 治疗前进行 LTBI 检测。如果不可能进行 LTBI 检测，应对所有 HIV 阳性患者进行 LTBI 的治疗。

■ 对于任何有潜伏结核感染（LTBI）证据的人类免疫缺陷病毒（HIV）感染患者，必须排除活动性结核（TB）病。在所有地区，理想情况下，推荐进行胸部 X 线片、病史及体格检查，并联合微生物学评估。在资源有限地区，仅靠病史（重点是不存在咳嗽、体重减轻、发热和盗汗）即足够筛查并开始相应治疗。

■ 由于结核分枝杆菌可以导致人体任何部位的感染，对相应部位感染的诊断依据侧重也应有所考虑。对于出现精神神经症状的，腰椎穿刺检查对脑脊液进行分析，往往可以做出拟诊并开始相应治疗；对出现肠道症状的，应积极考虑肠镜检查，以期病理及时发现抗酸杆菌。骨关节结核分枝杆菌感染，有条件的应获得病理标本。

■ 需要高度重视的是，非结核分枝杆菌（NTM）与结核分枝杆菌在临床致病特点方面有高度类似的可能，而两者的治疗方案很多不同，因此，仍需要对两者进行必要的鉴别。除经典的培养方法外，PCR 检测对于鉴定菌种具有重要意义。考虑到试验方法的要求，需要在条件成熟的实验室进行。

■ 考虑到耐药结核的问题日益突出，有条件的机构应开展耐药结核的检测工作，为确定治疗方案提供依据。

（三）治疗方案的选择

根据《临床诊疗指南（结核病分册）》（中华医学会，2005 年）.和《国家免费艾滋病抗病毒药物治疗手册（2011 版）》。

1. 抗结核治疗遵循早期、规律、全程、联合、适量原则。

2. 继续原有的或尽早开始一线抗 HIV 病毒治疗。

3. 对症治疗。

> **释义**
>
> ■ 与非 HIV 感染的活动性结核患者一样，合并 HIV 感染的活动性结核患者一经诊断，应尽快开始治疗。采用强有力的化疗药物，规律全程地用药，杀灭结核菌，消除传染性，同时给结核病变的修复创造条件。全身化学治疗是结核病治疗的最基本方法。
>
> ■ 对于艾滋病合并结核病患者，建议先给予抗结核治疗，之后再启动抗病毒治疗。目前认为，即便出现免疫炎性反应重建综合征也很少导致患者死亡，主张尽早启动抗 HIV 病毒治疗。对于肺结核的患者，如果 $CD4^+T$ 淋巴细胞计数<200 个/微升，建议抗结核治疗 2 周内启动 HAART；如果 $CD4^+T$ 淋巴细胞计数>200 个/微升，肺结核病情较严重者，如低体重指数、低血红蛋白、低蛋白血症以及器官功能障碍等，建议在抗结核 8 周内抗病毒治疗，如病情较轻，建议在抗结核 2 周后再开始抗病毒治疗。对于中枢神经系统结核的患者，如果 $CD4^+T$ 淋巴细胞计数<200 个/微升，建议抗结核治疗 4 周后再开始 HAART；如果 $CD4^+T$ 淋巴细胞计数>200 个/微升，应尽早启动 HAART。如合并耐药结核病（MDR-TB 或 XDR-TB），在确定结核分枝杆菌耐药使用二线抗结核药物 2~4 周内开始 HAART。
>
> ■ 可参考《艾滋病诊疗指南》（中华医学会感染病学分会艾滋病学组，2015 年，第 3 版）。

（四）标准住院日

28~56 天。

> **释义**
>
> ■ 如果患者条件允许，住院时间可以低于上述住院天数。

（五）进入路径标准

1. HIV 感染，诊断同时符合中枢神经系统结核（ICD-10：A17.1-17.2）、粟粒性肺结核（ICD-10：A19）、结核性心包炎（ICD-10：A18.8）等活动性肺结核或同时累及多器官系统，有病情恶化风险的患者。

2. 当患者合并其他疾病，但住院期间不需要特殊处理也不影响第一诊断的临床路径流程实施时，可以进入路径。

> **释义**
>
> ■ 经临床诊断为活动性肺结核同时合并艾滋病的患者可进入本路径。
>
> ■ 若患者活动性结核已经引起严重并发症（如大咯血、气胸、呼吸衰竭、脑疝等），或艾滋病继发其他感染或肿瘤性疾病，或患者同时伴有其他器官系统疾病（如心力衰竭、恶性肿瘤等），如果影响第一诊断的临床路径流程实施时均不适合进入本路径。

（六）住院后第1~3天

1. 必需的检查项目：

（1）血常规、尿常规、便常规。

（2）肝功能、肾功能、电解质、感染性疾病筛查（乙型肝炎、丙型肝炎、梅毒）。

（3）完善痰病原学检查。

（4）胸部正侧位X线片、心电图。

2. 根据患者病情进行：血气分析、胸部CT、头颅CT、超声心动图。

> 释义
>
> ■ 病原学检查，如抗酸染色、结核分枝杆菌培养。
> ■ 有中枢神经系统感染表现时，还应尽早完成腰椎穿刺并送检脑脊液相关检查。
> ■ 有心包积液压塞症状时，进行心包穿刺或开窗引流，送检相关检查。

（七）治疗原则

1. 抗结核治疗：给予包括异烟肼、利福平、吡嗪酰胺、乙胺丁醇（或氨基苷类药）的标准强化治疗方案。如有条件，可以根据结核分枝杆菌药敏试验结果调整治疗方案。

2. 对于未接受抗HIV治疗的患者，根据 $CD4^+T$ 淋巴细胞计数，在抗结核治疗2~8周后考虑开始抗病毒治疗。

3. 对于结核性脑膜炎、心包炎、粟粒性结核患者，可以考虑应用糖皮质激素。

4. 积极处理颅压升高、低氧血症、心力衰竭及免疫重建炎症反应综合征等并发症。

> 释义
>
> ■ 艾滋病患者抗结核的治疗原则与非艾滋病患者相同，但抗结核药物使用时应注意与抗病毒药物之间的相互作用及配伍禁忌。
> ■ 根据情况也可选择喹诺酮类药物、对氨基水杨酸、阿米卡星、链霉素等。
> ■ 通常采用异烟肼+利福平+乙胺丁醇+吡嗪酰胺进行2个月强化治疗，然后使用异烟肼+利福平进行4个月巩固治疗。中枢神经系统结核患者，疗程应延长到9~12个月。
> ■ 对于中重度结核性脑膜炎、粟粒性肺结核、结核性心包炎的患者，可使用皮质类固醇以减少患者的后遗症，延长生存期。可用地塞米松8~12mg/d（或同等剂量的泼尼松）6~8周，症状缓解后逐渐减量。

（八）出院标准

1. 症状缓解。

2. 病情稳定。

3. 没有需要住院治疗的合并症和（或）并发症。

> 释义
>
> ■ 如果出现并发症，是否需要继续住院处理，由主管医师具体决定。

（九）变异及原因分析

1. 治疗无效或者病情进展，需复查病原学检查并调整抗菌药物，导致住院时间延长。
2. 伴有影响本病治疗效果的合并症和并发症，需要进行相关诊断和治疗。
3. 由于肺部空洞型结核出现大量咯血者，按照大咯血的临床路径处理。

> **释义**
>
> ■ 变异分为微小变异和重大变异两大类，前者是不出路径、偏离预定轨迹的病例，后者是需要退出本路径或进入其他路径的病例。
>
> ■ 微小变异包括：
>
> 并发症：因为使用抗结核药物或抗 HIV 病毒药物所引起的轻度药物不良反应，如白细胞、血小板的轻度降低，肝功能轻度异常，轻度胃肠道反应，经过对症治疗后可缓解。出现活动性结核并发症但症状较轻，如痰中带血。
>
> 医院原因：因为医院检验项目的及时性，不能按照要求完成检查；因为节假日不能按照要求完成检查。
>
> 个人原因：患者不愿配合完成相应检查，短期不愿按照要求出院随诊。
>
> ■ 重大变异包括：
>
> 疾病本身原因：因基础疾病需要进一步诊断和治疗，如肿瘤；因为合并其他疾病需要进一步诊断和治疗，如出现其他病原菌引起的感染；因出现耐药结核需更换用药；因各种原因需要其他治疗措施等。
>
> 并发症：因使用抗结核药物或抗 HIV 病毒药物所引起的严重不良反应，如导致粒细胞缺乏、肝功能严重异常、患者不能耐受的严重恶心呕吐、精神障碍、肾功异常等，需暂时停止或更换治疗。因出现活动性结核严重的并发症，如大咯血、气胸、呼吸衰竭、脑疝、严重脑积水、肠穿孔、机械性肠梗阻等，需进一步诊治。
>
> 医院原因：与患者或家属发生医疗纠纷。
>
> 个人原因：患者要求离院或转院；不愿按照要求出院随诊而导致入院时间明显延长。

（十）参考费用标准

8000~10 000 元。

> **释义**
>
> ■ 根据患者病情，费用可适当增减。如果出现严重并发症延长住院时间，导致住院费用明显增加，需要特殊说明并且退出本路径。

四、艾滋病合并活动性结核病临床路径给药方案

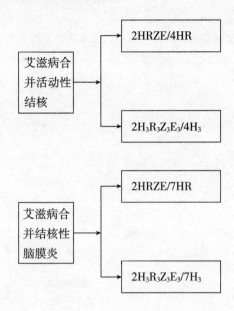

【用药选择】

抗结核药物的选择请参阅有关章节。

【药学提示】

由于患者可能同时进行 ART 和抗结核治疗，因此，需要高度重视药物选择和相互作用。

【注意事项】

1. 在抗结核药物中，利福霉素类是目前收到广泛关注的一类药物。HIV 感染者使用利福霉素类的主要问题是与抗逆转录病毒药物的潜在药物间相互作用。利福霉素类能诱导肝 CYP3A4 酶，该酶能加速 HIV PIs 和一些 NNRTIs 的代谢。但考虑到其对结核分枝杆菌的抗菌活性，除非有证据显示对该类药物耐药，否则，必须作为抗结核治疗的主要药物之一，在不发生特殊不良事件的基础上，持续用药到结核治疗终点，而非最初两个月的强化治疗结束。

2. 对 LTBI 的治疗可以获得两个重要益处：①降低进展至活动性结核病的可能性；②减少结核杆菌传播。治疗 LTBI 可降低进展至活动性结核病的风险，从而降低结核相关并发症的发病率和死亡率。研究已表明，LTBI 试验阳性（TST 或 IGRA）患者的这一治疗获益最大。因此，多年来专家们强烈推荐对 HIV 感染者进行 LTBI 治疗。

以下情况的 HIV 感染者需要 LTBI 治疗：

（1）近期接触活动性 TB 病患者的个体。

（2）有治疗不充分的、愈合的结核病史（如 X 线胸片显示纤维化病变）的个体，不论 LTBI 检测结果如何。

（3）TST 或 IGRA 显示有 LTBI 证据的个体。

（4）生活在结核发病率高、LTBI 检测不可用的资源有限地区的个体。

3. 2011 年，WHO 推荐在开始治疗之前进行 LTBI 检测，但也指出，对于生活在结核高发病率地区的 HIV 感染者，这不应是绝对要求。在 LTBI 检测不可用的资源有限地区，所有 HIV 感染者都需要进行 LTBI 治疗。

五、推荐表单

（一）医师表单

艾滋病合并活动性结核病临床路径医师表单

适用对象：第一诊断为人类免疫缺陷病毒［HIV］病造成的分枝杆菌感染（ICD-10：B20.0）

患者姓名：	性别：	年龄：	门诊号：	住院号：
住院日期：　年　月　日	出院日期：　年　月　日			标准住院日：28~56 天

日期	住院第 1~3 天	住院期间
主要诊疗工作	□ 询问病史及体格检查 □ 进行病情初步评估 □ 上级医师查房 □ 确定治疗方案，进行抗结核治疗和对症处理 □ 开实验室检查单，完成病历书写	□ 上级医师查房 □ 评估辅助检查的结果 □ 病情评估，根据患者病情变化调整治疗方案 □ 观察药物不良反应 □ 住院医师书写病程记录
重点医嘱	**长期医嘱：** □ 内科护理常规 □ 一级/二级/三级护理常规（根据病情） □ 抗结核药物 □ 抗 HIV 病毒药物（必要时） **临时医嘱：** □ 血常规、尿常规、便常规 □ 肝肾功能、电解质、感染性疾病筛查 □ 痰病原学检查及药敏 □ 胸部正侧位 X 线片、心电图 □ 血气分析、胸部 CT、头颅 CT（必要时） □ 糖皮质激素（必要时） □ 甘露醇（必要时） □ 吸氧和呼吸支持（必要时） □ 心包穿刺引流（必要时）	**长期医嘱：** □ 呼吸内科护理常规 □ 一级/二级/三级护理常规（根据病情） □ 抗结核药物 □ 抗 HIV 病毒药物（必要时） **临时医嘱：** □ 复查血常规、肝功能 □ 复查 X 线胸片（必要时） □ 异常指标复查 □ 病原学检查（必要时） □ 有创性检查（必要时） □ 糖皮质激素（必要时） □ 甘露醇（必要时） □ 吸氧（必要时）
病情变异记录	□ 无 □ 有，原因： 1. 2.	□ 无 □ 有，原因： 1. 2.
医师签名		

日期	出院前 1~3 天	住院第 28~56 天（出院日）
主要 诊疗 工作	□ 上级医师查房 □ 评估治疗效果 □ 确定出院后治疗方案 □ 完成上级医师查房记录	□ 完成出院小结 □ 向患者交代出院后注意事项 □ 预约复诊日期
重 点 医 嘱	**长期医嘱：** □ 内科护理常规 □ 二级或三级护理常规（根据病情） □ 抗结核药物 □ 抗 HIV 药物（必要时） **临时医嘱：** □ 根据需要，复查有关检查	**出院医嘱：** □ 出院带药 □ 门诊随诊
病情 变异 记录	□ 无　□ 有，原因： 1. 2.	□ 无　□ 有，原因： 1. 2.
医师 签名		

（二）护士表单

艾滋病合并活动性结核病临床路径护士表单

适用对象：第一诊断为人类免疫缺陷病毒［HIV］病造成的分枝杆菌感染（ICD-10：B20.0）

患者姓名：	性别：	年龄：	门诊号：	住院号：
住院日期： 年 月 日	出院日期： 年 月 日			标准住院日：28~56 天

时间	住院第 1~3 天	住院期间
健康宣教	□ 入院宣教 　介绍主管医师、护士 　介绍环境、设施 　介绍住院注意事项 　探视制度、查房制度、订餐制度、卫生间的使用 □ 消毒隔离知识宣教 □ 疾病知识宣教 □ 氧气吸入知识宣教（必要时）	□ 护理查房 □ 生活护理 □ 观察患者病情变化 □ 遵医嘱用药 □ 完成护理记录
护理处置	□ 核对患者、办理入院手续、佩戴腕带 □ 安排床位、入院评估 □ 执行医嘱 □ 核对医嘱 □ 护理交班	□ 护理级别遵医嘱 □ 护理常规 □ 执行医嘱 □ 核对医嘱 □ 护理交班
基础护理	□ 护理级别遵医嘱 □ 患者安全管理 □ 用氧安全管理 □ 患者皮肤管理	□ 护理级别遵医嘱 □ 患者安全管理 □ 用氧安全管理 □ 患者皮肤管理
专科护理	□ 接触隔离/空气隔离 □ 入院护理评估，护理计划 □ 测体温、脉搏、呼吸，4 次/日 □ 观察患者病情 □ 指导正确留取痰标本 □ 指导患者有效的咳嗽排痰方法及痰液处理方法 □ 吸氧护理及呼吸支持（必要时） □ 用药指导：抗结核药物、抗 HIV 病毒药物（必要时）、糖皮质激素（必要时）、甘露醇（必要时） □ 心理指导	□ 接触隔离/空气隔离 □ 观察患者一般情况及病情变化 □ 测体温、脉搏，4 次/日 □ 吸氧护理及呼吸支持（必要时） □ 用药指导：抗结核药物、抗 HIV 病毒药物（必要时）、糖皮质激素（必要时）、甘露醇（必要时） □ 有创检查的术前指导 □ 心理指导
重点医嘱	□ 详见医嘱执行单	□ 详见医嘱执行单
病情变异记录	□ 无 □ 有，原因： 1. 2.	□ 无 □ 有，原因： 1. 2.
护士签名		

时间	出院前 1~3 天	住院第 28~56 天（出院日）
健康宣教	□ 护理查房 □ 生活护理 □ 观察患者病情变化 □ 遵医嘱用药 □ 完成护理记录	□ 护理查房 □ 遵医嘱带药 □ 完成护理记录 □ 出院宣教 □ HAART 治疗依从性宣教 □ 抗结核药用药宣教
护理处置	□ 护理级别遵医嘱 □ 接触隔离 □ 执行医嘱 □ 护理常规 □ 三查七对护理原则 □ 核对医嘱 □ 护理交班	□ 执行医嘱 □ 接触隔离 □ 护理交班
基础护理	□ 护理级别遵医嘱 □ 患者安全管理	□ 护理级别遵医嘱 □ 患者安全管理
专科护理	□ 观察患者病情变化 □ 心理护理 □ 出院准备评估 □ HAART 治疗依从性评估 □ 抗结核药用药规范性评估	□ 指导患者办理出院手续 □ 出院后随访指导 □ 征求患者满意度、意见及建议
重点医嘱	□ 详见医嘱执行单	□ 详见医嘱执行单
病情变异记录	□ 无　□ 有，原因： 1. 2.	□ 无　□ 有，原因： 1. 2.
护士签名		

（三）患者表单

艾滋病合并活动性结核病临床路径患者表单

适用对象：第一诊断为人类免疫缺陷病毒［HIV］病造成的分枝杆菌感染（ICD-10：B20.0）

患者姓名：	性别： 年龄： 门诊号：	住院号：
住院日期： 年 月 日	出院日期： 年 月 日	标准住院日：28~56 天

时间	住院第 1~3 天	住院期间
医患配合	□ 询问病史、过敏史 □ 查体 □ 实验室检查 □ 影像学检查 □ 交待病情 □ 必要的治疗（吸氧和呼吸支持）	□ 查房 □ 交代必要的特殊检查 □ 如病情需要：交代进一步的诊断和处理 □ 复查实验室检查 □ 复查影像学
护患配合	□ 行入院护理评估（简单询问病史） □ 接受入院宣教（环境介绍、病室规定、订餐制度、贵重物品保管、查房制度） □ 测量体温、脉搏、呼吸、血压、体重 1 次 □ 护理级别遵医嘱	□ 护理查房 □ 相应的护理处置：遵医嘱
饮食	□ 遵医嘱	□ 遵医嘱
排泄	□ 正常排尿便	□ 正常排尿便
活动	□ 遵医嘱	□ 遵医嘱

时间	出院前 1~3 天	住院第 28~56 天（出院日）
医患配合	□ 查房 □ 交代必要的特殊检查 □ 如病情需要：交代进一步的诊断和处理	□ 查房 □ 出院前交代 □ 病情交代 □ 随访交代 □ 出院病情证明书 □ 出院带药
护患配合	□ 护理查房 □ 相应的护理处置：遵医嘱 □ 出院准备评估 □ 出院带药 □ 协助做好出院准备	□ 护理查房 □ 相应的护理处置：遵医嘱 □ 办理出院手续 □ 领取出院带药 □ 出院指导：用药、饮食等 □ 患者满意度、意见及建议
饮食	□ 遵医嘱	□ 遵医嘱
排泄	□ 正常排尿便	□ 正常排尿便
活动	□ 遵医嘱	□ 遵医嘱

附：原表单（2012 年版）

艾滋病合并活动性结核病临床路径表单

适用对象：第一诊断为活动性结核病（ICD-10：A15-A20），第二诊断为艾滋病的患者

患者姓名：		性别：	年龄：	门诊号：	住院号：
住院日期： 年 月 日		出院日期： 年 月 日			标准住院日：28~56 天

时间	住院第 1~3 天	住院期间
主要 诊疗 工作	□ 询问病史及体格检查 □ 进行病情初步评估 □ 上级医师查房 □ 确定治疗方案，进行抗结核治疗和对症处理 □ 开实验室检查单，完成病历书写	□ 上级医师查房 □ 评估辅助检查的结果 □ 病情评估，根据患者病情变化调整治疗方案 □ 观察药物不良反应 □ 住院医师书写病程记录
重 点 医 嘱	**长期医嘱：** □ 内科护理常规 □ 一级/二级/三级护理常规（根据病情） □ 抗结核药物 □ 抗 HIV 病毒药物（必要时） **临时医嘱：** □ 血常规、尿常规、便常规 □ 肝肾功能、电解质、感染性疾病筛查 □ 痰病原学检查及药敏 □ 胸部正侧位 X 线片、心电图 □ 血气分析、胸部 CT、头颅 CT（必要时） □ 糖皮质激素（必要时） □ 甘露醇（必要时） □ 吸氧和呼吸支持（必要时） □ 腰椎穿刺（必要时） □ 心包穿刺引流（必要时）	**长期医嘱：** □ 呼吸内科护理常规 □ 一级/二级/三级护理常规（根据病情） □ 抗结核药物 □ 抗 HIV 病毒药物（必要时） **临时医嘱：** □ 复查血常规、肝功能 □ 复查 X 线胸片（必要时） □ 异常指标复查 □ 病原学检查（必要时） □ 有创性检查（必要时） □ 糖皮质激素（必要时） □ 甘露醇（必要时） □ 吸氧（必要时）
主 要 护 理 工 作	□ 介绍病房环境、设施和设备 □ 呼吸道隔离 □ 入院护理评估，护理计划 □ 观察患者情况 □ 静脉取血，用药指导 □ 指导正确留取痰标本	□ 观察患者一般情况及病情变化 □ 观察药物不良反应 □ 疾病相关健康教育 □ 呼吸道隔离
病情 变异 记录	□ 无 □ 有，原因： 1. 2.	□ 无 □ 有，原因： 1. 2.
护士 签名		
医师 签名		

时间	出院前 1~3 天	住院第 28~56 天（出院日）
主要 诊疗 工作	□ 上级医师查房 □ 评估治疗效果 □ 确定出院后治疗方案 □ 完成上级医师查房记录	□ 完成出院小结 □ 向患者交代出院后注意事项 □ 预约复诊日期
重 点 医 嘱	长期医嘱： □ 内科护理常规 □ 二级或三级护理常规（根据病情） □ 抗结核药物 □ 抗 HIV 药物（必要时） 临时医嘱： □ 根据需要，复查有关检查	出院医嘱： □ 出院带药 □ 门诊随诊
主要 护理 工作	□ 观察患者一般情况 □ 观察疗效、各种药物作用和不良反应 □ 恢复期生活和心理护理 □ 出院准备指导	□ 帮助患者办理出院手续 □ 出院指导
病情 变异 记录	□ 无　□ 有，原因： 1. 2.	□ 无　□ 有，原因： 1. 2.
护士 签名		
医师 签名		

第三节　艾滋病合并巨细胞病毒视网膜炎临床路径释义

一、艾滋病合并巨细胞病毒视网膜炎编码

1. 原编码：

疾病名称及编码：第一诊断为巨细胞病毒视网膜炎（ICD-10：B25.901），第二诊断为艾滋病的患者

2. 修改编码：

疾病名称及编码：艾滋病合并巨细胞病毒视网膜炎（ICD-10：B20.201）

二、临床路径检索方法

B20.201

三、艾滋病合并巨细胞病毒视网膜炎临床路径标准住院流程

（一）适用对象

第一诊断为巨细胞病毒视网膜炎（ICD-10：B25.901），第二诊断为艾滋病的患者。

> **释义**
>
> ■ 本路径仅适用于第一诊断为巨细胞病毒视网膜炎，第二诊断为艾滋病的患者。
>
> ■ 巨细胞病毒（CMV）视网膜炎常见于艾滋病晚期，是导致视力下降和失明的主要原因。典型症状包括飞蚊症、漂浮物、盲点或外周视野缺损。镜下特征性表现为沿视网膜血管分布的黄白色渗出伴片状出血（奶酪加番茄酱样改变）。2/3 患者为单侧发病，治疗不及时可进展为双侧。在抗逆转录病毒（ART）时代前，约 30% 艾滋病患者合并 CMV 视网膜炎。ART 的出现使其发病率和病死率明显下降。
>
> ■ CMV 感染通常表现为隐性感染。CMV 可侵犯多个器官系统，如眼睛、肺、消化系统、中枢神经系统等，当引起病理病变和相应临床症状时，则称为巨细胞病毒病（CMV 病）。其中 CMV 视网膜脉络膜炎最为常见，其他包括 CMV 食管炎或结肠炎、CMV 肺炎、CMV 脑炎等。
>
> ■ 在进入本路径时，鉴别诊断非常重要，应除外单纯疱疹病毒、水痘-带状疱疹病毒、弓形虫和真菌等其他病原体及非炎症性疾病引起的视网膜炎。
>
> ■ CMV 视网膜炎高危因素：CD4$^+$T 淋巴细胞计数 <50 个 /mm^3；未进行 ART 或 ART 失败；曾患其他机会性感染；高 CMV 病毒血症；高 HIV 病毒载量（>10^{6}拷贝/ml）。

（二）诊断依据

根据《艾滋病诊疗指南》（中华医学会感染病学分会，2011 年）、美国《艾滋病合并机会性感染诊疗指南（2009 年）》及《实用内科学》（第 13 版）。

1. CD4$^+$T 淋巴细胞 <200 个/μl。

2. 视物模糊、视力下降。

3. 眼底表现为沿血管分布的浓厚黄白色病损，有片状出血，边缘为不规则的黄白色颗粒，晚期视网膜萎缩，视网膜血管硬化、狭窄。除外贝赫切特病（Behcet）、视网膜血管炎等原因。

4. 血清巨细胞病毒 CMV-IgM 阳性或血清 CMV-IgG 4 倍升高或外周血 PCR 检测 CMV 阳性。CMV PP65 抗原、CMV-DNA（体液）阳性有助于活动性感染的诊断。

> **释义**
>
> ■ 巨细胞病毒视网膜炎是 HIV 感染者常见的机会性感染，尤其是 CD4$^+$ 细胞计数<200 个/μl 时。虽然患者有视力下降和视物模糊等症状，但部分患者在疾病早期的不适并不突出，因此，对于任何 HIV 感染者，出现不典型症状时，都应考虑到 CMV 视网膜炎可能并尽快进行眼科检查。
>
> ■ 该病的诊断最具价值的是眼底检查出现前述的特征性病变。而 CD4$^+$T 细胞计数、CMV 血清学标志物只具有辅助诊断价值，需要临床高度重视。
>
> ■ 由于 CMV 同样可以导致多系统感染，如肺部、消化道等，对 HIV 感染者出现相关症状时，应注意鉴别。

（三）治疗方案的选择

1. 根据《艾滋病诊疗指南》（中华医学会感染病学分会，2011 年）、美国《艾滋病合并机会性感染诊疗指南（2009 年）》及《实用内科学》（第 13 版）。
2. 支持、对症治疗。
3. 抗巨细胞病毒治疗。
4. 同时或尽早抗病毒治疗（ART）。

> **释义**
>
> ■ 根据病情可采取卧床休息，给予高能量、多维生素饮食。不能进食者，予静脉补充营养。加强支持对症治疗，包括输注人血白蛋白、丙种球蛋白等，维持水和电解质平衡。
>
> ■ 艾滋病患者一旦出现 CMV 病，应积极抗病毒治疗。缬更昔洛韦、更昔洛韦、膦甲酸钠、西多福韦均对 CMV 有效。
>
> ■ CMV 视网膜炎的治疗应根据病变部位、严重程度、免疫抑制水平及其他因素给予个体化治疗方案。CMV 全身治疗可有效减少对侧眼感染风险及其他内脏感染，中央型病变治疗建议玻璃体内注射更昔洛韦或膦甲酸钠，同时给予 CMV 全身治疗。外周型病变仅给予全身治疗。
>
> ■ CMV 视网膜炎在治疗结束后应继续维持治疗，建议使用更昔洛韦、缬更昔洛韦、膦甲酸钠口服或静滴治疗。
>
> ■ CMV 相关免疫重建炎性反应综合征（immune reconstitution inflammatory syndrome，IRIS）主要针对 CMV 视网膜炎。CMV 视网膜炎应在抗 CMV 治疗至少 2 周后开始抗病毒治疗（ART）。CD4$^+$T 细胞计数>100 个/mm^3 是有效预防 CMV 病的最佳方案。

（四）标准住院日

2~3 周。

> **释义**
>
> ■ 艾滋病合并 CMV 视网膜炎患者入院后，一般都需要积极给予支持、对症治疗和病因性诊断检查，包括症状、体征、影像学检查和实验室检查，后者包括病原学和免疫学检查筛查，以进行必要的鉴别诊断，同时给予针对 CMV 的抗病毒治疗。标准住院日为 2~3 周。
>
> ■ 艾滋病患者常合并其他感染，如结核菌、肺孢子菌、真菌等多重感染，导致治疗方案的复杂化和疗程的延长，住院日>10 天则转出或退出本路径。
>
> ■ 合并其他 CMV 病（食管炎、结肠炎、脑炎等）或全身多器官损害等并发症则转出或退出本路径。

（五）进入路径标准

1. 第一诊断为巨细胞病毒视网膜炎、第二诊断为艾滋病诊断。
2. 当患者合并其他疾病，但住院期间不需要特殊处理也不影响第一诊断的临床路径流程实施时，可以进入路径。

> **释义**
>
> ■ 经过体检和辅助检查，巨细胞病毒视网膜炎为第一诊断、艾滋病第二为诊断，适用本路径。
>
> ■ 当患者合并其他疾病，如合并其他 CMV 病、存在复杂多重感染或有多器官功能损害，对 CMV 治疗及住院病程有影响，或鉴别诊断不清时，不适合本路径。
>
> ■ 当患者合并其他疾病，但住院期间不需要特殊处理也不影响 CMV 视网膜炎的临床路径流程实施时，可以进入路径。但当其他疾病出现衍变，需要特殊处理时，退出本路径，进入其他相应疾病的诊疗路径。

（六）入院后第 1~3 天

1. 必需的检查项目：
（1）血常规、尿常规、便常规。
（2）肝功能、肾功能、电解质。
（3）病原学检查（有条件）。
2. 根据患者病情进行：胸部正侧位 X 线片、心电图、超声（有条件）、眼底检查。

> **释义**
>
> ■ 有条件的医院可检查 CD4$^+$T 细胞计数、HIV 病毒载量。

（七）治疗方案与药物选择

1. 更昔洛韦：诱导期每次 5 mg/kg，每日 2 次静脉注射，每次注射时间应>1 小时，维持 14~

21 天。维持期 5 mg/（kg·d），1~3 个月。

2. 膦甲酸钠：初始量为 60mg/kg，每 8 小时 1 次，静滴时间不得少于 1 小时，根据疗效连用 2~3 周。维持治疗：维持剂量为 90~120mg/（kg·d）（按肾功能调整剂量），静滴时间不得少于 2 小时。维持治疗期间，若病情加重，可重复诱导治疗及维持治疗过程。

> **释义**
>
> ■ 更昔洛韦：维持期每天 5 mg/kg，维持剂量为 5mg/（kg·d），1 日 1 次，1 周 7 天，或者 6mg/（kg·d），1 周 5 天，1~3 个月。治疗至少 3~6 个月的静止性视网膜炎患者，ART 治疗后 CD4 细胞计数 >100 个/μl 持续了 6 个月以上，可停止抗 CMV 治疗。
>
> ■ 膦甲酸的诱导剂量为一次 60mg/kg，每 8 小时 1 次，或者一次 90mg/kg，每 12 小时 1 次，持续 14~21 日；维持剂量为 90~120mg/（kg·d），单次输注。静滴时间不得少于 2 小时。

（八）出院标准

1. 完成 2~3 周诱导治疗。
2. 症状有所缓解，临床稳定 24 小时以上。

> **释义**
>
> ■ 患者完成 2~3 周的诱导治疗中，未出现其他部位 CMV 病、耐药复发或合并复杂多重感染，进而影响路径评估和后续维持治疗的情况。
>
> ■ 治疗后患者的视力得到部分恢复，眼底镜检查视网膜渗出和出血现象明显好转。患者视力稳定 24 小时以上再准许出院。

（九）变异及原因分析

1. 存在即刻威胁视力的病变（病变距中心凹 <1500μm 或邻近视神盘头）的患者，初始治疗为尽快给予玻璃体内注射更昔洛韦或膦甲酸，联合口服缬更昔洛韦。作为变异因素，归入其他路径。
2. 存在并发症，需要进行相关的诊断和治疗，延长住院时间。
3. 合并其他疾病且病情严重者，归入其他路径。

> **释义**
>
> ■ 患者如为 CMV 视网膜炎中央型病变，需尽快给予玻璃体内注射更昔洛韦或膦甲酸，联合口服缬更昔洛韦或静滴更昔洛韦、膦甲酸钠、西多福韦等，可能需要后续进一步处理；作为变异因素，归入其他路径。
>
> ■ 患者如治疗中出现多器官功能损害，如心肺功能不全、肝衰竭等严重并发症，终止路径。主管医师均应进行变异原因的分析，并在临床路径的表单中予以说明。
>
> ■ 患者在住院中可能合并多重感染，如细菌、真菌、PCP、结核等病原体感染，导致住院时间延长，或因严重感染导致的并发症需要进一步治疗，需要终止或退出路径，主管医师均应进行变异原因的分析，并在临床路径的表单中予以说明。

（十）参考费用标准

2000~5000 元。

四、艾滋病合并巨细胞病毒视网膜炎给药方案

【用药选择】

1. 更昔洛韦：诱导期每次 5mg/kg，每日 2 次静脉注射，每次注射时间应>1 小时，维持 14~21 天。维持期每天 5mg/kg 体重，维持剂量为 5mg/（kg·d），1 日 1 次，1 周 7 天，或者 6mg/（kg·d），1 周 5 天，1~3 个月。治疗至少 3~6 个月的静止性视网膜炎患者，ART 治疗后 CD4 细胞计数>100 个/μl 持续了 6 个月以上，可停止抗 CMV 治疗。

2. 膦甲酸钠：膦甲酸的诱导剂量为一次 60mg/kg，每 8 小时 1 次，或者一次 90mg/kg，每 12 小时 1 次，持续 14~21 日；维持剂量为 90~120mg/（kg·d），单次输注。静滴时间不得少于 2 小时。维持治疗期间，若病情加重，可重复诱导治疗及维持治疗过程。

【药学提示】

1. 更昔洛韦常见不良反应：白细胞及血小板减少最常见，少见的有贫血，发热，皮疹，肝功能异常，水肿，感染，乏力。心律失常，高/低血压。思维异常或噩梦，共济失调，昏迷，头晕，头痛，紧张，感觉障碍，精神病，嗜睡，震颤。恶心，呕吐，腹泻，胃肠道出血，腹痛。嗜酸性粒细胞增多，低血糖。呼吸困难。脱发，瘙痒，荨麻疹。血尿及尿素氮升高。有巨细胞病毒感染性视网膜炎的艾滋病患者可出现视网膜剥离。注射处可见感染，疼痛，静脉炎。

2. 膦甲酸钠常见不良反应：据文献报道，对 188 例 AIDS 患者的前瞻性临床试验及上市后出现的与本品有关、无关和不能判断的不良反应如下。①肾功能损害：血清肌酐值升高，肌酐清除率降低，肾功能异常、急性肾功能衰竭、尿毒症、多尿、代谢性酸中毒。停止用药 1~10 周内血清肌酐值能恢复至治疗前水平或正常；②电介质：低钙血症、低镁血症、低钾血症、低磷血症或高磷血症；③贫血或血红蛋白降低：一般不同时伴有白细胞及血小板计数下降。许多 AIDS 患者同时接受 AZT 治疗，并在接受本品前已存在贫血；④局部刺激：注射部位静脉炎，生殖泌尿道刺激症状或溃疡；⑤全身：疲乏、不适、寒战、发热、脓毒症；⑥胃肠系统：恶心、呕吐、腹泻、腹痛、消化不良、便秘等。

【注意事项】

1. 更昔洛韦：①怀孕及哺乳期妇女，对本药或阿昔洛韦过敏者禁用。临床前期研究发现，本药可以引起精子减少，突变，致畸及致癌，在停止治疗的 90 天内应采取避孕措施。10%~40%接受治疗的患者出现白细胞减少，因此本药应慎用于有白细胞减少病史的患者。10%接受本药治疗的患者出现血小板减少（<5 万个/L），接受免疫抑制药物治疗的患者比艾滋病患者下降得更低。当患者的血小板计数<10 万个/L 时，发生血小板减少的风险也增大；②对妊娠和哺乳的影响：动物实验发现本药有致畸作用，怀孕期妇女不能使用。本药对哺乳动物的后代可产生不良影响。目前尚不知本药是否能分泌到人乳中，故不能在哺乳妇女中使用，使用本药 72 小时后才能恢复哺乳；③对儿童的影响：应用于 12 岁以下儿童的临床经验有限，故儿童应慎用。据报道其不良后果与成人相似；④对老年人的影响：应按肾功能情况调整用药剂量。

2. 膦甲酸钠：①使用本品期间必须密切监测肾功能，根据肾功能情况调整剂量，做到给药个体化；②本品不能采用快速或弹丸式静脉推注方式给药。静脉滴注速度不得>1mg/（kg·min）；③为减低本品的肾毒性，使用以前及使用期间患者应水化，静脉输液（5%葡萄糖或生理盐水）量为 2.5L/d，并可适当使用噻嗪类利尿药；④本品不能与其他药物混合静脉滴注，本品仅能使用 5%葡萄糖或生理盐水稀释；⑤避免与皮肤、眼接触，若不慎接触，应立即用清水洗净。

五、推荐表单

（一）医师表单

艾滋病合并巨细胞病毒视网膜炎临床路径医师表单

适用对象：第一诊断为艾滋病合并巨细胞病毒视网膜炎（ICD-10：B20.201）

患者姓名：	性别：　　年龄：　　门诊号：	住院号：
住院日期：　　年　月　日	出院日期：　　年　月　日	标准住院日：14~21 天

日期	住院第 1~3 天	住院期间
主要诊疗工作	□ 询问病史及体格检查 □ 进行病情初步评估 □ 上级医师查房 □ 评估特定病原体的危险因素，进行初始抗巨细胞病毒感染治疗 □ 开实验室检查单，完成病历书写 □ 必要时相关科室会诊	□ 上级医师查房 □ 核查辅助检查的结果是否有异常 □ 病情评估，维持原有治疗或调整抗巨细胞病毒药物 □ 观察药物不良反应 □ 住院医师书写病程记录必要时相关科室会诊
重点医嘱	**长期医嘱：** □ 感染科护理常规 □ 一级/二级/三级护理（根据病情） □ 抗巨细胞病毒药物 □ 既往基础治疗 **临时医嘱：** □ 血常规、尿常规、便常规 □ 肝肾功能、电解质 □ 病原学检查 □ 胸正侧位 X 线片、心电图 □ 超声（必要时） □ 对症处理	**长期医嘱：** □ 感染科护理常规 □ 一级/二级/三级护理（根据病情） □ 抗巨细胞病毒药物 □ 根据病情调整抗巨细胞病毒药物 □ 既往基础治疗 **临时医嘱：** □ 对症处理 □ 复查血常规、肝肾功能 □ X 线胸片检查（必要时） □ 异常指标复查 □ 病原学检查（必要时） □ 眼底检查
病情变异记录	□ 无　□ 有，原因： 1. 2.	□ 无　□ 有，原因： 1. 2.
医师签名		

日期	出院前 1~3 天	住院第 14~21 天 （出院日）
主要 诊疗 工作	□ 上级医师查房 □ 评估治疗效果 □ 确定出院后治疗方案 □ 完成上级医师查房记录	□ 完成出院小结 □ 向患者交待出院后注意事项 □ 预约复诊日期
重点医嘱	**长期医嘱：** □ 感染科护理常规 □ 二级或三级护理（根据病情） □ 抗巨细胞病毒药物 □ 根据病情调整 **临时医嘱：** □ 复查血常规、肝功能、肾功能、X 线胸片（必要时） □ 根据需要，复查有关检查	**出院医嘱：** □ 出院带药 □ 门诊随诊
病情 变异 记录	□ 无　□ 有，原因： 1. 2.	□ 无　□ 有，原因： 1. 2.
医师 签名		

（二）护士表单

艾滋病合并巨细胞病毒视网膜炎临床路径护士表单

适用对象：第一诊断为艾滋病合并巨细胞病毒视网膜炎（ICD-10：B20.201）

患者姓名：	性别：	年龄：	门诊号：	住院号：
住院日期：　年　月　日	出院日期：　年　月　日			标准住院日：14~21 天

时间	住院第 1~3 天	住院期间
健康宣教	□ 入院宣教 　介绍主管医师、护士 　介绍环境、设施 　介绍住院注意事项 　探视制度、查房制度、订餐制度、卫生间的使用 □ 帮助性设备使用（如拐杖）宣教 □ 疾病知识宣教 □ 消毒隔离知识宣教	□ 护理查房 □ 生活护理 □ 遵医嘱用药 □ 消毒隔离知识宣教 □ 预防跌倒宣教 □ 心理指导
护理处置	□ 核对患者、办理入院手续、佩戴腕带 □ 接触隔离 □ 安排床位 □ 入院护理评估 □ 护理计划 □ 执行医嘱 □ 核对医嘱 □ 护理交班	□ 护理级别遵医嘱 □ 接触隔离 □ 执行医嘱 □ 核对医嘱 □ 护理常规 □ 护理交班 □ 完成护理记录
基础护理	□ 护理级别遵医嘱 □ 患者安全管理 □ 协助生活护理	□ 护理级别遵医嘱 □ 患者安全管理 □ 协助生活护理
专科护理	□ 入院护理评估 □ 接触隔离 □ 观察体温、脉搏、呼吸，4 次/日 □ 视力评估 □ 自理能力评估 □ 眼部护理 □ 用药指导 □ 心理评估	□ 接触隔离 □ 观察体温、脉搏、呼吸，2 次/日 □ 观察患者病情变化 □ 眼部护理 □ 用药指导 □ 心理评估
重点医嘱	□ 详见医嘱执行单	□ 详见医嘱执行单
病情变异记录	□ 无　□ 有，原因： 1. 2.	□ 无　□ 有，原因： 1. 2.
护士签名		

时间	出院前 1~3 天	住院第 14~21 天 （出院日）
健康宣教	□ 遵医嘱用药并指导 □ 出院后生活指导 □ 心理指导 □ 完成护理记录	□ 护理查房 □ 遵医嘱带药 □ 定期复诊和随访指导 □ 抗病毒治疗依从性宣教
护理处置	□ 护理级别遵医嘱 □ 执行医嘱 □ 核对医嘱 □ 护理常规 □ 评估用药情况 □ 护理交班 □ 检查标本的采集 □ 出院准备指导	□ 执行医嘱 □ 护理交班 □ 协助患者办理出院手续 □ 发出院带药 □ 征求患者满意度、意见及建议
基础护理	□ 护理级别遵医嘱 □ 患者安全管理 □ 协助生活护理	□ 护理级别遵医嘱 □ 患者安全管理 □ 协助生活护理
专科护理	□ 接触隔离 □ 观察患者病情变化 □ 出院准备评估 　视力评估 　心理评估 　自理能力评估 　抗病毒治疗依从性评估	□ 指导患者办理出院手续 □ 出院后用药指导
重点医嘱	□ 详见医嘱执行单	□ 详见医嘱执行单
病情变异记录	□ 无　□ 有，原因： 1. 2.	□ 无　□ 有，原因： 1. 2.
护士签名		

（三）患者表单

艾滋病合并巨细胞病毒视网膜炎临床路径患者表单

适用对象：第一诊断为艾滋病合并巨细胞病毒视网膜炎（ICD-10：B20.201）

患者姓名：	性别： 年龄： 门诊号：	住院号：
住院日期： 年 月 日	出院日期： 年 月 日	标准住院日：14~21 天

时间	住院第1~3天	住院期间
医患配合	□ 病史询问及体格检查 □ 完成初始抗巨细胞病毒感染治疗 □ 实验室检查及辅助检查 □ 相关科室会诊 □ 交代病情	□ 医师查房 □ 使用维持原有治疗或调整抗巨细胞病毒药物 □ 用药不良反应或病情变化及时汇报 □ 交代必要的特殊检查 □ 如病情需要：交代进一步的诊断和处理
护患配合	□ 护士行入院护理评估 □ 接受入院宣教 □ 测量体温、脉搏、呼吸、血压和体重 □ 护理级别遵医嘱	□ 相应的护理处置：遵医嘱 □ 护理查房 □ 配合身份核查 □ 用药不良反应或病情变化及时汇报
饮食	□ 饮食：遵医嘱	□ 饮食：遵医嘱
排泄	□ 正常排尿便	□ 正常排尿便
活动	□ 遵医嘱	□ 遵医嘱

时间	出院前 1~3 天	住院第 14~21 天 （出院日）
医患配合	□ 配合医师查房 □ 配合使用维持原有治疗或调整抗巨细胞病毒药物	□ 查房 □ 出院前交代： 　病情交代 　随访交代 　出院病情证明书 　出院带药 □ 出院医嘱 □ 定期复诊，如有症状加重，及时复诊
护患配合	□ 护理查房 □ 相应的护理处置：遵医嘱 □ 用药不良反应或病情变化及时汇报 □ 配合用药的身份核查 □ 做好出院准备	□ 护理查房 □ 相应的护理处置：遵医嘱 □ 办理出院手续 □ 领取出院带药 □ 出院指导：用药、饮食等 □ 患者满意度、意见及建议
饮食	□ 饮食：遵医嘱	□ 饮食：遵医嘱
排泄	□ 小便：颜色、量、次数 □ 大便：颜色、量、次数	□ 小便：颜色、量、次数 □ 大便：颜色、量、次数
活动	□ 遵医嘱进行适量运动	□ 遵医嘱进行适量运动

附：原表单（2012 年版）

艾滋病合并巨细胞病毒视网膜炎临床路径表单

适用对象：第一诊断为巨细胞病毒视网膜炎（ICD-10：B25.901），第二诊断为艾滋病的患者

患者姓名：		性别：	年龄：	门诊号：	住院号：
住院日期： 年 月 日		出院日期： 年 月 日			标准住院日：14~21 天

时间	住院第 1~3 天	住院期间
主要诊疗工作	□ 询问病史及体格检查 □ 进行病情初步评估 □ 上级医师查房 □ 评估特定病原体的危险因素，进行初始抗巨细胞病毒感染治疗 □ 开实验室检查单，完成病历书写 □ 必要时相关科室会诊	□ 上级医师查房 □ 核查辅助检查的结果是否有异常 □ 病情评估，维持原有治疗或调整抗巨细胞病毒药物 □ 观察药物不良反应 □ 住院医师书写病程记录必要时相关科室会诊
重点医嘱	**长期医嘱：** □ 感染科护理常规 □ 一级/二级/三级护理（根据病情） □ 抗巨细胞病毒药物 □ 既往基础治疗 **临时医嘱：** □ 血常规、尿常规、便常规 □ 肝肾功能、电解质 □ 病原学检查 □ 胸正侧位 X 线片、心电图 □ 超声（必要时） □ 对症处理	**长期医嘱：** □ 感染科护理常规 □ 一级/二级/三级护理（根据病情） □ 抗巨细胞病毒药物 □ 根据病情调整抗巨细胞病毒药物 □ 既往基础治疗 **临时医嘱：** □ 对症处理 □ 复查血常规、肝肾功能 □ X 线胸片检查（必要时） □ 异常指标复查 □ 病原学检查（必要时） □ 眼底检查
护理工作	□ 介绍病房环境、设施和设备 □ 入院护理评估，护理计划 □ 随时观察患者情况 □ 静脉取血，用药指导 □ 进行健康教育 □ 协助患者完成实验室检查及辅助检查	□ 观察患者一般情况及病情变化 □ 注意眼底变化 □ 观察治疗效果及药物反应 □ 疾病相关健康教育
病情变异记录	□ 无 □ 有，原因： 1. 2.	□ 无 □ 有，原因： 1. 2.
护士签名		
医师签名		

时间	出院前 1~3 天	住院第 14~21 天 （出院日）
主要 诊疗 工作	□ 上级医师查房 □ 评估治疗效果 □ 确定出院后治疗方案 □ 完成上级医师查房记录	□ 完成出院小结 □ 向患者交待出院后注意事项 □ 预约复诊日期
重 点 医 嘱	**长期医嘱：** □ 感染科护理常规 □ 二级或三级护理（根据病情） □ 抗巨细胞病毒药物 □ 根据病情调整 **临时医嘱：** □ 复查血常规、肝功能、肾功能、X 线胸片（必要时） □ 根据需要，复查有关检查	**出院医嘱：** □ 出院带药 □ 门诊随诊
主要 护理 工作	□ 观察患者一般情况 □ 观察疗效、各种药物作用和不良反应 □ 恢复期生活和心理护理 □ 出院准备指导	□ 帮助患者办理出院手续 □ 出院指导 □ 依从性教育
病情 变异 记录	□ 无　□ 有，原因： 1. 2.	□ 无　□ 有，原因： 1. 2.
护士 签名		
医师 签名		

第四节 艾滋病合并马尼菲青霉菌病临床路径释义

一、艾滋病合并马尼菲青霉菌病编码

1. 原编码：

疾病名称及编码：马尼菲青霉菌病（ICD-10：B20.5）

2. 修改编码：

疾病名称及编码：艾滋病合并马尼菲青霉菌病（ICD-10：B20.501）

二、临床路径检索方法

B20.501

三、艾滋病合并马尼菲青霉菌病临床路径标准住院流程

（一）适用对象

第一诊断为马尼菲青霉菌病（ICD-10：B20.5）、第二诊断为艾滋病的患者。

> **释义**
>
> ■ 马尼菲青霉菌病现称为马内菲蓝状菌病。马内菲蓝状菌是蓝状菌中唯一呈温度双相型的致病菌，是条件致病性真菌，主要感染免疫缺陷人群，尤其是艾滋病患者，可引起马内菲蓝状菌病。该病是我国南方地区和东南亚国家 AIDS 患者最常见的机会性真菌感染性疾病。

（二）诊断依据

根据《艾滋病诊疗指南》（中华医学会感染病学分会，2011 年）、美国《艾滋病合并机会性感染诊疗指南》（2009 年），《重症患者侵袭性真菌感染诊断与治疗指南》（中华医学会重症医学分会，2007 年）等。

1. 流行地区或到过流行地区。

2. 发热、乏力、体重减轻；面部、躯干及上肢皮疹，表现为丘疹、结节、坏死性丘疹，传染性软疣样丘疹。

3. 咳嗽、胸痛、呼吸困难。听诊呼吸音减弱，呼吸音粗，可闻及湿啰音及胸膜摩擦音。

4. 腹痛、腹泻、稀便或脓血便。肝脾大或肝脏肿，伴有肝功能异常。

5. X 线胸片检查：肺纹理增粗，多片浸润性病变，肺门淋巴结肿大，单发或多发肺脓肿，可见液平面。

6. 骨髓涂片、皮肤渗液压片瑞氏染色，显微镜下发现典型的圆形或卵形、有明显横隔的细胞。

患者出现第 6 项表现，或以上第 2~5 项表现任何一项加第 1 项，除外组织胞浆菌病、结核病、黑热病、肺炎等，可明确临床诊断。

> **释义**
>
> ■ 马内菲蓝状菌是典型的双相真菌，即在沙保琼脂培养基中，25℃，有红色绒毛样生长，背面色深，红色色素扩散至全培养基，此为菌丝相；37℃，酵母菌样生长，镜检除圆形小孢子外，还有长形、中间分隔、两端钝圆类蟑螂卵的孢子，此为酵母相。

■ 本病呈现地方流行特点，如泰国、东南亚地区及我国南方地区。

■ 面部、躯干及上肢皮疹，表现为丘疹、结节、坏死性丘疹，传染性软疣样丘疹，具有一定的特征性。以下依次为患者最常见的临床症状：发热、贫血、消瘦、皮肤损害、淋巴结肿大、肝大、肺部受累、腹泻、脾大、口腔病灶。

■ 诊断金标准是组织病理学证据，骨髓涂片、淋巴结、皮肤渗液压片瑞氏染色，显微镜下发现典型的圆形或卵形，有明显横隔的细胞。经验丰富的临床人员在外周血和骨髓涂片或可发现病原体；血培养，特别是骨髓培养阳性率高，一旦发现，也可作为诊断依据。

（三）治疗方案的选择

根据《艾滋病诊疗指南》（中华医学会感染病学分会，2011 年）、美国《艾滋病合并机会性感染诊疗指南》（2009 年），《重症患者侵袭性真菌感染诊断与治疗指南》（中华医学会重症医学分会，2007 年）等。

1. 支持、对症治疗。

2. 抗马尼菲青霉菌治疗。

> **释义**
>
> ■ 青霉病是东南亚 AIDS 患者中第 3 种常见的机会感染，仅次于结核和隐球菌性脑膜炎，多数患者 $CD4^+$ 细胞 $< 0.2 \times 10^9/L$。HIV 感染患者建议长期伊曲康唑二级预防；初步的临床数据显示伏立康唑有效。现有指南推荐首选两性霉素 B 或脂质两性霉素 B 治疗 2 周后伊曲康唑序贯治疗，感染较轻患者亦可但用伊曲康唑治疗。

（四）标准住院日

14~21 天。

> **释义**
>
> ■ 住院时间 14~21 天。但艾滋病患者病情往往复杂多变，如出现并发症或合并症加重，住院时间可延长。

（五）进入路径标准

1. 第一诊断为马尼菲青霉菌病（ICD-10：B20.5）、第二诊断为艾滋病的患者。

2. 当患者合并其他疾病，但住院期间不需要特殊处理也不影响第一诊断的临床路径流程实施时，可以进入路径。

（六）入院后第1~3天

1. 必需的检查项目：

（1）血常规、尿常规、便常规。

（2）肝功能、肾功能、电解质。

（3）胸部正侧位 X 线片、心电图、超声检查。

2. 有条件可查：直接镜检取皮损刮取物、骨髓和淋巴结抽吸物、血培养、胸部、腹部 CT。

> **释义**
>
> ■ 有条件的医院可做 CD4$^+$细胞绝对计数及 HIV-RNA 高精度定量检查。
>
> ■ X 线胸片可以由胸部 CT 替代。部分检查在治疗后相应的时间需要复查（如痰液检查、X 线胸片等），以评价治疗效果。治疗过程中需定期复查血常规、肝肾功能、血尿酸等，以监测药物不良反应。

（七）治疗方案与药物选择

两性霉素 B：常用剂量为 0.6~1.0mg/（kg·d），疗程 2 周。治疗显效后可改用伊曲康唑（400mg/d）继续使用 6~10 周。

> **释义**
>
> ■ 也可以应用脂质两性霉素 B 3~5mg/（kg·d），疗程 2 周。
>
> ■ 治疗显效后可改用伊曲康唑（400mg/d）继续使用 6~10 周，然后 200mg/d 口服（HIV 患者需长期使用）。感染较轻患者可予伊曲康唑 200mg po tid×3d，然后 200mg po bid×12 周，接着 200mg po qd。

（八）出院标准

1. 症状明显缓解。

2. 临床稳定 24 小时以上。

> **释义**
>
> ■ 如果出现并发症，是否需要继续住院处理，由主管医师具体决定。

（九）变异及原因分析

1. 存在并发症，需要进行相关的诊断和治疗，延长住院时间。

2. 病情严重，出现其他问题者，归入其他路径。

> **释义**
>
> ■ 微小变异：因为医院检验项目的及时性，不能按照要求完成检查；因为节假日不能按照要求完成检查；患者不愿配合完成相应检查，短期不愿按照要求出院随诊。
>
> ■ 重大变异：因基础疾病需要进一步诊断和治疗；因各种原因需要其他治疗措施；医院与患者或家属发生医疗纠纷，患者要求离院或转院；患者不愿按照要求出院随诊而导致入院时间明显延长。

（十）参考费用标准

5000~10000 元。

> **释义**
>
> ■ 脂质两性霉素 B 价格较昂贵，如使用住院费用可能明显增加；艾滋病患者病情往往复杂多变，如出现并发症或合并症加重住院费用可能明显增加。

四、艾滋病合并马尼非青霉菌临床路径给药方案

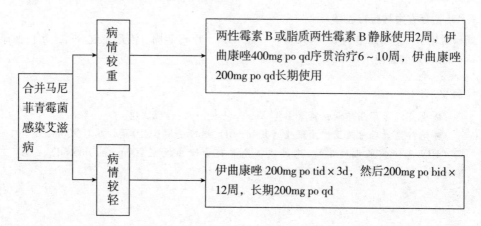

【用药选择】

1. 两性霉素 B：成人常用量开始静脉滴注时可先试从 1~5mg 或按体重每次 0.02~0.1mg/kg 给药，以后根据患者耐受情况每日或隔日增加 5mg，当增加至每次 0.5~0.7mg/kg 时即可暂停增加剂量。

2. 伊曲康唑：剂量同前。

【药学提示】

（一）两性霉素 B

1. 静脉滴注或鞘内注射给药时，均先以灭菌注射用水 10ml 配制该品 50mg，或 5ml 配制 25mg，然后用 5% 葡萄糖注射液稀释（不可用氯化钠注射液，因可产生沉淀），滴注液浓度不超过 10mg/100ml，避光缓慢静滴，每次滴注时间需 6 小时以上，稀释用葡萄糖注射液的 pH 应在 4.2 以上。

2. 静滴过程中或静滴后数小时发生寒战、高热、严重头痛、恶心和呕吐，有时并可出现血压下降、眩晕等。

3. 几乎所有患者均可出现不同程度的肾功能损害，尿中可出现红、白细胞，蛋白和管型，血尿素氮及肌酐升高，肌酐清除率降低，也可引起肾小管性酸中毒。定期检查发现尿素氮>20mg% 或肌酐>3mg% 时，应采取措施，停药或降低剂量。

4. 由于大量钾离子排出所致的低钾血症，应高度重视，及时补钾。

5. 血液系统毒性反应，可发生正常红细胞性贫血，血小板减少也偶可发生。

6. 肝毒性较为少见，由该品所致的肝细胞坏死、急性肝衰竭亦有发生。

7. 心血管系统反应，静滴过快时可引起心室颤动或心脏骤停。该品所致的电解质紊乱亦可

导致心律紊乱的发生。两性霉素 B 刺激性大，注射部位可发生血栓性静脉炎。

8. 神经系统毒性，鞘内注射该品可引起严重头痛、发热、呕吐、颈项强直、下肢疼痛、尿潴留等，严重者下肢截瘫。

9. 偶有过敏性休克、皮疹等发生。

10. 尚有白细胞下降、贫血、血压下降或升高、复视、周围神经炎等反应。

11. 静脉注射时配合解热镇痛药、抗组胺药和生理量的糖皮质激素可减轻毒性反应。

12. 避免与氨基苷类、磺胺类等增加肾脏损害药物合用，以免增加肾毒性。

13. 应用该品时应结合补钾。

（二）伊曲康唑

1. 餐后立即服用该品，生物利用度最高。

2. 胃酸降低时会影响该品的吸收。接受酸中和药物（如氢氧化铝）治疗的患者应在服用伊曲康唑至少 2 小时后再服用这些药物。胃酸缺乏的患者，如某些艾滋病患者及服用酸分泌抑制剂（如 H_2 受体拮抗剂、质子泵抑制剂）的患者，服用伊曲康唑时最好与碳酸饮料同服。

3. 儿科应用：因伊曲康唑用于儿童的临床资料有限制，因此建议不要把伊曲康唑用于儿童患者，除非潜在利益优于危害。

4. 对持续用药超过 1 个月的患者，以及治疗过程中如出现畏食、恶心、呕吐、疲劳、腹痛或血尿的患者，建议检查肝功能。如果出现不正常，应停止治疗。

5. 伊曲康唑绝大部分在肝脏代谢。如果患者肝功能异常，就不应该开始用药。除非治疗的必要性超过肝损坏的危险性。肝硬化患者服药后的生物利用度降低，如必要服药，建议监测伊曲康唑的血浆浓度并采用适宜的剂量。

6. 当发生神经系统症状时应终止治疗。

7. 对肾功能不全的患者，该品的口服生物利用度可能降低，建议监测该品的血浆浓度以确定适宜的剂量。

8. 应当仅在因深部真菌感染危及生命时，经权衡利弊，潜在的益处大于用药可能产生的危险时妊娠妇女才可使用伊曲康唑，通常视为禁用。仅有很少量的伊曲康唑分泌到人乳中，哺乳期妇女使用斯皮仁诺时应权衡利弊。

【注意事项】

1. 未经治疗的本病患者预后差，即使治疗，病死率也高达 20%。两性霉素 B 配伍+氟胞嘧啶或者伊曲康唑是重要的治疗选择。体外药敏结果显示，氟康唑敏感性差，而新型三唑类药物如泊沙康唑、伏立康唑等对该菌敏感。

2. 虽然没有随机对照研究结果，但两性霉素 B 0.6mg/（kg·d）静脉注射 2 周后，继续给予伊曲康唑 400mg/d，10 周，可以取得良好效果。

3. 完成上述疗程后，仍需要给予患者二级预防用药，伊曲康唑 200mg/d。

五、推荐表单

（一）医师表单

艾滋病合并马尼菲青霉菌病临床路径医师表单

适用对象：第一诊断为艾滋病合并马尼菲青霉菌病（ICD-10：B20.501）

患者姓名：	性别： 年龄： 门诊号：	住院号：
住院日期： 年 月 日	出院日期： 年 月 日	标准住院日：14~21 天

日期	住院第 1~3 天	住院期间
主要诊疗工作	□ 询问病史及体格检查 □ 进行病情初步评估 □ 上级医师查房 □ 评估特定病原体的危险因素，进行初始抗蓝状菌感染治疗 □ 开实验室检查单，完成病历书写	□ 上级医师查房 □ 核查辅助检查的结果是否有异常 □ 病情评估，维持原有治疗或调整药物 □ 观察药物不良反应 □ 住院医师书写病程记录
重点医嘱	长期医嘱： □ 感染科护理常规 □ 一级/二级/三级护理（根据病情） □ 抗蓝状菌药物 临时医嘱： □ 血常规、尿常规、便常规 □ 肝功能、肾功能、电解质、血糖 □ 胸正侧位 X 线片、心电图、超声 □ 对症处理	长期医嘱： □ 感染科护理常规 □ 一级/二级/三级护理（根据病情） □ 抗蓝状菌药物 □ 根据病情调整药物 临时医嘱： □ 对症处理 □ 复查血常规、电解质、肾功能 □ X 线胸片检查（必要时） □ 异常指标复查
病情变异记录	□ 无 □ 有，原因： 1. 2.	□ 无 □ 有，原因： 1. 2.
医师签名		

日期	出院前 1~3 天	住院第 14~21 天 （出院日）
主要 诊疗 工作	□ 上级医师查房 □ 评估治疗效果、药物不良反应 □ 确定出院后治疗方案 □ 完成上级医师查房记录	□ 完成出院小结 □ 向患者交代出院后注意事项 □ 预约复诊日期
重 点 医 嘱	长期医嘱： □ 感染科护理常规 □ 二级或三级护理（根据病情） □ 抗蓝状菌药物 □ 根据病情调整 临时医嘱： □ 复查血常规、电解质、肾功能、肝功能 □ 超声、X 线胸片（必要时） □ 根据需要，复查有关检查	出院医嘱： □ 出院带药 □ 门诊随诊
病情 变异 记录	□ 无 □ 有，原因： 1. 2.	□ 无 □ 有，原因： 1. 2.
医师 签名		

（二）护士表单

艾滋病合并马尼菲青霉菌病临床路径护士表单

适用对象：第一诊断为艾滋病合并马尼菲青霉菌病（ICD-10：B20.501）

患者姓名：		性别：	年龄：	门诊号：	住院号：
住院日期： 年 月 日		出院日期： 年 月 日			标准住院日：14~21 天

时间	住院第 1~3 天	住院期间
健康宣教	□ 介绍主管医师、护士 □ 介绍环境、设施 □ 介绍住院注意事项	□ 指导患者正确留取痰培养标本 □ 主管护士与患者沟通，了解并指导心理应对 □ 宣教疾病知识、用药知识及特殊检查操作过程 □ 告知检查及操作前后饮食、活动及探视注意事项及应对方式
护理处置	□ 核对患者，佩戴腕带 □ 建立入院护理病历 □ 卫生处置：剪指甲、沐浴、更换病号服	□ 随时观察患者病情变化 □ 遵医嘱正确使用抗菌药物 □ 协助医师完成各项检查 □ 术前准备 □ 禁食、禁水
基础护理	□ 一级/二级/三级护理 □ 晨晚间护理 □ 患者安全管理	□ 一级/二级/三级护理 □ 晨晚间护理 □ 患者安全管理
专科护理	□ 护理查体 □ 呼吸频率、血氧饱和度监测 □ 需要时填写跌倒及压疮防范表 □ 需要时请家属陪伴 □ 心理护理	□ 呼吸频率、血氧饱和度监测 □ 遵医嘱完成相关检查 □ 心理护理 □ 必要时吸氧 □ 遵医嘱正确给药 □ 指导患者咳嗽并观察痰液性状 □ 提供并发症征象的依据
重点医嘱	□ 详见医嘱执行单	□ 详见医嘱执行单
病情变异记录	□ 无 □ 有，原因： 1. 2.	□ 无 □ 有，原因： 1. 2.
护士签名		

时间	出院前 1~3 天	住院第 14~21 天 （出院日）
健康宣教	□ 主管护士与患者沟通，了解并指导心理应对 □ 宣教疾病知识、用药知识及特殊检查操作过程 □ 告知检查及操作前后饮食、活动及探视注意事项及应对方式	□ 康复和锻炼 □ 定时复查 □ 出院带药服用方法 □ 饮食、休息等注意事项指导 □ 讲解增强体质的方法，减少感染的机会
护理处置	□ 随时观察患者病情变化 □ 遵医嘱正确使用抗菌药物 □ 协助医师完成各项检查	□ 办理出院手续 □ 书写出院小结
基础护理	□ 一级/二级/三级护理 □ 晨晚间护理 □ 患者安全管理	□ 三级护理 □ 晨晚间护理 □ 患者安全管理
专科护理	□ 呼吸频率、血氧饱和度监测 □ 遵医嘱完成相关检查 □ 心理护理 □ 必要时吸氧 □ 遵医嘱正确给药 □ 指导患者咳嗽并观察痰液性状 □ 提供并发症征象的依据	□ 病情观察：评估患者生命体征，特别是呼吸频率及血氧饱和度 □ 心理护理
重点医嘱	□ 详见医嘱执行单	□ 详见医嘱执行单
病情变异记录	□ 无　□ 有，原因： 1. 2.	□ 无　□ 有，原因： 1. 2.
护士签名		

（三）患者表单

艾滋病合并马尼菲青霉菌病临床路径患者表单

适用对象：第一诊断为艾滋病合并马尼菲青霉菌病（ICD-10：B20.501）

| 患者姓名： | | 性别： 年龄： 门诊号： | 住院号： |
| 住院日期： 年 月 日 | | 出院日期： 年 月 日 | 标准住院日：14~21 天 |

时间	住院第 1~3 天	住院期间
医患配合	□ 配合询问病史、收集资料，请务必详细告知既往史、用药史、过敏史 □ 配合进行体格检查 □ 有任何不适告知医师	□ 配合完善相关检查，如采血、留尿、心电图、X 线胸片等 □ 医师向患者及家属介绍病情，如有异常检查结果需进一步检查 □ 配合用药及治疗 □ 配合医师调整用药 □ 有任何不适告知医师
护患配合	□ 配合测量体温、脉搏、呼吸、血压、血氧饱和度、体重 □ 配合完成入院护理评估单（简单询问病史、过敏史、用药史） □ 接受入院宣教（环境介绍、病室规定、订餐制度、贵重物品保管等） □ 有任何不适告知护士	□ 配合测量体温、脉搏、呼吸，询问每日排便情况 □ 接受相关实验室检查宣教，正确留取标本，配合检查 □ 有任何不适告知护士 □ 接受输液、服药治疗 □ 注意活动安全，避免坠床或跌倒 □ 配合执行探视及陪伴 □ 接受疾病及用药等相关知识指导
饮食	□ 正常饮食	□ 正常饮食
排泄	□ 正常排尿便	□ 正常排尿便
活动	□ 适量活动	□ 适量活动

时间	出院前 1~3 天	住院第 14~21 天 （出院日）
医 患 配 合	□ 配合完善相关检查，如采血、留尿、心电图、 　 X 线胸片等 □ 医师向患者及家属介绍病情，如有异常检查结 　 果需进一步检查 □ 配合用药及治疗 □ 配合医师调整用药 □ 有任何不适告知医师	□ 接受出院前指导 □ 知道复查程序 □ 获取出院诊断书
护 患 配 合	□ 配合测量体温、脉搏、呼吸，询问每日排便 　 情况 □ 接受相关实验室检查宣教，正确留取标本，配 　 合检查 □ 有任何不适告知护士 □ 接受输液、服药治疗 □ 注意活动安全，避免坠床或跌倒 □ 配合执行探视及陪伴 □ 接受疾病及用药等相关知识指导	□ 接受出院宣教 □ 办理出院手续 □ 获取出院带药 □ 知道服药方法、作用、注意事项 □ 知道复印病历方法
饮食	□ 正常饮食	□ 正常饮食
排泄	□ 正常排尿便	□ 正常排尿便
活动	□ 适量活动	□ 适量活动

附：原表单（2012 年版）

艾滋病合并马尼菲青霉菌病临床路径表单

适用对象：第一诊断为马尼菲青霉菌病（ICD-10：B20.5）、第二诊断为艾滋病的患者

患者姓名：		性别：	年龄：	门诊号：	住院号：
住院日期：	年　月　日	出院日期：	年　月　日		标准住院日：14~21 天

时间	住院第 1~3 天	住院期间
主要诊疗工作	□ 询问病史及体格检查 □ 进行病情初步评估 □ 上级医师查房 □ 评估特定病原体的危险因素，进行初始抗蓝状菌感染治疗 □ 开实验室检查单，完成病历书写	□ 上级医师查房 □ 核查辅助检查的结果是否有异常 □ 病情评估，维持原有治疗或调整药物 □ 观察药物不良反应 □ 住院医师书写病程记录
重点医嘱	长期医嘱： □ 感染科护理常规 □ 一级/二级/三级护理（根据病情） □ 抗蓝状菌药物 临时医嘱： □ 血常规、尿常规、便常规 □ 肝功能、肾功能、电解质、血糖 □ 胸正侧位 X 线片、心电图、超声 □ 对症处理 □ 直接镜检取皮损刮取物、骨髓和淋巴结抽吸物、血培养、胸部 CT、腹部 CT	长期医嘱： □ 感染科护理常规 □ 一级/二级/三级护理（根据病情） □ 抗蓝状菌药物 □ 根据病情调整药物 临时医嘱： □ 对症处理 □ 复查血常规、电解质、肾功能 □ X 线胸片检查（必要时） □ 异常指标复查
护理工作	□ 介绍病房环境、设施和设备 □ 入院护理评估，护理计划 □ 随时观察患者情况 □ 静脉取血，用药指导 □ 健康教育 □ 协助患者完成实验室检查及辅助检查	□ 观察患者一般情况及病情变化 □ 观察治疗效果及药物反应 □ 疾病相关健康教育
病情变异记录	□ 无　□ 有，原因： 1. 2.	□ 无　□ 有，原因： 1. 2.
护士签名		
医师签名		

时间	出院前 1~3 天	住院第 14~21 天 （出院日）
主要 诊疗 工作	□ 上级医师查房 □ 评估治疗效果、药物不良反应 □ 确定出院后治疗方案 □ 完成上级医师查房记录	□ 完成出院小结 □ 向患者交代出院后注意事项 □ 预约复诊日期
重 点 医 嘱	**长期医嘱：** □ 感染科护理常规 □ 二级或三级护理（根据病情） □ 抗蓝状菌药物 □ 根据病情调整 **临时医嘱：** □ 复查血常规、电解质、肾功能、肝功能 □ 超声、X 线胸片（必要时） □ 根据需要，复查有关检查	**出院医嘱：** □ 出院带药 □ 门诊随诊
主要 护理 工作	□ 观察患者一般情况 □ 观察疗效、各种药物作用和不良反应 □ 恢复期生活和心理护理 □ 出院准备指导	□ 帮助患者办理出院手续 □ 出院指导
病情 变异 记录	□ 无　□ 有，原因： 1. 2.	□ 无　□ 有，原因： 1. 2.
护士 签名		
医师 签名		

第五节 艾滋病合并细菌性肺炎临床路径释义

一、艾滋病合并细菌性肺炎编码

1. 原编码：

疾病名称及编码：第一诊断为细菌性肺炎（ICD-10：J15.901），第二诊断为艾滋病的患者

2. 修改编码：

疾病名称及编码：艾滋病合并细菌性肺炎（ICD-10：B20.101）

二、临床路径检索方法

B20.101

三、艾滋病合并细菌性肺炎临床路径标准住院流程

（一）适用对象

第一诊断为细菌性肺炎（ICD-10：J15.901）、第二诊断为艾滋病的患者。

> **释义**
>
> ■ 细菌性肺炎系由细菌感染所致的终末气道、肺泡和肺间质炎症。艾滋病合并肺结核或已有慢性阻塞性肺疾病（COPD）、支气管扩张者，再合并细菌性肺炎时不宜进入本路径。艾滋病合并细菌性肺炎诊断应排除肺孢子菌病、肺弓形虫病、病毒性肺炎、支原体肺炎、真菌性肺炎等。

（二）诊断依据

根据《艾滋病诊疗指南》（中华医学会感染病学分会，2011 年）、《社区获得性肺炎诊断和治疗指南》及《医院获得性肺炎诊断和治疗指南》（中华医学会呼吸病学分会，2006 年）等。

1. 出现咳嗽、咳痰，或原有呼吸道疾病症状加重，并出现脓性痰，伴或不伴胸痛。
2. 发热。
3. 肺实变体征和（或）闻及湿性啰音。
4. 白细胞数量>$10×10^9$/L 或<$4×10^9$/L，或者白细胞计数在原基础上明显升高，伴或不伴细胞核左移。
5. 胸部影像学检查显示片状、斑片状浸润性阴影或间质性改变，可伴有胸腔积液或空洞性渗出。

患者出现第 5 项加第 1~4 项中任何 1 项，并除外肺部其他疾病后，可明确临床诊断。

> **释义**
>
> ■ 细菌性肺炎的诊断必须具备的条件有：①症状和体征；②胸部影像学异常；③细菌学证据。临床上对①和②的问诊、查体和影像学评估的结果判断比较统一；对③的证据采集存在比较大的问题。

■ 细菌性肺炎的微生物学证据是否可靠的关键是采集、送检的样本是否规范。一般来讲，不推荐对普通方式留取的痰进行培养，即使培养前已经涂片评估为合格的痰。目前，国际上普遍推荐对以下标本进行定量培养以期获得可靠的细菌学证据：①肺泡灌洗液；②保护性毛刷获得的标本；③胸腔积液培养；④肺穿刺获得的组织培养；⑤气管插管者深部吸取的呼吸道分泌物（即使这种标本也需要定量培养在 10^6 CFU/ml 才能判断为病原菌）；⑥患者死亡后即刻进行的肺穿刺组织培养以进行回顾性诊断。

■ 有 15% 的肺炎患者可以出现血培养阳性结果，因此，对肺炎（需住院的重症患者）应进行血培养，其结果是可以作为肺炎病原学诊断依据的。

■ 传统意义上的痰涂片除抗酸染色、墨汁染色等发现抗酸杆菌、隐球菌以作为肺炎病原学依据外，对上皮细胞和白细胞计数及比例进行分析的意义越来越低；可以考虑对深部吸取的呼吸道分泌物进行涂片、染色，计数白细胞吞噬细菌现象的百分比（>5% 的白细胞为阳性），阳性时，白细胞内吞噬细菌的革兰染色结果对病原和药敏的帮助虽然不及前述方法，但对有经验的医师来说，已经足够作为选择抗菌药物的依据了。

■ 可根据 CRB65 和 CURB65 评分对门诊和住院肺炎患者进行严重程度评价，参考 CRP、PCT 结果，对疑似病原微生物进行经验性治疗。

（三）治疗方案的选择

根据《艾滋病诊疗指南》（中华医学会感染病学分会，2011 年）、《社区获得性肺炎诊断和治疗指南》及《医院获得性肺炎诊断和治疗指南》（中华医学会呼吸病学分会，2006 年）等。

1. 支持、对症治疗。
2. 经验性抗菌治疗。
3. 根据病原学检查及治疗反应，调整抗菌治疗用药。
4. 如已开始抗 HIV 治疗的患者，则继续治疗，但要注意药物之间的相互影响。

释义

■ 为降低 IRIS 的发生率，对于未进行抗 HIV 治疗的患者，应积极控制细菌性肺炎后再进行 HAART 治疗。

■ 在了解患者基础情况及感染常见病原体的基础上，尽早经验性使用抗菌药物。

■ 选择的初始经验性抗感染药物选择方案，治疗建议仅是原则性的，需结合患者具体情况（包括患者既往使用抗菌药物的情况）进行选择。获得病原学结果后，进行有针对性地抗感染治疗。

■ 早期识别艾滋病合并重症感染患者，一旦诊断为重症感染，应当尽早选用广谱而强有力的抗菌药物治疗方案，同时进行免疫支持和器官功能支持治疗。

■ 对于已经进行 HAART 治疗的患者，使用抗菌药物需根据与抗 HIV 药物的相互作用而调整抗菌药物种类或剂量。

■ 抗菌治疗疗效判断：抗感染治疗开始后，如果体温在用药 3 天内呈下降趋势，或降钙素原（PCT）在治疗开始的 72 小时内，每日较前日下降 30% 以上，认为治疗有效，可继续使用原抗菌方案，否则应结合临床情况调整治疗方案。其他有效指标：痰量减少、痰色由黄转白；血白细胞总数下降及中性粒细胞比例下降；胸部影像学检查提示肺部浸润影减少或消失。

　　■对症支持治疗：如补液、祛痰、吸氧、纠正电解质及酸碱平衡失调等，必要时给予呼吸机辅助呼吸、营养支持、抗休克等治疗。

（四）标准住院日

7~14 天。

> **释义**
>
> 　　■艾滋病合并细菌性肺炎患者病情往往复杂多变，免疫力低下、耐药菌株增多，抗感染疗程应视病原体种类、感染严重程度、基础疾病情况以及治疗反应而异。通常应至少治疗 7~8 天。停药前应有证据表明病情好转：体温下降、氧合改善、白细胞下降等。
> 　　■合并重症肺炎者可能增加医疗费用和延长住院时间。

（五）进入路径标准

1. 第一诊断为细菌性肺炎（ICD-10：J15.901）、第二诊断为艾滋病的患者。
2. 当患者合并其他疾病，但住院期间不需要特殊处理也不影响第一诊断的临床路径流程实施时，可以进入路径。

> **释义**
>
> 　　■第一诊断及第二诊断分别符合本临床路径（二）诊断依据中所列条款。
> 　　■入院后常规检查发现有基础疾病，如高血压、冠状动脉粥样硬化性心脏病、糖尿病等，经系统评估后对细菌性肺炎诊断治疗无特殊影响者，可进入本路径。但可能增加医疗费用，延长住院时间。

（六）入院后第 1~3 天

1. 必需的检查项目：
（1）血常规、尿常规、便常规。
（2）肝功能、肾功能、血糖、电解质、红细胞沉降率、C 反应蛋白（CRP）、结核抗体、PPD 试验、T 细胞亚群。
（3）痰涂片行抗酸染色、痰细菌培养、血培养。
（4）胸部正侧位 X 线片、心电图。
2. 根据患者情况进行：血气分析、痰涂片找肺孢子菌、胸部 CT、D-二聚体、超声、感染性疾病筛查（乙型肝炎、丙型肝炎、CMV、EBV、梅毒等）、有创性检查等。

> **释义**
>
> 　　■血常规、尿常规、便常规是最基本的三大常规检查，进入路径的患者均需完成。
> 　　■肝肾功能、电解质、血糖、血气分析及心电图可评估有无其他基础疾病，是否影响住院时间、费用及其治疗预后。

■ 病原学检查项目的选择应根据患者年龄、基础疾病、免疫状况、疾病严重程度以及先期的抗感染治疗情况等进行选择，当经验性抗感染疗效不佳需要进行调整抗感染方案时，合理的病原学检查尤为重要。

■ 呼吸道分泌物（包括痰、气管内吸出物、支气管肺泡灌洗液等合格下呼吸道标本）的涂片检查应包括对细菌、真菌、抗酸杆菌的检查，痰培养应同时进行细菌和真菌培养。结核筛查首选痰涂片查抗酸杆菌，有条件者可进行痰分枝杆菌培养及核酸检测。呼吸道病毒筛查项目为呼吸道病毒核酸检测（有条件时）、抗原或血清特异性抗体。CD4$^+$细胞<200/mm^3或临床艾滋病患者常发生肺孢子菌病，有条件的医院应进行 PCP 核酸检测。

■ 血培养应包括需氧菌培养和厌氧菌培养。

■ X 线胸片检查为艾滋病合并细菌性肺炎提供直接的影像学证据。有条件可行胸部 CT 检查。

■ 有条件的实验室还可查降钙素原（PCT），PCT 是能准确反映细菌性感染的炎性标志物，并初步判断病原体的类别，鉴别细菌性或非细菌性肺炎。PCT 除用作细菌感染的诊断标志物外，还可以评估感染患者的病情和预后。

■ 艾滋病常合并乙型肝炎、丙型肝炎、梅毒，筛查乙型肝炎、丙型肝炎、梅毒标志物可评估有无合并此类疾病，是否影响住院时间、费用及其治疗预后。

■ 有条件的医院可检查 HIV 病毒载量及 CD4$^+$细胞绝对计数。

（七）治疗方案与药物选择

1. 评估特定病原体的危险因素，考虑肺炎的诊断后尽快（4~8 小时内）给予抗菌药物。
2. 药物选择：根据《抗菌药物临床应用指导原则》（卫医发〔2004〕285 号）和《社区获得性肺炎诊断和治疗指南》及《医院获得性肺炎诊断和治疗指南》（中华医学会呼吸病学分会，2006 年），结合患者病情合理使用抗菌药物。
3. 初始治疗 2~3 天后进行临床评估，根据患者病情变化调整抗菌药物。
4. 对症支持治疗：退热、镇咳化痰、吸氧、营养支持。

> **释义**
>
> ■ 诊断明确后一般推荐尽早给予抗菌治疗。对于危及生命的重症肺炎，建议早期采用广谱强效的抗菌药物治疗，待病情稳定后可根据病原学进行针对性治疗，或降阶梯治疗。症状显著改善后，胃肠外给药者可改用同类或抗菌谱相近、或对致病原敏感的制剂口服给药，采用序贯治疗。
>
> ■ 对于艾滋病合并 CAP 患者，推荐单用 β 内酰胺类或联合多西环素、米诺环素、大环内酯类或单用呼吸喹诺酮类。但与联合用药相比，呼吸喹诺酮类单药治疗不良反应少，且不需要皮试。
>
> ■ 对于需要艾滋病合并重症 CAP 的患者，推荐青霉素类/酶抑制剂复合物、三代头孢菌素、厄他培南联合大环内酯类或呼吸喹诺酮类抗感染治疗。
>
> ■ 对有误吸风险的 CAP 患者应优先选择氨苄西林/舒巴坦、阿莫西林/克拉维酸、莫西沙星、碳青霉烯类等有抗厌氧菌活性的药物，或联合应用甲硝唑、克林霉素等。

■对于有产 ESBL 菌定植或感染史、曾使用三代头孢菌素、有反复或长期住院史的患者，要考虑产 ESBL 细菌感染的可能，经验性治疗可选择头霉素类、哌拉西林/他唑巴坦、头孢哌酮/舒巴坦或厄他培南等。

■经验性治疗 HAP，建议使用有抗金黄色葡萄球菌活性的抗菌药以及使用对铜绿假单胞菌和其他革兰阴性杆菌有抗菌活性的抗菌药。不建议单独使用氨基糖苷类作为抗假单胞菌感染的药物。

（八）出院标准

1. 症状好转，体温正常且超过 72 小时。
2. 影像学提示肺部病灶明显吸收。

释义

■包括呼吸道及全身症状、体征明显改善。体温正常超过 72 小时，且满足临床稳定的其他 4 项指标（心率≤100 次/分，呼吸频率≤100 次/分，收缩压≥90mmHg，氧饱和度≥90%或动脉血氧分压≥60mmHg），肺部炎症明显吸收好转，可以转为相应的口服药物治疗。

（九）变异及原因分析

1. 伴有影响本病治疗效果的合并症，需要进行相关诊断和治疗，导致住院时间延长。
2. 病情较重，符合重症肺炎标准，转入相应路径。
3. 常规治疗无效或加重，转入相应路径。
4. 合并其他感染如 PCP、TB 感染者转入相应路径。

释义

■按标准治疗方案如患者主要呼吸道症状改善不明显甚至加重，病原学检查及药敏报告提示需调整药物，使住院时间延长。

■治疗中合并二重感染（如真菌感染、假膜性肠炎）、气胸等其他并发症或合并症，需进一步诊断与治疗，使住院时间延长。

■患者出现呼吸衰竭或心功能不全等严重情况，需要呼吸机支持，应归入相应路径。

■认可的变异原因主要是指患者入选路径后，在检查及治疗过程中发现患者合并存在事前未预知的、对本路径治疗可能产生影响的情况，需要终止执行路径或延长治疗时间、增加治疗费用。医师需在表单中明确说明。

■因患者方面的主观原因导致执行路径出现变异，需医师在表单中予以说明。

（十）参考费用标准

2000~8000 元。

释义

■ 具体花费与疾病的严重程度相关。

四、艾滋病合并细菌性肺炎给药方案

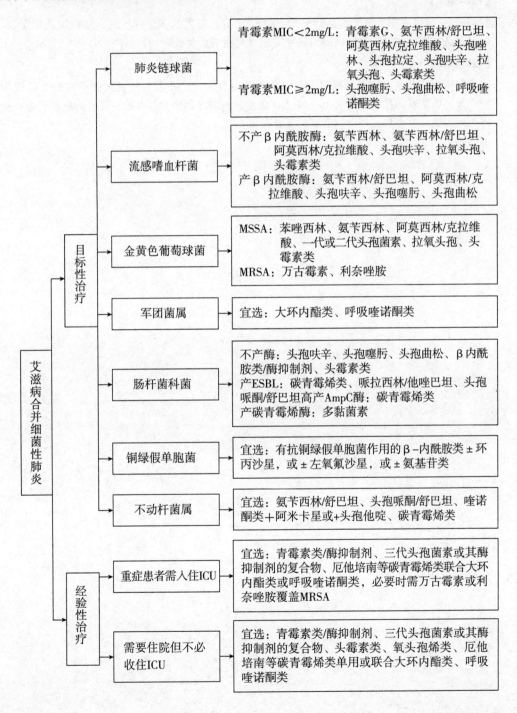

【用药选择】

由于细菌性肺炎的病原菌及药敏结果的不同，抗菌药物的选择具有较多的不确定性。如果可以确定病原，则应按药敏结果进行药物选择。

还应根据患者是否社区获得性/医院获得性肺炎考虑可能的病原及药敏趋势。对于经验用药来说，拟覆盖的细菌对拟选择的抗菌药物耐药性不足 20%，可以作为初始治疗方案的依据之一。

【药学提示】

针对确定/疑似病原，根据所选药物的 PK/PD，结合患者的病生理状态，基础用药情况等，确定合适方案，包括剂量、间隔、输注方法（是否需要延长时间）、疗程。

【注意事项】

肺炎的治疗应在获得病原证据后及时调整为针对性治疗，疗程对于社区获得性肺炎可以为 5~7 天，医院获得性肺炎应为 10~14 天。注意复查胸部影像学。考虑到艾滋病患者的肺炎病原可能为机会性感染，因此，必要的复查很重要。

五、推荐表单

(一) 医师表单

艾滋病合并细菌性肺炎临床路径医师表单

适用对象：第一诊断为艾滋病合并细菌性肺炎（ICD-10：B20.101）

患者姓名：	性别：	年龄：	门诊号：	住院号：
住院日期：　　年　月　日	出院日期：　　年　月　日			标准住院日：7~14 天

日期	住院第 1~3 天	住院期间
主要诊疗工作	□ 询问病史及体格检查 □ 24 小时内完成病历书写 □ 进行病情初步评估 □ 上级医师查房 □ 评估可能病原体的危险因素，进行初始经验性抗感染治疗 □ 开实验室检查单	□ 三级医师查房 □ 核查辅助检查的结果是否有异常 □ 病情评估，维持原有治疗或调整抗菌药物 □ 观察药物不良反应 □ 住院医师书写病程记录
重点医嘱	**长期医嘱：** □ 艾滋病肺炎护理常规 □ 一级/二级/三级护理（根据病情） □ 吸氧（必要时） □ 抗菌药物 □ 祛痰剂 □ 基础用药（如 ART 药物） **临时医嘱：** □ 血常规、尿常规、便常规 □ 血糖、电解质、红细胞沉降率、C 反应蛋白（CRP）、结核抗体、PPD 试验、CD4 □ 病原学（肺孢子菌、细菌、结核杆菌）检查及药敏 □ 胸正侧位 X 线片、心电图 □ 血气分析、胸部 CT、超声、D-二聚体，感染性疾病筛查（乙型肝炎、丙型肝炎、CMV、EBV、梅毒等）（必要时） □ 对症处理	**长期医嘱：** □ 艾滋病肺炎护理常规 □ 一级/二级/三级护理（根据病情） □ 吸氧（必要时） □ 抗菌药物（根据病情调整） □ 祛痰剂 □ 基础用药（如 ART 药物） **临时医嘱：** □ 对症处理 □ 监测血常规 □ X 线胸片检查（必要时） □ 异常指标复查 □ 病原学检查（必要时） □ 有创性检查（必要时）
病情变异记录	□ 无　□ 有，原因： 1. 2.	□ 无　□ 有，原因： 1. 2.
医师签名		

日期	出院前 1~3 天	住院第 7~14 天 （出院日）
主要 诊疗 工作	□ 三级医师查房 □ 评估治疗效果 □ 确定出院后治疗方案 □ 完成上级医师查房记录	□ 完成出院小结 □ 向患者交代出院后注意事项 □ 预约复诊日期
重 点 医 嘱	**长期医嘱：** □ 艾滋病肺炎护理常规 □ 二级或三级护理（根据病情） □ 吸氧（必要时） □ 抗菌药物 □ 祛痰剂 □ ART 药物 □ 根据病情调整 **临时医嘱：** □ 复查血常规、X 线胸片（必要时） □ 根据需要，复查有关检查	**出院医嘱：** □ 出院带药 □ 门诊随诊
病情 变异 记录	□ 无　□ 有，原因： 1. 2.	□ 无　□ 有，原因： 1. 2.
护士 签名		
医师 签名		

（二）护士表单

艾滋病合并细菌性肺炎临床路径护士表单

适用对象：第一诊断为艾滋病合并细菌性肺炎（ICD-10：B20.101）

患者姓名：	性别：	年龄：	门诊号：	住院号：
住院日期：　　年　月　日		出院日期：　　年　月　日		标准住院日：7~14 天

时间	住院第 1~3 天	住院期间
健康宣教	□ 入院宣教：介绍主管医师、护士；病房环境、设施；住院规章制度及注意事项 □ 健康宣教：戒烟，戒酒，介绍相关药物如抗菌药物、祛痰药物的药理及注意事项 □ 疾病相关知识宣教：介绍疾病相关知识，提供有关艾滋病预防知识，包括传播途径，个人、家庭可采用的预防措施等 □ 检查相关知识宣教：正确留取标本及各种检查注意事项，按照医嘱提前告知或协助患者进行准备	□ 指导患者正确留取痰培养标本 □ 指导患者有效咳嗽、咳痰并观察痰液性状 □ 介绍用药的药理及注意事项 □ 介绍疾病知识及护理注意事项 □ 介绍特殊检查的目的、注意事项 □ 强调安全知识 □ 预防并发症的发生
护理处置	□ 核对患者，佩戴腕带 □ 建立入院护理病历 □ 卫生处置：剃须、剪指（趾）甲、沐浴、更换病号服等 □ 合理安排床位、卧位，训练患者床上大小便 □ 了解患者基础疾病，遵医嘱予以对应处理 □ 根据病情测量生命体征、血氧饱和度	□ 遵医嘱完成治疗及用药 □ 根据病情测量生命体征、血氧饱和度 □ 卫生处置：剃须、剪指（趾）甲，保证六洁到位 □ 协助完善相关检查，做好解释说明
基础护理	□ 一级/二级/三级护理（根据病情） □ 晨、晚间护理 □ 饮食（遵医嘱） □ 指导患者采取正确体位 □ 协助生活护理 □ 心理护理 □ 安全管理，必要时留陪伴	□ 一级/二级/三级护理（根据病情） □ 晨、晚间护理 □ 饮食（遵医嘱） □ 指导患者采取正确体位 □ 协助生活护理 □ 心理护理 □ 安全管理
专科护理	□ 采取隔离措施 □ 护理查体 □ 病情观察：意识、精神状态、生命体征、血氧饱和度、咳嗽及咳痰情况 □ 吸氧（必要时） □ 跌倒、压疮评估 □ 遵医嘱留取血液标本 □ 正确进行抗菌药物皮试 □ 遵医嘱使用抗菌药物、祛痰药物及基础药物（如 ART 药物）并进行用药指导	□ 采取隔离措施 □ 护理查体 □ 病情观察：意识、精神状态、生命体征、血氧饱和度、咳嗽及咳痰情况，观察有无药物相关不良反应 □ 吸氧（必要时） □ 遵医嘱正确使用抗菌药物 □ 注意各项检查的阳性结果 □ 密切观察病情变化，预防并发症发生

续 表

时间	住院第1~3天	住院期间
重点医嘱	□ 详见医嘱执行单	□ 详见医嘱执行单
病情变异记录	□ 无 □ 有，原因： 1. 2.	□ 无 □ 有，原因： 1. 2.
护士签名		

时间	出院前 1~3 天	住院第 7~14 天 （出院日）
健康宣教	□ 评价以前宣教效果 □ 指导康复锻炼	□ 指导办理出院手续 □ 出院带药服用方法 □ 活动、休息指导 □ 饮食指导 □ 提供有关艾滋病预防知识，包括传播途径、个人、家庭可采用的预防措施等 □ 出现不适症状及时就诊 □ 遵医嘱定期复诊
护理处置	□ 遵医嘱完成治疗及用药 □ 根据病情测量生命体征 □ 卫生处置：剃须、剪指（趾）甲，保证六洁到位 □ 协助完善相关复查	□ 办理出院手续 □ 书写出院小结
基础护理	□ 二级或三级护理（根据病情） □ 晨、晚间护理 □ 饮食（遵医嘱） □ 协助生活护理 □ 心理护理 □ 安全管理	□ 二级或三级护理（根据病情） □ 晨、晚间护理 □ 饮食（遵医嘱） □ 协助生活护理 □ 心理护理 □ 安全管理
专科护理	□ 采取隔离措施 □ 护理查体 □ 病情观察：意识、精神状态、生命体征、血氧饱和度、咳嗽及咳痰情况，观察有无药物相关不良反应 □ 指导康复锻炼 □ 心理护理 □ 出院准备指导	□ 采取隔离措施 □ 护理查体 □ 病情观察：意识、精神状态、生命体征、血氧饱和度、咳嗽及咳痰情况，观察有无药物相关不良反应 □ 指导康复锻炼 □ 心理护理
重点医嘱	□ 详见医嘱执行单	□ 详见医嘱执行单
病情变异记录	□ 无　□ 有，原因： 1. 2.	□ 无　□ 有，原因： 1. 2.
护士签名		

（三）患者表单

艾滋病合并细菌性肺炎临床路径患者表单

适用对象：第一诊断为艾滋病合并细菌性肺炎（ICD-10：B20.101）

| 患者姓名： | 性别： | 年龄： | 门诊号： | 住院号： |

| 住院日期： 年 月 日 | 出院日期： 年 月 日 | 标准住院日：7~14 天 |

时间	住院第 1~3 天	住院期间
医患配合	□ 配合询问病史、体格检查，详细告知既往史、用药史、过敏史 □ 查看既往辅助检查：胸部 CT 或 MRI □ 交代病情及相关注意事项 □ 开实验室检查单及相关检查单 □ 如有不适告知医师 □ 性伴通知，让患者所有的性伴都接受检查和治疗	□ 上级医师查房 □ 介绍病情、治疗方案 □ 介绍用药作用、不良反应 □ 必要时相应科室会诊 □ 配合医师调整用药 □ 如有不适告知医师
护患配合	□ 配合测量体温、脉搏、呼吸、血压、血氧饱和度、体重，查体 □ 配合完成入院护理评估 □ 接受入院宣教 □ 接受卫生处置：剃须、剪指（趾）甲、沐浴、更换病号服 □ 如有不适告知护士	□ 配合完成治疗及用药 □ 配合测量体温、脉搏、呼吸、血压、血氧饱和度、体重，查体，每日询问大便 □ 接受卫生处置：剃须、剪指（趾）甲，保证六洁到位 □ 配合遵守医院制度 □ 遵医嘱采取正确卧位 □ 如有不适告知护士 □ 接受进食、饮水、排便等生活护理
饮食	□ 遵医嘱 □ 低盐低脂饮食	□ 遵医嘱 □ 低盐低脂饮食
排泄	□ 正常大小便 □ 告知大便次数	□ 正常大小便 □ 告知大便次数
活动	□ 适量活动 □ 遵医嘱	□ 适量活动 □ 遵医嘱

时间	出院前 1~3 天	住院第 7~14 天 （出院日）
医患配合	□ 配合完成出院前各项检查 □ 交代病情及了解出院后治疗方案 □ 如有不适告知医师	□ 交代出院后注意事项，预约复诊时间 □ 介绍出院后注意事项，指导做好家庭隔离和消毒 □ 介绍出院后用药注意事项 □ 办理出院手续，出院
护患配合	□ 配合完成治疗、用药及出院前各项检查 □ 配合测量体温、脉搏、呼吸、血压、血氧饱和度、体重，查体，每日询问大便 □ 接受卫生处置：剃须、剪指（趾）甲，保证六洁到位 □ 配合遵守医院制度 □ 遵医嘱采取正确卧位 □ 如有不适请告知护士 □ 接受进食、饮水、排便等生活护理	□ 办理出院手续 □ 出院用药指导 □ 活动与休息指导 □ 饮食及生活指导 □ 出现不适症状及时就诊 □ 遵医嘱定期复诊
饮食	□ 遵医嘱 □ 低盐低脂饮食	□ 遵医嘱 □ 低盐低脂饮食
排泄	□ 正常大小便 □ 告知大便次数	□ 正常大小便
活动	□ 适量活动 □ 遵医嘱	□ 适量活动，避免疲劳

附：原表单（2012 年版）

艾滋病合并细菌性肺炎临床路径表单

适用对象：第一诊断为细菌性肺炎（ICD-10：J15.901）、第二诊断为艾滋病的患者

患者姓名：		性别：	年龄：	门诊号：	住院号：
住院日期： 年 月 日		出院日期： 年 月 日			标准住院日：7~14 天

时间	住院第 1~3 天	住院期间
主要诊疗工作	□ 询问病史及体格检查 □ 24 小时内完成病历书写 □ 进行病情初步评估 □ 上级医师查房 □ 评估可能病原体的危险因素，进行初始经验性抗感染治疗 □ 开实验室检查单	□ 三级医师查房 □ 核查辅助检查的结果是否有异常 □ 病情评估，维持原有治疗或调整抗菌药物 □ 观察药物不良反应 □ 住院医师书写病程记录
重点医嘱	**长期医嘱：** □ 艾滋病肺炎护理常规 □ 一级/二级/三级护理（根据病情） □ 吸氧（必要时） □ 抗菌药物 □ 祛痰剂 □ 基础用药（如 ART 药物） **临时医嘱：** □ 血常规、尿常规、便常规 □ 血糖、电解质、红细胞沉降率、C 反应蛋白（CRP）、结核抗体、PPD 试验、CD4 □ 病原学（肺孢子菌、细菌、结核杆菌）检查及药敏 □ 胸正侧位 X 线片、心电图 □ 血气分析、胸部 CT、超声、PCT，感染性疾病筛查（乙型肝炎、丙型肝炎、CMV、EBV、梅毒等）（必要时） □ 对症处理	**长期医嘱：** □ 艾滋病肺炎护理常规 □ 一级/二级/三级护理（根据病情） □ 吸氧（必要时） □ 抗菌药物（根据病情调整） □ 祛痰剂 □ 基础用药（如 ART 药物） **临时医嘱：** □ 对症处理 □ 监测血常规 □ X 线胸片检查（必要时） □ 异常指标复查 □ 病原学检查（必要时） □ 有创性检查（必要时）
护理工作	□ 入院护理评估，护理计划 □ 随时观察患者情况 □ 进行艾滋病患者的心理护理 □ 进行戒烟、戒酒的建议和教育 □ 协助患者完成实验室检查及辅助检查	□ 观察患者一般情况及病情变化 □ 注意痰液变化 □ 观察治疗效果及药物反应 □ 疾病相关健康教育
病情变异记录	□ 无 □ 有，原因： 1. 2.	□ 无 □ 有，原因： 1. 2.
护士签名		
医师签名		

时间	出院前 1~3 天	住院第 7~14 天 （出院日）
主要 诊疗 工作	□ 三级医师查房 □ 评估治疗效果 □ 确定出院后治疗方案 □ 完成上级医师查房记录	□ 完成出院小结 □ 向患者交代出院后注意事项 □ 预约复诊日期
重 点 医 嘱	长期医嘱： □ 艾滋病肺炎护理常规 □ 二级或三级护理（根据病情） □ 吸氧（必要时） □ 抗菌药物 □ 祛痰剂 □ ART 药物 □ 根据病情调整 临时医嘱： □ 复查血常规、X 线胸片（必要时） □ 根据需要，复查有关检查	出院医嘱： □ 出院带药 □ 门诊随诊
主要 护理 工作	□ 观察患者一般情况 □ 观察疗效、各种药物作用和不良反应 □ 恢复期生活和心理护理 □ 出院准备指导	□ 帮助患者办理出院手续 □ 出院指导 □ ART 依从性教育
病情 变异 记录	□ 无　□ 有，原因： 1. 2.	□ 无　□ 有，原因： 1. 2.
护士 签名		
医师 签名		

第六节 艾滋病合并新型隐球菌性脑膜炎临床路径释义

一、艾滋病合并新型隐球菌性脑膜炎编码

1. 原编码：

疾病名称及编码：第一诊断为新型隐球菌性脑膜炎（ICD-10：B45.102+），第二诊断为艾滋病的患者

2. 修改编码：

疾病名称及编码：艾滋病合并新型隐球菌性脑膜炎（ICD-10：B20.502）

二、临床路径检索方法

B20.502

三、艾滋病合并新型隐球菌性脑膜炎临床路径标准住院流程

（一）适用对象

第一诊断为新型隐球菌性脑膜炎（ICD-10：B45.102+）、第二诊断为艾滋病的患者。

> **释义**
>
> ■ 本路径仅适用于第一诊断为新型隐球菌性脑膜炎，并同时感染 HIV 的患者。
> ■ 新型隐球菌性脑膜炎（Cryptococcal Meningitis）是指由新型隐球菌感染脑膜和（或）脑实质所致的炎症性疾病。新型隐球菌颅内感染是 AIDS 患者主要的机会性感染和常见死亡原因之一。HIV 感染患者隐球菌感染率为 6%~10%。

（二）诊断依据

根据《艾滋病诊疗指南》（中华医学会感染病学分会，2011 年），《重症患者侵袭性真菌感染诊断与治疗指南》（中华医学会重症医学分会，2007 年）等。

1. 临床表现：发热并具有中枢神经系统的症状或体征（剧烈头痛、恶心、呕吐、脑膜刺激征阳性或精神异常、癫痫、偏瘫等）。
2. 脑脊液检查显示生化或细胞数异常，压力明显增高。
3. 脑脊液墨汁染色见到新型隐球菌或隐球菌抗原检测阳性。

> **释义**
>
> ■ 隐球菌性脑膜炎症状上与结核性脑膜炎很难区别，应注意鉴别。
> ■ 脑脊液培养、脑脊液墨汁染色、外周血和脑脊液隐球菌抗原检测对诊断具有决定意义；显微镜下隐球菌形态学特点对于疾病严重程度、治疗效果具有重要意义；为避免与大淋巴细胞在镜下混淆，墨汁染色前宜进行 10%氢氧化钠处理标本。
> ■ 确诊后，仍需规律进行腰椎穿刺检查，以评估疗效。

（三）选择治疗方案的依据

根据《艾滋病诊疗指南》（中华医学会感染病学分会，2011 年）、《重症患者侵袭性真菌感染

诊断与治疗指南》（中华医学会重症医学分会，2007 年）。

1. 一般治疗：卧床休息，维持生命体征和内环境稳定，防治感染。

2. 积极降低颅内压治疗。

3. 抗真菌治疗。

4. 严密监测，预防脑疝的发生。

释义

■ 根据全身症状给予一般处理，包括生命体征检测，高热者物理降温或药物降温。必要时可予以吸氧以改善脑组织氧消耗。监测血气及电解质。考虑颅脑感染患者可能出现误吸而导致呼吸道感染，应注意调整合适的营养方式及抬高床头预防误吸。如有合并其他病原的感染需同时治疗。

■ 隐球菌性脑膜炎患者颅内高压非常常见，及时有效控制颅内高压也是决定患者预后的最为关键因素之一。反复腰椎穿刺引流及使用甘露醇、甘油果糖、呋塞米、50%葡萄糖等脱水药物均是常规选择，如颅内高压仍不能控制也可考虑腰大池或脑室置管外引流。抗真菌治疗可参考相关指南在两性霉素 B 及其脂质体、氟胞嘧啶、唑类药物（氟康唑、伏立康唑）中根据患者具体身体和经济情况进行选择和组合。注意相关药物不良反应的监测和治疗。

（四）临床路径标准住院日

42~56 天。

释义

■ 根据指南和专家共识，HIV 感染患者隐球菌性脑膜炎抗真菌治疗方案分为诱导治疗期（2 周），巩固治疗期（8 周）和维持治疗期（≥1 年）。其中诱导治疗和巩固治疗前期需要住院治疗。

■ 疗效判断需要结合症状体征、脑脊液压力、常规生化及病原学检查进行评判。

（五）进入路径标准

1. 第一诊断为新型隐球菌性脑膜炎（ICD-10：B45.102+）、第二诊断为艾滋病

2. 当患者合并其他疾病，但住院期间不需要特殊处理也不影响第一诊断的临床路径流程实施时，可以进入路径。

释义

■ 结合病史和辅助检查，新型隐球菌性脑膜炎为第一诊断明确，同时确诊 HIV 感染者，使用本路径。

■ 当患者合并其他疾病，如结核或病毒性疾病等，对新型隐球菌性脑膜炎发生发展有影响，或鉴别诊断不清时，不建议进入本路径。

> ■ 当患者合并其他疾病，但住院期间不需要特殊处理也不影响临床路径流程实施时，可以进入本路径。但当其他疾病出现衍变，需要特殊处理时，退出本路径，进入其他相应疾病的诊疗路径。

（六）住院后检查的项目

1. 必需的检查项目：
(1) 血常规、尿常规、便常规。
(2) 肝功能、肾功能、电解质、红细胞沉降率、腰椎穿刺测脑脊液压力。
(3) 脑脊液生化、常规、墨汁染色、抗酸染色、革兰染色。
(4) X线胸片、心电图。
2. 根据患者具体情况选择的检查项目：脑脊液细菌、真菌培养；血培养、隐球菌抗原、头颅 CT、头颅 MRI。

> **释义**
>
> ■ 有条件的医院可检查血隐球菌抗原（定量或定性）、脑脊液细胞学检查等。

（七）选择用药

1. 降颅压药物：甘露醇、甘油果糖、呋塞米、50%葡萄糖注射液等。
2. 抗真菌药物：《按重症患者侵袭性真菌感染诊断与治疗指南》（中华医学会重症医学分会，人民卫生出版社，2007 年）首选两性霉素 B 与 5-FC 联合应用。不能耐受或对标准治疗无反应的患者，使用氟康唑联合氟胞嘧啶替换治疗。
3. 纠正水、电解质紊乱药物。

> **释义**
>
> ■ 降颅压药物使用需注意药物相关不良反应。另外，除以上药物外，减少脑脊液生成的药物，如乙酰唑胺、醋甲唑胺等也偶有使用。
> ■ 目前抗隐球菌治疗仍以两性霉素 B 或两性霉素 B 脂质体为基础联合其他抗真菌药物的方案为主。如患者不能耐受两性霉素 B，诱导期可应用足量氟康唑联合氟胞嘧啶或高剂量单独的氟康唑治疗，但建议诱导治疗期时间延长。

（八）监测神经功能和生命体征

1. 生命体征监测。
2. 对精神异常、癫痫、偏瘫等神经功能进行监测。

> **释义**
>
> ■ 对于隐球菌感染累及生命中枢和脑水肿或颅内实质占位造成颅内压力增高患者必须监测生命体征。
>
> ■ 40%以上隐脑患者有精神症状，如抑郁、淡漠、易激惹、谵妄等。一旦出现神志意识改变往往预后不佳。部分患者累及脑实质和脑神经可出现失明、失聪、眼球运动异常，以及面部、口咽部或躯体运动感觉异常等。其他还可并发脑梗死、血管炎和静脉窦血栓形成。通过对脑神经或躯体神经系统定位症状体征的监测可以判断颅内感染的部位，症状变化也可做疗效预估。

（九）出院标准

1. 患者病情稳定。
2. 脑脊液检查显示脑脊液压力正常，脑脊液常规、生化正常，病原学检查阴性。
3. 没有需要住院治疗的并发症。

> **释义**
>
> ■ 脑脊液检查显示脑脊液常规、生化正常，病原学检查阴性（初治培养阴性者，参考墨汁染色涂片结合血和脑脊液隐球菌抗原定量结果）、脑脊液压力接近正常。

（十）变异及原因分析

1. 病情危重者需转入 ICU，转入相应路径。
2. 辅助检查结果异常，需要复查，导致住院时间延长和住院费用增加。
3. 住院期间病情加重，出现并发症，需要进一步诊治，导致住院时间延长和住院费用增加。
4. 同时合并其他并发症，如结核性脑膜炎、肺部感染，导致住院时间延长和住院费用增加。

> **释义**
>
> ■ 保守治疗不能有效控制颅内压需外科引流或分流者作为变异因素。

（十一）参考费用标准

约 8000~10 000 元。

> **释义**
>
> ■ 假设患者50kg，仅就两性霉素 B［约70元/支，25mg/支，0.7~1mg/（kg·d）］，诱导期2周计算需约2000元。氟康唑（400mg/d，70元/支）巩固期8周，约5600元。如不考虑其他对症药物如甘露醇、甘油果糖，并且不考虑检查监护等费用可能会<10 000元。否则极难控制于1万元以内。

四、艾滋病合并新型隐球菌性脑膜炎给药方案

【用药选择】

隐球菌性脑膜炎分为两个阶段：强化治疗和巩固治疗。

初始治疗方案（强化治疗阶段）

1. 隐球菌性脑膜炎首选治疗方案推荐静脉注射两性霉素 B（脱氧胆酸盐）（0.7~1.0mg/kg）配伍氟胞嘧啶 100mg/（kg·d），分 4 次口服。此为强化治疗阶段，至少 2 周。后续可以改为口服或静脉注射氟康唑 6mg/（kg·d）（400mg/d）。如果患者对两性霉素 B 耐受不好，可以试用脂质体剂型的两性霉素 B，如两性霉素 B 脂质体、脂质体复合物。

2. 如患者对两性霉素 B 及其脂质体剂型无法耐受，可以考虑增加氟康唑剂量到 800~1200mg/d，配伍氟胞嘧啶。伊曲康唑也可作为备选药物。疗程 6~12 周。

3. 维持治疗（巩固治疗阶段）：氟康唑 200mg/d，口服。

4. 上述治疗 2~10 周后，可以开始 HAART 治疗 HIV 病毒。CD4$^+$细胞>100/μl 且 HIV 病毒载量低于可检测水平至少 3 周（隐球菌治疗至少 1 年）可以考虑终止维持治疗。一旦 CD4$^+$细胞<100/μl，则仍需考虑重新开始隐球菌治疗。

【药学提示】

参见前述有关章节。

【注意事项】

参见前述有关章节。

五、推荐表单

（一）医师表单

艾滋病合并新型隐球菌性脑膜炎临床路径医师表单

适用对象：第一诊断为艾滋病合并新型隐球菌性脑膜炎（ICD-10：B20.502）

患者姓名：		性别： 年龄： 门诊号：	住院号：
住院日期： 年 月 日		出院日期： 年 月 日	标准住院日：42~56 天

日期	住院第 1 天	住院第 2 天	住院第 3 天
主要诊疗工作	□ 询问病史与体格检查 □ 评估神经系统受损情况 □ 查看既往辅助检查 □ 初步诊断，对症治疗 □ 向患者及家属交代病情 □ 开实验室检查单及相关检查单 □ 脱水后即行腰椎穿刺 □ 早期脑疝积极考虑手术治疗 □ 完成首次病程记录和病历记录	□ 主治医师查房，书写上级医师查房记录 □ 评价神经功能状态 □ 评估辅助检查结果 □ 评估患者免疫功能状况 □ 向患者及家属介绍病情 □ 确定药物治疗方案 □ 必要时相应科室会诊 □ 需手术者转神经外科	□ 主任医师查房，书写上级医师查房记录 □ 继续积极脱水、防治脑疝 □ 评估抗真菌治疗的毒不良反应并严密监测 □ 必要时相应科室会诊 □ 需手术者转神经外科
重点医嘱	**长期医嘱：** □ AIDS 合并新型隐球菌性脑膜炎护理常规 □ 一级护理 □ 饮食 □ 脱水药物 □ 抗真菌药物 □ 既往基础用药 **临时医嘱：** □ 血常规、尿常规、便常规 □ 腰椎穿刺 □ 脑脊液生化、常规、墨汁染色、抗酸染色、革兰染色 □ 脑脊液细菌、真菌培养（酌情） □ 肝功能、肾功能、电解质、红细胞沉降率、CD4、VL、其他感染性疾病筛查 □ X 线胸片、心电图 □ 根据病情选择：头颅 CT 或 MRI	**长期医嘱：** □ AIDS 合并新型隐球菌性脑膜炎护理常规 □ 一级护理 □ 饮食 □ 脱水药物 □ 抗真菌药物 □ 既往基础用药 **临时医嘱：** □ 复查异常实验室检查（除 CD4、VL） □ 监测血生化，防治低钾血症等 □ 对症处理药物不良反应 □ 酌情腰椎穿刺放脑脊液 □ 必要时复查脑脊液	**长期医嘱：** □ AIDS 合并新型隐球菌性脑膜炎护理常规 □ 一级护理 □ 饮食 □ 脱水药物 □ 抗真菌药物 □ 既往基础用药 **临时医嘱：** □ 复查异常实验室检查（除 CD4、VL） □ 复查腰椎穿刺测脑脊液压力 □ 依据病情需要下达
病情变异记录	□ 无 □ 有，原因： 1. 2.	□ 无 □ 有，原因： 1. 2.	□ 无 □ 有，原因： 1. 2.
医师签名			

日期	住院期间	出院前第 1~3 天	第 42~56 天（出院日）
主要诊疗工作	□ 三级医师查房 □ 评估辅助检查结果 □ 间断复查腰椎穿刺，评估抗真菌治疗效果，评价脑脊液压力状态 □ 防治并发症 □ 必要时相关科室会诊	□ 三级医师查房 □ 评估辅助检查结果 □ 间断复查腰椎穿刺，评估抗真菌治疗效果，必要时调整治疗方案 □ 防治并发症 □ 1~2 复查腰椎穿刺 1 次，了解抗真菌治疗效果，评价脑脊液压力状态	□ 三级医师查房 □ 向患者及家属介绍出院后注意事项 □ 患者办理出院手续，出院 □ 转科患者办理转科手续
重点医嘱	长期医嘱： □ AIDS 合并新型隐球菌性脑膜炎护理常规 □ 一级护理 □ 饮食 □ 脱水药物 □ 抗真菌药物 □ 既往基础用药 □ 既往如未抗病毒治疗，开始ART 药物 临时医嘱： □ 异常检查复查 □ 监测血常规、肾功能、血糖、电解质等 □ 间断复查腰椎穿刺 □ 依据病情需要下达	长期医嘱： □ AIDS 合并新型隐球菌性脑膜炎护理常规 □ 二级/三级护理 □ 饮食 □ 脱水药物，酌情调整 □ 抗真菌药物 临时医嘱： □ 异常检查复查 □ 必要时复查腰椎穿刺 □ 必要时复查 CT	出院医嘱： □ 出院带药 □ ART 依从性教育
病情变异记录	□ 无 □ 有，原因： 1. 2.	□ 无 □ 有，原因： 1. 2.	□ 无 □ 有，原因： 1. 2.
医师签名			

（二）护士表单

艾滋病合并新型隐球菌性脑膜炎临床路径医师表单

适用对象：第一诊断为艾滋病合并新型隐球菌性脑膜炎（ICD-10：B20.502）

患者姓名：		性别：　　年龄：　　门诊号：	住院号：
入院日期：　　年　月　日		出院日期：　　年　月　日	标准住院日：42~56天

时间	住院第1天	住院第2天	住院第3天
健康宣教	□ 入院宣教：介绍主管医师、护士；病房环境、设施；住院规章制度及注意事项 □ 健康宣教：戒烟、戒酒、介绍相关药物如脱水剂、抗真菌药物及腰椎穿刺等相关注意事项 □ 疾病相关知识宣教：介绍疾病相关知识，提供有关艾滋病预防知识，包括传播途径，个人、家庭可采用的预防措施等 □ 检查相关知识宣教：正确测量体温，正确留取标本及各种检查注意事项，按照医嘱提前告知或协助患者进行准备	□ 介绍特殊检查的目的、注意事项 □ 介绍用药的药理作用及注意事项 □ 介绍疾病知识及护理注意事项 □ 强调安全知识 □ 预防并发症（脑疝）的发生	□ 预防并发症（脑疝）的发生 □ 健康宣教：疾病、药物及检查相关知识
护理处置	□ 核对患者，佩戴腕带 □ 建立入院护理病历 □ 卫生处置：剃须、剪指（趾）甲、沐浴，更换病号服 □ 合理安排床位、卧位，训练患者床上大小便 □ 了解患者基础疾病，遵医嘱予以对应处理 □ 根据病情测量生命体征	□ 遵医嘱完成治疗及用药 □ 根据病情测量生命体征 □ 卫生处置：剃须、剪指（趾）甲，保证六洁到位 □ 协助生活护理 □ 协助完善相关检查，做好解释说明	□ 遵医嘱完成治疗及用药 □ 根据病情测量生命体征 □ 卫生处置：剃须、剪指（趾）甲，保证六洁到位 □ 协助生活护理 □ 协助完善相关检查，做好解释说明
基础护理	□ 一级护理 □ 晨、晚间护理 □ 普通饮食 □ 指导患者采取正确体位 □ 准确记录出入量 □ 心理护理 □ 安全管理，必要时留陪伴	□ 一级护理 □ 晨、晚间护理 □ 普通饮食 □ 指导患者采取正确体位 □ 准确记录出入量 □ 心理护理 □ 安全管理	□ 一级护理 □ 晨、晚间护理 □ 普通饮食 □ 指导患者采取正确体位 □ 准确记录出入量 □ 心理护理 □ 安全管理

续　表

时间	住院第 1 天	住院第 2 天	住院第 3 天
专科护理	□ 采取隔离措施 □ 护理查体 □ 病情观察：意识、精神状态、瞳孔、生命体征、肢体活动、听力及视力 □ 跌倒、压疮评估 □ 评价意识水平、精神状态，必要时放置胃管、尿管 □ 评价血管及患者凝血状况，必要行 PICC 或 CVC 置管 □ 遵医嘱留取血液标本	□ 采取隔离措施 □ 护理查体 □ 病情观察：意识、精神状态、瞳孔、生命体征、肢体活动、听力及视力 □ 管路（胃管、尿管、静脉置管）护理 □ 注意患者各项检验阳性结果，特别是血钾情况 □ 密切观察病情变化，预防脑疝发生	□ 采取隔离措施 □ 护理查体 □ 病情观察：意识、精神状态、瞳孔、生命体征、肢体活动、听力及视力 □ 指导康复锻炼 □ 管路（胃管、尿管、静脉置管）护理 □ 关注患者检查结果 □ 密切观察病情变化，预防脑疝发生
重点医嘱	□ 详见医嘱执行单	□ 详见医嘱执行单	□ 详见医嘱执行单
病情变异记录	□ 无　□ 有，原因： 1. 2.	□ 无　□ 有，原因： 1. 2.	□ 无　□ 有，原因： 1. 2.
护士签名			

时间	住院期间	出院前第 1~3 天	第 42~56 天 （出院日）
健康宣教	□ 评价以前宣教效果 □ 如患者加用抗病毒药物，行相关药物指导	□ 评价以前宣教效果	□ 指导办理出院手续 □ 出院用药指导，包括抗真菌及抗病毒药物 □ 活动与休息指导 □ 饮食指导 □ 提供有关艾滋病预防知识，包括传播途径，个人、家庭可采用的预防措施等 □ 出现不适症状及时就诊 □ 遵医嘱定期复诊
护理处置	□ 遵医嘱完成治疗及用药 □ 根据病情测量生命体征 □ 卫生处置：剃须、剪指（趾）甲，保证六洁到位 □ 协助生活护理	□ 遵医嘱完成治疗及用药 □ 根据病情测量生命体征 □ 卫生处置：剃须、剪指（趾）甲，保证六洁到位 □ 协助生活护理 □ 协助完善相关复查	□ 办理出院手续 □ 书写出院小结
基础护理	□ 一级护理 □ 晨、晚间护理 □ 协助生活护理 □ 心理护理 □ 安全管理	□ 二级护理 □ 晨、晚间护理 □ 协助生活护理 □ 心理护理 □ 安全管理	□ 二级护理 □ 晨、晚间护理 □ 协助生活护理 □ 心理护理 □ 安全管理
专科护理	□ 采取隔离措施 □ 护理查体 □ 病情观察：意识、精神状态、瞳孔、生命体征、肢体活动、听力及视力，观察有无药物相关不良反应 □ 指导康复锻炼 □ 评估胃管、尿管拔出条件 □ 密切观察病情变化，预防脑疝发生	□ 采取隔离措施 □ 护理查体 □ 病情观察：意识、精神状态、瞳孔、生命体征、肢体活动、听力及视力，观察有无药物相关不良反应 □ 指导康复锻炼 □ 心理护理 □ 评估胃管、尿管、静脉置管拔出条件。 □ 密切观察病情变化，预防脑疝发生	□ 采取隔离措施 □ 护理查体 □ 病情观察：意识、精神状态、瞳孔、生命体征、肢体活动、听力及视力，观察有无药物相关不良反应 □ 指导康复锻炼 □ 心理护理 □ 根据医嘱拔出导管，如不能拔出，做好知情同意及健康宣教
重点医嘱	□ 详见医嘱执行单	□ 详见医嘱执行单	□ 详见医嘱执行单
病情变异记录	□ 无　□ 有，原因： 1. 2.	□ 无　□ 有，原因： 1. 2.	□ 无　□ 有，原因： 1. 2.
护士签名			

（三）患者表单

艾滋病合并新型隐球菌性脑膜炎临床路径医师表单

适用对象：第一诊断为艾滋病合并新型隐球菌性脑膜炎（ICD-10：B20.502）

患者姓名：	性别： 年龄： 门诊号：	住院号：
入院日期： 年 月 日	出院日期： 年 月 日	标准住院日：42~56 天

时间	入院	住院	出院
医患配合	□ 询问病史，体格检查，评估神经系统情况 □ 查看既往辅助检查：头颅 CT 或 MRI □ 交代病情及腰椎穿刺相关注意事项 □ 开实验室检查单及相关检查单 □ 性伴通知。让患者所有的性伴都接受检查和治疗	□ 上级医师查房 □ 介绍病情、治疗方案 □ 介绍用药作用、不良反应 □ 必要时相应科室会诊 □ 评价神经功能状态	□ 交代出院后注意事项，预约复诊日期 □ 介绍出院后注意事项，指导做好家庭隔离和消毒 □ 介绍出院后用药注意事项 □ 办理出院手续，出院
护患配合	□ 配合测量体温、脉搏、呼吸、血压、体重，查体 □ 配合完成入院护理评估 □ 接受入院宣教 □ 接受卫生处置：剃须、剪指（趾）甲、沐浴，更换病号服 □ 如有不适告知护士	□ 配合完成治疗及用药 □ 配合测量体温、脉搏、呼吸、血压，查体，每日询问大便 □ 接受卫生处置：剃须、剪指（趾）甲，保证六洁到位 □ 配合遵守医院制度 □ 遵医嘱采取正确卧位 □ 如有不适告知护士 □ 接受进食、进水、排便等生活护理	□ 办理出院手续 □ 出院用药指导 □ 活动与休息指导 □ 饮食及生活指导 □ 出现不适症状及时就诊 □ 遵医嘱定期复诊
饮食	□ 遵医嘱 □ 低盐低脂 □ 糖尿病	□ 遵医嘱 □ 低盐低脂 □ 糖尿病	□ 遵医嘱 □ 低盐低脂 □ 糖尿病
排泄	□ 计尿量，必要时记出入量 □ 告知大便次数	□ 计尿量，必要时记出入量 □ 告知大便次数	□ 正常大小便 □ 避免便秘
活动	□ 卧床休息 □ 遵医嘱	□ 卧床休息 □ 遵医嘱	□ 正常适度活动，避免疲劳

附：原表单（2012 年版）

艾滋病合并新型隐球菌性脑膜炎临床路径表单

适用对象：第一诊断为新型隐球菌性脑膜炎（ICD-10：B45.102+）、第二诊断为艾滋病的患者

患者姓名：		性别：　　年龄：　　门诊号：		住院号：
住院日期：　　年　月　日		出院日期：　　年　月　日		标准住院日：42~56 天

时间	住院第 1 天	住院第 2 天	住院第 3 天
主要诊疗工作	□ 询问病史与体格检查 □ 评估神经系统受损情况 □ 查看既往辅助检查 □ 初步诊断，对症治疗 □ 向患者及家属交代病情 □ 开实验室检查单及相关检查单 □ 脱水后即行腰椎穿刺 □ 早期脑疝积极考虑手术治疗 □ 完成首次病程记录和病历记录	□ 主治医师查房，书写上级医师查房记录 □ 评价神经功能状态 □ 评估辅助检查结果 □ 评估患者免疫功能状况 □ 向患者及家属介绍病情 □ 确定药物治疗方案 □ 必要时相应科室会诊 □ 需手术者转神经外科	□ 主任医师查房，书写上级医师查房记录 □ 继续积极脱水、防治脑疝 □ 评估抗真菌治疗的毒不良反应并严密监测 □ 必要时相应科室会诊 □ 需手术者转神经外科
重点医嘱	**长期医嘱：** □ AIDS 合并新型隐球菌性脑膜炎护理常规 □ 一级护理 □ 饮食 □ 脱水药物 □ 抗真菌药物 □ 既往基础用药 **临时医嘱：** □ 血常规、尿常规、便常规 □ 腰椎穿刺 □ 血、脑脊液隐球菌抗原（定量或定性） □ 脑脊液常规、生化、墨汁染色、抗酸染色、革兰染色 □ 脑脊液细菌、真菌培养（酌情） □ 肝功能、肾功能、电解质、红细胞沉降率、CD4、VL、其他感染性疾病筛查 □ X 线胸片、心电图 □ 根据病情选择：头颅 CT 或 MRI	**长期医嘱：** □ AIDS 合并新型隐球菌性脑膜炎护理常规 □ 一级护理 □ 饮食 □ 脱水药物 □ 抗真菌药物 □ 既往基础用药 **临时医嘱：** □ 复查异常实验室检查（除CD4、VL） □ 监测血生化，防治低钾血症等 □ 对症处理药物不良反应 □ 酌情腰椎穿刺放脑脊液 □ 必要时复查脑脊液	**长期医嘱：** □ AIDS 合并新型隐球菌性脑膜炎护理常规 □ 一级护理 □ 饮食 □ 脱水药物 □ 抗真菌药物 □ 既往基础用药 **临时医嘱：** □ 复查异常实验室检查（除CD4、VL） □ 复查腰椎穿刺测脑脊液压力 □ 依据病情需要下达
主要护理工作	□ 入院宣教及护理评估 □ 正确执行医嘱 □ 严密观察患者病情变化	□ 正确执行医嘱 □ 严密观察患者病情变化	□ 正确执行医嘱 □ 严密观察患者病情变化

续　表

时间	住院第 1 天	住院第 2 天	住院第 3 天
病情 变异 记录	□无　□有，原因： 1. 2.	□无　□有，原因： 1. 2.	□无　□有，原因： 1. 2.
护士 签名			
医师 签名			

时间	住院期间	出院前第1~3天	第42~56天 （出院日）
主要诊疗工作	□ 三级医师查房 □ 评估辅助检查结果 □ 间断复查腰椎穿刺，评估抗真菌治疗效果，评价脑脊液压力状态 □ 防治并发症 □ 必要时相关科室会诊	□ 三级医师查房 □ 评估辅助检查结果 □ 间断复查腰椎穿刺，评估抗真菌治疗效果，必要时调整治疗方案 □ 防治并发症 □ 1~2周复查腰椎穿刺1次，了解抗真菌治疗效果，评价脑脊液压力状态	□ 三级医师查房 □ 向患者及家属介绍出院后注意事项 □ 患者办理出院手续，出院 □ 转科患者办理转科手续
重点医嘱	长期医嘱： □ AIDS合并新型隐球菌性脑膜炎护理常规 □ 一级护理 □ 饮食 □ 脱水药物 □ 抗真菌药物 □ 既往基础用药 □ 既往如未抗病毒治疗，开始ART药物 临时医嘱： □ 异常检查复查 □ 监测血常规、肾功能、血糖、电解质等 □ 间断复查腰椎穿刺 □ 依据病情需要下达	长期医嘱： □ AIDS合并新型隐球菌性脑膜炎护理常规 □ 二级或三级护理 □ 饮食 □ 脱水药物，酌情调整 □ 抗真菌药物 临时医嘱： □ 异常检查复查 □ 必要时复查腰椎穿刺 □ 必要时复查CT	出院医嘱： □ 出院带药 □ ART依从性教育
主要护理工作	□ 正确执行医嘱 □ 观察患者病情变化 □ 特殊护理指导 □ 交待常见的药物不良反应	□ 正确执行医嘱 □ 观察患者病情变化	□ 正确执行医嘱 □ 观察患者病情变化 □ 出院时嘱其定期门诊复诊 □ 进行出院带药服用指导 □ 告知复诊时间和地点
病情变异记录	□ 无 □ 有，原因： 1. 2.	□ 无 □ 有，原因： 1. 2.	□ 无 □ 有，原因： 1. 2.
护士签名			
医师签名			

第五章

神经内科感染性疾病临床路径释义

第一节 化脓性脑膜炎临床路径释义

一、化脓性脑膜炎编码

1. 原编码：

疾病名称及编码：细菌性脑膜炎（ICD-10：G00.901）

2. 修改编码：

疾病名称及编码：细菌性脑膜炎（ICD-10：G00）

二、临床路径检索方法

G00

三、化脓性脑膜炎临床路径标准住院流程

（一）适用对象

第一诊断为化脓性脑膜炎（ICD-10：G00.901）。

（二）诊断依据

根据原卫生部"十二五"规划教材、全国高等学校教材《传染病学》（李兰娟、任红主编，人民卫生出版社，2013年，第8版），《儿科学》第8版（原卫生部"十二五"规划教材，王卫平主编，人民卫生出版社）。

1. 临床表现：发热、头痛、精神萎靡、疲乏无力等。脑膜刺激征，颅内压增高，可有惊厥、意识障碍、肢体瘫痪或感觉异常等。

2. 辅助检查：外周血白细胞总数增高，分类以中性粒细胞为主。脑脊液外观浑浊，压力增高，白细胞总数增多，多在（500~1000）×10^6/L以上，中性粒细胞为主，糖和氯化物明显降低，蛋白质明显增高；涂片、培养可发现致病菌。

> **释义**
>
> ■ 本路径的制订主要参考国内权威参考书和诊疗指南。
>
> ■ 症状和体征是诊断化脓性脑膜炎的基本线索，发热、头痛、脑膜刺激征阳性，无论是否伴有意识障碍或定位体征，均高度提示脑膜炎，外周血白细胞计数升高，分类以中性粒细胞为主，提示化脓性脑膜炎可能，确诊依赖于脑脊液检查结果。

（三）治疗方案的选择

根据原卫生部"十二五"规划教材、全国高等学校教材《传染病学》（李兰娟、任红主编，人民卫生出版社，2013年，第8版），《儿科学》第8版（原卫生部"十二五"规划教材，

王卫平主编，人民卫生出版社），《抗菌药物临床应用指导原则》（2015 年版）（《抗菌药物临床应用指导原则》修订工作组，国卫办医发〔2015〕43 号）。

1. 病原治疗：选用敏感的抗菌药物，遵循早期、足量、足疗程、敏感、易透过血脑屏障的原则。

2. 一般及对症治疗：做好护理，预防并发症。保证足够液体量、热量及电解质。高热时可用物理降温和药物降温；颅内高压时给予 20% 甘露醇，应用过程中注意对肾脏的损伤。

3. 重症患者，可给予糖皮质激素，减轻炎症反应，降低颅内压，减少炎症粘连，减少神经系统后遗症。

4. 并发症的治疗。

> **释义**
>
> ■ 本病通常进展迅速，短时间即可危及生命，临床拟诊应立即开始经验性抗菌治疗。
>
> ■ 化脓性脑膜炎的常见病原菌在不同年龄段，不同身体免疫状态不同。总体而言以肺炎链球菌、脑膜炎奈瑟菌、流感嗜血杆菌等为常见，幼儿、老年及免疫功能低下者还要考虑李斯特菌等。经验性抗菌治疗应覆盖上述病原菌，有明确病原学结果后结合临床疗效再行调整。应选择能透过血脑屏障杀菌性抗菌药物，并给予充足的剂量。
>
> ■ 在充分抗感染的情况下，早期给予糖皮质激素可以减轻炎症反应，降低颅内压，减少炎症渗出而导致粘连，减少神经系统后遗症。
>
> ■ 对症退热，降低颅内压也非常重要。

（四）标准住院日

21~28 天。

> **释义**
>
> ■ 所有化脓性脑膜炎患者均需住院治疗，住院时间长短取决于病原菌的不同和治疗反应。

（五）进入路径标准

1. 第一诊断必须符合 ICD-10：G00.901 化脓性脑膜炎疾病编码。

2. 当患者同时具有其他疾病诊断，如在住院期间不需特殊处理也不影响第一诊断的临床路径流程实施时，可以进入路径。

> **释义**
>
> ■ 进入路径患者第一诊断为化脓性脑膜炎，如患者同时诊断其他疾病如糖尿病、支气管哮喘、风湿免疫病等，需全面评估，如果对化脓性脑膜炎治疗无明显影响，可以进入本路径，但住院期间变异可能增多，也可能延长住院时间，增加花费。

（六）住院期间检查项目

1. 必需的检查项目：

（1）血常规、尿常规、便常规。

（2）腰椎穿刺脑脊液常规+生化、细菌培养、抗酸染色、墨汁染色+涂片等。

（3）肝肾功能、电解质、心肌酶谱、血凝试验、血糖。

（4）血培养、CRP、PCT。

2. 根据患者病情可选择的检查项目：血气分析、遗传代谢病筛查、自身免疫检查。头颅影像学检查。

> **释义**
>
> ■ 脑脊液检查是确诊化脓性脑膜炎的关键，无禁忌应尽快行腰椎穿刺，脑脊液即刻送检行革兰染色，以尽早指导治疗，其他病原学检查如墨汁染色、抗酸染色等有助于排除其他病因导致的脑膜炎，脑脊液培养到病原体有助于将经验性抗菌治疗转化为目标治疗。
>
> ■ 血常规对判断是否细菌感染有提示意义，其他常规检查如尿常规、便常规、心电图、胸部X线时住院患者最基本的一些检查；肝肾功能、血气分析等有助于患者基础状态的判断和病情轻重的评估。
>
> ■ 头颅影像检查如CT/MRI用以排除脑脓肿及其他颅内占位病变。

（七）治疗方案与药物选择

1. 抗菌药治疗：初始选用易透过血脑屏障的针对可能病原菌有效的抗菌药物，必要时联合用药；待病原菌明确后参照药物敏感试验结果选药；疗程一般为2~3周，要求严格掌握停药指征，即症状消失，热退1周以上，脑脊液完全恢复正常方可停药。

2. 激素：地塞米松0.2~0.6mg/（kg·d），分次静脉注射，连用3~5天。

3. 脱水降颅压治疗。

4. 护脑营养神经、保护脏器功能治疗。

5. 对症和支持治疗。

6. 并发症的治疗。

> **释义**
>
> ■ 抗菌药物的选择：三代头孢菌素可以覆盖化脓性脑膜炎的大多数病原菌如肺炎链球菌、脑膜炎奈瑟菌、流感嗜血杆菌等，是经验治疗的首选。可考虑联合万古霉素。但对于免疫功能受损的患者以及新生儿、老年等特殊人群，应考虑到李斯特菌可能，大剂量青霉素G或氨苄青霉素可能是更适宜的方案。
>
> ■ 糖皮质激素应用的前提是应用充分的抗感染治疗，适用于重症患者，需早期使用。
>
> ■ 脱水降颅内压治疗包括甘露醇、甘油果糖、利尿剂等药物及腰椎穿刺或侧脑室穿刺引流脑脊液。
>
> ■ 对于重症伴意识障碍的患者吸入性肺炎及应激性溃疡的预防也十分重要。

（八）出院标准

1. 临床症状消失。
2. 热退 1 周以上。
3. 脑脊液完全恢复正常。
4. 没有需要住院处理的并发症和（或）合并症。

> **释义**
>
> ■ 出院患者必须达到感染的完全控制，包括症状消失和脑脊液恢复正常。

（九）变异及原因分析

难治性化脓性脑膜炎，即常规抗菌药治疗不能控制疾病，可以转出本路径，包括以下几个方面：
（1）体温不退或退而复升，脑脊液难以回复正常，需要改用其他抗菌药物。
（2）病情进行性加重，出现并发症，需要加用其他治疗方案。

> **释义**
>
> ■ 患者经抗感染及对症支持治疗反应不佳，出现脑膜炎加重、重症肺炎、呼吸衰竭、心力衰竭等表现，需转入 ICU 治疗，应终止本路径，转入相应流程。

四、化脓性脑膜炎临床路径给药方案

【用药选择】

1. 抗菌药物选择：一般人群经验治疗首选头孢曲松，成人每次 2g，q12h。儿童用量根据体重核算，50mg/kg，q12h。如果当地耐青霉素肺炎球菌流行率较高，可考虑联合万古霉素 15mg/kg，q8h。考虑李斯特菌感染首选氨苄青霉素 2g，q4~6h。其他确定病原的抗菌药选择参见表 5-1：

表 5-1 针对不同病原的抗菌药物选择

细菌	抗菌药
肺炎链球菌	三代头孢菌素±万古霉素
大肠埃希菌	三代头孢菌素
李斯特菌	氨苄青霉素或青霉素+庆大霉素
B 群链球菌	青霉素+庆大霉素或三代头孢菌素
铜绿假单胞菌	头孢他定/美罗培南
流感嗜血杆菌	三代头孢菌素
葡萄球菌 MSS MRS	耐酶青霉素 万古霉素/利奈唑胺

不同病原体抗感染疗程不尽相同，通常脑膜炎奈瑟菌、流感嗜血杆菌 7 天，肺炎链球菌 10~

14 天，李斯特菌、铜绿假单胞菌等至少 21 天。

2. 糖皮质激素：出现明显颅内高压、脑水肿等重症患者应用，通常地塞米松 0.2 ~ 0.6mg/（kg·d），分次静脉注射，疗程 3~5 天。

3. 降低颅内压：20% 甘露醇 125~250ml，2~4 次/日，根据颅内压控制情况决定给药次数。效果不佳考虑腰椎穿刺或侧脑室引流。

【药学提示】

糖皮质激素的不良反应，包括水钠潴留、低钾血症、血压升高等。应用万古霉素需监测血药浓度，使谷浓度达到 15~20 μg/ml。

【注意事项】

1. 幼儿退热药禁用阿司匹林。

2. 肾功能减退者应用甘露醇应慎重，密切监测尿量、肾功能。

五、推荐表单

（一）医师表单

化脓性脑膜炎临床路径医师表单

适用对象：第一诊断为化脓性脑膜炎（ICD-10：G00）

| 患者姓名： | | 性别：　　年龄：　　门诊号： | | 住院号： |

| 住院日期：　　年　月　日 | 出院日期：　　年　月　日 | 标准住院日：21~28 天 |

时间	住院第 1 天	住院第 2~3 天	住院第 4~7 天
主要诊疗工作	□ 询问病史与体格检查 □ 完善脑脊液检查 □ 尽早经验性抗菌药治疗，降颅压，控制惊厥 □ 及时处理脑疝，感染性休克等危重疾病 □ 完成病历书写 □ 上级医师查房与病情评估 □ 开实验室检查单、完成实验室初步检查 □ 向患者家属初步交代病情	□ 上级医师查房，确定进一步的检查和治疗方案 □ 完成上级医师查房记录 □ 严密观察生命体征变化，必要时复查脑脊液 □ 完成其他辅助检查	□ 上级医师查房 □ 完成上级医师查房记录 □ 根据血培养、脑脊液培养结果选择敏感抗菌药
重点医嘱	**长期医嘱：** □ 内科护理常规（必要时心电监护） □ 饮食 □ 抗菌药 □ 脱水降颅压 □ 激素 □ 护脑营养神经、促醒、保护脏器功能 □ 其他对症治疗 **临时医嘱：** □ 血常规、尿常规、便常规 □ 脑脊液常规+生化、细菌培养、抗酸染色、墨汁染色+涂片等 □ 肝肾功能、电解质、心肌酶、血糖、血培养、CRP、PCT 等 □ 血气分析 □ 心电图 □ 其他	**长期医嘱：** □ 内科护理常规（必要时心电监护） □ 饮食 □ 抗菌药 □ 脱水降颅压 □ 激素 □ 护脑营养神经、促醒、保护脏器功能 □ 其他对症治疗	**长期医嘱：** □ 内科护理常规（必要时心电监护） □ 饮食 □ 抗菌药 □ 脱水降颅压 □ 护脑营养神经、促醒、保护脏器功能 □ 其他对症治疗 **临时医嘱：** □ 复查血常规、CRP、PCT 等 □ 必要时复查脑脊液（酌情） □ 头颅 CT 或 MRI（酌情） □ 复查异常结果（酌情）
病情变异记录	□ 无　□ 有，原因： 1. 2.	□ 无　□ 有，原因： 1. 2.	□ 无　□ 有，原因： 1. 2.
医师签名			

时间	住院第 7~14 天	住院第 14~20 天	住院第 21~28 天（出院日）
主要诊疗工作	□ 根据培养结果调整抗菌药应用 □ 其他治疗 □ 复查脑脊液（必要时） □ 严密观察有无并发症，必要时进行处理	□ 根据培养结果调整抗菌药应用 □ 其他治疗 □ 复查脑脊液（必要时） □ 严密观察有无并发症，必要时进行处理	□ 上级医师查房，进行评估，明确是否出院 □ 完成出院记录、病案首页、出院证明书等 □ 向患者交代出院后的注意事项，如返院复诊的时间、地点，发生紧急情况时的处理等
重点医嘱	**长期医嘱：** □ 内科护理常规（必要时心电监护） □ 一级/二级/三级护理（视病情） □ 普通饮食 □ 抗菌药 □ 护脑营养神经、促醒、保护脏器功能 □ 其他对症治疗 **临时医嘱：** □ 脑脊液常规+生化 □ 血常规、CRP、PCT □ 肝肾功能、电解质	**长期医嘱：** □ 内科护理常规 □ 一级/二级/三级护理（视病情。必要时心电监护） □ 普通饮食 □ 抗菌药 □ 护脑营养神经、促醒、保护脏器功能 □ 其他对症治疗 **临时医嘱：** □ 必要时复查脑脊液常规+生化 □ 必要时复查血常规、CRP、PCT □ 肝肾功能、电解质 □ 头颅影像学检查（酌情）	**出院医嘱：** □ 出院带药 □ 健康宣教：普及卫生知识，加强运动和营养 □ 出院宣教：预防注射和药物预防，向患者家属交代出院注意事项，如门诊随访项目，间隔时间，观察项目等
病情变异记录	□ 无 □ 有，原因： 1. 2.	□ 无 □ 有，原因： 1. 2.	□ 无 □ 有，原因： 1. 2.
医师签名			

（二）护士表单

化脓性脑膜炎临床路径护士表单

适用对象：第一诊断为化脓性脑膜炎（ICD-10：G00）

患者姓名：		性别：　年龄：　门诊号：	住院号：
住院日期：　　年　月　日		出院日期：　　年　月　日	标准住院日：21~28 天

时间	住院第 1 天	住院第 2~20 天	住院第 21~28 天（出院日）
健康宣教	□ 入院宣教 　　介绍主管医师、护士 　　介绍环境、设施 　　介绍住院注意事项 　　介绍探视和陪伴制度 　　介绍贵重物品制度 　　介绍消毒隔离制度	□ 药物宣教 □ 饮食宣教	□ 出院宣教 □ 饮食宣教 □ 药物宣教 □ 指导患者办理出院手续
护理处置	□ 核对患者，佩戴腕带 □ 建立入院护理病历 □ 协助患者留取各种标本 □ 测量体重	□ 根据医嘱的相关采血 □ 根据医嘱发放相关药物	□ 办理出院手续 □ 协助取出院带药 □ 书写出院小结
基础护理	□ 级别护理 □ 晨晚间护理 □ 患者安全管理	□ 级别护理 □ 晨晚间护理 □ 患者安全管理	□ 级别护理 □ 晨晚间护理 □ 患者安全管理
专科护理	□ 护理查体 □ 病情观察 □ 需要时，填写跌倒及压疮防范表 □ 需要时，请家属陪伴 □ 确定饮食种类 □ 心理护理	□ 病情观察 □ 遵医嘱完成相关检查 □ 特殊用药护理，如甘露醇等	□ 出院指导
重点医嘱	□ 详见医嘱执行单	□ 详见医嘱执行单	□ 详见医嘱执行单
病情变异记录	□ 无　□ 有，原因： 1. 2.	□ 无　□ 有，原因： 1. 2.	□ 无　□ 有，原因： 1. 2.
护士签名			

（三）患者表单

化脓性脑膜炎临床路径患者表单

适用对象：第一诊断为化脓性脑膜炎（ICD-10：G00）

患者姓名：	性别： 年龄： 门诊号：	住院号：
住院日期： 年 月 日	出院日期： 年 月 日	标准住院日：21~28 天

时间	入院第 1 天	住院第 2~20 天	住院第 21~28 天（出院日）
医患配合	□ 配合询问病史、收集资料，务必详细告知既往史、用药史、过敏史 □ 配合进行体格检查 □ 有任何不适告知医师	□ 配合完善相关检查、化验，如采血、留尿、心电图、X 线胸片 □ 医师向患者及家属介绍病情	□ 接受出院前指导 □ 知道复查程序 □ 获取出院诊断书
护患配合	□ 配合测量体温、脉搏、呼吸 3 次、血压、体重 1 次 □ 配合完成入院护理评估（简单询问病史、过敏史、用药史） □ 接受入院宣教（环境介绍、病室规定、订餐制度、贵重物品保管等） □ 配合执行探视和陪伴制度 □ 有任何不适请告知护士	□ 配合测量体温、脉搏、呼吸 3 次、询问大便 1 次 □ 接受饮食宣教 □ 接受药物宣教	□ 接受出院宣教 □ 办理出院手续 □ 获取出院带药 □ 知道服药方法、作用、注意事项 □ 知道复印病历程序
饮食	□ 遵医嘱饮食	□ 遵医嘱饮食	□ 遵医嘱饮食
排泄	□ 正常排尿便	□ 正常排尿便	□ 正常排尿便
活动	□ 卧床休息	□ 逐渐恢复正常活动	□ 正常活动

附：原表单（2016 年版）

化脓性脑膜炎临床路径表单

适用对象：第一诊断为化脓性脑膜炎（ICD-10：G00.901）

患者姓名：		性别：　　年龄：　　门诊号：	住院号：
住院日期：　　年　月　日		出院日期：　　年　月　日	标准住院日：21~28 天

时间	住院第 1 天	住院第 2~3 天	住院第 4~7 天
主要诊疗工作	□ 询问病史与体格检查 □ 完善脑脊液检查 □ 尽早经验性抗菌药治疗，降颅压，控制惊厥 □ 及时处理脑疝，感染性休克等危重疾病 □ 完成病历书写 □ 上级医师查房与病情评估 □ 开实验室检查单、完成实验室初步检查 □ 向患者家属初步交代病情	□ 上级医师查房，确定进一步的检查和治疗方案 □ 完成上级医师查房记录 □ 严密观察生命体征变化，必要时复查脑脊液 □ 完成其他辅助检查	□ 上级医师查房 □ 完成上级医师查房记录 □ 根据血培养、脑脊液培养结果选择敏感抗菌药
重点医嘱	长期医嘱： □ 内科护理常规（必要时心电监护） □ 饮食 □ 抗菌药 □ 脱水降颅压 □ 激素 □ 护脑营养神经、促醒、保护脏器功能 □ 其他对症治疗 临时医嘱： □ 血常规、尿常规、便常规 □ 脑脊液常规+生化，细菌培养、抗酸染色、墨汁染色+涂片等 □ 肝肾功能、电解质、心肌酶、血糖、血培养、CRP、PCT 等 □ 血气分析 □ 心电图 □ 其他	长期医嘱： □ 内科护理常规（必要时心电监护） □ 饮食 □ 抗菌药 □ 脱水降颅压 □ 激素 □ 护脑营养神经、促醒、保护脏器功能 □ 其他对症治疗	长期医嘱： □ 内科护理常规（必要时心电监护） □ 饮食 □ 抗菌药 □ 脱水降颅压 □ 护脑营养神经、促醒、保护脏器功能 □ 其他对症治疗 临时医嘱： □ 复查血常规、CRP、PCT 等 □ 必要时复查脑脊液（酌情） □ 头颅 CT 或 MRI（酌情） □ 复查异常结果（酌情）
主要护理工作	□ 观察病情变化同前 □ 按时评估病情，相应护理措施到位 □ 特殊用药护理同前	□ 观察病情变化同前 □ 按时评估病情，相应护理措施到位 □ 特殊用药护理同前	□ 观察病情变化同前 □ 按时评估病情，相应护理措施到位 □ 特殊用药护理同前

续 表

时间	住院第 1 天	住院第 2~3 天	住院第 4~7 天
病情 变异 记录	□无 □有，原因： 1. 2.	□无 □有，原因： 1. 2.	□无 □有，原因： 1. 2.
护士 签名			
医师 签名			

时间	住院第 7~14 天	住院第 14~20 天
主要 诊疗 工作	□ 根据培养结果调整抗菌药应用 □ 其他治疗 □ 复查脑脊液（必要时） □ 严密观察有无并发症，必要时进行处理	□ 根据培养结果调整抗菌药应用 □ 其他治疗 □ 复查脑脊液（必要时） □ 严密观察有无并发症，必要时进行处理
重 点 医 嘱	**长期医嘱：** □ 内科护理常规（必要时心电监护） □ 一级/二级/三级护理（视病情） □ 普通饮食 □ 抗菌药 □ 护脑营养神经、促醒、保护脏器功能 □ 其他对症治疗 **临时医嘱：** □ 脑脊液常规+生化 □ 血常规、CRP、PCT □ 肝肾功能、电解质	**长期医嘱：** □ 内科护理常规 □ 一级/二级/三级护理（视病情。必要时心电监护） □ 普通饮食 □ 抗菌药 □ 护脑营养神经、促醒、保护脏器功能 □ 其他对症治疗 **临时医嘱：** □ 必要时复查脑脊液常规+生化 □ 必要时复查血常规、CRP、PCT □ 肝肾功能、电解质 □ 头颅影像学检查（酌情）
主要 护理 工作	□ 观察病情变化同前 □ 按时评估病情，相应护理措施到位 □ 特殊用药护理同前	□ 观察病情变化同前 □ 按时评估病情，相应护理措施到位 □ 特殊用药护理同前
病情 变异 记录	□ 无　□ 有，原因： 1. 2.	□ 无　□ 有，原因： 1. 2.
护士 签名		
医师 签名		

时间	住院第 21~28 天（出院日）
主要 诊疗 工作	□ 上级医师查房，进行评估，明确是否出院 □ 完成出院记录、病案首页、出院证明书等 □ 向患者交代出院后的注意事项，如返院复诊的时间、地点，发生紧急情况时的处理等
重 点 医 嘱	出院医嘱： □ 出院带药 □ 健康宣教：普及卫生知识，加强运动和营养 □ 出院宣教：预防注射和药物预防，向患者家属交代出院注意事项，如门诊随访项目、间隔时间、观 察项目等
主要 护理 工作	□ 观察病情变化同前 □ 按时评估病情，相应护理措施到位 □ 帮助患者办理出院手续、交费等事项
病情 变异 记录	□ 无　□ 有，原因： 1. 2.
护士 签名	
医师 签名	

第二节　病毒性脑炎临床路径释义

病毒性脑炎是病毒侵犯中枢神经系统的脑实质、被膜等引起的急性或慢性炎症性疾病，是常见的中枢神经系统感染性疾病，其中以单纯疱疹病毒性脑炎最常见，此外还包括其他疱疹病毒脑炎、肠道病毒脑炎、虫媒病毒脑炎、麻疹病毒脑炎、腮腺炎病毒性脑炎、风疹性脑炎、狂犬病毒脑炎、区域性脑炎、急性 HIV 相关脑炎和朊病毒病等。病毒进入中枢神经系统后既可以引起急性脑炎和（或）脑膜炎综合征，又可在体内形成潜伏状态，造成复发性炎症，还可以在脑组织中形成持续感染状态，造成亚急性或慢性炎症。

2008 年美国感染性疾病协会 IDSA 关于脑炎诊治指南中对脑炎的定义是：脑炎是脑部的炎症过程，并伴神经功能失调的临床证据。2010 年欧洲神经病学联盟 EFNS 关于脑炎诊治指南已将感染后（主要为病毒感染）/免疫后脑脊髓炎（ADEM）归纳为脑炎范畴。2012 年英国神经病学家和感染性疾病协会更是将非副肿瘤性抗体相关性脑炎，如部分抗 NMDA 脑炎也归于脑炎范畴。

一、病毒性脑炎编码

疾病名称及编码：病毒性脑炎（ICD-10：A86/G05.1）

二、临床路径检索方法

A86/G05.1

三、病毒性脑炎临床路径标准住院流程

（一）适用对象

第一诊断为病毒性脑炎（ICD-10：A86/G05.1）。

> **释义**
>
> ■ 本路径适用于单纯疱疹病毒性脑炎、水痘-带状疱疹病毒性脑炎，但不适用或不完全适用于临床上其他常见的病毒性脑炎，如肠道病毒脑炎、流行性乙型脑炎等，也不适用于病毒性脑膜炎。

（二）诊断依据

根据《临床诊疗指南·神经病学分册》（中华医学会编著，人民卫生出版社，2007）。

1. 急性或亚急性起病，多在病前 1~3 周有病毒感染史。
2. 主要表现为发热、头痛、癫痫发作、精神改变、意识障碍和（或）神经系统定位体征等脑实质受损征象。
3. 脑电图（EEG）显示局灶性或弥散性异常。
4. 头颅 CT/MRI 检查可显示脑水肿、局灶性或弥漫性病变。
5. 腰椎穿刺检查脑脊液压力正常或升高，白细胞和蛋白质正常或轻度增高，糖和氯化物正常；无细菌、结核菌和真菌感染依据。

> **释义**
>
> ■ 单纯疱疹病毒性脑炎（HSE），致病病毒包括 HSV-1 和 HSV-2。HSV-1 型病毒感染占 90%，HSV-2 型病毒感染仅占 10%，且主要发生于新生儿。诊断评估包括详细的流行病学、临床线索和实验室结果。追问流行病学特征有助于除外其他病毒引起的脑炎。患者有口唇/生殖道疱疹史，或本次有皮肤、黏膜疱疹。EEG 表现为以颞、额区为主的弥漫性慢波，可有局灶性周期性尖波。影像学首选 MRI 检查，除非没有检查条件或有禁忌证。HSE 的影像学最具特征性，表现为累及单侧或双侧颞叶的异常信号，部分可向额叶或枕叶发展，病变边缘有时可见线样或脑回样增强。腰椎穿刺初压正常或增高，脑脊液和血清检查有时在病原学方面可有特异性发现。如合并出血坏死，则脑脊液可因红细胞而黄变。5%～15%病例早期脑脊液检查可完全正常。
>
> ■ 水痘脑炎和带状疱疹病毒性脑炎的致病病毒是带状疱疹病毒。前者常见于儿童，后者常见于老年人。水痘通过接触感染，主要表现为出疹和发热不适等。带状疱疹的特征是一侧皮节区水疱样疹伴疼痛。带状疱疹病毒性脑炎在免疫力健全患者中主要表现为局灶性神经系统体征，如失明、偏瘫等；在免疫功能缺陷个体中还合并发热、头痛、癫痫发作、精神改变等。EEG 的表现为弥漫性慢波，无局灶性异常。

（三）治疗方案的选择

根据《临床诊疗指南·神经病学分册》（中华医学会编著，人民卫生出版社，2007）。

1. 一般治疗。
2. 抗病毒治疗。
3. 糖皮质激素治疗。
4. 抗癫痫治疗。
5. 对症支持治疗。

> **释义**
>
> ■ 因特异性抗 HSV 药物的应用，多数病毒性脑炎患者可在疾病早期得到有效治疗。2008 年美国 IDSA 指南中指出，对所有怀疑病毒性脑炎的患者均应首选阿昔洛韦，当怀疑合并细菌性感染时还需抗菌药物治疗。不同抗 HSV 药物因其治疗病毒性脑炎的疾病谱不同，相应的临床证据和推荐级别各不相同。阿昔洛韦治疗 HSE（A-Ⅰ）有效，也因此成为 HSE 的诊断依据之一。阿昔洛韦也被推荐用于治疗带状疱疹病毒性脑炎（B-Ⅲ），更昔洛韦可作为备选（C-Ⅲ），可辅以糖皮质激素治疗（C-Ⅲ）。
>
> ■ 对症支持治疗：高热、惊厥、精神改变等可给予药物及物理降温、控制痫性发作、镇静治疗，必要时给予抗精神病药物治疗，要谨防抗精神病药物引起的恶性综合征。颅内压增高时给予脱水剂治疗。对于严重脑水肿、病情危重患者，在足量抗病毒治疗基础上，主张早期、大量、短程应用糖皮质激素，详见治疗方案与药物选择部分。全身支持疗法：保持水电解质平衡、营养支持；加强护理，保持呼吸道通畅，预防压疮及呼吸道感染；恢复期康复治疗等。

（四）标准住院日

14~28 天。

> 释义
>
> ■ 重症或并发症严重者6~8周，轻症者3~4周。
> ■ 轻症患者可仅表现头痛、发热、轻度脑膜刺激征或轻微神经功能缺失等。重症患者可发生各种程度意识障碍，甚至昏迷、脑疝等。存活病例遗留精神迟滞、失语、偏瘫及癫痫等神经系统后遗症。如果进入路径后出现了各种并发症或者并发疾病，则转出路径。

（五）进入临床路径标准

1. 第一诊断必须符合 ICD-10：A86/G05.1 病毒性脑炎疾病编码。
2. 具有其他疾病诊断，但住院期间不需要特殊处理也不影响第一诊断临床路径流程。

> 释义
>
> ■ 病情进行性恶化，出现脑疝迹象患者不能进入路径，合并以下情况时不能进入此路径，如存在各种恶性肿瘤或严重心、肝、肾功能不全等。

（六）住院期间检查项目

1. 必需的检查项目：
（1）血常规、尿常规、便常规。
（2）肝肾功能、电解质、血糖、凝血功能、红细胞沉降率、血气分析、感染性疾病筛查（乙型肝炎、梅毒、艾滋病等）。
（3）心电图和 X 线胸片。
（4）脑电图。
（5）头颅 CT/MRI+增强。
（6）脑脊液常规、生化、细胞学检查。

> 释义
>
> ■ 推荐对因病毒性脑炎入院患者结合医疗机构具体条件做以上检查项目，其中对于头颅 MRI 或者 CT 的选择，为了明确诊断，尽可能完善头颅 MRI+Flair+DWI+增强检查。影像学检查也可正常。
> ■ 如软脑膜癌病需行癌筛查及脑脊液细胞学检查。

2. 根据患者病情可选择的检查项目：
（1）病原学方面（血和脑脊液 TORCH，血和脑脊液 EB 病毒抗体+DNA、CMV-DNA 及相关病毒 DNA 检查，根据病程复查病毒抗体滴度）。
（2）自身免疫学检查［血和脑脊液自身免疫脑炎抗体，包括 NMDA 受体抗体、LGI1 抗体、

Hu-Yo-Ri 等抗体等；血抗核抗体、可提取性核抗原（ENA），细胞亚群测定]。

（3）其他感染因素，如结核抗体、TB-SPOT、真菌涂片、寄生虫补体结合试验等。

（4）并发其他感染患者行分泌物或排泄物细菌/真菌培养及药敏试验。

（5）诊断有疑问者检测血液和尿液毒物。

（6）胸部 CT/腹部、泌尿系、妇科彩超、全腹增强 CT。

（7）肺部 CT。

> **释义**
>
> ■ 以 HSE 为例，可结合医疗机构具体条件行以下脑脊液病原学检查：①急性期及恢复期脑脊液 HSV-IgM、-IgG 特异性抗体检测，HSV-IgM 急性期阳性、HSV-IgG 特异性抗体滴度呈 4 倍以上增高有助于确诊；②PCR 检测脑脊液 HSV-DNA 可早期快速诊断。
>
> ■ 免疫性检查：行血和脑脊液自身免疫脑炎抗体及副肿瘤相关抗体等检查。如合并风湿性疾病可行自身抗体、淋巴细胞亚群等检查。
>
> ■ 并发其他感染：如寻找全身真菌、细菌感染可行尿、痰及血培养检查。结核分支杆菌感染可行痰抗酸杆菌培养。

（七）治疗方案与药物选择

1. 一般治疗：监测生命体征，加强护理及营养支持。
2. 抗病毒治疗：可选用阿昔洛韦、更昔洛韦（指南没有推荐）等。
3. 糖皮质激素治疗：可选用甲基泼尼松龙、地塞米松、泼尼松等。
4. 抗癫痫治疗：可根据患者病情选用静脉/口服抗癫痫药物或麻醉药物治疗。
5. 对症支持治疗：呼吸循环支持、脱水降颅压、维持水电解质平衡等，控制体温，如合并其他感染，根据药敏试验结果可使用抗菌药物。
6. 合并症治疗：如器质性精神障碍、消化道出血、高血糖、营养支持、肢体静脉血栓等。

> **释义**
>
> ■ 合并全身细菌或真菌感染时可根据药敏试验结果采用合适的抗菌药物或抗真菌治疗。
>
> ■ 重症脑炎常合并多种并发症，如脑梗死、静脉窦血栓、抗利尿激素分泌异常综合征、呼吸道和泌尿系感染、消化道出血和 DIC 等。前两者仍以抗病毒治疗为主，其余内科并发症可参考相应内科疾病临床路径处理。

（八）出院标准

1. 病情平稳，神经功能缺损表现有所好转或基本恢复。
2. 无严重并发症。

> **释义**
>
> ■ 早期诊断和治疗是降低本病死亡率的关键。即便早期给予足量抗病毒药物治疗，也有约 10% 患者可遗留不同程度神经功能缺损表现，在出院时或出院以后相当长的一段时间不能够恢复，即进入脑炎后遗症期。

（九）变异及原因分析

1. 患者病情加重，需呼吸机辅助呼吸，导致住院时间延长和住院费用增加。
2. 患者病情加重，表现为癫痫持续发作，导致住院时间延长和住院费用增加。
3. 患者病情加重，出现严重感染等并发症，导致住院时间延长和住院费用增加。
4. 既往其他系统疾病加重而需要治疗，或出现严重并发症，导致住院时间延长和住院费用增加。
5. 患者其他并发症控制不佳，如器质性精神障碍、畸胎瘤处理等。

> **释义**
>
> ■ 住院期间发生了违背路径要求的情况视为变异，需退出路径，同时分析发生变异的原因。
>
> ■ 如某些常规实验室检查异常需要反复监测；出现了并发症如严重肺炎、深静脉血栓、癫痫持续状态等；既往合并疾病住院期间加重等。因上述情况发生从而延长住院时间和增加住院费用，需要特殊说明并且退出路径。

四、病毒性脑炎临床路径给药方案

【用药选择】

1. 推荐对因疑诊病毒性脑炎的入院患者首选阿昔洛韦治疗常用剂量 30mg/（kg·d），分 3 次（q8h）静脉滴注，连用 14~21 天，依据病情可重复治疗一疗程。更昔洛韦主要用于阿昔洛韦治疗无效的 HSE 及巨细胞病毒感染，用量 10mg/（kg·d），分 3 次（q8h）静脉滴注，连用 14~21 天。不建议合用利巴韦林。
2. 重症病毒性脑炎患者推荐激素选用糖皮质激素，如地塞米松 10~15mg 静脉滴注，每日 1 次，10~14 天后改为口服泼尼松 30~50mg，每日 1 次，病情稳定后每 3 天减 5~10mg 直至停用。或甲泼尼龙 800~1000mg 冲击治疗，每日 1 次静脉滴注，连用 3~5 天后改为泼尼松口服，每日 60mg，以后同上所述逐渐减量。

> **释义**
>
> ■ 2008 年美国 IDSA 指南中仅对阿昔洛韦应用于亚急性硬化性全脑炎（SSPE）、尼帕病毒（Nipah virus）做了 C-Ⅲ级推荐，对西尼罗河病毒不推荐应用。
>
> ■ HSE 患者在充分权衡激素治疗利弊后，如利大于弊则应考虑尽早予以激素治疗。2010 年 EFNS 指南指出：在伴有颅高压和脑水肿的情况下，大剂量激素可能具有一定的治疗作用。指南不推荐脑炎患者常规应用激素，需待唯一的 RCT 研究结果才能得出可能有效的结论。该 RCT 研究目前尚未公布结果。

【药学提示】

1. >80% 的阿昔洛韦在尿液中以原型排出，结晶尿可导致梗阻性肾病。肾功能不全患者应用阿昔洛韦时尤其要注意其肾毒性，如合并超重或肥胖则可能加速肾衰竭。肾功能不全的患者应用阿昔洛韦时剂量要降低，并注意加强水化治疗和监测肾功能。
2. 阿昔洛韦导致肝功能异常、骨髓抑制、中毒性脑病则是较罕见的情况。

【注意事项】

近年来，随着对脑脊液标本应用病毒 PCR 检测技术的推广，国外指南中对阿昔洛韦疗程有明确的规定。对疑诊病毒性脑炎患者，一般应用阿昔洛韦 14~21 天，而不需要等待 HSV-DNA 的检测结果。停药标准是疗程结束时复查脑脊液 HSV-DNA 阴性。

> **释义**
>
> ■ 一般在 HSV 脑炎患者起病第 2~10 天采集脑脊液，行 PCR 法检测 HSV-DNA。该方法的总的敏感性和特异性均>95%，且不受已接受阿昔洛韦治疗的影响。
>
> ■ 多个国外指南中均提出治疗早期如发现患者 MRI 正常，脑脊液 PCR 示 HSV-DNA 阴性，则需在 3~7 天内复查 PCR。对 HSV-DNA 复查仍阴性的患者，如此时有明确的其他诊断，则需停用阿昔洛韦，给予相应的其他治疗。如仍无明确的其他诊断，则仍推荐继续应用阿昔洛韦至少 10 天。
>
> ■ 疗程结束时需复查脑脊液，如 HSV-DNA 仍阳性，则继续阿昔洛韦治疗并每周复查脑脊液 HSV-DNA，直至阴性。

五、推荐表单

（一）医师表单

病毒性脑炎临床路径医师表单

适用对象：第一诊断为病毒性脑炎（ICD-10：A86/G05.1）

| 患者姓名： | | 性别： | 年龄： | 门诊号： | | 住院号： |

| 住院日期： | 年 月 日 | 出院日期： | 年 月 日 | 标准住院日：14~28 天 |

时间	住院第 1 天 （急诊室到病房）	住院第 2 天	住院第 3 天
主要诊疗工作	□ 询问病史与体格检查 □ 完善病历 □ 医患沟通，交代病情 □ 监测并管理体温（必要时物理/药物控制体温） □ 气道管理：防止误吸，必要时经鼻插管及机械通气 □ 防治继发感染、应激性溃疡等并发症 □ 合理使用抗病毒药物 □ 合理使用抗癫痫药物 □ 合理使用脱水药物 □ 记录会诊意见	□ 上级医师查房，书写上级医师查房记录 □ 评价神经功能状态 □ 评估辅助检查结果 □ 继续防治并发症 □ 必要时多科会诊 □ 开始康复治疗 □ 记录会诊意见	□ 上级医师查房，书写上级医师查房记录 □ 评价神经功能状态 □ 继续防治并发症 □ 必要时会诊 □ 康复治疗
重点医嘱	**长期医嘱：** □ 神经内科疾病护理常规 □ 一级护理 □ 普通饮食（必要时放置胃管，予鼻饲） □ 监测生命体征 □ 抗病毒药物 □ 抗癫痫药物 □ 脱水药物 □ 基础疾病用药 □ 依据病情下达 **临时医嘱：** □ 血常规、尿常规、便常规 □ 肝肾功能、电解质、血糖、凝血功能、免疫功能、输血前全套、红细胞沉降率、血气分析、感染性疾病筛查 □ 心电图、X 线胸片/肺部 CT、腹部、泌尿系、妇科彩超/增强 CT □ 预约脑电图 □ 预约头颅 CT/MRI+增强 □ 安排诊断性腰椎穿刺，脑脊液常规、生化、细胞学等检查 □ 根据病情选择：原学方面（血和脑脊液 TORCH，血和脑脊液 EB 病毒抗体+DNA、CMV-DNA）自身免疫学检查（血和脑脊液 NMDA 受体抗体、Hu-Yo-Ri 抗体；血 ANA18 项、ENA）；并发其他感染患者行分泌物或排泄物细菌/真菌、结核杆菌、培养及药敏试验；脑脊液病理学、诊断有疑问者检测血液和尿液毒物 □ 根据病情下达病危通知 □ 感染科会诊	**长期医嘱：** □ 神经内科疾病护理常规 □ 一级护理 □ 普通饮食（必要时放置胃管，予鼻饲） □ 监测生命体征 □ 抗病毒药物 □ 抗癫痫药物 □ 脱水药物 □ 基础疾病用药 □ 依据病情下达 **临时医嘱：** □ 复查异常实验室检查 □ 依据病情需要下达	**长期医嘱：** □ 神经内科疾病护理常规 □ 一级护理 □ 普通饮食（必要时放置胃管，予鼻饲） □ 监测生命体征 □ 抗病毒药物 □ 抗癫痫药物 □ 脱水药物 □ 基础疾病用药 □ 依据病情下达 **临时医嘱：** □ 异常实验室检查复查 □ 依据病情需要下达

续　表

时间	住院第 1 天 （急诊室到病房）	住院第 2 天	住院第 3 天
病情 变异 记录	□无　□有，原因： 1. 2.	□无　□有，原因： 1. 2.	□无　□有，原因： 1. 2.
医师 签名			

时间	第 4~7 天	第 8~13 天	第 14~21/28 天（出院日）
主要诊疗工作	□ 各级医师查房 □ 评估辅助检查结果 □ 评价神经功能状态 □ 继续防治并发症 □ 必要时相关科室会诊 □ 康复治疗	□ 各级医师查房 □ 评估辅助检查结果 □ 评价神经功能状态 □ 继续防治并发症 □ 必要时相关科室会诊 □ 康复治疗	□ 通知患者及其家属出院准备 □ 向患者交代出院后注意事项，预约复诊日期 □ 如果患者不能出院，在病程记录中说明原因和继续治疗的方案
重点医嘱	**长期医嘱：** □ 神经内科疾病护理常规 □ 一级/二级护理 □ 普通饮食（必要时放置胃管，予鼻饲） □ 抗病毒药物 □ 抗癫痫药物 □ 脱水药物 □ 基础疾病用药 □ 依据病情下达 **临时医嘱：** □ 异常检查复查 □ 复查血常规、肾功能、血糖、电解质 □ 必要时复查 EEG、头 CT/MRI □ 依据病情需要下达	**长期医嘱：** □ 神经内科疾病护理常规 □ 一级/二级护理 □ 普通饮食（必要时放置胃管，予鼻饲） □ 抗病毒药物 □ 抗癫痫药物 □ 脱水药物逐渐减量 □ 基础疾病用药 □ 依据病情下达 **临时医嘱：** □ 异常检查复查 □ 复查腰椎穿刺，脑脊液常规、生化、细胞学 □ 必要时复查 EEG、头 CT/MRI □ 依据病情需要下达	**出院医嘱：** □ 通知出院 □ 依据病情给予出院带药及建议 □ 出院带药
病情变异记录	□ 无 □ 有，原因： 1. 2.	□ 无 □ 有，原因： 1. 2.	□ 无 □ 有，原因： 1. 2.
医师签名			

（二）护士表单

病毒性脑炎临床路径护士表单

适用对象：第一诊断为病毒性脑炎（ICD-10：A86/G05.1＊）

患者姓名：	性别： 年龄： 门诊号：	住院号：
住院日期： 年 月 日	出院日期： 年 月 日	标准住院日：14~56 天

时间	住院第 1 天	住院第 2 天	住院第 3 天
健康宣教	□ 介绍主管医师、护士 □ 介绍医院内相关制度 □ 介绍环境、设施 □ 介绍住院注意事项 □ 介绍安全知识	□ 介绍特殊检查的目的、注意事项 □ 介绍用药的药理作用及注意事项 □ 介绍疾病知识及护理注意事项 □ 强调安全知识 □ 预防并发症	□ 预防并发症 □ 健康宣教
护理处置	□ 核对患者，佩戴腕带 □ 建立入院护理病历 □ 卫生处置：剃须、剪指（趾）甲、沐浴，更换病号服 □ 合理安排床位、卧位 □ 了解患者基础疾病，遵医嘱予以对应处理 □ 根据病情测量生命体征	□ 遵医嘱完成治疗及用药 □ 根据病情测量生命体征 □ 卫生处置：剃须、剪指（趾）甲，保证六洁到位 □ 协助生活护理 □ 协助完善相关检查，做好解释说明	□ 遵医嘱完成治疗及用药 □ 根据病情测量生命体征 □ 卫生处置：剃须、剪指（趾）甲，保证六洁到位 □ 协助生活护理
基础护理	□ 一级/二级护理 □ 晨、晚间护理 □ 协助生活护理 □ 指导患者采取正确体位 □ 六洁到位 □ 安全管理	□ 一级/二级护理 □ 晨、晚间护理 □ 协助生活护理 □ 指导患者采取正确体位 □ 安全管理	□ 一级/二级护理 □ 晨、晚间护理 □ 协助生活护理 □ 指导患者采取正确体位 □ 安全管理
专科护理	□ 护理查体 □ 病情观察：意识、精神状态、瞳孔、生命体征、肢体活动 □ 跌倒、压疮评估 □ 心理护理 □ 评价意识水平、精神状态，必要时放置胃管、尿管	□ 护理查体 □ 病情观察：意识、精神状态、瞳孔、生命体征、肢体活动 □ 管路（胃管、尿管）护理 □ 做好癫痫防御措施（床档保护套、准备通气措施，抬高头位30°）及发作期护理	□ 护理查体 □ 病情观察：意识、精神状态、瞳孔、生命体征、肢体活动 □ 指导康复锻炼 □ 管路（胃管、尿管）护理 □ 做好癫痫防御措施
重点医嘱	□ 详见医嘱执行单	□ 详见医嘱执行单	□ 详见医嘱执行单
病情变异记录	□ 无 □ 有，原因： 1. 2.	□ 无 □ 有，原因： 1. 2.	□ 无 □ 有，原因： 1. 2.
护士签名			

时间	住院第 4~6 天	住院第 7~13 天	住院第 14~56 天 （出院日）
健康宣教	□ 评价以前宣教效果	□ 评价以前宣教效果	□ 指导办理出院手续 □ 出院用药指导 □ 活动与休息指导 □ 饮食指导 □ 出现不适症状及时就诊 □ 遵医嘱定期复诊
护理处置	□ 遵医嘱完成治疗及用药 □ 根据病情测量生命体征 □ 卫生处置：剃须、剪指（趾）甲，保证六洁到位 □ 协助生活护理	□ 遵医嘱完成治疗及用药 □ 根据病情测量生命体征 □ 卫生处置：剃须、剪指（趾）甲，保证六洁到位 □ 协助生活护理	□ 办理出院手续 □ 书写出院小结
基础护理	□ 二级护理 □ 晨、晚间护理 □ 协助生活护理 □ 安全管理	□ 二级护理 □ 晨、晚间护理 □ 协助生活护理 □ 安全管理	□ 二级护理 □ 晨、晚间护理 □ 协助生活护理 □ 安全管理
专科护理	□ 护理查体 □ 病情观察 □ 指导康复锻炼 □ 心理护理 □ 评估胃管、尿管拔出条件 □ 做好癫痫防御措施	□ 护理查体 □ 病情观察：意识、精神状态、瞳孔、生命体征、肢体活动 □ 指导康复锻炼 □ 心理护理 □ 评估胃管、尿管拔出条件 □ 做好癫痫防御措施	□ 护理查体 □ 病情观察：意识、精神状态、瞳孔、生命体征、肢体活动 □ 指导康复锻炼 □ 心理护理 □ 做好癫痫防御措施
重点医嘱	□ 详见医嘱执行单	□ 详见医嘱执行单	□ 详见医嘱执行单
病情变异记录	□ 无 □ 有，原因： 1. 2.	□ 无 □ 有，原因： 1. 2.	□ 无 □ 有，原因： 1. 2.
护士签名			

（三）患者表单

病毒性脑炎临床路径患者表单

适用对象：第一诊断为病毒性脑炎（ICD-10：A86/G05.1＊）

患者姓名：	性别： 年龄： 门诊号：	住院号：
住院日期： 年 月 日	出院日期： 年 月 日	标准住院日：14~56 天

时间	入院	住院	出院
医患配合	□ 询问病史，体格检查 □ 查看既往辅助检查：头颅CT 或 MRI □ 交代病情 □ 开实验室检查单及相关检查单	□ 上级医师查房 □ 介绍病情、治疗方案 □ 介绍用药作用、不良反应 □ 必要时相应科室会诊 □ 评价神经功能状态	□ 交代出院后注意事项，预约复诊日期 □ 介绍出院后注意事项，出院后治疗及家庭保健 □ 介绍出院后用药注意事项 □ 办理出院手续，出院
护患配合	□ 配合测量体温、脉搏、呼吸、血压、体重，查体 □ 配合完成入院护理评估 □ 接受入院宣教 □ 接受卫生处置：剃须、剪指（趾）甲、沐浴，更换病号服 □ 如有不适请告知护士	□ 配合完成治疗及用药 □ 配合测量体温、脉搏、呼吸、血压，查体，每日询问大便 □ 接受卫生处置：剃须、剪指（趾）甲，保证六洁到位 □ 配合遵守医院制度 □ 遵医嘱采取正确卧位 □ 如有不适请告知护士 □ 接受进食、进水、排便等生活护理 □ 家属记录癫痫发作时间、发作过程	□ 办理出院手续 □ 出院用药指导 □ 活动与休息指导 □ 饮食指导 □ 出现不适症状及时就诊 □ 遵医嘱定期复诊
饮食	□ 遵医嘱 □ 低盐低脂 □ 糖尿病	□ 遵医嘱 □ 低盐低脂 □ 糖尿病	□ 遵医嘱 □ 低盐低脂 □ 糖尿病
排泄	□ 必要时计尿量 □ 告知大便次数	□ 必要时计尿量 □ 告知大便次数	□ 正常大小便 □ 避免便秘
活动	□ 卧床休息 □ 遵医嘱	□ 卧床休息 □ 遵医嘱	□ 正常适度活动，避免疲劳

附：原表单（2016 年版）

病毒性脑炎临床路径表单

适用对象：第一诊断为病毒性脑炎（ICD-10：A86/G05.1）

患者姓名：	性别：	年龄：	门诊号：	住院号：

住院日期：　　年　月　日	出院日期：　　年　月　日	标准住院日：14~28 天

时间	住院第 1 天 （急诊室到病房）	住院第 2 天	住院第 3 天
主要诊疗工作	□ 询问病史与体格检查 □ 完善病历 □ 医患沟通，交待病情 □ 监测并管理体温（必要时物理/药物控制体温） □ 气道管理：防治误吸，必要时经鼻插管及机械通气 □ 防治继发感染、应激性溃疡等并发症 □ 合理使用抗病毒药物 □ 合理使用抗癫痫药物 □ 合理使用脱水药物 □ 记录会诊意见	□ 上级医师查房，书写上级医师查房记录 □ 评价神经功能状态 □ 评估辅助检查结果 □ 继续防治并发症 □ 必要时多科会诊 □ 开始康复治疗 □ 记录会诊意见	□ 上级医师查房，书写上级医师查房记录 □ 评价神经功能状态 □ 继续防治并发症 □ 必要时会诊 □ 康复治疗
重点医嘱	**长期医嘱：** □ 神经内科疾病护理常规 □ 一级护理 □ 普食（必要时置胃管，予鼻饲） □ 监测生命体征 □ 抗病毒药物 □ 抗癫痫药物 □ 脱水药物 □ 基础疾病用药 □ 依据病情下达 **临时医嘱：** □ 血常规、尿常规、便常规 □ 肝肾功能、电解质、血糖、凝血功能、免疫功能、输血前全套、红细胞沉降率、血气分析、感染性疾病筛查 □ 心电图、X 线胸片/肺部 CT、腹部、泌尿系、妇科彩超/增强 CT □ 预约脑电图 □ 预约头颅 CT/MRI+增强 □ 安排诊断性腰椎穿刺，脑脊液常规、生化、细胞学等检查。 □ 根据病情选择：原学方面（血和脑脊液 TORCH，血和脑脊液 EB 病毒抗体+DNA、CMV-DNA）自身免疫学检查（血和脑脊液 NMDA 受体抗体、Hu-Yo-Ri 抗体；血 ANA18 项、ENA）；并发其他感染患者行分泌物或排泄物细菌/真菌、结核杆菌、培养及药敏试验；脑脊液病理学、诊断有疑问者检测血液和尿液毒物 □ 根据病情下达病危通知 □ 感染科会诊	**长期医嘱：** □ 神经内科疾病护理常规 □ 一级护理 □ 普食（必要时放置胃管，予鼻饲） □ 监测生命体征 □ 抗病毒药物 □ 抗癫痫药物 □ 脱水药物 □ 基础疾病用药 □ 依据病情下达 **临时医嘱：** □ 复查异常化验 □ 依据病情需要下达	**长期医嘱：** □ 神经内科疾病护理常规 □ 一级护理 □ 普食（必要时放置胃管，予鼻饲） □ 监测生命体征 □ 抗病毒药物 □ 抗癫痫药物 □ 脱水药物 □ 基础疾病用药 □ 依据病情下达 **临时医嘱：** □ 异常化验复查 □ 依据病情需要下达

续　表

时间	住院第 1 天 （急诊室到病房）	住院第 2 天	住院第 3 天
病情 变异 记录	□无　□有，原因： 1. 2.	□无　□有，原因： 1. 2.	□无　□有，原因： 1. 2.
医师 签名			

时间	第4~7天	第8~13天	第14~21/28天（出院日）
主要诊疗工作	□ 各级医师查房 □ 评估辅助检查结果 □ 评价神经功能状态 □ 继续防治并发症 □ 必要时相关科室会诊 □ 康复治疗	□ 各级医师查房 □ 评估辅助检查结果 □ 评价神经功能状态 □ 继续防治并发症 □ 必要时相关科室会诊 □ 康复治疗	□ 通知患者及其家属出院准备 □ 向患者交代出院后注意事项，预约复诊日期 □ 如果患者不能出院，在"病程记录"中说明原因和继续治疗的方案
重点医嘱	**长期医嘱：** □ 神经内科疾病护理常规 □ 一级/二级护理 □ 普食（必要时放置胃管，予鼻饲） □ 抗病毒药物 □ 抗癫痫药物 □ 脱水药物 □ 基础疾病用药 □ 依据病情下达 **临时医嘱：** □ 异常检查复查 □ 复查血常规、肾功能、血糖、电解质 □ 必要时复查EEG、头CT/MRI □ 依据病情需要下达	**长期医嘱：** □ 神经内科疾病护理常规 □ 一级/二级护理 □ 普食（必要时放置胃管，予鼻饲） □ 抗病毒药物 □ 抗癫痫药物 □ 脱水药物逐渐减量 □ 基础疾病用药 □ 依据病情下达 **临时医嘱：** □ 异常检查复查 □ 复查腰椎穿刺，脑脊液常规、生化、细胞学 □ 必要时复查EEG、头CT/MRI □ 依据病情需要下达	**出院医嘱：** □ 通知出院 □ 依据病情给予出院带药及建议 □ 出院带药
病情变异记录	□ 无 □ 有，原因： 1. 2.	□ 无 □ 有，原因： 1. 2.	□ 无 □ 有，原因： 1. 2.
医师签名			

第六章

骨科感染性疾病临床路径释义

第一节 脊柱结核临床路径释义

一、脊柱结核编码

1. 原脊柱结核编码：

疾病名称及编码：未提供编码

手术操作名称及编码：胸椎：前路经胸腔胸椎结核病灶清除+植骨术；

后路胸椎结核病灶清除植骨术

腰椎：腹膜外腰椎结核病灶清除+髂骨取骨植骨术；

后路腰椎结核病灶清除+植骨术

（依据情况决定是否植入内固定系统，以及前路或后路）

2. 修改编码：

疾病名称及编码：脊柱结核（ICD-10：A18.0† M49.0＊）

手术操作名称及编码：脊柱结核病灶清除+植骨术+髂骨取骨植骨术（ICD-9-CM-3：77.6904，78.0904，77.7901）

二、临床路径检索方法

（A18.0†+M49.0＊）伴 77.69

三、脊柱结核临床路径标准住院流程

（一）适用对象

第一诊断为脊柱结核，既往未行手术治疗，需行手术治疗者。

> **释义**
>
> ■ 适用对象编码参见第一部分。
>
> ■ 本路径适用对象为临床诊断为脊柱结核且需要手术治疗的患者，如果患者采用保守治疗，则不进入本路径。

（二）诊断依据

1. 病史：有结核病接触史，或现有及曾有肺结核或其他结核病。
2. 有结核中毒症状：低热、盗汗、乏力、消瘦等。
3. 疼痛：患病部位疼痛，患病处棘突或棘突旁有压、叩痛和病变部位神经支配区的放射性疼痛。
4. 肌肉痉挛：躯体处于强迫体位（被动体位，患者活动受限）。
5. 脊柱生理弯曲改变：出现后突畸形、驼背等。

6. 脓肿和窦道：脊柱相应部位出现脓肿、形成窦道并有混合感染。

7. 神经功能障碍：当病变累及神经或脊髓时，可有剧烈的根性疼痛，以及该神经支配皮肤感觉异常，严重时可有感觉障碍平面出现，肌肉张力失衡，运动失调及行走困难。甚至感觉、运动及大小便功能的丧失，肢体瘫痪。生理反射减弱与消失，病理反射阳性。截瘫患者常有压疮、泌尿系感染、坠积性肺炎等合并症。

8. 实验室检查：①血红细胞沉降率升高；②PPD 或 OT 试验阳性；③脓液涂片查找抗酸杆菌和结核分枝杆菌培养阳性；④PCR、结核分枝杆菌 DNA 检测、淋巴细胞干扰素释放试验阳性。

9. 影像学检查：X 线片、CT 及 MR 检查提示脊柱结核。

释义

■ 本路径的制订主要参考国内权威参考书籍和诊疗指南。

■ 病史和临床症状是诊断脊柱结核的初步依据，多数患者表现为低热、盗汗、乏力、消瘦等结核中毒症状，病变部位附近疼痛，可伴有活动受限、处于被动体位和后突畸形等。当患者出现椎旁脓肿甚至窦道时，脊柱结核可能性大。结合实验室检查和 X 线片、CT 及 MR 检查可明确诊断。部分患者临床表现不典型，如实验室检查支持结核分枝杆菌感染和 X 线片、CT 及 MR 检查提示椎旁脓肿，亦可进入路径。

（三）进入路径标准

1. 第一诊断符合脊柱结核，既往未行手术治疗，需行前路经胸腔或腹膜外结核病灶清除植骨或后路脊柱结核病灶清除+植骨前路或后路内固定术。

2. 心、肝、肺、肾等器官功能可以耐受全麻手术。

3. 合并伴随疾病时，不需特殊处理和影响第一诊断疾病治疗时可以入选。

释义

■ 进入本路径的患者为第一诊断为脊柱结核，且需要手术治疗。采用保守治疗的患者不进入本路径。

■ 脊柱结核的绝对手术指征是病灶活动并有神经系统压迫症状。一般认为有神经功能受损、结核已经引起椎体破坏严重、出现脊柱畸形或者不稳定、化疗效果不佳出现病情继续进展的病例应该手术治疗。

■ 入院后常规检查发现有基础疾病，如高血压病、冠状动脉粥样硬化性心脏病、糖尿病、肝肾功能不全等，经系统评估后对脊柱结核的手术治疗无特殊影响者，可进入路径。但可能增加医疗费用，延长住院时间。

（四）标准住院日

10~20 天。

释义

■ 怀疑脊柱结核的患者入院后，术前准备 9~15 天，第 10~16 天手术治疗。住院期间继续抗结核药物治疗，总住院时间不超过 20 天符合本路径要求。

（五）住院期间的检查项目

1. 必需的检查项目：

（1）功能性检查：血常规、血红细胞沉降率、凝血功能、血型、尿液常规、便常规；相关传染性疾病筛查（排除乙型肝炎、丙型肝炎、梅毒、AIDS 等）；肝肾功能、电解质、血糖、C 反应蛋白；心电图、肺功能、动脉血气分析。

（2）诊断性检查：抗结核分枝杆菌抗体、结核分枝杆菌 PCR 测定、混合淋巴细胞培养+干扰素试验；骨扫描；肿瘤标志物；人类白细胞抗原 B27；布氏杆菌凝集试验；正侧位 X 线胸片、正侧位胸椎 X 线片、正侧位腰椎 X 线片、正位骨盆 X 线片、胸部 CT、胸椎 CT 和 MR（与血管关系密切时需增强）；腹部脏器和双侧腰大肌超声检查；必要时行听力、视力、视野检测。

2. 根据患者病情进行的检查项目：心脑血管系统相关专业检查；尿妊娠试验（育龄期妇女）；细胞免疫功能检查（怀疑免疫异常患者）。

> **释义**
>
> ■血常规、血红细胞沉降率、C 反应蛋白、抗结核分枝杆菌抗体、结核分枝杆菌 PCR 测定、混合淋巴细胞培养+干扰素试验是最基本的常规检查，进入路径的患者均需完成。混合淋巴细胞培养+干扰素试验可作为存在结核感染的依据。乙型肝炎、丙型肝炎、梅毒、AIDS 等检测可以进一步了解患者是否合并其他感染性疾病；凝血功能、血型、尿液常规、粪便常规、肝肾功能、电解质、血糖、肺功能、动脉血气分析、心电图、X 线胸片可评估有无基础疾病，是否影响住院时间、费用及其治疗预后。
>
> ■本病需与其他引起腰背痛、发热等症状的疾病相鉴别，如怀疑肿瘤，应行骨扫描、肿瘤标志物检查；如怀疑强直性脊柱炎，应行人类白细胞抗原 B27 检查；如怀疑布氏杆菌感染，应行布氏杆菌凝集试验。腹部脏器超声检查有助于辅助和腹部脏器病变引起的疼痛鉴别。由于抗结核药物以及结核性脑膜炎可以引起听神经、视神经的损害，必要时需行听力、视力、视野检测。
>
> ■需要评价结核病变累及的范围时需要行正侧位胸椎 X 线片、正侧位腰椎 X 线片、正位骨盆 X 线片、胸部 CT、胸椎 CT 和 MR（与血管关系密切时需增强）。双侧腰大肌超声检查有助于明确是否存在椎旁脓肿并确定其范围。
>
> ■在术前准备过程中，怀疑心脑血管相关疾患的患者应该完善心脑血管系统相关专业检查；育龄期妇女应完善尿妊娠试验；由于免疫异常患者更容易感染结核，怀疑免疫异常患者应完善细胞免疫功能检查。

（六）治疗方案的选择

全身治疗：卧床休息，增加合理饮食营养，保持室内空新鲜与阳光照射。抗结核药物治疗。（建议术前抗结核治疗在院外进行）局部治疗：窦道换药。脓肿穿刺或引流。压疮、泌尿系感染的防治。

手术治疗：胸椎：前路经胸腔胸椎结核病灶清除+植骨术；后路胸椎结核病灶清除植骨术；腰椎：腹膜外腰椎结核病灶清除+髂骨取骨植骨术；后路腰椎结核病灶清除+植骨术（依据情况决定是否植入内固定系统以及前路或后路）。

释义

■ 由于患者感染结核后容易出现体质和抵抗力下降，而脊柱结核容易引起脊柱不稳定并且手术治疗的创伤又相对较大，诊断脊柱结核后就应卧床休息、增加合理饮食营养、保持室内空气新鲜和阳光照射。院外进行抗结核的药物治疗和局部治疗。出现窦道的患者需要定期换药，防止继发感染；出现脓肿的患者需要进行脓肿的穿刺抽吸或者同时放置引流。患者长期卧床休息的过程中容易出现压疮和泌尿系感染，注意定期嘱患者定期翻身、用气垫床等措施防止压疮发生。出现泌尿系感染的患者应及时药物治疗。

■ 一期的后路胸腰椎结核病灶清除植骨术有从后路直接解决椎管狭窄、缓解椎管内压迫、解剖相对简单、创伤小、出血少等优点，但是也存在复发及合并内固定感染的风险。因此，适应证相对较窄，一般椎体破坏不明显、硬膜和神经根受累严重并存在椎管狭窄、椎体两侧无明显脓液、干酪样坏死物和死骨、截瘫合并不严重的后凸畸形患者考虑采用一期的后路胸腰椎结核病灶清除植骨术治疗。

■ 超声或 CT 显示无巨大脓肿、病灶趋于稳定、脊髓压迫主要来自前方的脊柱结核可以采用一期前路病灶清除、植骨、内固定手术治疗。

■ 对于无严重的脊柱外结核病损、后突畸形较为严重或者逐渐加重、发生脊柱不稳定、合并截瘫、不完全瘫痪经抗结核治疗 3~4 周无缓解的患者可以采用经前路病灶清除植骨、后路椎弓根固定术。该术式解决前方植骨支撑不够的问题，同时避免内植物和感染病灶直接接触，手术适应证较广。

（七）预防性抗菌药物选择与使用时机

术前抗结核治疗：常规采用 INH、RFP、EMB、PZA 联合治疗。特殊患者（如儿童、老年、妊娠、免疫抑制，以及发生药物不良反应等）可以在上述方案基础上调整药物剂量或药物，或根据耐药结果选择抗结核药物。

释义

■ 在结核杆菌感染的早期，病灶周围充血水肿，渗出增加，结核杆菌增殖活跃，患者存在发热、盗汗、疼痛等结核中毒症状，此时手术容易造成出血量增加、结核杆菌扩散，形成死骨和导致感染加重，容易影响植骨融合和内固定稳定。一般需要营养支持和四联（INH、RFP、EMB、PZA）联合化疗 2~3 周后，患者结核中毒症状减轻，体温 ≤ 37.5℃，血红蛋白 $> 100g/L$，ESR $< 60mm/1h$ 时可考虑手术治疗。

■ 对儿童、老年、妊娠、应用免疫抑制以及发生药物不良反应等特殊患者，可以在上述四联方案基础上调整药物剂量或药物，或根据耐药结果选择抗结核药物。

（八）手术日

入院后 10~16 天。

释义

■ 怀疑脊柱结核的患者入院后，术前准备 9~15 天，第 10~16 天手术治疗。

（九）术后恢复

复查项目：血常规、肝肾功能、电解质、X线胸片检查（床边）。

术后抗菌药物应用：依据有无肺部及其他感染联合应用头孢第二代或第三代抗菌药物，用药时间3~7天。出院后必须常规依术前四联化疗方案进行抗结核药物治疗9~12个月，必要时再加3~6个月继续进行 INH、RFP、EMB 联合化疗。

> **释义**
>
> ■ 术后完善血常规、肝肾功能、电解质等化验检查，发现相关异常及时处理；完善床边X线胸片检查明确有无肺部感染。
>
> ■ 术后没有合并其他感染时应用第二代头孢菌素3~7天；合并肺部感染或者其他感染时应用第三代头孢菌素至感染控制。
>
> ■ 一般来说达到以下标准可以考虑停药：全身情况良好，无发热，食欲正常，局部无疼痛；ESR多次复查均在正常范围；X线片等影像学资料显示手术部位病变椎体已经骨性愈合，周围无异常阴影；恢复正常活动和轻体力工作3~6个月，无症状复发，无脓肿、窦道形成。

（十）出院标准

术后7~14天后，体温正常3天以上，切口愈合良好、已拆线。

脊柱正侧位X线片显示正常术后改变，X线胸片显示正常术后改变，腰大肌B型超声检查未见异常者。

> **释义**
>
> ■ 患者出院前应完成所有必需检查项目，且开始抗结核药物治疗，一般在术后7~14天后，体温正常3天以上，切口愈合良好；脊柱正侧位X线片显示正常术后改变，没有内固定位置移位；X线胸片显示正常术后改变，腰大肌B型超声检查未见。同时注意观察临床症状是否减轻，有无明显药物相关不良反应。

（十一）变异及原因分析

四、脊柱结核临床路径给药方案

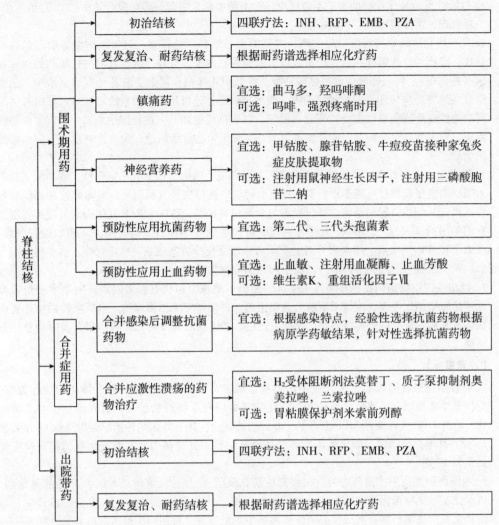

【用药选择】

1. 对于初治结核，术前四联化疗方案进行抗结核药物治疗 2~3 周；对于复发复治或者耐药性结核，需要根据耐药谱合理选择化疗药物。出院后继续四联化疗方案进行抗结核药物治疗 9~12 个月，必要时再加 3~6 个月继续进行 INH、RFP、EMB 联合化疗。

2. 出现神经功能障碍的患者，根据患者神经功能障碍的程度，选择一种或者联合应用神经营养药物。

3. 预防性应用抗菌药物：原则上应选择相对广谱、效果肯定（杀菌剂而非抑菌剂）、安全及价格相对低廉的抗菌药物。头孢菌素是最符合上述条件的，如果患者对青霉素过敏不宜使用头孢菌素时，针对葡萄球菌、链球菌可用克林霉素，针对革兰阴性杆菌可用氨曲南，大多两者联合应用。

4. 止血药物的应用：任何止血药均不能替代术中良好的止血，术后可给予止血药物治疗 3 天以减少引流量及预防血肿形成。

【药学提示】

1. 过敏性反应是化疗药的主要不良反应，多由利福霉素引起。多在服药后 1~2 个月内发生。一旦发现，需要快停药、早脱敏。

2. 几乎所有抗结核药均可引起皮疹，常见的由异烟肼、链霉素、对氨基柳酸等引起的猩红热样、湿疹样及紫癜样皮疹，严重者可引起剥脱性皮炎。对轻度患者可用抗过敏药如氯苯那敏（扑尔敏）、阿司咪唑、葡萄糖酸钙等，并外用止痒剂；对中度患者（有明显水肿、出血点或发热等）应停用引起过敏的药物，服抗过敏药，还可用皮质激素治疗；对重度患者（出现出血性皮疹或剥脱性皮炎）应紧急处理，口服抗过敏药、大剂量维生素 C，皮质激素静脉点滴，直至症状完全控制，皮肤损害消失。体温正常后逐渐减量，为防止继发感染应给予抗菌药物。

3. 链霉素、卡那霉素、紫霉素、卷曲霉素对肾功能、听力、前庭有一定毒性，肾功损害及听力障碍的老年患者尽可能不用；氨硫脲（Tbl）、对氨基柳酸、利福平、吡嗪酰胺和乙硫异烟肼或丙硫异烟肼引起的药物性肝脏损害与肝炎很难区别；INH 与 RFP 联用引起肝损害程度是它们单用的 3~5 倍。HBsAg 阳性者用药时肝损害发生率高，应同时用保肝药如葡醛内酯、强力宁和 B 族维生素、维生素 C 等。严重者应改变化疗方案或临时终止化疗，请专科医师会诊。吡嗪酰胺可引起关节疼痛，乙胺丁醇可引起视力障碍。

4. 预防性应用抗菌药物能够降低手术部位感染的概率，但仍有较多因素影响手术部位或其他部位感染的发生率，应该采取综合预防措施，严格遵守无菌术原则。术后需要根据患者症状体征及血常规、红细胞沉降率、C 反应蛋白、微生物培养及药敏检查结果，及时调整用药策略。

【注意事项】

1. 脊柱结核患者用药要参考既往用药史和过敏史，根据药敏试验制订个体化的治疗方案；选择至少 2 种以上敏感抗结核药物；强化期最好应有 5 种药物组成，巩固期至少有 3 种药物，合并 HIV 感染或者 AIDS 患者至少有 6 种药物联合应用。痰菌阴转治疗至少持续 18 个月。

2. 合并其他部位结核，如痰菌阳性肺结核、肾结核、肝结核等，术前抗结核药物治疗应延长至6~12 周。

3. 术前预防性应用抗菌药物时，在切开皮肤黏膜前 30 分钟（麻醉诱导时）开始静脉给药，以保证在发生细菌污染之前血清及组织中的药物已达到有效浓度。一般 30 分钟内滴完，血清和组织内抗菌药物有效浓度必须能够覆盖手术全过程。常用的头孢菌素血清半衰期为 1~2 小时，因此，如手术延长到 3h 以上，或失血量超过 1500ml，应补充一个剂量，必要时还可用第三次。如果选用半衰期长达 7~8 小时的头孢曲松，则无须追加剂量。

五、推荐表单

（一）医师表单

脊柱结核临床路径医师表单

适用对象：第一诊断为脊柱结核（ICD-10：A18.0†M49.0＊）

行脊柱结核病灶清除＋植骨术＋髂骨取骨植骨术（ICD-9-CM-3：77.6904，78.0904，77.7901）

患者姓名：	性别：　　年龄：　　门诊号：	住院号：
住院日期：　　年　月　日	出院日期：　　年　月　日	标准住院日：　　天

时间	住院第 1 天	住院第 2~8 天	住院第 9~15 天
主要诊疗工作	□ 询问病史及体格检查 □ 详细了解既往抗结核药物使用史 □ 主管医师查房 □ 制订初步诊疗计划 □ 开化验及检查申请单 □ 完成病历书写	□ 三级医师查房 □ 尽早完成辅助检查并追踪结果 □ 处理基础性疾病并对症治疗 □ 评估辅助检查结果是否有异常 □ 签署结核病化疗知情同意书	□ 术前讨论 □ 评估患者手术指征 □ 向患者及家属交代手术风险、并发症及预后
重点医嘱	**长期医嘱：** □ 骨科护理常规 □ 一级护理 □ 饮食 **临时医嘱：** □ 血常规、血型、尿常规 □ 凝血功能 □ 电解质、肝肾功能 □ ESR、CRP、ASO、RF □ 感染性疾病筛查 □ 胸部 X 线平片、心电图、肺功能 □ 站立位全脊柱正侧位片、颈椎正侧位片 □ 根据病情：全脊柱 CT 及三维重建、MRI、肌电图、血气分析、超声心动图、双下肢血管彩色超声	**临时医嘱：** □ 骨科护理常规 □ 一级护理 □ 饮食 □ 患者既往内科基础疾病用药 **临时医嘱：** □ 根据会诊科室要求安排检查和化验 □ 镇痛等对症处理 □ 呼吸功能锻炼	**长期医嘱：**同前 **临时医嘱：** □ 术前医嘱 □ 明日在全麻下行脊柱结核病灶清除、内固定、植骨融合 □ 术前禁食、禁水 □ 术前用抗菌药物皮试，手术抗菌药物带药 □ 一次性导尿包术中用 □ 术区备皮 □ 术前灌肠 □ 配血 □ 其他特殊医嘱 □ 必要时术中带激素
病情变异记录	□ 无　□ 有，原因： 1. 2.	□ 无　□ 有，原因： 1. 2.	□ 无　□ 有，原因： 1. 2.
医师签名			

时间	住院第___天（手术日）术后	住院第___天（手术日）（手术后第1天）	住院第___天（手术后第2天）
主要诊疗工作	□ 手术 □ 向患者和（或）家属交代手术过程概况及术后注意事项 □ 术者完成手术记录 □ 完成术后病程记录 □ 上级医师查房 □ 麻醉医师查房 □ 观察有无术后并发症并做相应处理，观察下肢运动、感觉	□ 上级医师查房 □ 完成常规病程记录 □ 观察伤口、引流量、生命体征情况等，并做出相应处理 □ 观察下肢运动、感觉	□ 上级医师查房 □ 完成病程记录 □ 拔除引流管，伤口换药 □ 指导患者功能锻炼 □ 指导患者坐起（根据病情）
重点医嘱	**长期医嘱：** □ 骨科术后护理常规 □ 一级护理 □ 饮食 □ 轴线翻身 □ 留置引流管并记引流量 □ 抗菌药物 □ 其他特殊医嘱 □ 术后激素预防脊髓水肿（必要时） **临时医嘱：** □ 今日在全麻下行后突矫形+内固定+植骨融合术 □ 心电监护、吸氧（根据病情需要） □ 补液 □ 胃黏膜保护剂（必要时） □ 止吐、镇痛等对症处理（必要时） □ 急查血常规 □ 输血（根据病情需要）	**长期医嘱：** □ 骨科术后护理常规 □ 一级护理 □ 饮食 □ 轴线翻身 □ 留置引流管并记引流量 □ 抗菌药物 □ 其他特殊医嘱 □ 术后激素预防脊髓水肿（必要时） **临时医嘱：** □ 复查血常规 □ 输血和（或）补晶体、胶体液（根据病情需要） □ 镇痛等对症处理	**长期医嘱：** □ 骨科术后护理常规 □ 一级护理 □ 饮食 □ 轴线翻身 □ 抗菌药物 □ 其他特殊医嘱 □ 术后激素预防脊髓水肿（必要时） **临时医嘱：** □ 复查血常规（必要时） □ 输血和（或）补晶体、胶体液（必要时） □ 换药，拔引流管 □ 拔尿管（根据病情） □ 镇痛等对症处理
病情变异记录	□ 无　□ 有，原因： 1. 2.	□ 无　□ 有，原因： 1. 2.	□ 无　□ 有，原因： 1. 2.
医师签名			

时间	住院第___天 （术后第 3 天）	住院第___天 （术后第 4~6 天）	住院第___天 （出院日）
主要诊疗工作	□ 上级医师查房 □ 住院医师完成病程记录 □ 伤口换药（必要时） □ 指导患者功能锻炼 □ 复查术后全脊柱 X 线片（根据患者情况） □ 定做术后支具（必要时）	□ 上级医师查房 □ 住院医师完成病程记录 □ 伤口换药（必要时） □ 指导患者功能锻炼 □ 指导正确使用支具	□ 患者办理出院手续，出院
重点医嘱	长期医嘱： □ 骨科术后护理常规 □ 二级护理 □ 饮食 □ 抗菌药物：如体温正常、伤口情况良好、无明显红肿时可以停止抗菌药物治疗 □ 其他特殊医嘱 临时医嘱： □ 复查血尿常规、生化（必要时） □ 补液（必要时） □ 换药（必要时） □ 镇痛等对症处理	长期医嘱： □ 骨科术后护理常规 □ 二级护理 □ 饮食 □ 抗菌药物：如体温正常，伤口情况良好、无明显红肿时可以停止抗菌药物治疗 □ 其他特殊医嘱 临时医嘱： □ 复查血尿常规、生化（必要时） □ 补液（必要时） □ 换药（必要时） □ 镇痛等对症处理	出院医嘱： □ 化疗药物 □ 嘱___日后拆线换药（根据出院时间决定） □ 1 个月后门诊复查 □ 如有不适，随时来诊
病情变异记录	□ 无　□ 有，原因： 1. 2.	□ 无　□ 有，原因： 1. 2.	□ 无　□ 有，原因： 1. 2.
医师签名			

（二）护士表单

脊柱结核临床路径护士表单

适用对象：第一诊断为脊柱结核（ICD-10：A18.0† M49.0＊）

行脊柱结核病灶清除＋植骨术＋髂骨取骨植骨术（ICD-9-CM-3：77.6904，78.0904，77.7901）

患者姓名：	性别： 年龄： 门诊号：	住院号：
住院日期： 年 月 日	出院日期： 年 月 日	标准住院日：7~15 天

时间	住院第 1 天	住院第 2~8 天	住院第 9~15 天 （手术日）
健康宣教	□ 入院宣教 □ 介绍主管医师、护士 □ 介绍环境、设施 □ 介绍住院注意事项	□ 术前宣教 □ 宣教疾病知识、术前准备及手术过程 □ 告知准备物品、沐浴 □ 告知术后饮食、活动及探视注意事项 □ 告知术后可能出现的情况及应对方式 □ 主管护士与患者沟通，了解并指导心理应对 □ 告知家属等候区位置	□ 术后当日宣教 □ 告知监护设备、管路功能及注意事项 □ 告知饮食、体位要求 □ 告知疼痛注意事项 □ 告知术后可能出现情况及应对方式 □ 告知用药情况 □ 给予患者及家属心理支持 □ 再次明确探视陪伴须知
护理处置	□ 核对患者，佩戴腕带 □ 建立入院护理病历 □ 卫生处置：剪指（趾）甲、沐浴，更换病号服	□ 协助医师完成术前检查化验 □ 术前准备 □ 配血 □ 抗菌药物皮试 □ 备皮 □ 药物灌肠 □ 禁食、禁水	□ 送手术 □ 摘除患者各种活动物品 □ 核对患者资料及带药 □ 填写手术交接单，签字确认 □ 接手术 □ 核对患者及资料，签字确认
基础护理	□ 一级护理 □ 晨晚间护理 □ 患者安全管理	□ 一级护理 □ 晨晚间护理 □ 患者安全管理	□ 特级护理 □ 卧位护理：腰部制动 协助轴线翻身 q2h、预防压疮 □ 排泄护理 □ 患者安全管理
专科护理	□ 护理查体 □ 评估双下肢感觉活动 □ 填写跌倒预防告知书 □ 需要时，填写跌倒及压疮防范表 □ 观察心肺功能、劳动耐力 □ 需要时，请家属陪伴 □ 心理护理	□ 协助医师完成术前检查化验 □ 术前心理护理 □ 观察患者病情变化 □ 防止皮肤压疮护理 □ 心理和生活护理 □ 指导呼吸功能锻炼	□ 病情观察，写特护记录 □ q2h 评估生命体征、双下肢感觉活动、皮肤情况、伤口敷料、伤口引流管、尿管情况、出入量、有无神经功能障碍 □ 遵医嘱行抗菌药物、神经营养药物、激素、脱水剂（根据情况）、消炎镇痛、补液等治疗 □ 心理护理

续　表

时间	住院第 1 天	住院第 2~8 天	住院第 9~15 天 （手术日）
重点 医嘱	□ 详见医嘱执行单	□ 详见医嘱执行单	□ 详见医嘱执行单
病情 变异 记录	□ 无　□ 有，原因： 1. 2.	□ 无　□ 有，原因： 1. 2.	□ 无　□ 有，原因： 1. 2.
护士 签名			

注：原路径建议为住院第 4~5 天。

时间	住院第 11~19 天 （术后第 1~9 天）	住院第 17~20 天 （术后第 7~10 天）
健康宣教	□ 术后宣教 □ 药物作用及频率 □ 饮食、活动指导 □ 复查患者对术前宣教内容的掌握程度 □ 疾病恢复期注意事项 □ 拔除伤口引流管后注意事项 □ 拔尿管后注意事项 □ 功能锻炼方法 □ 正确起卧床方法 □ 指导正确的翻身及坐起方法 □ 佩戴支具注意事项 □ 下床活动注意事项	□ 出院宣教 □ 复查时间 □ 服药方法 □ 指导饮食 □ 活动休息 □ 支具佩戴 □ 指导功能锻炼方法 □ 伤口观察 □ 指导办理出院手续
护理处置	□ 遵医嘱完成相关治疗	□ 办理出院手续 □ 书写出院小结
基础护理	□ 特级或一级或二级护理（根据患者病情和生活自理能力确定护理级别） □ 晨晚间护理 □ 协助进食、进水 □ 协助轴线翻身 q2h、预防压疮 □ 排泄护理 □ 床上温水擦浴 □ 协助更衣 □ 患者安全管理	□ 二级护理 □ 晨晚间护理 □ 协助或指导进食、进水 □ 协助或指导床旁活动 □ 康复训练 □ 患者安全管理
专科护理	□ 病情观察，写特护记录 □ q2h 评估生命体征、双下肢感觉活动、皮肤情况、伤口敷料、伤口引流管、出入量 □ 遵医嘱予抗菌药物（抗菌药物用药时间应<48 小时）、神经营养药物、激素、脱水剂（根据情况）、消炎镇痛、补液等治疗 □ 下肢功能锻炼指导 □ 需要时，联系主管医师给予相关治疗及用药 □ 心理护理	□ 病情观察 □ 评估生命体征、双下肢感觉活动、伤口敷料情况 □ 心理护理
重点医嘱	□ 详见医嘱执行单	□ 详见医嘱执行单
病情变异记录	□ 无　□ 有，原因： 1. 2.	□ 无　□ 有，原因： 1. 2.
护士签名		

（三）患者表单

脊柱结核临床路径患者表单

适用对象：第一诊断为脊柱结核（ICD-10：A18.0† M49.0＊）

行脊柱结核病灶清除＋植骨术＋髂骨取骨植骨术（ICD-9-CM-3：77.6904，78.0904，77.7901）

患者姓名：	性别： 年龄： 门诊号：	住院号：
住院日期： 年 月 日	出院日期： 年 月 日	标准住院日：7~15 天

时间	入院	手术前	手术当天
医患配合	□ 配合询问病史、收集资料，请务必详细告知既往史、用药史、过敏史 □ 如服用抗凝剂，请明确告知 □ 配合进行体格检查 □ 有任何不适请告知医师	□ 配合完善术前相关检查、化 □ 验，如采血、留尿、心电图、X 线胸片、脊柱 X 线检查、CT、MRI □ 医师与患者及家属介绍病情及手术谈话、术前签字 □ 麻醉师与患者进行术前访视	□ 配合评估手术效果 □ 配合检查肢体感觉活动情况 □ 有任何不适请告知医师
护患配合	□ 配合测量体温、脉搏、呼吸、血压、体重 1 次 □ 配合完成入院护理评估（简单询问病史、过敏史、用药史） □ 接受入院宣教（环境介绍、病室规定、订餐制度、贵重物品保管等） □ 有任何不适请告知护士	□ 配合测量体温、脉搏、呼吸、询问排便 1 次 □ 接受术前宣教 □ 接受配血，以备术中需要时用 □ 接受备皮 □ 接受药物灌肠 □ 自行沐浴 □ 准备好必要用物，如弯头吸水管、尿壶、尿垫等 □ 取下义齿、饰品等，贵重物品交家属保管	□ 清晨测量体温、脉搏、呼吸、血压 1 次 □ 送手术室前，协助完成核对，带齐影像资料，脱去衣物，上手术车 □ 返回病房后，协助完成核对，配合过病床 □ 配合检查意识、双下肢感觉活动，询问出入量 □ 配合术后吸氧、监护仪监测、输液、排尿用尿管、腰部有伤口引流管 □ 遵医嘱采取正确体位 □ 配合缓解疼痛 □ 有任何不适请告知护士
饮食	□ 正常饮食	□ 术前 12 小时禁食、禁水	□ 返病室后禁水 6 小时 □ 6 小时后无恶心呕吐可适量饮水 □ 禁食
排泄	□ 正常排尿便	□ 正常排尿便	□ 保留尿管
活动	□ 正常活动	□ 正常活动	□ 根据医嘱卧床、腰部制动 □ 卧床休息，保护管路 □ 四肢活动

时间	手术后	出院
医患配合	□ 配合检查双下肢感觉活动 □ 需要时，配合伤口换药 □ 配合拔除引流管、尿管 □ 配合伤口拆线	□ 接受出院前指导 □ 知道复查程序 □ 获取出院诊断书
护患配合	□ 配合定时监测生命体征，每日询问排便情况 □ 配合检查双下肢感觉活动，询问出入量 □ 接受输液、服药等治疗 □ 配合夹闭尿管，锻炼膀胱功能 □ 接受进食、进水、排便等生活护理 □ 配合轴线翻身，预防皮肤压力伤 □ 注意活动安全，避免坠床或跌倒 □ 配合采取正确方法起卧床 □ 如需要，配合正确佩戴腰部支具 □ 配合执行探视及陪伴	□ 接受出院宣教 □ 办理出院手续 □ 获取出院带药 □ 知道服药方法、作用、注意事项 □ 知道护理伤口方法 □ 指导正确起卧床方法 □ 如需要，指导正确佩戴支具方法 □ 知道复印病历方法
饮食	□ 根据医嘱，排气后进流食 □ 根据医嘱，由流食逐渐过渡到普食	□ 根据医嘱，普食
排泄	□ 保留尿管-正常排尿便 □ 防治便秘	□ 正常排尿便 □ 防治便秘
活动	□ 根据医嘱，床上活动 □ 注意保护管路，勿牵拉、脱出等 □ 根据医嘱，床旁活动	□ 正常适度活动，避免疲劳

附：原表单（2016 年版）

脊柱结核临床路径表单

适用对象：第一诊断为第一诊断为脊柱结核，既往未行手术治疗，需行手术治疗者

行＿＿＿＿＿＿＿术

患者姓名：	性别： 年龄： 门诊号：	住院号：
住院日期： 年 月 日	出院日期： 年 月 日	标准住院日： 天

时间	住院第 1 天	住院第 2 天	住院第 3 天
主要诊疗工作	□ 询问病史及体格检查 □ 详细了解既往抗结核药物使用史 □ 主管医师查房 □ 制订初步诊疗计划 □ 开化验及检查申请单 □ 完成病历书写	□ 三级医师查房 □ 尽早完成辅助检查并追踪结果 □ 处理基础性疾病并对症治疗 □ 评估辅助检查结果是否有异常 □ 签署结核病化疗知情同意书	□ 术前讨论 □ 评估患者手术指针 □ 向患者及家属交代手术风险、并发症及预后
重点医嘱	长期医嘱： □ 骨科护理常规 □ 一级护理 □ 饮食 临时医嘱： □ 血常规、血型、尿常规 □ 凝血功能 □ 电解质、肝肾功能 □ ESR、CRP、ASO、RF □ 感染性疾病筛查 □ 胸部 X 线平片、心电图、肺功能 □ 站立位全脊柱正侧位像、颈椎正侧位片 □ 根据病情：全脊柱 CT 及三维重建、MRI、肌电图、血气分析、超声心动图、双下肢血管彩色超声	临时医嘱： □ 骨科护理常规 □ 一级护理 □ 饮食 □ 患者既往内科基础疾病用药 临时医嘱： □ 根据会诊科室要求安排检查和化验 □ 镇痛等对症处理 □ 呼吸功能锻炼	长期医嘱： 同前 临时医嘱： □ 术前医嘱 □ 明日在全麻下行脊柱结核病灶清除、内固定、植骨融合 □ 术前禁食、禁水 □ 术前用抗菌药物皮试，手术抗菌药物带药 □ 一次性导尿包术中用 □ 术区备皮 □ 术前灌肠 □ 配血 □ 其他特殊医嘱 □ 必要时术中带激素
主要护理工作	□ 入院介绍（病房环境、设施等） □ 入院护理评估 □ 观察心肺功能、劳动耐力	□ 观察患者病情变化 □ 防止皮肤压疮护理 □ 心理和生活护理 □ 指导呼吸功能锻炼	□ 做好备皮等术前准备 □ 提醒患者术前禁食、禁水 □ 术前心理护理
病情变异记录	□无 □有，原因： 1. 2.	□无 □有，原因： 1. 2.	□无 □有，原因： 1. 2.
护士签名			
医师签名			

时间	住院第___天（手术日） 术后	住院第___天 （手术后第1天）
主要诊疗工作	□ 手术 □ 向患者和（或）家属交代手术过程概况及术后注意事项 □ 术者完成手术记录 □ 完成术后病程记录 □ 上级医师查房 □ 麻醉医师查房 □ 观察有无术后并发症并做相应处理，观察下肢运动、感觉	□ 上级医师查房 □ 完成常规病程记录 □ 观察伤口、引流量、生命体征情况等，并做出相应处理 □ 观察下肢运动、感觉
重点医嘱	长期医嘱： □ 骨科术后护理常规 □ 一级护理 □ 饮食 □ 轴线翻身 □ 留置引流管并记引流量 □ 抗菌药物 □ 其他特殊医嘱 □ 术后激素预防脊髓水肿（必要时） 临时医嘱： □ 今日在全麻下行后凸矫形+内固定+植骨融合术 □ 心电监护、吸氧（根据病情需要） □ 补液 □ 胃黏膜保护剂（必要时） □ 止吐、镇痛等对症处理（必要时） □ 急查血常规 □ 输血（根据病情需要）	长期医嘱： □ 骨科术后护理常规 □ 一级护理 □ 饮食 □ 轴线翻身 □ 留置引流管并记引流量 □ 抗菌药物 □ 其他特殊医嘱 □ 术后激素预防脊髓水肿（必要时） 临时医嘱： □ 复查血常规 □ 输血和（或）补晶体、胶体液（根据病情需要） □ 镇痛等对症处理
主要护理工作	□ 观察患者病情变化并及时报告医师 □ 术后心理与生活护理 □ 指导术后患者功能锻炼	□ 观察患者病情并做好引流量等相关记录 □ 术后心理与生活护理 □ 指导术后患者功能锻炼
病情变异记录	□ 无　□ 有，原因： 1. 2.	□ 无　□ 有，原因： 1. 2.
护士签名		
医师签名		

时间	住院第___天 （术后第 2 天）	住院第___天 （术后第 3 天）	住院第___天 （术后第 4 天）
主要诊疗工作	□ 上级医师查房 □ 完成病程记录 □ 拔除引流管，伤口换药 □ 指导患者功能锻炼 □ 指导患者坐起（根据病情）	□ 上级医师查房 □ 住院医师完成病程记录 □ 伤口换药（必要时） □ 指导患者功能锻炼 □ 复查术后全脊柱 X 线片（根据患者情况） □ 定做术后支具（必要时）	□ 上级医师查房 □ 住院医师完成病程记录 □ 伤口换药（必要时） □ 指导患者功能锻炼 □ 指导正确使用支具
重点医嘱	**长期医嘱：** □ 骨科术后护理常规 □ 一级护理 □ 饮食 □ 轴线翻身 □ 抗菌药物 □ 其他特殊医嘱 □ 术后激素预防脊髓水肿（必要时） **临时医嘱：** □ 复查血常规（必要时） □ 输血和（或）补晶体、胶体液（必要时） □ 换药，拔引流管 □ 拔尿管（根据病情） □ 镇痛等对症处理	**长期医嘱：** □ 骨科术后护理常规 □ 二级护理 □ 饮食 □ 抗菌药物：如体温正常、伤情况良好、无明显红肿时可以停止抗菌药物治疗 □ 其他特殊医嘱 **临时医嘱：** □ 复查血尿常规、生化（必要时） □ 补液（必要时） □ 换药（必要时） □ 镇痛等对症处理	**长期医嘱：** □ 骨科术后护理常规 □ 二级护理 □ 饮食 □ 抗菌药物：如体温正常、伤情况良好、无明显红肿时可以停止抗菌药物治疗 □ 其他特殊医嘱 **临时医嘱：** □ 复查血尿常规、生化（必要时） □ 补液（必要时） □ 换药（必要时） □ 镇痛等对症处理
主要护理工作	□ 观察患者病情变化 □ 术后心理与生活护理 □ 指导术后患者功能锻炼 □ 指导正确的翻身及坐起方法	□ 观察患者病情变化 □ 术后心理与生活护理 □ 指导患者功能锻炼	□ 观察患者病情变化 □ 指导患者功能锻炼 □ 术后心理和生活护理
病情变异记录	□ 无 □ 有，原因： 1. 2.	□ 无 □ 有，原因： 1. 2.	□ 无 □ 有，原因： 1. 2.
护士签名			
医师签名			

第七章

妇产科感染性疾病临床路径释义

第一节 产褥感染临床路径释义

一、产褥感染编码

疾病名称及编码：产褥期脓毒病（ICD-10：O85）
　　　　　　　　其他产褥感染（ICD-10：O86）

二、临床路径检索方法

O85/O86

三、产褥感染临床路径标准住院流程

（一）适用对象

第一诊断为产褥感染（ICD-10：O85/O86）入院者（第一次入院），行保守治疗。

> **释义**
>
> ■ 本路径仅适用于第一诊断为产褥感染的患者。
>
> ■ 产褥感染（puerperal infection）系在产前、产时与产褥期，因生殖道的创面受致病菌的感染，引起局部或全身的炎症变化。严重者可引起败血症、中毒性休克，甚至肾功能障碍等危及产妇生命的严重并发症。发病率为1%~7.2%。
>
> ■ 产褥感染与产褥病率含义不同：产褥病率是指分娩24小时以后的10日内用口表每日测量4次，体温有2次达到或超过38℃。产褥病率仅以体温及其所达温度限定概念内涵，而导致发热的原因可以是生殖道的感染引发，也可以与产后生殖道以外的其他感染有关，如泌尿系感染、乳腺炎、上呼吸道感染等，也见于自身免疫性疾病。产褥感染是造成产褥病率的主要原因。
>
> ■ 在进入本路径时，鉴别诊断非常重要，临床上最不易相鉴别且最易混淆的是自身免疫性疾病引起的发热。尤其存在剖宫产和（或）存在病理妊娠如妊娠高血压疾病或HELLP综合征时。
>
> ■ 产褥感染诱因：孕期及产褥期阴道内生态极复杂，有大量需氧菌、厌氧菌、真菌以及衣原体、支原体等寄生，但以厌氧菌占优势。在产后母体功能状况变化和存在生殖道创面情形下，任何削弱产妇生殖道和全身防御能力的因素均有利于病原体入侵与繁殖，许多非致病菌也可以致病。例如贫血、营养不良、慢性疾病、临近预产期性交、胎膜早破、羊膜腔感染、各种产科手术操作、产道损伤、产前产后出血、宫腔填纱、产道异物、产程延长、胎盘残留等，都可成为产褥感染的诱因。

（二）诊断依据

根据《临床诊疗指南·妇产科学分册》（中华医学会编著，人民卫生出版社，2007）。

1. 症状：不同部位的感染有相应的症状。

（1）发热：少数有寒战、高热。

（2）疼痛：局部伤口痛、下腹部痛或下肢痛伴行走不便，肛门坠痛。

（3）恶露不净有异味。

2. 体征：

（1）局部感染：会阴侧切或腹部伤口红肿、触痛或有脓液。

（2）子宫内膜炎、肌炎：子宫复旧差，有轻触痛，恶露浑浊并有臭味。

（3）子宫周围结缔组织炎、盆腔腹膜炎和弥漫性腹膜炎：下腹一侧或双侧有压痛、反跳痛、肌紧张，肠鸣音减弱或消失，偶可触及与子宫关系密切的包块。

3. 辅助检查：

（1）血常规、尿常规。

（2）C反应蛋白。

（3）血培养及药敏试验：有条件加做厌氧菌培养。

（4）宫颈管或切口分泌物行细菌培养及药敏试验。

（5）超声。

释义

■ 根据感染是局限在生殖道局部还是影响到全身，可以表现出相应的感染症状和体征。无论是阴道分娩还是剖宫产分娩，局限在生殖道的感染可以表现在感染部位的肿痛，如会阴部周围/肛门周围肿痛和压痛，涉及子宫可以有子宫压痛以及出现的盆腹腔感染和（或）全身扩散表现。感染部位和周围可以有炎症包块或脓肿形成。

■ 症状、局部体征和全身体征检查是明确感染来源、部位和感染扩散情况的首要环节。感染范围包括：急性外阴、阴道、宫颈炎；急性子宫内膜炎、子宫肌炎；急性盆腔结缔组织炎、急性输卵管炎；急性盆腔腹膜炎及弥漫性腹膜炎；出现全身中毒症状；血栓性静脉炎，可累及卵巢静脉、子宫静脉、髂内静脉，髂总静脉及下腔静脉；脓毒血症及败血症。

■ 发热，甚至出现寒战、高热，血象升高和其他实验室指标是影响到全身的表现。

■ 局部分泌物行细菌培养（包括宫颈管、切口、脓肿部位等）和血培养及药敏试验是明确感染病原体和提供针对性抗感染药物的关键环节。必要时可以重复检查。有条件加做厌氧菌培养。

■ 产褥感染病原体种类：①需氧性链球菌：β溶血性链球菌族，其中B族链球菌（GBS）与产褥感染关系密切；②大肠杆菌属：大肠杆菌与其相关的革兰阴性杆菌、变形杆菌，是外源性感染的主要菌种，也是菌血症和感染性休克最常见的病原菌；③葡萄球菌：主要致病菌是金黄色葡萄球菌和表皮葡萄球菌。金黄色葡萄球菌多为外源性感染，很容易引起严重的伤口感染。表皮葡萄球菌存在于阴道菌丛内，引起的感染较轻；④厌氧性链球菌：以消化链球菌和消化球菌多见，存在于正常阴道中。当产道损伤时残留组织坏死，局部氧化还原电势低，该菌迅速繁殖，与大肠杆菌混合感染，放出异常恶臭气味；⑤厌氧类杆菌属：为一组绝对厌氧的革兰阴性杆菌，包括脆弱类杆菌、产色素类杆菌。此类细菌有加速血液凝固的特点，可引起感染邻近部位的血栓性静脉炎；⑥梭状芽胞杆菌、淋球菌也可导致产褥感染，支原体和衣原体也可是产褥感染病原体之一。

> ■ 超声检查对子宫附件和宫旁感染以及盆腹腔感染和血栓性静脉炎有诊断价值。
> ■ 尤其对于局部体征和超声检查不明确和不典型的病例注意扩展自身免疫抗体的检查，以便及时排除或明确自身免疫性相关疾病。

（三）选择治疗方案的依据

根据《临床诊疗指南·妇产科学分册》（中华医学会编著，人民卫生出版社，2007）。

1. 一般处理：测量血压、体温、脉搏、呼吸，适当物理降温，必要时半卧位，严重感染者行心电监护。

2. 抗感染治疗：致病菌常为需氧菌与厌氧菌的混合感染，建议联合用药。

（1）经验治疗首选青霉素类或头孢类药物，同时加用甲硝唑。

（2）青霉素类和头孢类药物过敏患者，可选用大环内酯类抗菌药，必要时选用喹诺酮或氨基糖苷类抗菌药（应用时需停止哺乳）。

（3）根据细菌培养和药敏结果及病情变化，适当调整抗菌药物。

3. 引流通畅：

（1）会阴部感染，应当及时拆除伤口缝线，以利引流。

（2）高热不退，应当怀疑盆腔脓肿或子宫切口脓肿，超声确诊后行直肠子宫陷凹引流或腹腔引流。

（3）严重子宫感染保守治疗无效，可行子宫切除术。

释义

> ■ 根据局部和全身状况给予一般处理，包括生命体征监测，高热者物理降温。半卧位适用于盆腹腔感染者，利于感染局限避免扩散，以及全身感染心肺功能受累者的被动体位。对于存在全身感染表现的患者尤其注意心电监护和水电解质平衡和支持疗法。及时做细菌培养和药物敏感试验。
>
> ■ 因产褥感染致病菌常为需氧菌与厌氧菌的混合感染，在局部培养和药敏及血培养和药敏结果未得到之前，建议联合用药，首选青霉素类或头孢类药物，同时加用甲硝唑。青霉素类和头孢类药物过敏患者，可选用大环内酯类等抗菌药物。
>
> ■ 注意追查细菌培养和药敏结果，结合病情变化和治疗反应，及时依据细菌培养和药敏结果调整抗菌药物，增强针对性抗感染力度。
>
> ■ 对于切口部位脓肿，包括会阴伤口和剖宫产腹壁切口部位，及时拆除缝线清创引流。盆腔脓肿或子宫切口深部脓肿，可以在超声定位或引导下行引流术。对于可以控制全身症状的盆腔/腹腔局限性脓肿可以采取保守治疗。严重感染保守治疗无效，可行病灶清除术或切除术，包括严重感染子宫的切除等手术。
>
> ■ 对于血栓性静脉炎注意必要的抗凝治疗，如给予低分子肝素等。

（四）标准住院日

7~10 天。

> 释义
>
> ■ 产褥感染患者入院后，除了会阴切口感染，一般都需要积极给予对症支持治疗和病因性诊断检查，包括症状、体征、实验室检查和超声影像学检查以及必要的细菌培养和药敏，进行必要的鉴别诊断，同时给予抗菌药控制感染。标准住院日为7~10 天。
>
> ■ 有些严重感染需要在细菌培养和药敏结果（一般需要 3 天）出来后方可获得可控性治疗效果，另外在保守治疗后还需要手术治疗，住院日>10 天则转出或退出此路径。
>
> ■ 出现全身性严重并发症如脓毒血症及败血症，或出现子宫切除术的并发症则转出或退出此路径。

（五）进入路径标准

1. 第一诊断符合 ICD-10：O85/O86 产褥感染疾病编码。
2. 当患者合并其他疾病，但住院期间不需要特殊处理也不影响第一诊断的临床路径流程实施时，可以进入路径。

> 释义
>
> ■ 经过体检和辅助检查，产褥感染作为第一诊断基本明确，适用本路径。
>
> ■ 当患者合并其他疾病，例如存在自身免疫性疾病，对产褥感染发生发展有影响，或鉴别诊断不清时，不适合此路径。
>
> ■ 当患者合并其他疾病，但住院期间不需要特殊处理也不影响产褥感染的临床路径流程实施时，可以进入路径。但当其他疾病出现衍变，需要特殊处理时，退出此路径，进入其他相应疾病的诊疗路径。

（六）检查项目

1. 必须检查的项目：
（1）血常规、尿常规。
（2）红细胞沉降率、肝肾功能、C 反应蛋白、血型。
（3）感染性疾病筛查（乙型肝炎、丙型肝炎、艾滋病、梅毒等）。
（4）盆、腹腔超声，心电图，胸部 X 线片。
（5）宫颈管、切口分泌物或外周血细菌培养及药敏试验。
2. 根据患者病情选择：
（1）电解质及酸碱平衡、血糖、凝血功能、D-二聚体、便常规。
（2）下肢静脉超声检查。

> **释义**
>
> ■ 必须检查项目是诊断和治疗产褥感染必要的检查，对于了解感染的扩散和器官系统累及情况有重要判断意义。
>
> ■ 根据患者病情选择的检查项目是进行患者全身症状控制和治疗的项目，更有利于进一步明确感染的全身扩散程度和危害程度，对于感染影响到全身的患者尤其重要。
>
> ■ 下肢血栓性静脉炎多继发于盆腔静脉炎或周围结缔组织炎。病变多在股静脉、腘静脉及大隐静脉，出现弛张热。下肢持续性疼痛，局部静脉压痛或触及硬索状，使血液回流受阻，引起下肢水肿或皮肤发白。但有的病变较深而无明显阳性体征，彩色超声多普勒可以帮助诊断和鉴别诊断。

（七）抗菌药物选择与使用时间

抗菌药物使用：按照《抗菌药物临床应用指导原则》（卫医发〔2004〕285 号）执行，并根据患者的病情决定抗菌药物的选择与使用时间，应当联合用药，并根据细菌培养和药敏结果调整抗菌药物，一般疗程在 10 天内。

> **释义**
>
> ■ 根据患者的病情决定抗菌药物的选择与使用时间。对于会阴切口局部感染，如无全身临床表现，一般局部清创引流就可以控制感染。
>
> ■ 因产褥感染致病菌常为需氧菌与厌氧菌的混合感染，在局部培养和药敏及血培养和药敏结果未得到之前建议联合用药，首选青霉素类或头孢类药物如拉氧头孢，同时加用甲硝唑。青霉素类和头孢类药物过敏患者，可选用大环内酯类等抗菌药物，并应注意结合病情变化及时调整抗菌药物。
>
> ■ 拉氧头孢对对肠杆菌科细菌、流感嗜血杆菌、脑膜炎奈瑟菌、链球菌属、甲氧西林敏感葡萄球菌和拟杆菌属等厌氧菌具有良好抗菌活性，哺乳期妇女用药应避免母乳喂养。
>
> ■ 注意追查细菌培养和药敏结果，结合病情变化和治疗反应，及时依据细菌培养和药敏结果调整抗菌药物。一般疗程在 10 天内。
>
> ■ 在依据细菌培养和药物敏感试验应用强力抗菌药物后，仍存在高热和感染表现，注意排查其他系统疾病，如自身免疫性疾病；注意及时考虑外科手术治疗措施等。明确诊断的其他系统疾病转入其他疾病诊疗路径。

（八）治疗开始于入院当日

> **释义**
>
> ■ 对于产褥感染患者，都应当在入院当日开始抗感染治疗。
>
> ■ 治疗包括会阴切口局部感染的清创引流，宫腔残留物清除术。
>
> ■ 启动第一步的抗菌药物应用。
>
> ■ 有细菌培养和药物敏感试验结果的病例依据药物敏感试验结果开处方。

（九）出院标准

1. 患者一般情况良好，体温正常，子宫复旧正常。
2. 无感染征象。
3. 没有需要住院处理的并发症和（或）合并症。

> **释义**
>
> ■ 应当有主治医师在出院前，进行检查评估，尤其对于出现全身严重感染反应或盆腹腔感染者，结合患者整体情况决定是否出院。
>
> ■ 对于出现感染扩散引发的并发症或手术后并发症需要继续留院治疗的情况，超出了路径所规定的时间，应先处理并发症并符合出院条件后再准许患者出院。

（十）变异及原因分析

1. 因诊断不明确，导致住院时间延长。
2. 因产褥感染导致的严重并发症需要进一步治疗。

> **释义**
>
> ■ 变异是指入选临床路径的患者未能按路径流程完成医疗行为或未达到预期的医疗质量控制目标，包括三方面可能情况：①按路径流程完成治疗，但出现非预期结果，可能需要后续进一步处理；②按路径流程完成治疗，但超出了路径规定的时限或限定的费用，如实际住院日超出标准住院日要求或未能在规定的手术日时间限定内实施手术等；③不能按路径流程完成治疗，患者需要中途退出路径，如治疗过程中出现严重并发症，导致必须终止路径或需要转入其他路径进行治疗等。对这些患者，主管医师均应进行变异原因的分析，并在临床路径的表单中予以说明。
>
> ■ 因诊断不明确，或获得鉴别诊断必要的检查或特殊检查（包括细菌培养如厌氧菌培养的时间或特殊影像学检查）等导致住院时间延长，或因严重产褥感染导致的严重并发症需要进一步治疗，或因手术并发症需要终止或退出路径，主管医师均应进行变异原因的分析，并在临床路径的表单中予以说明。

四、产褥感染临床路径给药方案

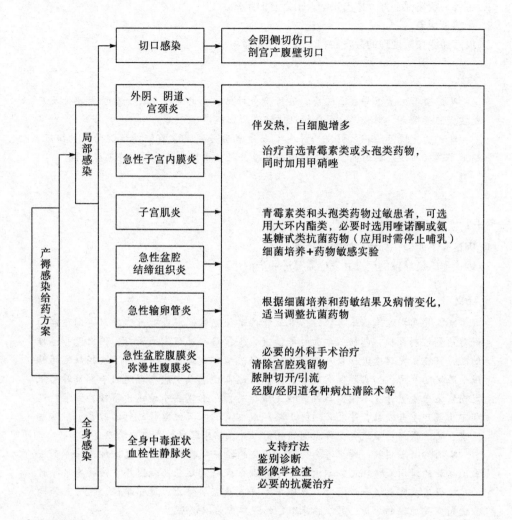

【用药选择】

1. 首选广谱高效抗菌药，如青霉素、氨苄青霉素、头孢类。近年来由青霉素派生合成的广谱抗菌药羟氨苄青霉素与β-内酰胺酶抑制药的复合制剂，其效率显著高于普通的青霉素。

2. 青霉素类和头孢类药物过敏患者，可选用大环内酯类抗菌药，必要时选用喹诺酮类或氨基糖苷类抗菌药。也可采用克林霉素，克林霉素对厌氧菌亦有较好的抗菌作用。

3. 同时采用甲硝唑、替硝唑抗厌氧菌治疗。

4. 根据患者的病情决定抗菌药物的选择与使用时间及给药方式；可以口服、肌内注射或静脉给药；应联合用药。

5. 注意根据细菌培养和药敏结果调整抗菌药物。

【药学提示】

1. 治疗产褥感染面临哺乳问题，注意抗菌药物处方，尽量不用影响哺乳的药物。

2. 必须选用影响哺乳的药物时，停止哺乳。如选用喹诺酮或氨基糖苷类抗菌药。

3. 因生殖道菌群的多样性，应注意兼顾需氧菌与厌氧菌以及耐药菌株的问题。

【注意事项】

1. 细菌培养和药敏结果是指导临床用药选择的基本依据。

2. 一般疗程在 10 天内。

3. 注意监测药物不良反应以及治疗反应，及时调整药物。

4. 对严重全身感染加用肾上腺皮质激素治疗有效的患者，还应注意排查自身免疫性疾病。

五、推荐表单

（一）医师表单

产褥感染临床路径医师表单

适用对象：第一诊断为产褥感染（ICD-10：O85/O86）
行保守治疗

患者姓名：	性别： 年龄： 门诊号：	住院号：
住院日期： 年 月 日	出院日期： 年 月 日	标准住院日：10天内

时间	住院第1天	住院第2天	住院第3~5天
主要诊疗工作	□ 询问病史及体格检查 □ 完成病历书写 □ 开化验单 □ 上级医师查房（体温、脉搏、血压、乳房、子宫收缩、宫底高度、阴道出血量及性状、会阴等改变），初步确定诊断，进行鉴别诊断 □ 抗感染、对症支持治疗 □ 若切口感染，进行引流换药，必要的细菌培养+药敏 □ 必要的影像学检查（超声） □ 有宫腔残留物则清除残留物，必要的细菌培养+药敏 □ 向患者家属交代病情、注意事项、签署相关医疗文书	□ 上级医师查房 □ 完成入院检查 □ 继续抗感染、对症支持治疗 □ 完成必要的相关科室会诊 □ 完成上级医师查房记录等病历书写 □ 根据切口感染情况，换药 □ 向患者及家属交代病情及其注意事项	□ 上级医师查房 □ 复查血常规、C反应蛋白、红细胞沉降率、超声 □ 根据病史、体检、辅助检查结果，确定诊断 □ 根据其他检查结果进行鉴别诊断，判断是否合并其他疾病 □ 根据宫颈管、切口分泌物或外周血细菌培养及药敏试验及病情变化，选择、调整抗菌药物治疗 □ 若切口感染，继续换药 □ 若为血栓性静脉炎，有条件同时行抗凝溶栓治疗 □ 完成病程记录
重点医嘱	**长期医嘱：** □ 产后常规护理 □ 一级护理 □ 饮食 □ 抗菌药物治疗 □ 其他医嘱 **临时医嘱：** □ 血常规、尿常规 □ 红细胞沉降率、肝肾功能、电解质、C反应蛋白、血型、感染性疾病筛查 □ 宫颈管、切口分泌物或外周血细菌培养及药敏试验 □ 超声、心电图、X线胸片 □ D-二聚体、凝血功能（必要时） □ 必要的手术处理医嘱	**长期医嘱：** □ 产后常规护理 □ 一级护理 □ 饮食 □ 抗菌药物治疗 □ 其他医嘱 **临时医嘱：** □ 其他医嘱 包括：继续必要的实验室检查、必要的手术医嘱（术前或术后）	**长期医嘱：** □ 抗菌药物治疗（根据细菌培养、药敏试验及病情变化，适当调整） □ 对症支持治疗 □ 二级护理 □ 其他医嘱 **临时医嘱：** □ 复查血常规、C反应蛋白、红细胞沉降率 □ 复查超声（有盆腹腔感染时） □ 对症支持 □ 其他医嘱 包括：必要的需要鉴别诊断的特殊实验室检查、必要的手术医嘱（术前或术后）

续　表

时间	住院第 1 天	住院第 2 天	住院第 3~5 天
病情 变异 记录	□无　□有，原因： 1. 2.	□无　□有，原因： 1. 2.	□无　□有，原因： 1. 2.
医师 签名			

时间	住院第 6~10 天	出院日
主要诊疗工作	□ 上级医师查房 □ 复查血常规、C 反应蛋白、红细胞沉降率、超声 □ 继续抗菌药物治疗，根据病情变化，适当调整 □ 若切口感染，继续换药，必要时再次缝合 □ 若为血栓性静脉炎，有条件同时行抗凝溶栓治疗 □ 完成病程记录	□ 上级医师查房，进行产后子宫复旧、恶露、切口、乳房等评估，尤其对有无感染进行评估，确定无感染征象及并发症，明确是否出院 □ 完成出院记录、病案首页、产假证明、填写围生期保健卡等 □ 向产妇及家属交代出院后的注意事项，如返院复诊的时间、地点、发生紧急情况时的处理等
重点医嘱	**长期医嘱：** □ 抗菌药物治疗（根据病情变化，适当调整） □ 对症支持治疗 □ 二/三级护理 □ 其他医嘱 **临时医嘱：** □ 复查血常规、C 反应蛋白、红细胞沉降率 □ 复查超声（有盆腹腔感染时） □ 对症支持 □ 其他医嘱	**出院医嘱：** □ 出院带药 □ 定期门诊随访
病情变异记录	□ 无　□ 有，原因： 1. 2.	□ 无　□ 有，原因： 1. 2.
医师签名		

（二）护士表单

产褥感染临床路径护士表单

适用对象：第一诊断为产褥感染（ICD-10：O85/O86）
　　　　　行保守治疗

患者姓名：	性别：	年龄：	门诊号：	住院号：

住院日期： 年 月 日	出院日期： 年 月 日	标准住院日：10 天内

时间	住院第 1 天	住院第 2 天	住院第 3~5 天
健康宣教	□ 入院宣教 　介绍主管医师、护士 　介绍环境、设施 　介绍住院注意事项 　探视制度、查房制度、订餐 　制度、卫生间的使用 □ 告知准备物品、沐浴等 □ 疾病知识宣教	□ 护理查房 □ 生活护理 □ 观察患者病情变化 □ 遵医嘱用药 □ 遵医嘱做必要的手术准备 □ 完成护理记录	□ 护理查房 □ 生活护理 □ 观察患者病情变化 □ 遵医嘱用药 □ 遵医嘱做必要的手术准备 □ 完成护理记录
护理处置	□ 核对患者、办理入院手续、 　佩戴腕带 □ 安排床位、入院评估 □ 执行医嘱 □ 产后护理、乳房护理 □ 三查七对护理原则 □ 核对医嘱 □ 护理交班	□ 护理级别遵医嘱 □ 执行医嘱 　长期医嘱 　短期医嘱 □ 护理常规 □ 三查七对护理原则 □ 核对医嘱 □ 护理交班	□ 护理级别遵医嘱 □ 执行医嘱 　长期医嘱 　短期医嘱 □ 护理常规 □ 三查七对护理原则 □ 核对医嘱 □ 护理交班
基础护理	□ 护理级别遵医嘱 □ 患者安全管理	□ 护理级别遵医嘱 □ 患者安全管理	□ 护理级别遵医嘱 □ 患者安全管理
专科护理	□ 入院护理评估 □ 测体温、脉搏，4 次/日 □ 观察患者病情变化（如子宫 　复旧、恶露量及性状） □ 产后心理、生活、乳房、会 　阴护理	□ 测体温、脉搏，4 次/日 □ 观察患者病情变化 □ 产后心理、生活、乳房、会 　阴护理	□ 观察患者病情变化 □ 产后心理、生活、乳房、会 　阴护理
重点医嘱	□ 详见医嘱执行单	□ 详见医嘱执行单	□ 详见医嘱执行单
病情变异记录	□ 无 □ 有，原因： 1. 2.	□ 无 □ 有，原因： 1. 2.	□ 无 □ 有，原因： 1. 2.
护士签名			

时间	住院第 6~10 天	出院日
健康宣教	□ 护理查房 　生活护理 　观察患者病情变化 □ 遵医嘱用药 □ 遵医嘱手术者术后护理 □ 完成护理记录	□ 护理查房 □ 遵医嘱带药 □ 完成护理记录
护理处置	□ 护理级别遵医嘱 □ 执行医嘱 　长期医嘱 　短期医嘱 □ 护理常规 □ 三查七对护理原则 □ 核对医嘱 □ 护理交班	□ 执行医嘱 □ 护理交班
基础护理	□ 护理级别遵医嘱 □ 患者安全管理	□ 护理级别遵医嘱 □ 患者安全管理
专科护理	□ 观察患者病情变化 □ 产后心理、生活、乳房、会阴护理	□ 指导患者办理出院手续
重点医嘱	□ 详见医嘱执行单	□ 详见医嘱执行单
病情变异记录	□ 无　□ 有，原因： 1. 2.	□ 无　□ 有，原因： 1. 2.
护士签名		

（三）患者表单

产褥感染临床路径患者表单

适用对象：第一诊断为产褥感染（ICD-10：O85/O86）
　　　　　行保守治疗

患者姓名：	性别：　　年龄：　　门诊号：	住院号：
住院日期：　　年　月　日	出院日期：　　年　月　日	标准住院日：10 天内

时间	住院第 1 天	住院第 2 天	住院第 3~10 天
医患配合	□ 询问病史、过敏史 □ 查体 □ 化验室检查 □ 辅助检查（超声波检查等） □ 交代病情 □ 手术前谈话、签字 □ 必要的外科处置（脓肿切开引流/清宫等）	□ 查房 □ 交代必要的特殊检查 □ 如病情需要：交代进一步的诊断和处理	□ 查房 □ 交代必要的特殊检查 □ 如病情需要：交代进一步的诊断和处理 □ 出院医嘱 □ 出院前交代 　病情交代 　随访交代 　诊断书 　出院带药
护患配合	□ 护士行入院护理评估（简单询问病史） □ 接受入院宣教（环境介绍、病室规定、订餐制度、贵重物品保管、查房制度） □ 测量体温、脉搏、呼吸、血压、体重 1 次 □ 护理级别遵医嘱	□ 护理查房 □ 相应的护理处置：遵医嘱	□ 护理查房 □ 相应的护理处置：遵医嘱 □ 出院安排 　出院带药 　协助做好出院准备
饮食	□ 遵医嘱	□ 遵医嘱	□ 遵医嘱
排泄	□ 正常排尿便	□ 正常排尿便	□ 正常排尿便
活动	□ 遵医嘱	□ 遵医嘱	□ 遵医嘱

附：原表单（2010 年版）

产褥感染临床路径表单

适用对象：第一诊断为产褥感染（ICD-10：O85/O86）
行保守治疗

| 患者姓名： | 性别： | 年龄： | 门诊号： | 住院号： |

| 住院日期： 年 月 日 | 出院日期： 年 月 日 | 标准住院日：10 天内 |

时间	住院第 1 天	住院第 2 天	住院第 3~5 天
主要诊疗工作	□ 询问病史及体格检查 □ 完成病历书写 □ 开化验单 □ 上级医师查房（体温、脉搏、血压、乳房、子宫收缩、宫底高度、阴道出血量及性状、会阴等改变），初步确定诊断，进行鉴别诊断 □ 抗感染、对症支持治疗 □ 若切口感染，进行引流换药 □ 向患者家属交代病情、注意事项、签署相关医疗文书	□ 上级医师查房 □ 完成入院检查 □ 继续抗感染、对症支持治疗 □ 完成必要的相关科室会诊 □ 完成上级医师查房记录等病历书写 □ 向患者及家属交代病情及其注意事项	□ 上级医师查房 □ 复查血常规、C 反应蛋白、红细胞沉降率、超声 □ 根据病史、体检、辅助检查结果，确定诊断 □ 根据其他检查结果进行鉴别诊断，判断是否合并其他疾病 □ 根据宫颈管、切口分泌物或外周血细菌培养、药敏试验及病情变化，选择、调整抗菌药物治疗 □ 若切口感染，继续换药 □ 完成病程记录
重点医嘱	**长期医嘱：** □ 产后常规护理 □ 一级护理 □ 饮食 □ 抗菌药物治疗 □ 其他医嘱 **临时医嘱：** □ 血常规、尿常规 □ 红细胞沉降率、肝肾功能、电解质、C 反应蛋白、血型、感染性疾病筛查 □ 宫颈管、切口分泌物或外周血细菌培养及药敏试验 □ 超声、心电图、X 线胸片 □ D-二聚体、凝血功能（必要时）	**长期医嘱：** □ 产后常规护理 □ 一级护理 □ 饮食 □ 抗菌药物治疗 □ 其他医嘱 **临时医嘱：** □ 其他医嘱	**长期医嘱：** □ 抗菌药物治疗（根据细菌培养，药敏试验及病情变化，适当调整） □ 对症支持治疗 □ 二级护理 □ 其他医嘱 **临时医嘱：** □ 复查血常规、C 反应蛋白、红细胞沉降率 □ 复查超声（有盆腹腔感染时） □ 对症支持 □ 其他医嘱
主要护理工作	□ 入院护理评估 □ 测体温、脉搏，4 次/日 □ 观察患者病情变化（如子宫复旧、恶露量及性状） □ 产后心理、生活、乳房、会阴护理	□ 测体温、脉搏，4 次/日 □ 观察患者病情变化 □ 产后心理、生活、乳房、会阴护理	□ 观察患者病情变化 □ 产后心理、生活、乳房、会阴护理

续　表

时间	住院第 1 天	住院第 2 天	住院第 3~5 天
病情变异记录	□无　□有，原因： 1. 2.	□无　□有，原因： 1. 2.	□无　□有，原因： 1. 2.
护士签名			
医师签名			

时间	住院第 6~10 天	出院日
主要诊疗工作	□ 上级医师查房 □ 复查血常规、C反应蛋白、红细胞沉降率、超声 □ 继续抗菌药物治疗，根据病情变化，适当调整 □ 若切口感染，继续换药，必要时再次缝合 □ 若为血栓性静脉炎，有条件同时行抗凝溶栓治疗 □ 完成病程记录	□ 上级医师查房，进行产后子宫复旧、恶露、切口、乳房等评估，尤其对有无感染进行评估，确定无感染征象及并发症，明确是否出院 □ 完成出院记录、病案首页、产假证明、填写围生期保健卡等 □ 向产妇及家属交代出院后的注意事项，如返院复诊的时间、地点、发生紧急情况时的处理等
重点医嘱	**长期医嘱：** □ 抗菌药物治疗（根据病情变化，适当调整） □ 对症支持治疗 □ 二/三级护理 □ 其他医嘱 **临时医嘱：** □ 复查血常规、C反应蛋白、红细胞沉降率 □ 复查超声（有盆腹腔感染时） □ 对症支持 □ 其他医嘱	**出院医嘱：** □ 出院带药 □ 定期门诊随访
主要护理工作	□ 观察患者病情变化 □ 产后心理、生活、乳房、会阴护理	□ 指导患者办理出院手续
病情变异记录	□ 无 □ 有，原因： 1. 2.	□ 无 □ 有，原因： 1. 2.
护士签名		
医师签名		

第八章

五官科感染性疾病临床路径释义

第一节　细菌性角膜炎临床路径释义

一、细菌性角膜炎编码

1. 原编码：

疾病名称及编码：细菌性角膜炎（ICD-10：H16.952）

2. 修改编码：

疾病名称及编码：细菌性角膜炎（ICD-10：H16.803）

手术操作名称及编码：角膜病损切除术（ICD-9-CM-3：11.4903）

结膜瓣掩盖术（ICD-9-CM-3：11.53）

二、临床路径检索方法

H16.803 伴（11.4903/11.53）

三、细菌性角膜炎临床路径标准住院流程

（一）适用对象

第一诊断为细菌性角膜炎（ICD-10：H16.952）需行清创术或结膜瓣掩盖术。

> **释义**
>
> ■细菌性角膜炎是指因细菌侵入角膜引发的炎症性病变，是最常见的化脓性角膜炎。
>
> ■清创术的目的是清除角膜坏死和浸润的组织，增加药物渗透性以提高药物疗效。操作简单、安全有效，适合在各级医院推广。
>
> ■结膜瓣掩盖术是指将带蒂的结膜瓣覆盖角膜创面，可提高局部抗感染的能力，有利于炎症消退和角膜修复，为进一步增视性手术提供条件。操作简便，不受角膜材料和羊膜材料的限制。

（二）诊断依据

根据《临床诊疗指南·眼科学分册》（中华医学会编著，人民卫生出版社，2006）：

1. 起病急，眼红、眼痛、视力下降，角膜外伤史或者角膜镜接触史，角膜异物剔除史或者慢性泪囊炎史等。

2. 角膜溃疡病灶特征。

3. 相关眼部检查　裂隙灯、眼压、角膜染色、眼前段照相、角膜刮片、细菌培养、细菌药敏试验、共聚焦显微镜、超声等。

> **释义**
>
> ■ 根据病史结合典型的临床表现可做出细菌性角膜炎的诊断，感染的严重程度及过程与角膜原来的状态、细菌的毒力、感染持续的时间以及宿主对感染菌的反应有关。不同感染菌存在不同的临床特征，实验室检查可用于确定感染菌种类和进一步指导临床用药。共聚焦显微镜检查可协助排除其他感染性角膜炎，如真菌性角膜炎、棘阿米巴性角膜炎等。超声检查可用于除外眼内积脓，化脓性眼内炎不适用于本临床路径。

（三）治疗方案的选择

根据《临床技术操作规范·眼科学分册》（中华医学会编著，人民军医出版社，2007）：

1. 对于未确定致病菌及敏感药物者，尽快局部采用广谱高效抗菌药物频繁滴眼。
2. 不能配合点药者可联合广谱抗菌药物结膜下注射。
3. 严重者（如有前房积脓或有眼内炎倾向）需全身联合使用抗菌药物治疗。
4. 并发虹膜睫状体炎者应用1%阿托品滴眼液或眼膏。
5. 局部可使用胶原酶抑制剂。
6. 口服维生素 A、E 有助于溃疡愈合。
7. 施行病灶清创术或结膜瓣掩盖术。

> **释义**
>
> ■ 细菌性角膜炎起病急，发展迅速，如感染未得到控制，可导致角膜穿孔甚至眼内炎。因此，及时治疗十分重要。决定治疗方案前需根据病史、体征和相关的辅助检查进行判断，为避免延误治疗时机，可不必等待细菌培养和细菌药敏试验结果，尽快眼部频用广谱抗菌药物以获得很高的局部组织药物浓度，同时治疗可能存在的虹膜睫状体炎，必要时依据本临床路径施行病灶清创术或结膜瓣掩盖术。在前房积脓或波及巩膜时需加用全身抗菌药物。

（四）标准住院日

10~15天。

> **释义**
>
> ■ 标准住院日为推荐的最低标准，提倡缩短住院日。如果患者条件允许，住院时间可以低于上述住院天数或门诊治疗。如果出现角膜穿孔或者化脓性眼内炎，住院观察时间需要延长，属于变异情况。

（五）进入路径标准

1. 第一诊断必须符合细菌性角膜炎疾病编码（H16.006）。
2. 当患者同时具有其他疾病诊断，但在住院期间不需要特殊处理也不影响第一诊断的临床路径流程实施时，可以进入路径。

> **释义**
>
> ■患者必须确诊为细菌性角膜炎，并需接受病灶清创术或结膜瓣掩盖术，除外其他感染性角膜炎因素。
>
> ■合并眼内积脓（化脓性眼内炎）者不进入路径。
>
> ■病情严重有穿孔可能而需联合施行羊膜移植或角膜移植者不进入路径。
>
> ■病情严重，为避免交感性眼炎的发生，需摘除眼球或进行眼内容剜除者不进入本路径。
>
> ■如在住院期间需要特殊处理，影响第一诊断的临床路径流程实施时，如出现角膜穿孔、眼内炎等，则不进入本路径。

（六）术前准备（术前评估）

2~3 天。

必需的检查项目：

1. 血常规、尿常规。
2. 肝肾功能，凝血功能，感染性疾病筛查（乙型肝炎、丙型肝炎、艾滋病、梅毒等）。
3. 心电图、X 线胸片（必要时）。
4. 检查视力、眼压、裂隙灯、共聚焦显微镜、角膜染色、眼前段照相、角膜刮片、细菌培养、细菌药敏试验、必要时超声和眼前节 OCT 检查。

> **释义**
>
> ■血常规、尿常规、凝血功能是常规检查，每个进入路径的患者均需完成。
>
> ■肝肾功能、心电图和 X 线胸片检查用于评估有无基础疾病，关系到围术期是否需要特殊处理，将影响到住院时间、费用以及治疗预后。
>
> ■感染性疾病筛查用于排除可能的传染病，如乙型肝炎、丙型肝炎、艾滋病、梅毒等，这些患者的手术操作环境、器械及用品需要特殊处置。
>
> ■术前进行详细的眼科检查十分必要，如视力、眼压、裂隙灯、共聚焦显微镜（用于排除真菌或阿米巴等感染，观察病变特征和深度）、角膜染色、眼前段照相、角膜刮片、细菌培养、药敏试验（用于确定感染病原菌，调整用药方案），保留术前临床资料以便进行手术前后的对比。
>
> ■超声检查有助于排除化脓性眼内炎，眼前节 OCT 检查用于观察病变的深度和范围，设计手术方案，排除角膜穿孔的可能。

（七）预防性抗菌药物选择与使用时机

1. 按照《2015 年抗菌药物临床应用指导原则》执行，根据患者病情合理使用抗菌药物。
2. 选用抗菌药物滴眼液，根据病情调整用量。
3. 病情严重者全身应用抗菌药物。

> **释义**
>
> ■ 细菌性角膜炎及时治疗可有效改善预后，一旦确诊，应立即使用全身和（或）眼部抗菌药物，用于治疗已经存在的细菌感染。同时，按照《2015年抗菌药物临床应用指导原则》，为预防病灶清创术或结膜瓣掩盖术后可能发生的感染，术前2~3天应选用广谱抗菌药物滴眼液，每日4~6次，细菌性角膜炎病情严重者，为避免手术后感染加重，可术前全身应用抗菌药物。

（八）手术日

入院第3~4天。

1. 麻醉方式：局部麻醉。

2. 术中用耗品：缝线、一次性角膜刀。

> **释义**
>
> ■ 本路径推荐的麻醉方式为表面麻醉和局部麻醉，配合好的患者可以仅用表面麻醉，局部麻醉包括球结膜下浸润麻醉、球后麻醉及球周麻醉。儿童或者不能耐受局部麻醉手术的成人患者可采用全身麻醉，但不进入本路径。
>
> ■ 术中用耗品除缝线和一次性角膜刀外，还可能包括注射器、棉签、眼垫、手术贴膜等。
>
> ■ 病灶清创术中在充分清除病灶的同时需注意保护正常角膜组织，避免角膜穿孔。
>
> ■ 结膜瓣掩盖术中进行病灶清除术，为减少术后散光，术中尽量避免瞳孔区缝线。

（九）术后住院恢复

3~10天。

1. 术后需要复查的项目：视力、裂隙灯、眼压、眼前节照相。

2. 术后用药：

（1）局部应用抗菌药物：严重者（如有前房积脓或有眼内炎倾向）需全身联合使用抗菌药物治疗。

（2）局部非甾体消炎药物。

（3）出现继发青光眼时局部或全身降眼压药物。

（4）抗菌药物：按照《2015年抗菌药物临床应用指导原则》执行，结合患者病情合理使用抗菌药物。

> **释义**
>
> ■ 术后观察视力、眼压、结膜充血及角膜情况，评估感染的控制程度，按照相关原则进行必要的用药，如抗青光眼药物和抗菌药物。眼前节照相有助于保留患者临床资料，进行对比和随访。

（十）出院标准

1. 病灶缩小，炎症浸润减轻，病情稳定。
2. 角膜溃疡愈合。
3. 切口愈合好，结膜瓣及缝线在位。
3. 没有需要住院处理的并发症和（或）合并症。

> **释义**
>
> ■如果出现并发症，如角膜感染未控制、结膜瓣脱落后退或者缝线松脱等，是否需要继续住院处理，由主管医师具体决定。

（十一）变异及原因分析

1. 合并眼内积脓（化脓性眼内炎）者不进入路径。
2. 病情严重有穿孔可能而需联合施行羊膜移植或角膜移植者不进入路径。
3. 结膜瓣掩盖术后仍有穿孔可能，需二次手术者。
4. 病情恢复慢，需延长住院观察时间。
5. 病情严重，为避免交感性眼炎的发生，需摘除眼球或进行眼内容剜除。
6. 术前实验室检查异常，需要复查相关检查，导致住院时间延长。

> **释义**
>
> ■变异是指入选临床路径的患者未能按照路径流程完成医疗行为或未达到预期的医疗质量控制目标。包含以下情况：①第一诊断为细菌性角膜炎，但合并眼内积脓（化脓性眼内炎）或病情严重有穿孔可能而需联合施行羊膜移植或角膜移植者，需进入其他路径进行治疗；②按路径流程完成治疗，但出现非预期结果；或者不能按路径流程完成治疗，患者需要中途退出路径，如清创术或结膜瓣掩盖术后出现角膜穿孔、眼内炎者；或者病情严重，为避免交感性眼炎的发生，需摘除眼球或进行眼内容剜除者，需进入其他路径进行治疗。术前角膜溃疡较深、致病菌毒力强、进展快以及患者抵抗力低下等是发生上述情况的高危因素；③按路径流程完成治疗，但超出了路径规定的时限或限定的费用。如患者术前实验室检查异常，需要复查相关检查，导致住院时间延长；病情恢复慢，需延长住院观察时间。
>
> ■微小变异：因为医院检验项目的及时性，不能按照要求完成检查；因为节假日不能按照要求完成检查；患者不愿配合完成相应检查，短期不愿按照要求出院随诊。
>
> ■重大变异：因基础疾病需要进一步诊断和治疗；因各种原因需要其他治疗措施；医院与患者或家属发生医疗纠纷，患者要求离院或转院；不愿按照要求出院随诊而导致入院时间明显延长。
>
> ■针对以上变异情况，主管医师均应进行原因分析，并在临床路径的表单中予以说明。

四、细菌性角膜炎临床路径给药方案

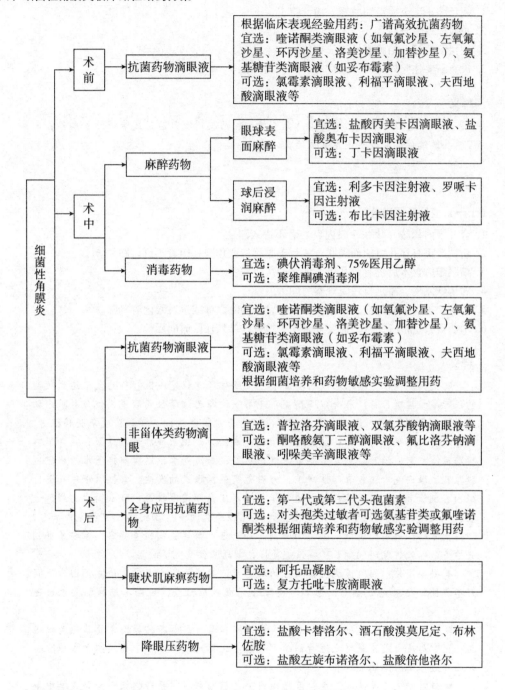

【用药选择】

1. 细菌性角膜炎在细菌培养和药物敏感试验的结果未报告前，应根据详细的病史和裂隙灯检查，结合临床经验，选择高效广谱的抗菌药物。对起病急、病情进展快者，首选氨基苷类滴眼液，对疑诊为葡萄球菌感染者首选喹诺酮类滴眼液，对临床不能判断的建议首选左氧氟沙星，其对阳性菌和阴性菌均有较好的作用。

2. 手术前应用广谱抗菌药物滴眼液 1~3 天，起到清洁结膜囊的作用，酌情全身用药。

3. 手术中除了眼睑皮肤消毒外，还需注意结膜囊的消毒，除了术前冲洗结膜囊外，结膜囊应用5%聚维酮碘消毒液可以起到有效的灭菌作用。

4. 手术后常规应用广谱抗菌药物、非甾体类滴眼液，起到控制感染、控制炎症反应的作用。同时药物治疗可能发生的高眼压和虹膜睫状体炎，酌情全身用药。

【药学提示】

1. 对于周边前房浅、晶状体膨隆等有青光眼素质的患者，或者既往有闭角型青光眼病史者，使用散瞳剂需要慎重，避免诱发青光眼急性发作。

2. 全身用药需注意检测患者的肝肾功能等指标。

【注意事项】

1. 由于氨基糖苷类抗菌药物如妥布霉素滴眼液具有潜在的肾毒性和耳毒性，故小儿慎用。

2. 氟喹诺酮类药物（如左旋氧氟沙星滴眼液）只限于滴眼用，不能用于结膜下注射，也不能直接滴入眼前房内。

3. 术前术后抗菌药物的使用可参照细菌培养和药物敏感试验结果，然而，实验室的结果并不是绝对的，仍然需要观察临床效果以便及时调整用药。

五、推荐表单

（一）医师表单

细菌性角膜炎临床路径医师表单

适用对象：第一诊断为细菌性角膜炎（ICD-10：H16.803）

患者姓名：	性别：	年龄：	门诊号：	住院号：
住院日期：　年　月　日		出院日期：　年　月　日		标准住院日：≤15天

时间	住院第1天	住院第1~2天
主要诊疗工作	□ 询问病史与体格检查 □ 完成首次病程记录 □ 完成病历书写 □ 开实验室检查单 □ 上级医师查房 □ 初步确定手术方式和日期	□ 上级医师查房与病情评估 □ 向患者及其家属交代病情、注意事项 □ 局部抗菌药物点眼 □ 必要时全身应用抗菌药物 □ 有继发青光眼者全身或局部降眼压药物
重点医嘱	**长期医嘱：** □ 眼科二级或三级护理 □ 饮食 □ 广谱抗菌药物、胶原酶抑制剂滴眼液点眼 □ 必要时全身抗菌药物应用 □ 未成年人需陪护1人 **临时医嘱：** □ 血、尿常规，肝肾功能，感染性疾病筛查，凝血功能 □ 心电图、X线胸片（必要时） □ 眼科特殊检查：裂隙灯、眼压、眼前节照相、共聚焦显微镜、角膜刮片、细菌培养、细菌药敏试验 □ 必要时超声和眼前节OCT	**长期医嘱：** □ 眼科二级或三级护理 □ 饮食 □ 抗菌药物滴眼液点眼 □ 未成年人需陪护1人
病情变异记录	□无 □有，原因： 1. 2.	□无 □有，原因： 1. 2.
医师签名		

时间	住院第 2~3 天 （手术前 1 日）	住院第 3~4 天 （手术日）
主要诊疗工作	□ 上级医师查房与手术前评估 □ 向患者及其家属交代围术期注意事项 □ 继续完成眼科特殊检查 □ 根据检查结果，进行术前讨论，确定手术方案 □ 住院医师完成术前小结和术前讨论，上级医师查房记录等病历书写 □ 签署手术知情同意书	□ 手术前再次确认患者姓名、性别、年龄和准备手术的眼睛、手术方案 □ 手术 □ 完成手术记录 □ 完成手术日病程记录 □ 向患者及其家属交代手术后注意事项
重点医嘱	**长期医嘱：** □ 眼科二级或三级护理 □ 饮食 □ 抗菌药物滴眼液点眼 □ 未成年人需陪护 1 人 **临时医嘱：** □ 全身或局部应用抗菌药物 □ 有继发青光眼者全身或局部降眼压药物 □ 拟明日在局部麻醉或全身麻醉下行左/右眼清创术及结膜掩盖术 □ 备皮洗眼 □ 全身麻醉患者术前禁食、禁水 □ 局部麻醉+镇静（必要时）	**长期医嘱：** □ 眼科二级护理 □ 饮食 □ 抗菌药物滴眼液点眼 □ 未成年人需陪护 1 人 **临时医嘱：** □ 根据病情需要下达
病情变异记录	□ 无　□ 有，原因： 1. 2.	□ 无　□ 有，原因： 1. 2.
医师签名		

时间	住院第 4~5 天 （术后第 1 日）	住院第 5~10 天 （术后第 2~5 日）	住院第 11~15 天 （出院日）
主要诊疗工作	□ 检查患者，注意角膜溃疡以及移植片愈合情况 □ 上级医师查房，确定有无手术并发症 □ 为患者换药 □ 完成术后病程记录 □ 向患者及家属交代术后恢复情况	□ 上级医师查房，进行手术及伤口评估，确定有无手术并发症和伤口愈合不良情况 □ 局部抗菌药物点眼 □ 必要时全身应用抗菌药物 □ 必要时全身或局部应用降眼压药物 □ 应用促进上皮生长的药物	□ 上级医师查房，进行手术及伤口评估，确定有无手术并发症和伤口愈合不良情况，确定当日或第 2 日出院 □ 完成出院记录等 □ 通知出院处 □ 通知患者及其家属出院 □ 向患者交代出院后注意事项 □ 预约复诊日期 □ 将出院记录副本及诊断证明交给患者
重点医嘱	长期医嘱： □ 眼科二级护理 □ 抗菌药物滴眼液 □ 必要时全身应用抗菌药物 □ 必要时应用降眼压药物 □ 促进上皮生长的药物 临时医嘱： □ 根据病情需要下达	长期医嘱： □ 眼科二级护理 □ 抗菌药物滴眼液 □ 必要时全身应用抗菌药物 □ 必要时应用降眼压药物 □ 促进上皮生长的药物 临时医嘱： □ 根据病情需要下达	长期医嘱： □ 眼科三级护理 □ 抗菌药物滴眼液 □ 必要时全身应用抗菌药物 □ 必要时应用降眼压药物 □ 促进上皮生长的药物 临时医嘱： □ 眼压 □ 眼前节照相 □ 当日或第 2 日出院 □ 出院用药：同在院用药方法
病情变异记录	□ 无 □ 有，原因： 1. 2.	□ 无 □ 有，原因： 1. 2.	□ 无 □ 有，原因： 1. 2.
医师签名			

（二）护士表单

细菌性角膜炎临床路径护士表单

适用对象：第一诊断为细菌性角膜炎（ICD-10：H16.803）

患者姓名：		性别：　年龄：　门诊号：	住院号：
住院日期：　年　月　日		出院日期：　年　月　日	标准住院日：≤15天

时间	住院第1天	住院第1~2天
健康宣教	□ 介绍主管医师、责任护士 □ 介绍环境、设施 □ 介绍住院注意事项 □ 向患者宣教戒烟、戒酒的重要性，医院内禁止吸烟	□ 疾病宣教 □ 责任护士与患者沟通，了解并指导心理应对 □ 告知手术前后饮食、活动及探视注意事项及应对方式
护理处置	□ 核对患者姓名，佩戴腕带 □ 建立入院护理病历 □ 卫生处置：知道患者剪指甲、沐浴、更换病号服	□ 密切观察患者病情变化 □ 协助医师完善术前各项检查
基础护理	□ 二级护理 □ 晨晚间护理 □ 患者安全管理	□ 二级护理 □ 晨晚间护理 □ 患者安全管理
专科护理	□ 护理查体 □ 需要时，填写跌倒及压疮防范表 □ 需要时，请家属陪护 □ 遵医嘱抗菌药物滴眼液点术眼 □ 心理护理	□ 遵医嘱完成相关检查 □ 遵医嘱抗菌药物滴眼液点术眼 □ 心理护理
重点医嘱	□ 详见医嘱执行单	□ 详见医嘱执行单
病情变异记录	□ 无　□ 有，原因： 1. 2.	□ 无　□ 有，原因： 1. 2.
护士签名		

时间	住院第 2~3 天 （手术前 1 日）	住院第 3~4 天 （手术日）
健康宣教	□ 术前宣教 　术前准备及手术过程 　告知准备物品、沐浴 　告知术后饮食、活动及探视注意事项 　告知术后可能出现的情况及应对方式 　告知家属等候区位置	□ 术后当日宣教 　告知饮食要求 　告知疼痛注意事项 　告知术后可能出现情况的应对方式 　给予患者及家属心理支持 　再次明确探视陪护须知
护理处置	□ 卫生处置：头部清洁、沐浴 □ 术前准备：剪眼毛、冲洗结膜囊	□ 送手术室 　摘除患者各种活动物品 　核对患者资料及术中带药 　填写手术交接单，签字确认 □ 接手术 　核对患者及资料，签字确认
基础护理	□ 二级护理 □ 晨晚间护理 □ 患者安全管理	□ 二级护理 □ 晨晚间护理 □ 协助或指导活动 □ 患者安全管理
专科护理	□ 病情观察 □ 遵医嘱抗菌药物滴眼液点术眼 □ 心理护理	□ 病情观察，观察术眼情况变化 □ 测量患者 TPR 变化 □ 心理护理
重点医嘱	□ 详见医嘱执行单	□ 详见医嘱执行单
病情变异记录	□ 无　□ 有，原因： 1. 2.	□ 无　□ 有，原因： 1. 2.
护士签名		

时间	住院第4~5天 （术后第1日）	住院第5~10天 （术后第2~5日）	住院第11~15天 （出院日）
健康宣教	□ 术后宣教 　眼药作用及频率 　饮食及活动指导 　复查患者对术前宣教内容的 　掌握程度	□ 术后宣教 　眼药作用及频率 　饮食及活动指导 　复查患者对术前宣教内容的 　掌握程度 　疾病恢复期注意事项	□ 出院宣教 　复查时间 　眼药使用方法及频率 　活动休息 　指导饮食 　指导办理出院手续
护理处置	□ 协助完成相关眼部检查	□ 遵医嘱完成相关检查	□ 办理出院手续
基础护理	□ 一级护理 □ 晨晚间护理 □ 协助或指导活动 □ 患者安全管理	□ 二级护理 □ 晨晚间护理 □ 患者安全管理	□ 二级护理 □ 晨晚间护理 □ 患者安全管理
专科护理	□ 病情观察，观察术眼情况 　变化 □ 遵医嘱眼药治疗 □ 心理护理	□ 病情观察，观察术眼情况变化 □ 遵医嘱眼药治疗 □ 心理护理	□ 观察术眼情况变化 □ 遵医嘱眼药治疗 □ 心理护理
重点医嘱	□ 详见医嘱执行单	□ 详见医嘱执行单	□ 详见医嘱执行单
病情变异记录	□ 无　□ 有，原因： 1. 2.	□ 无　□ 有，原因： 1. 2.	□ 无　□ 有，原因： 1. 2.
护士签名			

（三）患者表单

细菌性角膜炎临床路径患者表单

适用对象：第一诊断为细菌性角膜炎（ICD-10：H16.803）

患者姓名：		性别： 年龄： 门诊号：	住院号：
住院日期： 年 月 日		出院日期： 年 月 日	标准住院日：≤15 天

时间	住院第 1 天	住院第 1~2 天
医患配合	□ 配合询问病史、收集资料，请务必详细告知既往史、用药史、过敏史 □ 如服用抗凝剂，请明确告知 □ 配合进行体格检查 □ 有任何不适请告知医师	□ 配合完善术前相关检查，如采血、留尿、心电图 □ 配合完善眼科特殊检查，超声，前节 OCT 等
护患配合	□ 配合测量体温、脉搏、呼吸、血压、体重 1 次 □ 配合完成入院护理评估（简单询问病史、过敏史、用药史） □ 接受入院宣教（环境介绍、病室规定、订餐制度、贵重物品保管、病房探视陪住管理制度等） □ 有任何不适请告知护士	□ 配合测量体温、脉搏、呼吸、询问排便 1 次 □ 有任何不适请告知护士
饮食	□ 普通饮食	□ 普通饮食
排泄	□ 正常排尿便	□ 正常排尿便
活动	□ 正常活动	□ 正常活动

时间	住院第 2~3 天 （术前第 1 日）	住院第 3~4 天 （手术日）
医患 配合	□ 配合完善术前检查 □ 医师与患者及家属介绍病情及手术谈话、术前 　 签字	□ 配合评估手术效果 □ 有任何不适请告知医师
护 患 配 合	□ 接受术前宣教 □ 自行沐浴，加强头部清洁，剪指甲，男患者 　 剃须 □ 准备好必要用物，吸水管、纸巾等 □ 取下义齿、饰品等，贵重物品交家属保管	□ 清晨测量体温、脉搏、呼吸 □ 送手术室前，协助完成核对，带齐影像资料 　 和术中带药 □ 返回病房后，协助完成核对，配合必要的检 　 查，如血压等 □ 配合缓解疼痛 □ 有任何不适请告知护士
饮食	□ 普通饮食	□ 普通饮食
排泄	□ 正常排尿便	□ 正常排尿便
活动	□ 正常活动	□ 正常活动

时间	住院第 4~5 天 （术后第 1 日）	住院第 5~10 天 （术后第 2~5 日）	住院第 11~15 天 （出院日）
医患配合	□ 配合检查眼部情况 □ 配合眼部伤口换药	□ 配合检查眼部情况 □ 配合眼部伤口换药	□ 接受出院前指导 □ 知道复查程序 □ 获取出院诊断书 □ 预约复诊日期
护患配合	□ 配合定时测量体温、脉搏、呼吸，每日询问排便 □ 注意活动安全，避免坠床或跌倒 □ 配合执行探视及陪护	□ 配合定是测量体温、脉搏、呼吸，每日询问排便 □ 注意活动安全，避免坠床或跌倒 □ 配合执行探视及陪护	□ 接受出院宣教 □ 办理出院手续 □ 获取出院带药 □ 知道眼药使用频率、方法和眼药保存注意事项 □ 知道复印病历方法
饮食	□ 普通饮食	□ 普通饮食	□ 普通饮食
排泄	□ 正常排尿便 □ 避免便秘	□ 正常排尿便 □ 避免便秘	□ 正常排尿便 □ 避免便秘
活动	□ 正常适度活动 □ 避免疲劳	□ 正常适度活动 □ 避免疲劳	□ 正常适度活动 □ 避免疲劳

附：原表单（2016年版）

细菌性角膜炎临床路径表单

适用对象：第一诊断为细菌性角膜炎
行清创术及结膜掩盖术

患者姓名：	性别：　年龄：　门诊号：	住院号：
住院日期：　　年　月　日	出院日期：　　年　月　日	标准住院日：≤15天

时间	住院第1天	住院第1~2天
主要诊疗工作	□ 询问病史与体格检查 □ 完成首次病程记录 □ 完成病历书写 □ 开实验室检查单 □ 上级医师查房 □ 初步确定手术方式和日期	□ 上级医师查房与病情评估 □ 向患者及其家属交代病情、注意事项 □ 局部抗菌药物点眼 □ 必要时全身应用抗菌药物 □ 有继发青光眼者全身或局部降眼压药物
重点医嘱	**长期医嘱：** □ 眼科二级或三级护理 □ 饮食 □ 广谱抗菌药物、胶原酶抑制剂滴眼液点眼 □ 必要时全身抗菌药物应用 □ 未成年人需陪护1人 **临时医嘱：** □ 血、尿常规，肝肾功能，感染性疾病筛查，凝血功能 □ 心电图、X线胸片（必要时） □ 眼科特殊检查：裂隙灯、眼压、眼前节照相、共聚焦显微镜、角膜刮片、细菌培养、细菌药敏试验 □ 必要时超声和眼前节OCT	**长期医嘱：** □ 眼科二级或三级护理 □ 饮食 □ 抗菌药物滴眼液点眼 □ 未成年人需陪护1人
主要护理工作	□ 病区环境及医护人员介绍 □ 入院护理评估 □ 医院相关制度介绍 □ 执行医嘱 □ 饮食宣教、生命体征监测 □ 介绍相关治疗、检查、用药等护理中应注意的问题 □ 完成护理记录单书写	□ 按医嘱执行护理治疗 □ 介绍有关疾病的护理知识 □ 介绍相关治疗护理中应注意的问题 □ 介绍相关检查护理中应注意的问题 □ 介绍相关用药护理中应注意的问题
病情变异记录	□ 无　□ 有，原因： 1. 2.	□ 无　□ 有，原因： 1. 2.
护士签名		
医师签名		

时间	住院第2~3天 （手术前1日）	住院第3~4天 （手术日）
主要诊疗工作	□ 上级医师查房与手术前评估 □ 向患者及其家属交代围术期注意事项 □ 继续完成眼科特殊检查 □ 根据检查结果，进行术前讨论，确定手术方案 □ 住院医师完成术前小结和术前讨论，上级医师查房记录等病历书写 □ 签署手术知情同意书	□ 手术前再次确认患者姓名、性别、年龄和准备手术的眼睛、手术方案 □ 手术 □ 完成手术记录 □ 完成手术日病程记录 □ 向患者及其家属交代手术后注意事项
重点医嘱	**长期医嘱：** □ 眼科二级或三级护理 □ 饮食 □ 抗菌药物滴眼液点眼 □ 未成年人需陪护1人 **临时医嘱：** □ 全身或局部应用抗菌药物 □ 有继发青光眼者全身或局部降眼压药物 □ 拟明日在局部麻醉或全身麻醉下行左/右眼清创术及结膜掩盖术 □ 备皮洗眼 □ 全身麻醉患者术前禁食、禁水 □ 局部麻醉+镇静（必要时）	**长期医嘱：** □ 眼科二级护理 □ 饮食 □ 抗菌药物滴眼液点眼 □ 未成年人需陪护1人 **临时医嘱：** □ 根据病情需要下达
主要护理工作	□ 手术前物品准备、心理护理 □ 手术前准备（沐浴、更衣） □ 按医嘱执行护理治疗 □ 介绍有关疾病的护理知识 □ 介绍相关治疗、检查、用药等护理中应注意的问题 □ 健康宣教：术前术中注意事项 □ 完成术前护理记录单书写 □ 提醒患者禁食、禁水	□ 健康宣教：术后注意事项 □ 术后心理与生活护理 □ 执行术后医嘱 □ 完成手术当日护理记录单 □ 观察动态病情变化，及时与医师沟通，执行医嘱 □ 介绍相关治疗、检查、用药等护理中注意的问题
病情变异记录	□ 无 □ 有，原因： 1. 2.	□ 无 □ 有，原因： 1. 2.
护士签名		
医师签名		

时间	住院第 4~5 天 （术后第 1 日）	住院第 5~10 天 （术后第 2~5 日）	住院第 11~15 天 （出院日）
主要诊疗工作	□ 检查患者，注意角膜溃疡以及移植片愈合情况 □ 上级医师查房，确定有无手术并发症 □ 为患者换药 □ 完成术后病程记录 □ 向患者及家属交代术后恢复情况	□ 上级医师查房，进行手术及伤口评估，确定有无手术并发症和伤口愈合不良情况 □ 局部抗菌药物点眼 □ 必要时全身应用抗菌药物 □ 必要时全身或局部应用降眼压药物 □ 应用促进上皮生长的药物	□ 上级医师查房，进行手术及伤口评估，确定有无手术并发症和伤口愈合不良情况，确定今日或第 2 日出院 □ 完成出院记录等 □ 通知出院处 □ 通知患者及其家属出院 □ 向患者交代出院后注意事项 □ 预约复诊日期 □ 将出院记录副本及诊断证明交给患者
重点医嘱	**长期医嘱：** □ 眼科二级护理 □ 抗菌药物滴眼液 □ 必要时全身应用抗菌药物 □ 必要时应用降眼压药物 □ 促进上皮生长的药物 **临时医嘱：** □ 根据病情需要下达	**长期医嘱：** □ 眼科二级护理 □ 抗菌药物滴眼液 □ 必要时全身应用抗菌药物 □ 必要时应用降眼压药物 □ 促进上皮生长的药物 **临时医嘱：** □ 根据病情需要下达	**长期医嘱：** □ 眼科三级护理 □ 抗菌药物滴眼液 □ 必要时全身应用抗菌药物 □ 必要时应用降眼压药物 □ 促进上皮生长的药物 **临时医嘱：** □ 眼压 □ 眼前节照相 □ 今日或明日出院 □ 出院用药：同在院用药方法
主要护理工作	□ 执行术后医嘱 □ 健康宣教：手术后相关注意事项 □ 介绍有关患者康复方法 □ 术后用药知识宣教 □ 监测患者生命体征变化、术眼情况变化 □ 术后心理与生活护理 □ 完成术后 1 日护理记录单	□ 执行术后医嘱 □ 完成术后护理记录单	□ 执行术后医嘱、出院医嘱 □ 出院宣教：生活指导、饮食指导、用药指导 □ 协助患者办理出院手续、交费等事项 □ 完成术后出院护理记录单
病情变异记录	□ 无　□ 有，原因： 1. 2.	□ 无　□ 有，原因： 1. 2.	□ 无　□ 有，原因： 1. 2.
护士签名			
医师签名			

第二节 口腔念珠菌病临床路径释义

一、口腔念珠菌病编码

1. 原编码：

疾病名称及编码：口腔念珠菌病（ICD-10：B37.001/B37.052/ B37.053/B37.054）

2. 修改编码：

疾病名称及编码：口腔念珠菌病（ICD-10：B37.0）

二、临床路径检索方法

B37.0

三、临床路径标准门诊流程

（一）适用对象

第一诊断为口腔念珠菌病（ICD-10：B37.001/B37.052/ B37.053/B37.054）。

> **释义**
>
> ■ 口腔念珠菌病（oral candidiasis，oral candidosis）是念珠菌属（*candida spp.*）感染引起的急性、亚急性或慢性口腔黏膜疾病。现已知念珠菌属中以白色念珠菌致病性最强，临床最常见其所致感染。
>
> ■ 按照临床表现分为以下类型：急性假膜型念珠菌病（acute pseudomembranous candidiasis）、急性红斑型念珠菌病（acute erythematous candidosis）、慢性红斑型念珠菌病（chronic erythematous candidosis）、慢性增殖性念珠菌病（chronic hyperplastic-candidosis）。另外，慢性皮肤黏膜念珠菌病（chronic mucocutanous candidosis）是一组特殊类型的念珠菌感染，目前已经证实是一种与自身免疫调节基因缺陷相关的疾病，病变范围累及口腔黏膜、皮肤及甲床等。

（二）诊断依据

根据《口腔黏膜病学》（第4版，人民卫生出版社），《临床诊疗指南·口腔医学分册》（中华医学会编著，人民卫生出版社），《临床技术操作规范·口腔医学分册》（中华医学会编著，人民军医出版社），依靠病史和临床表现，结合实验室检查诊断。

1. 病史：有抗菌药物、皮质激素用药史；放射治疗史；义齿戴用史；贫血等血液系统疾病；糖尿病史及免疫功能低下等病史。

2. 临床症状和体征：口干、疼痛、烧灼感；口腔黏膜出现白色凝乳状假膜（假膜型）；舌背乳头萎缩、口角炎、口腔黏膜发红（红斑型）；或有白色角化斑块及肉芽肿样增生（增殖型）。

3. 实验室检查：病损区或义齿组织面涂片可见念珠菌菌丝及孢子；唾液或含漱浓缩液培养或棉拭子真菌培养阳性。

> **释义**
>
> ■ 口腔念珠菌病的诊断主要依据病史和临床表现，并结合实验室检查。
> ■ 确定诊断须根据病史、临床症状和体征，同时经过病原学检查证实为口腔念珠菌病。
> ■ 病原学检查：适用于所有临床疑似口腔念珠菌病的病例。病原学常用检测方法包括涂片法和分离培养法。
> 1. 涂片法：对于确定念珠菌处于致病状态有重要意义，临床常用的涂片法包括直接涂片镜检法和革兰染色法等。
> 2. 分离培养法：该方法敏感，能定量判断感染及治疗效果。根据取材不同可分为棉拭子法、唾液培养法含漱浓缩法和印迹培养法等。
> ■ 病原学诊断指标：病损区涂片可见念珠菌芽生细胞和假苔丝和（或）念珠菌培养阳性（唾液培养>100CFU/ml，含漱浓缩培养>300CFU/ml）。
> ■ 慢性增殖性念珠菌病需组织病理学确诊。
> ■ 组织学检查：组织病理学检查是诊断慢性增殖性念珠菌病的重要辅助检查，适用于临床疑似慢性增殖性念珠菌病的患者。病理报告送检组织过碘酸-雪夫（Periodic Acid-Schiff, PAS）染色检查有念珠菌菌丝侵入，同时结合病史和临床表现可确诊为慢性增殖性念珠菌病。

（三）治疗方案的选择

根据《口腔黏膜病学》（第4版，人民卫生出版社），《临床技术操作规范·口腔医学分册》（中华医学会编著，人民军医出版社），符合上述诊断依据，患者本人和（或）监护人要求并自愿接受治疗，无药物治疗的禁忌证。

1. 局部治疗：
（1）去除局部刺激因素。
（2）局部抑（抗）真菌药物治疗。
2. 全身治疗：
（1）抗真菌治疗。
（2）免疫治疗。
（3）相关疾病治疗。
3. 中医中药。
4. 手术治疗。
5. 卫生健康宣教。

> **释义**
>
> ■ 治疗原则：选用合适的抗真菌药物控制真菌；积极治疗伴随的全身系统性疾患；停用或少用抗菌药、糖皮质激素或免疫抑制剂；加强义齿清洁，使口腔pH偏碱性；改善口腔环境，给口腔菌群平衡创造条件。

（四）进入路径标准

1. 第一诊断必须符合 ICD-10：B37.001/B37.052/ B37.053/B37.054 口腔念珠菌病疾病编码。

2. 若患者同时具有其他疾病诊断，但在门诊治疗期间不需要特殊处理也不影响第一诊断的临床路径流程实施，可以进入路径。

第一诊断符合者。

> **释义**
>
> ■ 患者伴有严重的全身系统性疾病，如恶性肿瘤放化疗后、器官移植手术后等不适合进入临床路径。
>
> ■ 慢性黏膜皮肤念珠菌病（chronic mucocutanous candidosis）患者不适合进入临床路径。

（五）首诊

1. 必须询问的病史：

（1）用药史：抗菌药物及免疫抑制剂用药史。

（2）义齿佩戴情况。

（3）皮肤等全身病损。

（4）其他相关全身疾病。

2. 根据患者病情选择的项目：

（1）涂片法。

（2）真菌培养。

（3）组织活检。

（4）药物敏感试验。

> **释义**
>
> ■ 菌种鉴定及药物敏感性试验：适用于反复感染、治疗效果不佳、迁延不愈的病例，有助于抗真菌药物选择和指导临床治疗。

（六）药物的选择

1. 去除各种刺激因素：如去除牙垢牙石，保持口腔卫生，调整咬合，去除不良刺激因素。

2. 局部治疗：

（1）注意清洁义齿等。

（2）局部抑（抗）真菌药物治疗。

3. 全身治疗：

（1）抗真菌治疗。

（2）调整机体免疫力：免疫力低下或长期应用免疫抑制剂者。

（3）相关疾病治疗。

4. 中医中药治疗。

5. 手术治疗：慢性增殖性口腔念珠菌病经抗真菌药物治疗效果不佳者可考虑行手术治疗。

6. 健康卫生宣教。

释义

　　■ 常用抗真菌药物：
　　1. 制霉菌素：多烯类抗真菌药物。其抗真菌谱广，安全性好，不易产生耐药性。推荐作为不伴全身系统性因素的口腔念珠菌病治疗的一线药物。
　　2. 氟康唑：三唑类抗真菌药物。其抗菌谱较广，不良反应较小，但克柔念珠菌是氟康唑的天然耐药菌，治疗光滑念珠菌感染所需氟康唑的最小抑菌浓度也较高。推荐作为用于伴全身系统性因素的非克柔念珠菌感染的口腔念珠菌病治疗的一线药物。
　　3. 伊曲康唑：三唑类抗真菌药物。其抗菌谱广，对氟康唑耐药的口腔念珠菌感染可口服伊曲康唑。推荐作为用于伴全身系统性因素的口腔念珠菌病治疗的二线药物。
　　4. 克霉唑：吡咯类抗真菌药。其抗菌谱较广，外用克霉唑乳膏可用于口角炎的治疗。
　　5. 咪康唑：咪唑类抗真菌药。其抗菌谱广，安全性好。口腔贴膜剂型具有缓释作用。

（七）疗效标准

1. 治愈：口腔念珠菌病的临床症状及体征消失，实验室检查涂片或培养结果转阴性。
2. 好转：口腔念珠菌病的临床症状及体征好转，实验室检查涂片或培养转阴性或培养虽为阳性但菌落数量减少。
3. 未愈：口腔念珠菌病的临床症状及体征无好转或加重，实验室检查涂片或培养仍为阳性，菌落数量未减少或增加。

释义

　　■ 疗效评价标准参考 2015 年颁布的《抗菌药物临床试验技术指导原则》。各型念珠菌病用药均应至症状和体征消失，并在停用抗真菌药物 7 天后复查临床表现及行病原学检查。

（八）预防

新生儿避免产道交叉感染；奶具或餐具清洁与消毒；长期应用抗菌药物和免疫抑制剂者应当警惕和预防。

（九）变异及原因分析

治疗过程中，若出现或符合以下情况：①伴全身系统性疾病；②伴特殊感染；③治疗过程中出现并发症。需根据情况进行相关检查（血细胞分析、肝肾检查、免疫功能、活体组织检查、内分泌功能检查、结核菌素试验、HIV 检测等等）、诊断和治疗，以及请相关学科会诊。

释义

　　■ 微小变异：医院因条件所限无法开展口腔念珠菌病诊断与治疗所需的某些检验项目（如菌种鉴定和药物敏感性试验等）；患者不愿配合完成相应检查或不能按照要求完成随访。

■ 重大变异：因基础疾病（如伴有全身系统性疾病、伴有特殊感染等）或治疗过程中出现并发症等原因需要其他治疗措施；或因各种原因患者不愿接受治疗或自行终止治疗。

四、口腔念珠菌病给药方案

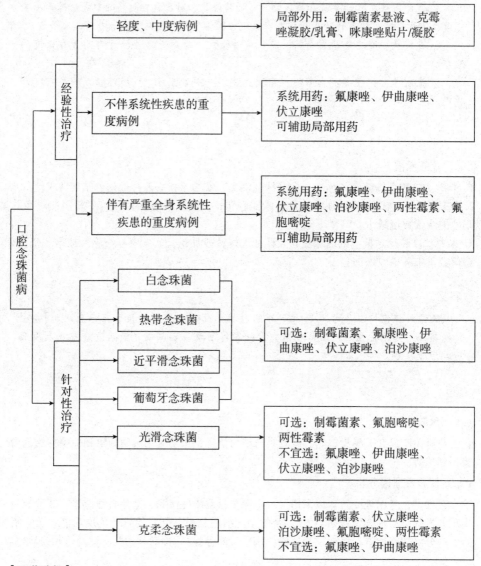

【用药选择】

1. 选用合适的抗真菌药物治疗控制真菌，同时应去除可能的诱发因素，给口腔菌群平衡创造条件；如改善口腔环境，使口腔 pH 偏碱性，加强义齿清洁等。全身系统性疾患应积极治疗。轻症患者首选局部抗真菌治疗。

2. 病情严重者或对局部治疗反应不佳者考虑全身应用抗真菌药物或联合局部治疗。难治性或反复感染病例应念珠菌培养鉴定和药物敏感性试验，尽早进行针对性用药。

【药学提示】

1. 制霉菌素一般在体内不易产生耐药性，但口服有胃肠道反应，如恶心、呕吐、食欲缺乏、腹泻等。

2. 伏力康唑可用于难治性口腔念珠菌病，最常见的不良反应为可逆性视觉障碍，唑类药物间的交叉耐药问题也不容忽视。

3. 两性霉素 B 有较广的抗真菌谱，但不良反应较大，目前应用较少。初用时可引起发热、寒战。长期用可引起消化道反应，甚至消化道出血及肾脏损害。主要用于全身性深部感染，如黏膜、皮肤感染长期不能控制病情者可短期使用。

【注意事项】

近年来，获得性耐药菌株及天然耐药菌株（克柔念珠菌、光滑念珠菌）均有不断增加的趋势，增加了临床治疗的难度。

五、推荐表单

口腔念珠菌病临床路径医师表单

适用对象：第一诊断为口腔念珠菌病（ICD-10：B37.0）

患者姓名：	性别： 年龄： 门诊号：
初诊日期： 年 月 日	复诊日期： 年 月 日

时间	首诊	复诊
主要诊疗工作	□ 询问病史及体格检查 □ 完成门诊病历 □ 完成初步的病情评估和治疗方案 □ 必要时请相关科室会诊（根据病情需要） □ 向患者及其家属交代注意事项 □ 签署治疗计划和治疗费用知情同意书	□ 根据实验室检查的结果，完成病情评估并完善治疗计划 □ 临床检查，记录治疗后病情变化 □ 必要时请相关科室会诊
重点医嘱	**化验检查：** □ 涂片法 □ 培养法 □ 药物敏感试验 □ 免疫功能检查 □ 其他实验室检查 **局部治疗：** □ 局部治疗 □ 清洁义齿（义齿患者） □ 洁治 □ 中医中药 **全身治疗：** □ 抗真菌治疗 □ 调整机体免疫力：对于免疫力低下或长期应用免疫抑制剂者 □ 支持治疗 □ 中医中药 **手术治疗：** □ 对于增殖型口腔念珠菌病经抗真菌药物治疗效果不佳者 □ 疾病预防和注意事项宣教	**化验检查：** □ 涂片法 □ 培养法 □ 药物敏感试验 □ 免疫功能检查 □ 其他实验室检查 **局部治疗：** □ 局部治疗 □ 清洁义齿（义齿患者） □ 洁治 **全身治疗：** □ 支持治疗 □ 免疫治疗 □ 中医中药 **临时医嘱：** □ 相关科室会诊 **长期医嘱：** □ 预防和注意事项宣教 □ 定期复查
病情变异记录	□ 无 □ 有，原因： 1. 2.	□ 无 □ 有，原因： 1. 2.
医师签名		

附：原表单（2010 年版）

口腔念珠菌病临床路径表单

适用对象：第一诊断为口腔念珠菌病（ICD-10：B37.001/B37.052/ B37.053/B37.054）

患者姓名：　　　　　　　　　　　　　性别：　　　年龄：　　　门诊号：

初诊日期：　　年　月　日　　　　　　复诊日期：　　年　月　日

时间	首诊	复诊
主要诊疗工作	□ 询问病史及体格检查 □ 完成门诊病历 □ 完成初步的病情评估和治疗方案 □ 必要时请相关科室会诊（根据病情需要） □ 向患者及其家属交代注意事项 □ 签署治疗计划和治疗费用知情同意书	□ 根据实验室检查的结果，完成病情评估并完善治疗计划 □ 临床检查，记录治疗后病情变化 □ 必要时请相关科室会诊
重点医嘱	**化验检查：** □ 涂片法 □ 培养法 □ 药物敏感试验 □ 免疫功能检查 □ 其他实验室检查 **局部治疗：** □ 局部治疗 □ 清洁义齿（义齿患者） □ 洁治 □ 中医中药 **全身治疗：** □ 抗真菌治疗 □ 调整机体免疫力：对于免疫力低下或长期应用免疫抑制剂者 □ 支持治疗 □ 中医中药 **手术治疗：** □ 对于增殖型口腔念珠菌病经抗真菌药物治疗效果不佳者 □ 疾病预防和注意事项宣教	**化验检查：** □ 涂片法 □ 培养法 □ 药物敏感试验 □ 免疫功能检查 □ 其他实验室检查 **局部治疗：** □ 局部治疗 □ 清洁义齿（义齿患者） □ 洁治 **全身治疗：** □ 支持治疗 □ 免疫治疗 □ 中医中药 **临时医嘱：** □ 相关科室会诊 **长期医嘱：** □ 预防和注意事项宣教 □ 定期复查
病情变异记录	□ 无　□ 有，原因： 1. 2.	□ 无　□ 有，原因： 1. 2.
医师签名		

第三节　单纯疱疹临床路径释义

一、单纯疱疹编码

1. 原编码：

疾病名称及编码：单纯疱疹（不伴有并发症）（ICD-10：B00.902）

2. 修改编码：

疾病名称及编码：单纯疱疹（ICD-10：B00.0，B00.1，B00.2，B00.9）

二、临床路径检索方法

B00.0/B00.1/B00.2/B00.9

三、临床路径标准门诊流程

（一）适用对象

第一诊断为单纯疱疹（不伴有并发症）（ICD-10：B00.902）。

行药物治疗为主的综合治疗。

> **释义**
>
> ■ 单纯疱疹（herpes simplex）是单纯疱疹病毒（herpes simplex virus I，HSV-I）所致的皮肤黏膜疾病。临床上以出现成簇密集性小水疱为特征，有自限性，可复发。

（二）诊断依据

根据《口腔黏膜病学》（第四版，人民卫生出版社），《临床诊疗指南·口腔医学分册》（中华医学会编著，人民卫生出版社），《临床技术操作规范·口腔医学分册》（中华医学会编著，人民军医出版社）。

1. 各年龄均可发病，原发性单纯疱疹多见于 6 个月~2 岁婴幼儿，复发性单纯疱疹可见于各年龄组。

2. 可有单纯疱疹患者接触史，可有低热、头痛、咽喉肿痛、颌下淋巴结肿大等前驱症状与体征。

3. 口腔黏膜任何部位及口周皮肤可出现成簇小水疱、糜烂与血痂等。

4. 血常规检查白细胞计数一般无异常。

5. 必要时可根据病损组织脱落细胞光镜检查、病原体检测或分离培养、血清抗体检测等辅助诊断。

6. 病程约 7~14 天，可复发。

> **释义**
>
> ■ 上述诊断依据主要为临床表现。
> ■ 血常规检查有助于了解全身状况及有无继发感染。
> ■ 病毒学检查只用于最终确诊。

（三）治疗方案的选择

根据《口腔黏膜病学》（第四版，人民卫生出版社），《临床技术操作规范·口腔医学分册》（中华医学会编著，人民军医出版社），经临床和（或）必要检查符合上述诊断依据，患者本人或监护人要求并自愿接受治疗，无药物治疗的禁忌证。

1. 局部治疗。

2. 全身治疗。

> **释义**
>
> ■根据《临床诊疗指南·口腔医学分册》（2016修订版），中华医学会编著，人民军医出版社。
> ■《口腔黏膜病学》（第4版），陈谦明主编，人民卫生出版社。
> ■局部治疗：包括防止继发感染、减少疼痛及促进损害愈合，可选用阿昔洛韦软膏涂布唇部及皮肤病损、0.1%依沙吖啶漱口液、复方氯己定含漱液、锡类散、养阴生肌散、西瓜霜粉剂等。继发感染时可以使用5%金霉素甘油糊剂。
> ■全身治疗：抗病毒治疗可以选用阿昔洛韦、伐昔洛韦、泛昔洛韦等抗病毒药；症状重者卧床休息、保持电解质平衡，补充维生素，发热者可酌情使用退热药，继发感染者使用抗菌药；还可采用中成药或辨证论治加以治疗。
> ■支持治疗：包括保持电解质平衡，补充维生素，重症者卧床休息等。

（四）进入路径标准

1. 第一诊断必须符合 ICD-10：B00.902 单纯疱疹（不伴有并发症）疾病编码。

2. 若患者同时具有其他疾病诊断，但在门诊治疗期间不需要特殊处理也不影响第一诊断的临床路径流程实施，可以进入路径。

> **释义**
>
> ■若患者同时具有其他疾病影响且第一诊断的临床路径流程实施，不适合进入本临床路径。
> ■严重免疫缺陷患者或全身广泛播散者，不适合进入本临床路径。

（五）首诊

1. 必需询问的病史：包括单纯疱疹患者接触史、发热史、口腔黏膜病损史、皮肤病损史、本次发病后的就诊、感冒史和治疗情况等。

2. 必需的临床检查：包括口腔黏膜病损和皮肤病损的检查。

3. 根据患者病情选择的临床检查项目：包括口腔黏膜以外的口腔科临床检查。

4. 必需的检查项目：血常规（复发性唇疱疹，病损局限可以不用此项检查）。

5. 根据患者病情选择的项目：

（1）脱落细胞学检查。

（2）血清抗体检查。

（3）病原体检测或分离培养。

（4）其他相关的检查。

> **释义**
>
> ■一般根据临床表现即可诊断。血常规检查有助于了解全身状况及有无继发感染，病毒学检查只适用于最终诊断。
>
> ■疱疹涂片：可选取疱疹的基底物直接涂片，巴氏染色或直接免疫荧光检查，可见病毒损伤的细胞如气球样变性、水肿，以及多核巨细胞、核内包涵体等。
>
> ■单纯疱疹病毒分离培养：近年来采用在兔肾细胞、人羊膜及鸡胚母细胞上接种分离培养的方法。
>
> ■免疫学检查：采用免疫印迹或放射免疫沉淀的方法检测 HSV 多糖蛋白的特异性抗原。感染晚期出现 IgG 抗体，有诊断意义。
>
> ■光镜及电镜检查：组织病理学表现为上皮细胞发生气球样变和网状液化而在上皮内形成疱，上皮内储存液体形成上皮内疱，基底可见多核巨细胞。电镜发现病毒颗粒。

（六）药物的选择与治疗时机

1. 局部治疗：
（1）抗病毒药物。
（2）抗炎防腐类药物。
（3）镇痛药物。
（4）促进愈合药物。
（5）物理治疗。
2. 全身治疗：
（1）抗病毒治疗。
（2）全身支持治疗。
（3）免疫增强治疗。
（4）必要时使用抗菌药物，应当按照《抗菌药物临床应用指导原则》（2015 版）（国卫办医发〔2015〕43 号）执行，根据创面细菌培养及药敏结果及时调整用药。
3. 中医中药治疗。
4. 口腔卫生宣教。

> **释义**
>
> ■原发性单纯疱疹往往全身症状较重，需要全身用药，如抗病毒及支持治疗；复发性单纯疱疹往往全身症状轻，仅需局部用药即可。

（七）疗效标准

1. 治愈：病损完全消失，黏膜恢复正常。
2. 好转：水疱消失，糜烂缩小。
3. 未愈：病损无改变，症状体征无好转。

> **释义**
>
> ■由主治医师进行评估。

（八）预防和预后

1. 本病具有传染性。
2. 要提高全身抵抗力以预防本病复发。
3. 极少数播散性感染可致疱疹性脑膜炎。

> **释义**
>
> ■ 单纯疱疹通常预后良好，但严重免疫缺陷患者可发生致命的波及全身的单纯疱疹病毒感染。
>
> ■ 原发感染可通过直接接触单纯疱疹患者的皮肤、黏膜病损而感染，单纯疱疹活动期感染者及无症状病毒携带者的唾液、粪便中都有病毒存在，因此应避免接触，特别是儿童。
>
> ■ 全身免疫力下降、紫外线照射等原因可诱发体内潜伏的 HSV 被激活，因此应避免复发的诱因。

（九）变异原因及分析

1. 伴有其他细菌感染或特殊感染的患者。
2. 伴有全身系统性疾病的患者。
3. 治疗前后或过程中出现并发症者。
4. 出现变异情况必要时需要进行相关的检查（血液检查、唾液检查、免疫功能检查、内分泌功能检查、特殊感染检查、X 线检查、口腔局部涂片或活体组织检查、全身其他系统检查等）、诊断和治疗，以及相关学科会诊。

> **释义**
>
> ■ 微小变异：因医院检查项目的及时性，未完成检查，出现并发症，不能按照常规治疗方案治疗者。
>
> ■ 严重变异：因基础疾病需要进一步诊断和治疗；因各种原因需要进一步检查。

四、推荐表单

单纯疱疹临床路径医师表单

适用对象：第一诊断为单纯疱疹（ICD-10：B00.902）

患者姓名：	性别： 年龄： 门诊号：
初诊日期： 年 月 日	复诊日期： 年 月 日

时间	首诊	复诊
主要诊疗工作	□ 询问病史及体格检查 □ 完成门诊病历 □ 完成初步的病情评估和治疗方案 □ 向患者及其家属交代注意事项	□ 根据实验室检查的结果，完成病情评估并完善治疗计划 □ 记录治疗后病情变化 □ 必要时请相关科室会诊
重点医嘱	**化验检查：** □ 血常规 □ 脱落细胞光镜检查（必要时） □ 病原体培养（必要时） □ 免疫功能检查（必要时） □ 其他相关疾病检查（必要时） **局部治疗：** □ 抗炎药物 □ 镇痛药物 □ 促进愈合药物 □ 物理治疗 **全身治疗：** □ 全身抗病毒治疗 □ 支持疗法 □ 中药治疗 □ 增强机体免疫力 **医嘱：** □ 疾病预防和注意事项宣教	**长期医嘱：** □ 全身抗病毒治疗 □ 免疫增强剂（必要时）： □ 中药治疗（必要时） □ 局部治疗 □ 复查（必要时） □ 疾病预防和注意事项宣教 **各类检查（必要时）：** □ 血液检查 □ 唾液检查 □ 免疫功能检查 □ 内分泌功能检查 □ 特殊感染检查 □ 涂片或组织活检 □ X线检查 □ 全身其他系统检查 **临时医嘱：** □ 相关科室会诊（必要时）
病情变异记录	□ 无 □ 有，原因： 1. 2.	□ 无 □ 有，原因： 1. 2.
医师签名		

附：原表单（2010 年版）

单纯疱疹临床路径表单

适用对象：第一诊断为单纯疱疹（ICD-10：B00.902）

患者姓名：		性别：　　年龄：　　门诊号：
初诊日期：　　年　月　日		复诊日期：　　年　月　日

时间	首诊	复诊
主要诊疗工作	□ 询问病史及体格检查 □ 完成门诊病历 □ 完成初步的病情评估和治疗方案 □ 向患者及其家属交代注意事项	□ 根据实验室检查的结果，完成病情评估并完善治疗计划 □ 记录治疗后病情变化 □ 必要时请相关科室会诊
重点医嘱	**化验检查：** □ 血常规 □ 脱落细胞光镜检查（必要时） □ 病原体培养（必要时） □ 免疫功能检查（必要时） □ 其他相关疾病检查（必要时） **局部治疗：** □ 消炎药物 □ 镇痛药物 □ 促进愈合药物 □ 物理治疗 **全身治疗：** □ 全身抗病毒治疗 □ 支持疗法 □ 中药治疗 □ 增强机体免疫力 **医嘱：** □ 疾病预防和注意事项宣教	**长期医嘱：** □ 全身抗病毒治疗 □ 免疫增强剂（必要时）： □ 中药治疗（必要时） □ 局部治疗 □ 复查（必要时） □ 疾病预防和注意事项宣教 **各类检查**（必要时）： □ 血液检查 □ 唾液检查 □ 免疫功能检查 □ 内分泌功能检查 □ 特殊感染检查 □ 涂片或组织活检 □ X 线检查 □ 全身其他系统检查 **临时医嘱：** □ 相关科室会诊（必要时）
病情变异记录	□ 无　□ 有，原因： 1. 2.	□ 无　□ 有，原因： 1. 2.
医师签名		

第四节　急性会厌炎临床路径释义

一、急性会厌炎编码

疾病名称及编码：急性会厌炎（ICD-10：J05.1）

手术操作名称及编码：气管切开手术（ICD-9-CM-3：31.1）

二、临床路径检索方法

J05.1 伴 31.1

三、急性会厌炎临床路径标准住院流程

（一）适用对象

第一诊断为急性会厌炎。

> **释义**
>
> ■ 本临床路径适用对象是第一诊断为急性会厌炎患者。
> ■ 本临床路径仅针对需要局麻气管切开手术的患者。

（二）诊断依据

根据《临床诊疗指南·耳鼻咽喉头颈外科分册》（中华医学会编著，人民卫生出版社），《临床技术操作规范·耳鼻咽喉-头颈外科分册》（中华医学会编著，人民军医出版社）。

1. 病史：发病常为急性和暴发性。突然出现咽痛、声嘶和气急、高热。迅速发生吞咽困难和吸气性呼吸困难。

2. 体征：会厌急性充血肿胀，可伴发出现"三凹征"。

> **释义**
>
> ■ 急性会厌炎应与单纯性喉水肿、急性喉气管支气管炎、喉气管异物、喉白喉鉴别。
> ■ 本病起病急，发展迅速，及时做好患者的生命体征的监护，发现变化及时处理。
> ■ 注意患者的既往史，有无糖尿病、心脑血管疾病等。有无异物史、外伤史；有毒有害气体、液体接触史，有无全身变态反应病史；全身风湿免疫疾病史（多发软骨炎、淀粉样变）；放疗化疗病史；喉及下咽病变合并感染。

（三）治疗方案的选择

根据《临床诊疗指南·耳鼻咽喉头颈外科分册》（中华医学会编著，人民卫生出版社），《临床技术操作规范·耳鼻咽喉-头颈外科分册》（中华医学会编著，人民军医出版社）。

1. 支持、对症治疗，如吸氧、糖皮质激素应用。

2. 经验性抗菌治疗。

3. 根据病原学检查及治疗反应调整抗菌治疗用药。

4. 出现三、四度呼吸困难考虑行气管切开术。

> **释义**
>
> ■ 支持对症治疗同时要密切观察病情变化，做好随时抢救及气管切开手术的准备。
>
> ■ 注意患者的既往病史，注意血糖、甲状腺功能的监测。

（四）标准住院日

1. 未行气管切开术的患者≤7 天。
2. 行气管切开术的患者≤14 天。

> **释义**
>
> ■ 标准住院日未行气管切开术的患者≤7 天。行气管切开术的患者≤14 天。
>
> ■ 患者入院后发现心律失常、心脑血管疾病、糖尿病、肺部阴影的阳性体征，需要进一步行超声心动图、Holter、肺功能等检查，请相关科室会诊，上述慢性疾病如果需要经治疗不影响患者正常出院时间。

（五）进入路径标准

1. 第一诊断必须符合 ICD-10：J05.100 急性会厌炎疾病编码。
2. 当患者同时具有其他疾病诊断，但在住院期间不需要特殊处理也不影响第一诊断的临床路径流程实施时，可以进入路径。

> **释义**
>
> ■ 本临床路径适用急性会厌炎保守治疗及因呼吸困难气管切开手术的患者。
>
> ■ 患者同时伴有高血压、糖尿病、心律失常等慢性病，经内科会诊评估治疗不会影响患者住院日（未行气管切开术的患者≤7 天，行气管切开术的患者≤14 天），适用本临床路径。

（六）入院第 1 天

1. 必需的检查项目：
（1）血常规、尿常规。
（2）肝肾功能、电解质、血糖、血脂、凝血功能。
（3）感染性疾病筛查（乙型肝炎、丙型肝炎、梅毒、艾滋病等）。
（4）病原学检查及药敏试验。
（5）喉镜检查。
2. 有条件者行血培养。
3. 年龄≥60 岁者行头颅 MRI、心肺功能检查。

> **释义**
>
> ■ 检查应包括耳、鼻、咽、喉部位专科检查。
> ■ 喉镜检查是必查项目，密切观察咽喉部病情变化。
> ■ 必查项目是确保手术治疗安全、有效开展的基础，术前必须完成。相关人员认真分析检查结果，排除手术禁忌证，及时处理异常情况。
> ■ 高龄患者或有心肺功能异常患者，术前根据病情增加心脏彩超、肺功能、血气分析等检查。伴有脑血管疾患的患者头颅 MRI 是必要的。

（七）经验性抗菌药物选择与使用时机

抗菌药物：按照《抗菌药物临床应用指导原则（2015 年版）》（国卫办医发〔2015〕43 号）合理选用抗菌药物。入院后尽快给予抗菌药物。

> **释义**
>
> ■ 对症状较轻的患者，可以选择青霉素类药物，中重症患者或者上述药物无效的可以使用二代头孢或以上的药物，重症患者可以联合其他类抗菌药联合应用，如抗厌氧菌类抗菌药。

（八）糖皮质激素药物选择与使用时机

入院后根据患者具体情况尽快给予足量糖皮质激素。

> **释义**
>
> ■ 激素有治疗和预防咽喉部水肿，同时又有非特异性抗炎、抗过敏、抗休克等作用。故激素与抗菌药联合应用可以获得良好效果。

（九）患者出现 2 度呼吸困难

患者出现 2 度呼吸困难，可在密切监护下行抗炎、消肿等对症治疗，并做好气管切开准备；呼吸困难不缓解或出现 3 度呼吸困难，预计短期内无法缓解，应尽早予以气管切开；出现四度呼吸困难，应立即行气管切开。

1. 麻醉方式：局部麻醉。
2. 手术方式：见治疗方案的选择。
3. 术后治疗：
（1）根据患者情况确定复查的检查项目。
（2）术后用药：按照《2015 年抗菌药物临床应用指导原则》合理选用抗菌药物；可行雾化吸入；酌情给予糖皮质激素。

> **释义**
>
> ■ 患者起病急，发展迅速，呼吸困难进行性加重；病情严重，吞咽困难，咽喉部分泌物潴留突发呼吸困难；抗菌药激素联合治疗，局部肿胀未有好转或进一步加重；突发休克、昏厥等；上述情况引起即刻气管切开手术，手术风险高危，因长时间缺氧导致危及生命。
>
> ■ 气管切开是抢救本病危重患者的重要方法，应该密切观察患者病情进展，提早做好抢救措施的准备，注意监护患者的生命体征变化。

（十）出院标准

1. 一般情况良好，咽痛缓解，体温正常，吞咽困难和（或）呼吸困难消失。
2. 没有需要住院处理的并发症。

> **释义**
>
> ■ 根据患者具体情况，气管切开术后，气管套管根据患者术后恢复情况可以，经过治疗局部炎症水肿完全缓解，堵管 24 小时无呼吸困难，可以拔管；局部肿胀部分缓解，可以堵管的患者，可以戴管出院，门诊复查，待局部完全缓解后门诊拔管；局部缓解但不能堵管的患者，可出院门诊治疗，定期门诊复查，完全恢复后门诊拔管。

（十一）变异及原因分析

1. 伴有影响预后的合并症，如糖尿病等，需进行相关诊断和治疗等，导致住院时间延长，治疗费用增加。
2. 出现手术并发症，需进一步诊断和治疗，导致住院时间延长，治疗费用增加。

> **释义**
>
> ■ 常见的是发现心律失常、糖尿病、肺部阴影的阳性体征等，需要进一步行超声心动图、Holter、肺功能等检查，请相关科室会诊，导致住院时间延长，治疗费用增加。
>
> ■ 因患者病情危重，进展迅速，缺氧时间长，导致虽然保守治疗并气管切开手术，仍然造成因缺氧所致的不可逆的心脑肺部的并发症（缺血缺氧性脑病、心肺复苏后病变，甚至死亡）。
>
> ■ 患者经过治疗及手术，局部病情为缓解，可能是因为其他疾患引起，需要排查的，住院时间延长，费用增加的患者要排除。

四、急性会厌炎临床路径给药方案

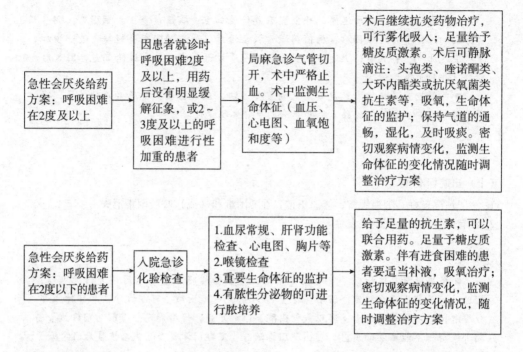

【用药选择】

如果常规的抗菌药治疗无效可做细菌培养，根据药敏结果选择抗菌药。

使用糖皮质激素治疗时，注意监测患者血压、血糖、甲状腺功能及胃肠道的黏膜功能保护。

【药学提示】

1. 喹诺酮类静脉给药可引起静脉炎，故静脉滴注时应控制药物浓度和流速。

2. 儿童对头孢类过敏选用大环内酯类抗菌药，大环内酯类抗菌药有恶心、呕吐等胃肠道反应。

【注意事项】

急性会厌患者病程进展变化急重，需要严密观察患者病情变化，及时调整治疗方案；患者多伴有其他疾病（糖尿病、高血压等），用药时需要考虑伴随疾病的治疗。

五、推荐表单

（一）医师表单

急性会厌炎临床路径医师表单

适用对象：第一诊断为急性会厌炎（ICD-10：J05.1）

　　　　　行气管功开手术（ICD-9-CM-3：31.1）

患者姓名：	性别：　　年龄：　　门诊号：	住院号：
住院日期：　　年　月　日	出院日期：　　年　月　日	标准住院日：未手术 ≤7 天，手术≤14 天

时间	住院第 1 天	住院第 1~3 天	住院第 2~7 天
主要诊疗工作	□ 询问病史及体格检查 □ 完成病历书写 □ 上级医师查房与术前评估 □ 评估患者呼吸情况，初步确定是否需行气管切开术	□ 上级医师查房 □ 需要性气管功开患者，完成术前准备与术前评估 □ 根据检查结果等，进行术前讨论，确定手术方案 □ 完成必要的相关科室会诊 □ 签署手术知情同意书、自费用品协议书等 □ 向患者及家属交代围术期注意事项 □ 手术完成后，术者完成手术记录	□ 住院医师完成术后病程 □ 上级医师查房 □ 向患者及家属交代病情及术后注意事项 □ 未行气管切开患者，完成出院记录、出院证明书，向患者交代出院后的注意事项
重点医嘱	**长期医嘱：** □ 耳鼻咽喉科护理常规 □ 一级护理 □ 半流质饮食或静脉营养 **临时医嘱：** □ 急查血常规 □ 急查肝肾功能、血糖、电解质、凝血功能 □ 感染性疾病筛查 □ 急查心电图 □ 病情许可行喉镜检查 □ 置气管切开包于床旁 □ 吸氧（必要时） □ 经验性抗菌药物应用 □ 糖皮质激素应用 □ 有条件行病原学检查及药敏	**长期医嘱：** □ 耳鼻咽喉科护理常规 □ 一级护理 □ 半流质饮食或静脉营养 □ 患者既往基础用药 **气管切开术后长期医嘱：** □ 局麻术后护理常规 □ 气管切开术 * 术后护理常规 □ 二级护理 □ 半流质饮食或静脉营养 □ 自主体位 □ 抗菌药物 □ 糖皮质激素应用 □ 祛痰药物（必要时） □ 雾化吸入（必要时） **临时医嘱：** □ 酌情心电监护 □ 酌情吸氧 □ 经验性抗菌药物应用 □ 糖皮质激素应用 □ 雾化吸入（必要时） □ 术前医嘱：今日局部麻醉下气管切开术 * □ 术前抗菌药物 □ 术前准备 □ 其他特殊医嘱	**长期医嘱：** □ 气管切开术 * 术后护理常规 □ 二级或三级护理 □ 半流质饮食或静脉营养 □ 自主体位 □ 抗菌药物 □ 祛痰药物（必要时） □ 雾化吸入（必要时） **临时医嘱：** □ 酌情吸氧 □ 其他特殊医嘱 □ 漱口液（必要时） **出院医嘱：** □ 出院带药 □ 门诊随诊医嘱

续　表

时间	住院第 1 天	住院第 1~3 天	住院第 2~7 天
病情 变异 记录	□无　□有，原因： 1. 2.	□无　□有，原因： 1. 2.	□无　□有，原因： 1. 2.
医师 签名			

＊：实际操作时需明确写出具体的术式

时间	住院第 7~14 天 （气管切开患者）	住院第 4~7 天 （术后第 10~14 天，出院日）
主要 诊疗 工作	□ 上级医师查房 □ 住院医师完成常规病历书写 □ 注意病情变化 □ 注意观察生命体征 □ 评估患者恢复情况，试堵管 48 小时，无呼吸不 　　适可行气管切开闭合术 □ 完成出院记录、出院证明书 □ 向患者交代出院后的注意事项	□ 上级医师查房，进行手术及会厌评估 □ 完成出院记录、出院证明书 □ 向患者交代出院后的注意事项
重 点 医 嘱	**长期医嘱：** □ 二级护理 □ 半流食或普食 □ 其他特殊医嘱 **临时医嘱：** □ 气管切开闭合术 □ 出院带药 □ 门诊随诊	**临时医嘱：** □ 出院带药 □ 门诊随诊
病情 变异 记录	□ 无　□ 有，原因： 1. 2.	□ 无　□ 有，原因： 1. 2.
医师 签名		

（二）护士表单

急性会厌炎临床路径护士表单

适用对象：第一诊断为急性会厌炎（ICD-10：J05.1）
行气管功开手术（ICD-9-CM-3：31.1）

患者姓名：	性别： 年龄： 门诊号：	住院号：
住院日期： 年 月 日	出院日期： 年 月 日	标准住院日：未手术≤7天，手术≤14天

时间	入院	术前	术后
健康宣教	□ 介绍病房环境、设施和设备 □ 入院护理评估，介绍主管医师、护士	□ 宣教等术前准备 □ 提醒患者术前禁食、禁水	□ 宣教手术后注意事项 □ 宣教气管切开护理 □ 指导患者办理出院手续
护理处置	□ 术前常规检查 □ 备好专科应急抢救物品	□ 术前呼吸道、消化道准备 □ 气管切开用物准备（气管套管、氧气、负压吸引等） □ 术前药物准备	□ 气管切开换药 □ 清洗气管套管
基础护理	□ 术前护理 □ 患者全身护理	□ 呼吸道、消化道准备 □ 遵医嘱用药	□ 术后护理 □ 观察患者病情变化 □ 遵医嘱用药 □ 术后心理与生活护理
专科护理		□ 呼吸道通畅护理 □ 雾化吸入护理	□ 气管切开护理 □ 雾化吸入护理 □ 术后活动、体位、饮食护理 □ 气管切开安全护理
重点医嘱	□ 详见医嘱执行单	□ 详见医嘱执行单	□ 详见医嘱执行单
病情变异记录	□ 无 □ 有，原因： 1. 2.	□ 无 □ 有，原因： 1. 2.	□ 无 □ 有，原因： 1. 2.
护士签名			

（三）患者表单

急性会厌炎临床路径患者表单

适用对象：第一诊断为急性会厌炎（ICD-10：J05.1）
　　　　　行气管功开手术（ICD-9-CM-3：31.1）

患者姓名：	性别：　年龄：　门诊号：	住院号：
住院日期：　年　月　日	出院日期：　年　月　日	标准住院日：未手术≤7天，手术≤14天

时间	入院当日	住院期间	出院日
医患配合	□ 配合病史采集、资料采集，请务必详细告知既往史、用药史、过敏史 □ 配合进行体格检查 □ 有任何不适告知医师 □ 配合完善相关检查、化验，如采血、留尿、心电图、X线胸片等	□ 医师向患者及家属介绍病情，如有异常检查结果需进一步检查 □ 配合用药及治疗 □ 配合医师调整用药 □ 有任何不适告知医师	□ 接受出院前指导 □ 知道复查程序 □ 获取出院诊断书
护患配合	□ 配合测量体温、脉搏、呼吸、血压、血氧饱和度、体重 □ 配合完成入院护理评估单（简单询问病史、过敏史、用药史） □ 接受入院宣教（环境介绍、病室规定、订餐制度、贵重物品保管等） □ 有任何不适告知护士	□ 配合测量体温、脉搏、呼吸，询问每日排便情况 □ 接受相关化验检查宣教，正确留取标本，配合检查 □ 有任何不适告知护士 □ 接受输液、服药治疗 □ 注意活动安全，避免坠床或跌倒 □ 配合执行探视及陪伴 □ 接受疾病及用药等相关知识指导	□ 接受出院宣教 □ 办理出院手续 □ 获取出院带药 □ 知道服药方法、作用、注意事项 □ 知道复印病历方法
饮食	□ 正常饮食	□ 术前禁食、禁水 □ 术后冷流食	□ 冷流食
排泄	□ 正常排尿便	□ 正常排尿便	□ 正常排尿便
活动	□ 适量活动	□ 适量活动	□ 适量活动

附：原表单（2016年版）

急性会厌炎临床路径表单

适用对象：第一诊断为急性会厌炎（ICD-10：J05.100）
必要时行气管切开手术（ICD-9-CM-31.1.005/31.72001）

患者姓名：	性别： 年龄： 门诊号：	住院号：
住院日期： 年 月 日	出院日期： 年 月 日	标准住院日：未手术≤7天，手术≤14天

时间	住院第1天	住院第1~3天	住院第2~7天
主要诊疗工作	□ 询问病史及体格检查 □ 完成病历书写 □ 上级医师查房与术前评估 □ 评估患者呼吸情况，初步确定是否需行气管切开	□ 上级医师查房 □ 需要性气管切开患者，完成术前准备与术前评估 □ 根据检查结果等，进行术前讨论，确定手术方案 □ 完成必要的相关科室会诊 □ 签署手术知情同意书、自费用品协议书等 □ 向患者及家属交代围术期注意事项 □ 手术完成后术者完成手术记录	□ 住院医师完成术后病程 □ 上级医师查房 □ 向患者及家属交代病情及术后注意事项 □ 未行气管切开患者，完成出院记录、出院证明书，向患者交代出院后的注意事项
重点医嘱	**长期医嘱：** □ 耳鼻咽喉科护理常规 □ 一级护理 □ 半流质饮食或静脉营养 **临时医嘱：** □ 急查血常规 □ 急查肝肾功能、血糖、电解质、凝血功能 □ 感染性疾病筛查 □ 急查心电图 □ 病情许可行喉镜检查 □ 置气管切开包于床旁 □ 吸氧（必要时） □ 经验性抗菌药物应用 □ 糖皮质激素应用 □ 有条件行病原学检查及药敏	**长期医嘱：** □ 耳鼻咽喉科护理常规 □ 一级护理 □ 半流质饮食或静脉营养 □ 患者既往基础用药 **气管切开术后长期医嘱：** □ 局麻术后护理常规 □ 气管切开术＊术后护理常规 □ 二级护理 □ 半流质饮食或静脉营养 □ 自主体位 □ 抗菌药物 □ 糖皮质激素应用 □ 祛痰药物（必要时） □ 雾化吸入（必要时） **临时医嘱：** □ 酌情心电监护 □ 酌情吸氧 □ 经验性抗菌药物应用 □ 糖皮质激素应用 □ 雾化吸入（必要时） □ 术前医嘱：今日局部麻醉下气管切开术＊ □ 术前抗菌药物 □ 术前准备 □ 其他特殊医嘱	**长期医嘱：** □ 气管切开术＊术后护理常规 □ 二级或三级护理 □ 半流质饮食或静脉营养 □ 自主体位 □ 抗菌药物 □ 祛痰药物（必要时） □ 雾化吸入（必要时） **临时医嘱：** □ 酌情吸氧 □ 其他特殊医嘱 □ 漱口液（必要时） **出院医嘱：** □ 出院带药 □ 门诊随诊医嘱

续　表

时间	住院第 1 天	住院第 1~3 天	住院第 2~7 天
主要护理工作	□ 介绍病房环境、设施和设备 □ 入院护理评估	□ 宣教等术前准备 □ 提醒欲行全麻手术患者禁食、禁水	□ 观察患者病情变化 □ 术后心理与生活护理
病情变异记录	□ 无　□ 有，原因： 1. 2.	□ 无　□ 有，原因： 1. 2.	□ 无　□ 有，原因： 1. 2.
护士签名			
医师签名			

注：＊实际操作时需明确写出具体的术式

时间	住院第 7~14 天 （气管切开患者）	住院第 4~7 天 （术后第 10~14 天，出院日）
主要诊疗工作	□ 上级医师查房 □ 住院医师完成常规病历书写 □ 注意病情变化 □ 注意观察生命体征 □ 评估患者恢复情况，试堵管 48 小时，无呼吸不适可行气管切开闭合术 □ 完成出院记录、出院证明书 □ 向患者交代出院后的注意事项	□ 上级医师查房，进行手术及会厌评估 □ 完成出院记录、出院证明书 □ 向患者交代出院后的注意事项
重点医嘱	**长期医嘱：** □ 二级护理 □ 半流食或普食 □ 其他特殊医嘱 **临时医嘱：** □ 气管切开闭合术 □ 出院带药 □ 门诊随诊	**临时医嘱：** □ 出院带药 □ 门诊随诊
主要护理工作	□ 观察患者情况 □ 术后心理与生活护理 □ 指导术后患者嗓音保健 □ 指导患者办理出院手续	□ 指导患者办理出院手续
病情变异记录	□ 无　□ 有，原因： 1. 2.	□ 无　□ 有，原因： 1. 2.
护士签名		
医师签名		

第五节　慢性扁桃体炎临床路径释义

一、慢性扁桃体炎编码

疾病名称及编码：慢性扁桃体炎（ICD-10：J35.0）

手术操作及编码：扁桃体切除术（ICD-9-CM-3：28.2）

二、临床路径检索方法

J35.0 伴 28.2

三、慢性扁桃体炎临床路径标准住院流程

（一）适用对象

第一诊断为慢性扁桃体炎（ICD-10：J35.0）。

行扁桃体切除术（ICD-9-CM-3：28.2）。

> **释义**
>
> ■ 本临床路径适用对象是第一诊断为慢性扁桃体炎的患者。根据《临床诊疗指南·耳鼻咽喉头颈外科分册》（中华医学会编著，人民卫生出版社）、《临床技术操作规范·耳鼻咽喉-头颈外科分册》（中华医学会编著，人民军医出版社）符合慢性扁桃体炎诊断的患者。
>
> ■ 本临床路径仅针对需要手术的患者。

（二）诊断依据

根据《临床诊疗指南·耳鼻咽喉头颈外科分册》（中华医学会编著，人民卫生出版社，2009），《临床技术操作规范·耳鼻咽喉-头颈外科分册》（中华医学会编著，人民军医出版社，2009）。

1. 症状：有反复发作咽痛，发热。
2. 体征：扁桃体和腭舌弓呈慢性充血，表面可凹凸不平，隐窝口可有潴留物。

> **释义**
>
> ■ 应该与扁桃体生理性肥大、扁桃体角化病及扁桃体肿瘤等疾病鉴别。
>
> ■ 急性炎症时，宜在炎症消退2~3周后切除扁桃体。

（三）治疗方案的选择

根据《临床诊疗指南·耳鼻咽喉头颈外科分册》（中华医学会编著，人民卫生出版社，2009），《临床技术操作规范·耳鼻咽喉-头颈外科分册》（中华医学会编著，人民军医出版社，2009），行扁桃体切除术。

> **释义**
>
> ■ 慢性化脓性扁桃体炎非急性期应避免感染，不需要特殊药物治疗，急性期药物治疗见急性扁桃体炎。
>
> ■ 根据《临床诊疗指南·耳鼻咽喉头颈外科分册》（中华医学会编著，人民卫生出版社），《临床技术操作规范·耳鼻咽喉-头颈外科分册》（中华医学会编著，人民军医出版社），对符合适应证的患者实施扁桃体切除术。
>
> 【适应证】
>
> 1. 慢性扁桃体炎反复急性发作或并发扁桃体周围脓肿。
>
> 2. 扁桃体过度肥大，妨碍吞咽、呼吸及发声功能。
>
> 3. 慢性扁桃体炎已成为引起其他脏器病变的病灶或与邻近器官的病变有关联。
>
> 4. 白喉带菌者，经保守治疗无效时。
>
> 5. 各种扁桃体良性肿瘤，可连同扁桃体一并切除。
>
> 【禁忌证】
>
> 1. 急性炎症时，宜在炎症消退 2~3 周后切除扁桃体。
>
> 2. 造血系统疾病及有凝血机制障碍者，如再生障碍性贫血、紫癜等。
>
> 3. 严重全身性疾病，如活动性肺结核、风湿性心脏病、关节炎、肾炎、高血压、精神病等。
>
> 4. 在脊髓灰质炎及流感等呼吸道传染病流行季节或流行地区，以及其他急性传染病流行时，不宜手术。
>
> 5. 妇女月经期前和月经期、妊娠期。

（四）标准住院日

5~7 天。

> **释义**
>
> ■ 标准住院日建议不超过 7 天。
>
> ■ 慢性扁桃体炎患者入院后，术前准备 1~3 天，在第 2~4 天实施手术，术后恢复 1~3 天，总住院天数不超过 7 天，均符合本临床路径要求。
>
> ■ 为减少患者等候手术时间和住院费用，可在门诊完成术前检查，排除手术禁忌后住院，于住院当天或 3 天以内手术符合本临床路径要求。
>
> ■ 患者入院后术前准备发现心律失常、糖尿病、肺部阴影的阳性体征，需要进一步行超声心动、Holter、肺功能等检查，请相关科室会诊排除手术禁忌证，上述慢性疾病如果需要经治疗稳定后才能手术，术前准备过程先进入其他相应内科疾病的诊疗路径；若经会诊排除手术禁忌证，扣除排除手术禁忌证检查会诊需要时间，总住院天数不超过 7 天，符合本路径要求；主管医师应在临床路径表单中予以说明。

（五）进入临床路径标准

1. 第一诊断必须符合 ICD-10：J35.0 慢性扁桃体炎疾病编码。

2. 当患者同时具有其他疾病诊断，但住院期间不需要特殊处理也不影响第一诊断的临床路径流程实施时，可以进入临床路径。

> **释义**
>
> ■ 慢性扁桃体炎的治疗包括保守治疗和手术治疗，本临床路径仅适用于需要手术治疗的患者，不包括慢性扁桃体炎急性发作需要药物治疗的患者，但包括慢性扁桃体炎急性发作经保守治疗控制感染后能够手术的患者。
>
> ■ 扁桃体过度肥大，妨碍吞咽、呼吸及发声功能；慢性扁桃体炎已成为引起其他脏器病变的病灶或与邻近器官的病变有关联；白喉带菌者，经保守治疗无效时；合并各种扁桃体良性肿瘤，可行扁桃体切除术。
>
> ■ 慢性扁桃体炎合并腺样体肥大或其他疾病，可同期进行手术者，不纳入本临床路径。
>
> ■ 患者同时伴有高血压、糖尿病、心律失常等慢性病，经内科会诊评估非手术禁忌证，适用于本临床路径。

（六）术前准备≤2天

1. 必需检查的项目：
（1）血常规、尿常规。
（2）肝肾功能、电解质、血糖、凝血功能。
（3）感染性疾病筛查（乙型肝炎、丙型肝炎、梅毒、艾滋病等）。
（4）X线胸片、心电图。
（5）标本送病理学检查。

> **释义**
>
> ■ 必查项目是确保手术治疗安全、有效开展的基础，术前必须完成。相关人员认真分析检查结果，排除手术禁忌证，及时处理异常情况。
>
> ■ 为缩短患者住院等待时间，检查项目可以在患者入院前于门诊完成。
>
> ■ 高龄患者或有心肺功能异常患者，术前根据病情增加心脏彩超、肺功能、血气分析等检查。
>
> ■ 术前检查还包括耳、鼻、咽、喉部位专科检查。

2. 根据患者情况可选择的检查项目：PSG检查。

> **释义**
>
> ■ 扁桃体肥大引起夜间打鼾伴憋气者可行PSG检查。
>
> ■ 如经术前评估确诊为阻塞性睡眠呼吸暂停低通气综合征，拟行腭垂腭咽成形术或其他超出扁桃体切除术范围的手术者，不适用本临床路径。

（七）预防性抗菌药物选择与使用时机

按照《抗菌药物临床应用指导原则》（卫医发〔2004〕285号）合理选用抗菌药物。

> **释义**
>
> ■扁桃体切除手术属于Ⅱ类切口，因此可按规定适当预防性和术后应用抗菌药，通常选用第一代或第二代头孢，预防性使用抗菌药一般采用术前半小时给药1次，无特殊情况用药时间不超过24小时。

（八）手术日为入院后2~3天内

1. 麻醉方式：全身麻醉或局部麻醉。
2. 手术方式：见治疗方案的选择。
3. 标本送病理检查。

> **释义**
>
> ■建议手术日为入院后3天内。
> ■手术可采用常规切除，或低温等离子辅助切除或其他辅助设备进行操作。

（九）术后住院恢复≤3天

1. 根据患者的情况确定复查的检查项目。
2. 术后用药：按照《抗菌药物临床应用指导原则》（卫医发〔2004〕285号）合理选用抗菌药物；酌情使用止血药，可用含漱液漱口。

（十）出院标准

1. 一般情况良好，局部无感染征象。
2. 没有需要住院处理的并发症。

> **释义**
>
> ■一般术后1周复查，并同时看病理报告。

（十一）变异及原因分析

1. 伴有影响手术的合并症，需要进行相关诊断和治疗等，导致住院时间延长，治疗费用增加。
2. 出现手术并发症，需要进一步诊断和治疗，导致住院时间延长，治疗费用增加。

> **释义**
>
> ■伴有影响手术的合并症，常见的是术前准备发现心律失常、糖尿病、肺部阴影等阳性体征，需要进一步行超声心动、Holter、肺功能等检查，请相关科室会诊排除手术禁忌证，导致住院时间延长，治疗费用增加。
> ■扁桃体切除术可能由于采用不同的麻醉方式导致术后恢复时间不同，费用差异。

■ 扁桃体切除术可能由于使用等离子刀或其他辅助设备增加治疗费用。

■ 扁桃体切除术术后出血属于常见并发症，一旦出现可能导致住院时间延长、非计划二次手术或再次入院，增加治疗费用。

四、慢性扁桃体炎临床路径给药方案

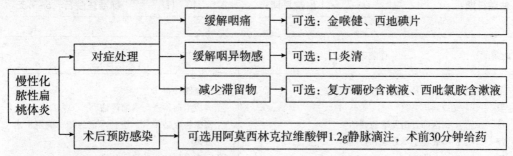

【用药选择】

围术期可视情况使用抗菌药预防感染，宜采用术前半小时给药，使用时间不超过 24 小时。用药首选第一代头孢。

【药学提示】

阿莫西林克拉维酸钾采用静脉滴注。成人一次 1.2g，一日 3~4 次，疗程 10~14 日。取本品一次用量溶于 50~100ml 氯化钠注射液中，静脉滴注 30 分钟。

【注意事项】

1. 患者每次开始使用本品前，必须先进行青霉素皮试。

2. 对头孢菌素类药物过敏者、严重肝功能障碍者、中度或严重肾功能障碍者及有哮喘、湿疹、花粉症、荨麻疹等过敏性疾病史者慎用。

3. 本品与其他青霉素类和头孢菌素类药物之间有交叉过敏性。若有变态反应产生，则应立即停用本品，并采取相应措施。

4. 本品和氨苄西林有完全交叉耐药性，与其他青霉素类和头孢菌素类有交叉耐药性。

5. 肾功能减退者应根据血浆肌酐清除率调整剂量或给药间期；血液透析可影响本品中阿莫西林的血药浓度，因此在血液透析过程中及结束时应加用本品 1 次。

6. 对怀疑为伴梅毒损害之淋病患者，在使用本品前应进行暗视野检查，并至少在 4 个月内，每个月接受血清试验 1 次。

五、推荐表单

（一）医师表单

慢性扁桃体炎临床路径医师表单

适用对象：第一诊断为慢性扁桃体炎（ICD-10：J35.0）

　　　　　行扁桃体切除术（ICD-9-CM-3：28.2）

患者姓名：	性别：	年龄：	门诊号：	住院号：
住院日期：　年　月　日	出院日期：　年　月　日			标准住院日：5~7 天

时间	住院第 1 天	住院第 1~2 天 （术前日）
主要诊疗工作	□ 询问病史及体格检查 □ 完成病历书写 □ 上级医师查房及术前评估 □ 初步确定手术方式和日期	□ 上级医师查房 □ 完成术前检查与术前评估 □ 根据检查结果等，进行术前讨论，确定手术方案 □ 完成必要的相关科室会诊 □ 签署手术知情同意书，自费用品协议书等 □ 向患者及家属交代围术期注意事项
重点医嘱	**长期医嘱：** □ 耳鼻咽喉科护理常规 □ 二级或三级护理 □ 普通饮食 **临时医嘱：** □ 血常规、尿常规、便常规 □ 肝肾功能、血糖、电解质、凝血功能 □ 感染性疾病筛查 □ X 线胸片、心电图	**长期医嘱：** □ 耳鼻咽喉科护理常规 □ 二级或三级护理 □ 普通饮食 □ 患者既往基础用药 **临时医嘱：** □ 术前医嘱：明日全身麻醉或局部麻醉下扁桃体切除术 * □ 术前禁食、禁水 □ 术前抗菌药物 □ 术前准备 □ 其他特殊医嘱
病情变异记录	□ 无　□ 有，原因： 1. 2.	□ 无　□ 有，原因： 1. 2.
医师签名		

时间	住院第 2~3 天 （手术日）	住院第 3~4 天 （术后 1~2 日）	住院第 5~7 天 （出院日）
主要诊疗工作	□ 手术 □ 术者完成手术记录 □ 住院医师完成术后病程 □ 上级医师查房 □ 向患者及家属交代病情及术后注意事项	□ 上级医师查房 □ 住院医师完成常规病历书写 □ 注意病情变化 □ 注意观察生命体征 □ 了解患者咽部状况	□ 上级医师查房，进行手术及伤口评估 □ 完成出院记录，出院证明书 □ 向患者交代出院后的注意事项
重点医嘱	**长期医嘱：** □ 全麻或局部麻醉术后护理常规 □ 扁桃体切除术* 术后护理常规 □ 一级护理 □ 冷流质饮食 □ 抗菌药物 **临时医嘱：** □ 标本送病理检查 □ 酌情心电监护 □ 酌情吸氧 □ 其他特殊医嘱 □ 漱口液	**长期医嘱：** □ 二级护理 □ 冷半流食或半流食 □ 其他特殊医嘱 **临时医嘱：** □ 其他特殊医嘱	**出院医嘱：** □ 出院带药 □ 门诊随访
病情变异记录	□ 无　□ 有，原因： 1. 2.	□ 无　□ 有，原因： 1. 2.	□ 无　□ 有，原因： 1. 2.
医师签名			

注：* 实际操作时需明确写出具体的术式

（二）护士表单

慢性扁桃体炎临床路径护士表单

适用对象：第一诊断为慢性扁桃体炎（ICD-10：J35.0）

行扁桃体切除术（ICD-9-CM-3：28.2）

患者姓名：	性别： 年龄： 门诊号：	住院号：
住院日期： 年 月 日	出院日期： 年 月 日	标准住院日：5~7 天

时间	住院第1~2天	住院第3~4天（手术当日）	住院第4~5天（手术后）
健康宣教	□ 介绍主管医师、护士 □ 介绍环境、设施 □ 介绍住院注意事项 □ 宣教术前准备 □ 提醒患者术晨禁食、禁水	□ 主管护士与患者沟通，了解并指导心理应对 □ 宣教疾病知识、用药知识及特殊检查操作过程 □ 告知检查及操作前后饮食、活动及探视注意事项及应对方式	□ 冷流食 □ 定时复查 □ 出院带药服用方法 □ 饮食、休息等注意事项指导 □ 讲解增强体质的方法，减少感染的机会
护理处置	□ 核对患者，佩戴腕带 □ 建立入院护理病历 □ 卫生处置：剪指甲、沐浴、更换病号服 □ 协助医师完成各项检查化验 □ 术前准备，禁食、禁水	□ 全麻手术术前禁食、禁水 □ 随时观察患者病情变化 □ 遵医嘱正确使用抗菌药	□ 办理出院手续 □ 书写出院小结
基础护理	□ 二级护理 □ 晨晚间护理 □ 患者安全管理	□ 二级护理或全身麻醉术后护理常规 □ 晨晚间护理 □ 患者安全管理	□ 三级护理 □ 晨晚间护理 □ 患者安全管理
专科护理	□ 护理查体 □ 呼吸频率、血氧饱和度监测 □ 需要时请家属陪伴 □ 心理护理	□ 遵医嘱完成相关检查 □ 观察各项生命体征 □ 心理护理 □ 遵医嘱正确给药 □ 冷流食 □ 提供并发症征象的依据	□ 病情观察：评估患者生命体征 □ 心理护理 □ 注意并发症征象
重点医嘱	□ 详见医嘱执行单	□ 详见医嘱执行单	□ 详见医嘱执行单
病情变异记录	□ 无 □ 有，原因： 1. 2.	□ 无 □ 有，原因： 1. 2.	□ 无 □ 有，原因： 1. 2.
护士签名			

（三）患者表单

慢性扁桃体炎临床路径患者表单

适用对象：第一诊断为慢性扁桃体炎（ICD-10：J35.0）

行扁桃体切除术（ICD-9-CM-3：28.2）

患者姓名：		性别：　　年龄：　　门诊号：	住院号：
住院日期：　　年　月　日		出院日期：　　年　月　日	标准住院日：5~7天

时间	入院当日	住院期间 （第2~4天）	住院第5天 （出院日）
医患配合	□ 配合病史采集、资料采集，请务必详细告知既往史、用药史、过敏史 □ 配合进行体格检查 □ 有任何不适告知医师	□ 配合完善相关检查、化验，如采血、留尿、心电图、X线胸片等 □ 医师向患者及家属介绍病情，如有异常检查结果需进一步检查 □ 配合用药及治疗 □ 配合医师调整用药 □ 有任何不适告知医师	□ 接受出院前指导 □ 知道复查程序 □ 获取出院诊断书
护患配合	□ 配合测量体温、脉搏、呼吸、血压、血氧饱和度、体重 □ 配合完成入院护理评估单（简单询问病史、过敏史、用药史） □ 接受入院宣教（环境介绍、病室规定、订餐制度、贵重物品保管等） □ 有任何不适告知护士	□ 配合测量体温、脉搏、呼吸，询问每日排便情况 □ 接受相关化验检查宣教，正确留取标本，配合检查 □ 有任何不适告知护士 □ 接受输液、服药治疗 □ 注意活动安全，避免坠床或跌倒 □ 配合执行探视及陪伴 □ 接受疾病及用药等相关知识指导	□ 接受出院宣教 □ 办理出院手续 □ 获取出院带药 □ 知道服药方法、作用、注意事项 □ 知道复印病历方法
饮食	□ 正常饮食	□ 术前禁食、禁水 □ 术后冷流食	□ 冷流食
排泄	□ 正常排尿便	□ 正常排尿便	□ 正常排尿便
活动	□ 适量活动	□ 适量活动	□ 适量活动

附：原表单（2011 年版）

慢性扁桃体炎临床路径表单

适用对象：第一诊断为慢性扁桃体炎（ICD-10：J35.0）
行扁桃体切除术（ICD-9-CM-3：28.2）

患者姓名：		性别：	年龄：	门诊号：	住院号：
住院日期： 年 月 日		出院日期： 年 月 日			标准住院日：5~7 天

时间	住院第 1 天	住院第 1~2 天 （术前日）
主要诊疗工作	□ 询问病史及体格检查 □ 完成病历书写 □ 上级医师查房及术前评估 □ 初步确定手术方式和日期	□ 上级医师查房 □ 完成术前检查与术前评估 □ 根据检查结果等，进行术前讨论，确定手术方案 □ 完成必要的相关科室会诊 □ 签署手术知情同意书，自费用品协议书等 □ 向患者及家属交代围术期注意事项
重点医嘱	长期医嘱： □ 耳鼻咽喉科护理常规 □ 二级或三级护理 □ 普通饮食 临时医嘱： □ 血常规、尿常规、便常规 □ 肝肾功能、血糖、电解质、凝血功能 □ 感染性疾病筛查 □ X 线胸片、心电图	长期医嘱： □ 耳鼻咽喉科护理常规 □ 二级或三级护理 □ 普通饮食 □ 患者既往基础用药 临时医嘱： □ 术前医嘱：明日全身麻醉或局部麻醉下行扁桃体切除术 * □ 术前禁食、禁水 □ 术前抗菌药物 □ 术前准备 □ 其他特殊医嘱
主要护理工作	□ 介绍病房环境、设施和设备 □ 入院护理评估	□ 宣教等术前准备 □ 提醒患者明晨禁食、禁水
病情变异记录	□ 无 □ 有，原因： 1. 2.	□ 无 □ 有，原因： 1. 2.
护士签名		
医师签名		

时间	住院第2~3天 （手术日）	住院第3~4天 （术后1~2天）	住院第5~7天 （出院日）
主要诊疗工作	□ 手术 □ 术者完成手术记录 □ 住院医师完成术后病程 □ 上级医师查房 □ 向患者及家属交代病情及术后注意事项	□ 上级医师查房 □ 住院医师完成常规病历书写 □ 注意病情变化 □ 注意观察生命体征 □ 了解患者咽部状况	□ 上级医师查房，进行手术及伤口评估 □ 完成出院记录，出院证明书 □ 向患者交代出院后的注意事项
重点医嘱	**长期医嘱：** □ 全身麻醉或局部麻醉术后护理常规 □ 扁桃体切除术*后护理常规 □ 一级护理 □ 冷流质饮食 □ 抗菌药物 **临时医嘱：** □ 标本送病理检查 □ 酌情心电监护 □ 酌情吸氧 □ 其他特殊医嘱 □ 漱口液	**长期医嘱：** □ 二级护理 □ 冷半流食或半流食 □ 其他特殊医嘱 **临时医嘱：** □ 其他特殊医嘱	**出院医嘱：** □ 出院带药 □ 门诊随访
主要护理工作	□ 观察患者病情变化 □ 术后心理与生活护理	□ 观察患者情况 □ 术后心理与生活护理	□ 指导患者办理出院手续
病情变异记录	□ 无　□ 有，原因： 1. 2.	□ 无　□ 有，原因： 1. 2.	□ 无　□ 有，原因： 1. 2.
护士签名			
医师签名			

注：*实际操作时需明确写出具体的术式

第六节　流行性腮腺炎临床路径释义

一、流行性腮腺炎编码

疾病名称及编码：流行性腮腺炎（ICD-10：B26）

二、临床路径检索方法

B26

三、标准住院流程

（一）适用对象

第一诊断为流行性腮腺炎患者。

（二）诊断依据

根据原卫生部"十二五"规划教材、全国高等学校教材《传染病学》（李兰娟、任红主编，人民卫生出版社，2013年，第8版）。

1. 发病前2~3周有与流行性腮腺炎患者接触史或当地有本病流行。

2. 发热和以耳垂为中心的腮腺非化脓性肿大，进食酸性食物胀痛加剧。

3. 可以伴有剧烈头痛、嗜睡、呕吐、脑膜刺激征阳性。

4. 可以伴有恶心呕吐、伴中上腹部疼痛与压痛，局部肌紧张。

5. 可以伴有睾丸肿痛（常为单侧）。

> **释义**
>
> ■ 本路径的制订主要参考国内权威参考书和诊疗指南。
>
> ■ 病史和症状及典型体征是诊断流行性腮腺炎的基本依据，接触流行性腮腺炎患者后出现腮腺肿大、疼痛是最典型的表现，可以伴有发热等全身表现，并发脑膜炎时可以出现头痛，并发胰腺炎时可以出现严重腹痛，男性可发生睾丸炎，出现睾丸肿痛。
>
> ■ 本病好发于儿童，多数情况下根据临床表现即可确诊。但近年青少年乃至成人病例所占比重由上升趋势。临床表现可不太典型，必要时也需要靠实验室检查帮助鉴别，如血清抗腮腺炎病毒-IgM抗体。

（三）治疗方案选择

1. 隔离：呼吸道传染病消毒隔离。

2. 一般治疗：适当休息，清淡饮食，忌酸性饮食，做好口腔护理。

3. 对高热、头痛、呕吐者给予解热镇痛、脱水剂等对症治疗。

4. 抗病毒治疗。

5. 肾上腺皮质激素治疗：主要用于重症或同时伴有脑膜脑炎或心肌炎者。

6. 预防睾丸炎。

7. 中医中药。

> **释义**
>
> ■ 本病确诊后应立即给予呼吸道隔离。
>
> ■ 无有效抗病毒药物，治疗以对症支持为主，饮食清淡、软、易消化，刺激性饮食会加重症状。
>
> ■ 发热较高时（超过38℃以上）可以予解热镇痛药物，并发的脑膜炎、胰腺炎等通常较轻，糖皮质激素适用于出现心肌炎、脑膜脑炎的重症病例。

（四）标准住院日

3~7天。

> **释义**
>
> ■ 普通病例通常无需住院，居家隔离即可。
>
> ■ 病情较重，如高热或者出现脑膜炎、胰腺炎等并发症患者需住院治疗，至症状明显缓解即可出院。

（五）进入路径标准

1. 第一诊断必须符合流行性腮腺炎诊断标准。
2. 当患者同时具有其他疾病诊断时，但在住院期间不需要特殊处理也不影响第一诊断的临床路径流程实施时，可以进入路径。

> **释义**
>
> ■ 进入路径患者第一诊断为急性腮腺炎，如患者同时诊断其他疾病如糖尿病、支气管哮喘、风湿免疫病等，需全面评估，如果对急性腮腺炎治疗无明显影响，可以进入路径，但住院期间变异可能增多，也可能延长住院时间，增加花费。

（六）住院期间的检查项目

1. 必需的检查项目：
（1）血常规、尿常规、便常规。
（2）血、尿淀粉酶，血脂肪酶。
（3）肝肾功能、心肌酶谱同工酶。
（4）肝胆脾肾胰超声、X线胸片、心电图。
2. 根据患者病情进行的检查项目：脑脊液检查、颈部及甲状腺超声等。

> **释义**
>
> ■ 肝肾功能、淀粉酶、心肌酶谱等项目对于病情评估是必需的。
>
> ■ 血常规、尿常规、便常规、心电图、胸部 X 线时住院患者最基本的一些检查；血常规对于排除细菌性腮腺炎有一定意义，腹部超声有助于了解胰腺情况。不能排除细菌性脑膜炎是可以行腰椎穿刺脑脊液检查。

（七）治疗方案与药物选择

1. 按呼吸道传染病隔离。
2. 一般治疗：适当休息，清淡饮食，忌酸性饮食，做好口腔护理。
3. 对高热、头痛、呕吐者给予解热镇痛、脱水剂等对症治疗。适当补充液体。
4. 抗病毒治疗：早期可试用利巴韦林注射液。
5. 肾上腺皮质激素治疗：主要用于重症或同时伴有脑膜脑炎或心肌炎者。
6. 预防睾丸炎：男性成人患者，为预防睾丸炎的发生，早期可应用己烯雌酚。
7. 中医中药。

> **释义**
>
> ■ 流行性腮腺炎通常是一种急性自限性疾病，不出现并发症者可自行康复，无需特殊治疗。
>
> ■ 无胰腺炎、脑膜炎表现，食欲尚可，首先考虑口服解热镇痛药物及利巴韦林。并发胰腺炎者可以短期静脉用药并营养支持。
>
> ■ 重症或伴有脑部或心肌受累者可考虑应地塞米松 $5 \sim 10mg/d$。

（八）出院标准

患者自觉症状消失，血尿淀粉酶基本正常。

> **释义**
>
> ■ 患者出院前应症状好转，并确定并发的胰腺炎、脑膜炎等均明显好转。

（九）变异及原因分析

患者因其他疾病需治疗或出现重症腮腺炎病毒性脑炎者退出本路径，进入相关临床路径。

> **释义**
>
> ■ 患者出现高热、意识障碍等重症脑炎表现，应终止本路径，转入病毒性脑炎治疗流程。
>
> ■ 住院期间发现患者存在进入路径前未知的严重疾病，影响流行性腮腺炎治疗的，需根据具体情况或终止路径，或延长治疗时间。
>
> ■ 无论何种原因出现变异，应在医师表单中予以说明。

四、流行性腮腺炎临床路径给药方案

【用药选择】

1. 抗病毒药：疗效不确定，发病早期的住院患者可以试用，每日 15~30mg/kg，分 2~3 次使用。

2. 解热镇痛药物：退热，缓解疼痛等症状。

3. 糖皮质激素：脑膜炎等重症患者应有，通常地塞米松 5~10mg/d，疗程 3~5 天。

4. 中药：主要治法为清热解毒，软坚消痛，可内服板蓝根制剂等，局部外敷青黛粉、如意金黄散等，有助于消肿镇痛。

【药学提示】

利巴韦林可引发溶血性贫血，应密切监测。幼儿退热药禁用阿司匹林。糖皮质激素的不良反应，包括水钠潴留、低钾血症、血压升高等。

【注意事项】

如患者已存在贫血状况如地中海贫血或营养性贫血等，应用利巴韦林应慎重。

五、推荐表单

（一）医师表单

流行性腮腺炎临床路径医师表单

适用对象：第一诊断为流行性腮腺炎

患者姓名：		性别： 年龄： 门诊号：	住院号：
住院日期： 年 月 日		出院日期： 年 月 日	标准住院日3~7天

时间	住院第1天	住院第2~6天	住院第3~7天（出院日）
诊疗工作	□ 完成询问病史和体格检查 □ 完成入院病历及首次病程记录 □ 拟订检查项目 □ 制订初步治疗方案 □ 对家属进行有关的宣教，及时填报疫情卡及上报院感科	□ 上级医师查房 □ 明确下一步诊疗计划 □ 完成上级医师查房记录 □ 向家属交代病情	□ 上级医师查房，确定患者可以出院 □ 完成上级医师查房记录、出院记录、出院证明书和病历首页的填写 □ 通知出院 □ 向患者交代出院注意事项及随诊时间
重点医嘱	**长期医嘱：** □ 儿（或内）科护理常规 □ 呼吸道隔离 □ 一级/二级/三级护理 □ 清淡饮食、忌酸饮食 □ 抗病毒治疗 □ 对症支持治疗：对高热、头痛、呕吐者给予解热镇痛、脱水剂等对症治疗 □ 肾上腺皮质激素治疗：必要时 □ 吸氧（必要时） **临时医嘱：** □ 血常规、尿常规、便常规、C反应蛋白 □ 血、尿淀粉酶，血脂肪酶 □ 肝肾功能、心肌酶同工酶 □ 肝胆脾肾超声、X线胸片、心电图 □ 对高热给予解热对症治疗	**长期医嘱：** □ 儿（或内）科护理常规 □ 呼吸道隔离 □ 一级/二级/三级护理 □ 清淡饮食、忌酸饮食 □ 抗病毒治疗 □ 对症支持治疗：对高热、头痛、呕吐者给予解热镇痛、脱水剂等对症治疗 □ 肾上腺皮质激素治疗：必要时 □ 吸氧（必要时） **临时医嘱：** □ 进食少者及高热者静脉适量补液 □ 降温，脱水等	**出院医嘱：** □ 今日出院 □ 门诊随诊
护理工作	□ 呼吸道传染病隔离 □ 指导患者饮食 □ 生活及心理护理 □ 皮肤护理	□ 病情观察 □ 并发症的监测 □ 皮肤护理	□ 病情观察 □ 并发症的监测 □ 皮肤护理
病情变异记录	□ 无 □ 有，原因： 1. 2.	□ 无 □ 有，原因： 1. 2.	□ 无 □ 有，原因： 1. 2.
医师签名			

（二）护士表单

流行性腮腺炎临床路径护士表单

适用对象：第一诊断为流行性腮腺炎

患者姓名：	性别： 年龄： 门诊号：	住院号：
住院日期： 年 月 日	出院日期： 年 月 日	标准住院日 3~7 天

时间	住院第 1 天	住院第 2~6 天	住院第 3~7 天（出院日）
健康宣教	□ 入院宣教 　介绍主管医师、护士 　介绍环境、设施 　介绍住院注意事项 　介绍探视和陪伴制度 　介绍贵重物品制度 　介绍消毒隔离制度	□ 药物宣教 □ 饮食宣教	□ 出院宣教 □ 饮食宣教 □ 药物宣教 □ 指导患者办理出院手续
护理处置	□ 核对患者，佩戴腕带 □ 建立入院护理病历 □ 协助患者留取各种标本 □ 测量体重	□ 根据医嘱的相关采血 □ 根据医嘱发放相关药物	□ 办理出院手续 □ 协助取出院带药 □ 书写出院小结
基础护理	□ 级别护理 　晨晚间护理 　患者安全管理	□ 级别护理 　晨晚间护理 　患者安全管理	□ 级别护理 　晨晚间护理 　患者安全管理
专科护理	□ 护理查体 □ 病情观察 □ 需要时，填写跌倒及压疮防范表 □ 需要时，请家属陪伴 □ 确定饮食种类 □ 心理护理	□ 病情观察 □ 遵医嘱完成相关检查 □ 心理护理	□ 出院指导
重点医嘱	□ 详见医嘱执行单	□ 详见医嘱执行单	□ 详见医嘱执行单
病情变异记录	□ 无 □ 有，原因： 1. 2.	□ 无 □ 有，原因： 1. 2.	□ 无 □ 有，原因： 1. 2.
护士签名			

（三）患者表单

流行性腮腺炎临床路径患者表单

适用对象：第一诊断为流行性腮腺炎

患者姓名：	性别： 年龄： 门诊号：	住院号：
住院日期： 年 月 日	出院日期： 年 月 日	标准住院日 3~7 天

时间	入院第 1 天	住院第 2~6 天	住院第 3~7 天（出院日）
医患配合	□ 配合询问病史、收集资料，请务必详细告知既往史、用药史、过敏史 □ 配合进行体格检查 □ 有任何不适请告知医师	□ 配合完善相关检查、化验，如采血、留尿、心电图、X线胸片 □ 医师向患者及家属介绍病情	□ 接受出院前指导 □ 知道复查程序 □ 获取出院诊断书
护患配合	□ 配合测量体温、脉搏、呼吸3 次，血压、体重1 次 □ 配合完成入院护理评估（简单询问病史、过敏史、用药史） □ 接受入院宣教（环境介绍、病室规定、订餐制度、贵重物品保管等） □ 配合执行探视和陪伴制度 □ 有任何不适请告知护士	□ 配合测量体温、脉搏、呼吸3 次，询问大便1 次 □ 接受饮食宣教 □ 接受药物宣教	□ 接受出院宣教 □ 办理出院手续 □ 获取出院带药 □ 知道服药方法、作用、注意事项 □ 知道复印病历程序
饮食	□ 遵医嘱饮食	□ 遵医嘱饮食	□ 遵医嘱饮食
排泄	□ 正常排尿便	□ 正常排尿便	□ 正常排尿便
活动	□ 卧床休息	□ 逐渐恢复正常活动	□ 正常活动

附：原表单（2016 年版）

流行性腮腺炎临床路径表单

适用对象：第一诊断为流行性腮腺炎

患者姓名：	性别： 年龄： 门诊号：	住院号：
住院日期： 年 月 日	出院日期： 年 月 日	标准住院日 3~7 天

时间	住院第 1 天	住院第 2 天	住院第 3 天
诊疗工作	□ 完成询问病史和体格检查 □ 完成入院病历及首次病程记录 □ 拟定检查项目 □ 制订初步治疗方案 □ 对家属进行有关的宣教，及时填报疫情卡及上报院感科	□ 上级医师查房 □ 明确下一步诊疗计划 □ 完成上级医师查房记录 □ 向家属交代病情	□ 上级医师查房 □ 完成病历记录 □ 评价治疗疗效，调整治疗药物
重点医嘱	长期医嘱： □ 儿（或内）科护理常规 □ 呼吸道隔离 □ 一级/二级/三级护理 □ 清淡饮食、忌酸饮食 □ 抗病毒治疗 □ 对症支持治疗：对高热、头痛、呕吐者给予解热镇痛、脱水剂等对症治疗 □ 肾上腺皮质激素治疗：必要时 □ 吸氧（必要时） 临时医嘱： □ 血常规、尿常规、便常规、C 反应蛋白 □ 血、尿淀粉酶，血脂肪酶 □ 肝肾功能、心肌酶同工酶 □ 肝胆脾肾超声、X 线胸片、心电图 □ 对高热给予解热对症治疗	长期医嘱： □ 儿（或内）科护理常规 □ 呼吸道隔离 □ 一级/二级/三级护理 □ 清淡饮食、忌酸饮食 □ 抗病毒治疗 □ 对症支持治疗：对高热、头痛、呕吐者给予解热镇痛、脱水剂等对症治疗 □ 肾上腺皮质激素治疗：必要时 □ 吸氧（必要时） 临时医嘱： □ 进食少者及高热者静脉适量补液 □ 降温、脱水等	长期医嘱： □ 儿（或内）科护理常规 □ 呼吸道隔离 □ 一级/二级/三级护理 □ 清淡饮食、忌酸饮食 □ 抗病毒治疗 □ 对症支持治疗：对高热、头痛、呕吐者给予解热镇痛、脱水剂等对症治疗 □ 肾上腺皮质激素治疗：必要时 □ 吸氧（必要时） 临时医嘱： □ 必要时补充电解质液 □ 依据病情变化对症处理
护理工作	□ 呼吸道传染病隔离 □ 指导患者饮食 □ 生活及心理护理 □ 皮肤护理	□ 病情观察 □ 并发症的监测 □ 皮肤护理	□ 病情观察 □ 并发症的监测 □ 皮肤护理
病情变异记录	□ 无 □ 有，原因： 1. 2.	□ 无 □ 有，原因： 1. 2.	□ 无 □ 有，原因： 1. 2.
护士签名			
医师签名			

时间	住院第 4~7 天	
诊疗工作	□ 上级医师查房，确定患者可以出院 □ 完成上级医师查房记录、出院记录、出院证明书和病历首页的填写 □ 通知出院 □ 向患者交待出院注意事项及随诊时间 □ 若患者不能出院，在病程记录中说明原因和继续治疗的方案	
重点医嘱	出院医嘱： □ 今日出院 □ 门诊随诊	
护理工作	□ 家庭护理的指导 □ 落实出院医嘱	
病情变异记录	□ 无　□ 有，原因： 1. 2.	□ 无　□ 有，原因： 1. 2.
护士签名		
医师签名		

第七节　慢性化脓性中耳炎临床路径释义

一、慢性化脓性中耳炎编码

1. 原编码：

疾病名称及编码：慢性化脓性中耳炎（ICD-10：H66.1-H66.3/H71）

手术操作名称及编码：手术治疗（ICD-9-CM-3：19.3-19.5/20.2/20.4）

2. 修改编码：

疾病名称及编码：慢性化脓性中耳炎（ICD-10：H66.1-H66.3/H71）

手术操作名称及编码：听骨链重建术同期或二期（ICD-9-CM-3：19.3）

鼓室成形术Ⅰ型（ICD-9-CM-3：19.4）

鼓室成形术Ⅱ型（ICD-9-CM-3：19.52）

鼓室成形术Ⅲ型（ICD-9-CM-3：19.53）

乳突切开术（ICD-9-CM-3：20.21）

乳突切除术（ICD-9-CM-3：20.4）

二、临床路径检索方法

（H66.1/H66.2/H66.3/H71）伴（19.3/19.4/19.52/19.53/20.21/20.4）

三、慢性化脓性中耳炎临床路径标准住院流程

（一）适用对象

第一诊断为慢性化脓性中耳炎（ICD-10：H66.1-H66.3/H71）。

行手术治疗（ICD-9-CM-3：19.3-19.5/20.2/20.4）。

> **释义**
>
> ■ 本临床路径适用对象是第一诊断为慢性化脓性中耳炎的患者，包括中华医学会耳鼻咽喉科分会2012年制订的《中耳炎临床分类和手术分型指南（2012）》中的"慢性化脓性中耳炎""中耳胆脂瘤"及"中耳炎后遗疾病"的患者。本路径不包括慢性化脓性中耳炎伴严重颅内外并发症的患者。
>
> ■ 本临床路径仅针对需要手术的患者。

（二）诊断依据

根据《临床诊疗指南·耳鼻咽喉头颈外科分册》（中华医学会编著，人民卫生出版社，2009）、《临床技术操作规范·耳鼻咽喉-头颈外科分册》（中华医学会编著，人民军医出版社，2009）、《中耳炎的分类和分型》（中华医学会耳鼻咽喉科学分会，2004年）。

1. 症状：有间断性或持续性耳溢脓病史；不同程度的听力下降。

2. 体征：具备下列项目之一者。

（1）鼓膜穿孔，鼓室内可见有脓性分泌物，黏膜可见肿胀、增厚、肉芽形成。

（2）鼓膜内陷，伴中耳胆脂瘤。

3. 听力检查：传导性或混合性听力损失。

4. 颞骨CT扫描：提示炎性改变。

释义

■ 应该与慢性肉芽性鼓膜炎、中耳癌、结核性中耳炎鉴别。

■ 慢性化脓性中耳炎单纯型，鼓膜紧张部穿孔，鼓室内可见有脓性分泌物，是慢性化脓性中耳炎的重要体征之一，此时患者并不适合手术，应先行药物治疗，待中耳乳突内无活动性炎症，或者炎症得到控制后再行手术，进入本路径，一般为干耳后至少2周。中耳胆脂瘤的另一体征为鼓膜松弛部穿孔或紧张部边缘性穿孔，可见胆脂瘤上皮组织。

■ 听力损失轻度到重度，可为传导性或混合性，少数为感音性听力减退，行听骨链重建的患者，要求内耳功能良好，一般骨导阈值不大于30dBHL。

■ 由于胆脂瘤等病变组织可作为缺损听骨间的传音桥梁，有时听骨链已有破坏，听力损失也可不明显。

■ 颞骨CT扫描可见鼓室鼓窦及乳突内软组织密度影，胆脂瘤者有骨质破坏。病变严重者必要时行MRI检查。

（三）治疗方案的选择

根据《临床诊疗指南·耳鼻咽喉头颈外科分册》（中华医学会编著，人民卫生出版社，2009），《临床技术操作规范·耳鼻咽喉-头颈外科分册》（中华医学会编著，人民军医出版社，2009），《中耳炎的分类和分型》（中华医学会耳鼻咽喉科学分会，2004年）。
手术：
1. 鼓室探查+鼓室成形术。
2. 开放式乳突根治+鼓室成形术（伴或不伴耳甲腔成形术）。
3. 完壁式乳突根治+鼓室成形术。
4. 酌情行二期听骨链重建术。

释义

■ 鼓室成形术的禁忌证包括：鼓室和乳突气房系统的黏膜炎症处于活动状态、鼓室内有胆脂瘤或上皮组织尚未彻底切除、咽鼓管功能障碍无法解除、耳蜗功能丧失及全身慢性疾病不能耐受手术等。

■ 随着人工听觉技术的发展，振动声桥、BAHA等新技术的应用，使以前属于听力重建禁忌证的患者有了新的治疗方法，各单位应根据自身条件和患者的具体情况选择相应的治疗手段，开展安全有效的治疗，为患者谋取最大治疗效果，这些新的治疗方法另立临床路径，本临床路径仅适用于通过鼓室成形术提高听力的患者。

■ 根据《中耳炎临床分类和手术分型指南（2012）》（中华医学会耳鼻咽喉科学分会，2012年），手术分类：

1. 鼓室成形术：

Ⅰ型：单纯鼓膜成形，不需要重建听骨链。

Ⅱ型：底板活动，镫骨上结构存在。

Ⅲ型：底板活动，镫骨上结构缺如。

2. 中耳病变切除术：

（1）乳突切开术。

（2）乳突根治术。

（3）改良乳突根治术（Bondy 手术）。

3. 中耳病变切除+鼓室成形术：

（1）完壁式乳突切开+鼓室成形术。

（2）开放式乳突切开+鼓室成形术。

（3）完桥式乳突切开+鼓室成形术。

（4）上鼓室切开+鼓室成形术。

4. 其他中耳炎相关手术：

（1）鼓室探查术。

（2）耳甲腔成形术。

（3）外耳道成形术。

（4）外耳道后壁重建术。

（5）乳突缩窄术。

（6）中耳封闭术。

（四）标准住院日

≤12 天。

释义

■ 标准住院日建议不超过 10 天。

■ 慢性中耳炎患者入院后，术前准备 1~3 天，在第 2~4 天实施手术，术后恢复 7 天，总住院天数不超过 10 天，均符合本临床路径要求。

■ 为减少患者等候手术时间和住院费用，可在门诊完成术前检查，排除手术禁忌后住院，于住院当天或 3 天以内手术符合本临床路径要求。

■ 患者入院后术前准备发现心律失常、糖尿病、肺部阴影的阳性体征，需要进一步行超声心动图、Holter、肺功能等检查，请相关科室会诊排除手术禁忌证，上述慢性疾病如果需要治疗，病情稳定后才能手术，术前准备过程应先进入相应内科疾病的诊疗路径；若经会诊排除了手术禁忌证，应扣除在排除手术禁忌证时所花去的检查会诊时间，总住院天数仍不超过 10 天者，亦符合本路径要求；主管医师应在临床路径表单中予以说明。

（五）进入临床路径标准

1. 第一诊断必须符合 ICD-10：H66.1-H66.3/H71 慢性化脓性中耳炎疾病编码。

2. 当患者同时具有其他疾病诊断，但在住院期间不需要特殊处理也不影响第一诊断的临床路径流程实施时，可以进入临床路径。

> **释义**
>
> ■ 慢性化脓性中耳炎的治疗包括保守治疗和手术治疗，本临床路径仅适用于需要手术治疗的患者，不包括慢性中耳炎急性发作需要药物治疗的患者，但包括慢性中耳炎急性发作经保守治疗控制感染后能够手术的患者。
> ■ 需要分期行听力重建手术的患者，每次入院均可适用本临床路径。
> ■ 患者同时伴有高血压、糖尿病、心律失常等慢性病，经内科会诊评估为非手术禁忌证，适用本临床路径。

（六）术前准备≤3天

1. 必需检查的项目：
（1）血常规、尿常规。
（2）肝肾功能、电解质、血糖、凝血功能。
（3）感染性疾病筛查（乙型肝炎、丙型肝炎、梅毒、艾滋病等）。
（4）X线胸片、心电图。
（5）临床听力学检查（酌情行咽鼓管功能检查）。
（6）颞骨CT。
2. 视情况而定：中耳脓液细菌培养+药敏，面神经功能测定等。

> **释义**
>
> ■ 咽鼓管功能检查是鼓室成形术患者的必查项目。
> ■ 必查项目是手术治疗安全有效的前提，术前必须完成。相关人员应认真分析检查结果，排除手术禁忌证、及时处理异常情况。
> ■ 为缩短患者住院等待时间，检查项目可以在患者入院前于门诊完成。
> ■ 高龄患者或有心肺功能异常患者，术前根据病情增加心脏彩超、肺功能、血气分析等检查。
> ■ 耳鼻喉科专科检查，耳是重点检查部位，尤其应仔细观察鼓膜穿孔情况，有无胆脂瘤上皮及肉芽组织，并准确记录。还应包括音叉检查，咽鼓管功能检测，观察有无自发性眼震以及瘘管实验等。术前检查还包括鼻、咽、喉部位检查。
> ■ 颞骨CT检查根据需要行相应部位的重建。

（七）预防性抗菌药物选择与使用时机

抗菌药物：按照《抗菌药物临床应用指导原则》（卫医发〔2004〕285号）合理选用抗菌药物。

> **释义**
>
> ■ 慢性中耳炎手术入路手术属于Ⅱ类或Ⅲ类（如耳后骨膜下脓肿）切口，因此可按规定适当预防性和术后应用抗菌药物，视药敏结果选择合适的抗菌药物；当骨质破坏严重，存在发生颅内并发症危险时，应选择易透过血-脑脊液屏障的抗菌药物。

（八）手术日为入院后 4 天内

1. 麻醉方式：全身麻醉。
2. 术中植入耗材：听骨植入。
3. 术中用药：必要时糖皮质激素、非耳毒性抗菌药物冲洗术腔。
4. 术中酌情行面神经监测。
5. 术腔填塞。
6. 标本送病理检查。

> **释义**
>
> ■ 建议手术日为入院后 3 天内。
>
> ■ 由于全身麻醉与局部麻醉在术前准备、术后恢复、患者费用、患者心理状态等各方面均存在较大差异，难以统一管理，故本临床路径规定仅针对全身麻醉下手术的患者。
>
> ■ 术中用药包括静脉给予抗菌药。

（九）术后住院治疗 ≤10 天

1. 必须复查的检查项目：根据患者情况而定。
2. 术后用药：按照《抗菌药物临床应用指导原则》（卫医发〔2004〕285 号）合理选用抗菌药物。
3. 伤口换药。

> **释义**
>
> ■ 建议术后住院治疗 ≤7 天。
>
> ■ 术后患者重点观察的项目除全麻手术后应该观察的项目以外，还包括闭目、鼓腮等面神经功能的相关检查（观察有无面瘫），是否有眩晕、耳鸣以及伤口情况等，并对症处理；若有疼痛加剧、体温升高、喷射性呕吐等感染症状需要行血常规、降钙素原等相关检查；人工听骨植入患者需要术后酌情卧床。

（十）出院标准

1. 一般情况良好，无伤口感染。
2. 没有需要住院处理的并发症。

> **释义**
>
> ■ 根据患者具体情况，可以拆线后出院或出院后门诊复查时拆线。

（十一）变异及原因分析

1. 伴有影响手术的合并症，需要进行相关诊断和治疗等，导致住院时间延长，治疗费用增加。

2. 出现手术并发症，需要进一步诊断和治疗，导致住院时间延长，治疗费用增加。

> **释义**
>
> ■ 伴有影响手术的合并症，常见的是术前准备发现心律失常、糖尿病、肺部阴影的阳性体征等，需要进一步行超声心动图、Holter、肺功能等检查，请相关科室会诊排除手术禁忌证，导致住院时间延长，治疗费用增加。
>
> ■ 慢性化脓性中耳炎手术可能存在的风险包括：术中、术后出血；术中损伤面神经，出现术后面瘫，舌前 2/3 味觉异常；脑脊液耳漏，甚至颅内感染；术后耳鸣、眩晕；术后听力无改善或下降；术后中耳炎复发、不干耳；术后需要二期手术治疗；鼓膜穿孔修补未成功，或术后再次穿孔；术后耳道狭窄或闭锁等。
>
> ■ 慢性中耳炎包括种类很多，手术方式多样，出现变异的原因很多，除了包括路径中所描述的各种术后并发症，还包括医疗、护理、患者、环境等多方面的变异原因，为便于总结和在工作中不断完善和修订路径，应将变异原因归纳、总结，以便重新修订路径时作为参考。

四、慢性化脓性中耳炎临床路径给药方案

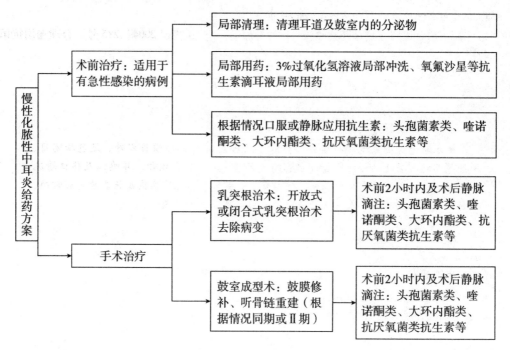

【用药选择】

1. 如果常规的抗菌药治疗无效可做细菌培养，根据药敏结果选择抗菌药。
2. 中耳炎可能会并发真菌感染，如耳道内出现白色或黑色的菌丝样组织，可进行真菌培养确定诊断，要彻底清理保持耳道干燥，并局部应用抗真菌药治疗。

【药学提示】

1. 喹诺酮类静脉给药可引起静脉炎，故静脉滴注时应控制药物浓度和流速。

2. 儿童对头孢类过敏选用大环内酯类抗菌药，大环内酯类抗菌药有恶心、呕吐等胃肠道反应。

【注意事项】

慢性化脓性中耳炎长期流脓，突然出现流脓较少、高热、头痛等要注意有无中耳炎的颅内并发症出现。

五、推荐表单

（一）医师表单

慢性化脓性中耳炎临床路径医师表单

适用对象：第一诊断为慢性化脓性中耳炎（ICD-10：H66.1-H66.3/H71）

患者姓名：	性别： 年龄： 门诊号：	住院号：
住院日期： 年 月 日	出院日期： 年 月 日	标准住院日：≤12天

时间	住院第1天	住院第1~3天（术前日）	住院第2~3天（手术日）
主要诊疗工作	□ 询问病史及体格检查 □ 完成病历书写 □ 安排相关检查 □ 上级医师查房与术前评估 □ 初步确定手术方式和日期	□ 上级医师查房 □ 完成术前准备与术前评估 □ 汇总检查结果，进行术前讨论，确定手术方案 □ 相关科室会诊，可能会超出路径要求的时间，主管医师在表单记录 □ 签署手术知情同意书、自费用品协议书等 □ 向患者及家属交代围术期注意事项 □ 完成术前讨论、手术医师查房记录等病历书写	□ 全身麻醉 □ 手术 □ 术者完成手术记录 □ 住院医师完成术后病程 □ 上级医师查房 □ 向患者及家属交代病情及术后注意事项
重点医嘱	**长期医嘱：** □ 耳鼻咽喉科护理常规 □ 二级或三级护理 □ 饮食 □ 患者既往基础用药 **临时医嘱：** □ 血常规、尿常规 □ 肝肾功能、电解质、血糖、血脂、凝血功能 □ 感染性疾病筛查 □ X线胸片、心电图 □ 临床听力学检查（酌情行咽鼓管功能检查） □ 颞骨CT □ 耳鼻咽喉科专科检查 □ 视情况而定：中耳脓液细菌培养+药敏，面神经功能测定	**长期医嘱：** □ 耳鼻咽喉科护理常规 □ 二级或三级护理 □ 饮食 □ 患者既往基础用药 **临时医嘱：** □ 术前医嘱：明日全身麻醉或局麻下行鼓室成形术 * □ 术前禁食、禁水 □ 术前抗菌药物 □ 术前准备（如术侧耳备皮） □ 其他特殊医嘱	**长期医嘱：** □ 全身麻醉后常规护理 □ 鼓室成形术 * 术后护理常规 □ 一级护理 □ 卧床（人工听骨植入患者） □ 饮食 □ 抗菌药物 □ 患者既往基础用药 **临时医嘱：** □ 酌情心电监护 □ 酌情吸氧 □ 其他特殊医嘱（如针对眩晕耳鸣的对症处理）
病情变异记录	□ 无 □ 有，原因： 1. 2.	□ 无 □ 有，原因： 1. 2.	□ 无 □ 有，原因： 1. 2.
医师签名			

时间	住院第 3~9 天 （术后第 1~6 日）	住院第 10 天 （出院日）
主要 诊疗 工作	□ 上级医师查房 □ 住院医师完成常规病历书写 □ 注意病情变化 □ 注意观察生命体征 □ 注意有无并发症如面瘫、眩晕、突聋等 □ 完壁式手术注意引流量 □ 根据引流情况明确是否拔除引流皮条	□ 上级医师查房，进行手术及伤口评估并拆线 □ 确定患者可以出院 □ 开具出院诊断书 □ 完成出院记录、出院证明书 □ 向患者交代出院后的注意事项及复查日期 □ 通知出院处
重 要 医 嘱	长期医嘱： □ 半流食或普食 □ 一级或二级护理 □ 根据情况停用抗菌药物 □ 根据情况停卧床 临时医嘱： □ 换药 □ 其他特殊医嘱	出院医嘱： □ 通知出院 □ 出院带药 □ 拆线换药
病情 变异 记录	□ 无　□ 有，原因： 1. 2.	□ 无　□ 有，原因： 1. 2.
医师 签名		

注：* 实际操作时需明确写出具体的术式

（二）护士表单

慢性化脓性中耳炎临床路径护士表单

适用对象：第一诊断为慢性化脓性中耳炎（ICD-10：H66.1-H66.3/H71）

患者姓名：	性别：　　年龄：　　门诊号：	住院号：
住院日期：　　年　月　日	出院日期：　　年　月　日	标准住院日：≤12 天

时间	住院第 1 天	住院第 1~3 天 （术前日）	住院第 2~3 天 （手术日）
健康宣教	□ 入院宣教（介绍病房环境、探视制度） □ 入院护理评估（生命体征、营养、心理等） □ 询问病史，相应查体 □ 联系相关检查	□ 宣教疾病知识、用药知识及特殊检查操作过程 □ 宣教术前准备 □ 预防血栓踝泵练习 □ 预防跌倒 3 个 30 秒健康宣教 □ 预防跌倒措施 □ 主管护士与患者沟通，了解并指导心理应对 □ 提醒患者术晨禁食、禁水	□ 预防跌倒 3 个 30 秒健康宣教 □ 预防血栓踝泵练习 □ 主管护士与患者沟通，了解并指导心理应对 □ 宣教用药知识 □ 术后饮食指导
护理处置	□ 核对患者，佩戴腕带 □ 建立入院护理病历 □ 卫生处置：剪指甲、沐浴、更换病号服 □ 协助医师完成各项检查化验	□ 术侧颈部过伸位练习 □ 指导患者踝泵练习 □ 术前准备，禁食、禁水 □ 遵医嘱正确给药	□ 密切观察患者生命体征 T、P、R、Bp、血氧饱和度 □ 跌倒评分 □ 必要时挂预防跌倒标识 □ 患者自理程度 ADL 评分 □ 遵医嘱正确使用抗菌药
基础护理	□ 三级护理 □ 晨晚间护理 □ 患者安全管理	□ 三级护理 □ 晨晚间护理 □ 患者安全管理	□ 一级护理 □ 晨晚间护理 □ 患者安全管理
专科护理	□ 护理查体 □ 生命体征监测 □ 需要时请家属陪伴 □ 心理评估 □ 书写入院评估单，护理评估单，患者自理程度 ADL 评分	□ 生命体征监测 □ 需要时请家属陪伴 □ 心理护理	□ 生命体征监测 □ 密切观察伤口渗血情况，有渗血及时用无菌纱布覆盖 □ 密切观察患者神志，有无恶心、呕吐。必要时通知医师 □ 书写护理记录 □ 需要时请家属陪伴 □ 心理护理
重点医嘱	□ 详见医嘱执行单	□ 详见医嘱执行单	□ 详见医嘱执行单
病情变异记录	□ 无　□ 有，原因： 1. 2.	□ 无　□ 有，原因： 1. 2.	□ 无　□ 有，原因： 1. 2.
护士签名			

时间	住院第 3~9 天 （术后第 1~6 日）	住院第 10 天 （出院日）
健康 宣教	□ 预防跌倒 3 个 30 秒健康宣教 □ 鼓励进食 □ 饮食指导	□ 出院健康宣教 □ 教会患者五步换药法 □ 定期复查 □ 出院带药服用方法
护理 处置	□ 跌倒评估 □ ADL 评分 □ 随时观察患者病情变化 □ 遵医嘱正确给药	□ ADL 评分 □ 通知住院处 □ 打印体温单及护理记录
基础 护理	□ 二级护理 □ 晨晚间护理 □ 患者安全管理 □ 需要时请家属陪伴	□ 三级护理 □ 晨晚间护理 □ 患者安全管理
专科 护理	□ 评估生命体征 □ 按 PIO 书写护理记录 □ 密切观察伤口渗血情况，有渗血及时用无菌纱布覆盖 □ 密切观察患者神志，有无恶心、呕吐等 □ 提供并发症征象的依据 □ 心理护理	□ 评估生命体征 □ 书写护理记录
重要 医嘱	□ 详见医嘱执行单	□ 详见医嘱执行单
病情 变异 记录	□ 无　□ 有，原因： 1. 2.	□ 无　□ 有，原因： 1. 2.
护士 签名		

（三）患者表单

慢性化脓性中耳炎临床路径患者表单

适用对象：第一诊断为慢性化脓性中耳炎（ICD-10：H66.1-H66.3/H71）

患者姓名：		性别：　　年龄：　　门诊号：		住院号：
住院日期：　　年　月　日		出院日期：　　年　月　日		标准住院日：≤12 天

时间	住院第 1 天	住院第 1~3 天 （术前日）	住院第 2~3 天 （手术日）
医患配合	□ 接受入院宣教 □ 接受入院护理评估 □ 接受病史询问 □ 进行体格检查 □ 交代既往用药情况 □ 进行相关检查	□ 患者及家属与医师交流病情 □ 了解手术方案及围术期注意 　事项 □ 签署手术知情同意书、自费 　用品协议书等知情同意书 □ 接受术前宣教 □ 完成有关检查 □ 术前取下所有饰品、卸妆	□ 接受手术治疗 □ 患者及家属与医师交流了 　解手术情况及术后注意 　事项 □ 接受术后监护治疗
护患配合	□ 配合测量体温、脉搏、呼吸、 　血压、血氧饱和度、体重 □ 配合完成入院护理评估单 　（简单询问病史、过敏史、 　用药史） □ 接受入院宣教（环境介绍、 　病室规定、订餐制度、贵重 　物品保管等） □ 有任何不适告知护士 □ 配合执行医院制度	□ 配合术前准备 □ 配合术晨禁食、禁水 □ 配合踝泵练习 □ 配合 3 个 30 秒预防跌倒健康 　宣教 □ 配合术侧颈部过伸位练习 □ 配合术前准备，禁食、禁水 □ 配合用药 □ 有任何不适告知护士	□ 配合测量体温、脉搏、呼 　吸，询问每日排便情况 □ 按时接受输液、服药治疗 □ 注意活动安全，避免坠床 　或跌倒 □ 配合执行探视及陪伴制度 □ 接受疾病及用药等相关知 　识指导 □ 有任何不适告知护士
饮食	□ 半流食	□ 半流食	□ 半流食
排泄	□ 正常排尿便	□ 正常排尿便	□ 正常排尿便
活动	□ 适量活动 □ 适应角色转换	□ 适量活动 □ 心理调整	□ 适量床上活动

时间	住院第 3~9 天 （术后第 1~6 日）	住院第 10 天 （出院日）
医患配合	□ 接受术后康复指导 □ 适当下床活动 □ 接受相关检查和复查 □ 配合换药 □ 术后抗菌药治疗	□ 接受出院前指导 □ 了解复查程序 □ 获取出院诊断书
护患配合	□ 配合测量体温、脉搏、呼吸 □ 询问每日排便情况 □ 有任何不适告知护士 □ 接受输液、服药治疗 □ 注意活动安全，避免坠床或跌倒 □ 配合执行探视及陪伴制度 □ 接受疾病及用药等相关知识指导 □ 有任何不适告知护士	□ 接受出院前康复宣教 □ 学习出院注意事项 □ 获取出院带药 □ 知道服药方法、作用、注意事项 □ 掌握五步换药法 □ 办理出院手续 □ 知道复印病历方法 □ 知道术后首次复查时间
饮食	□ 半流食	□ 正常饮食
排泄	□ 正常排尿便	□ 正常排尿便
活动	□ 适量活动 □ 心理调整	□ 适量活动

附：原表单（2009 年版）

慢性化脓性中耳炎临床路径表单

适用对象：第一诊断为慢性化脓性中耳炎（ICD-10：H66.1-H66.3/H71）

行手术治疗（ICD-9-CM-3：19.3-19.5/20.2/20.4）

患者姓名：	性别： 年龄： 门诊号：	住院号：
住院日期： 年 月 日	出院日期： 年 月 日	标准住院日：≤12 天

时间	住院第 1 天	住院第 1~3 天 （术前日）	住院第 2~4 天 （手术日）
主要诊疗工作	□ 询问病史及体格检查 □ 完成病历书写 □ 上级医师查房与术前评估 □ 初步确定手术方式和日期	□ 上级医师查房 □ 完成术前准备与术前评估 □ 根据检查结果等，行术前讨论，确定手术方案 □ 完成必要的相关科室会诊 □ 签署手术知情同意书、自费用品协议书等 □ 向患者及家属交代围术期注意事项	□ 手术 □ 术者完成手术记录 □ 住院医师完成术后病程 □ 上级医师查房 □ 向患者及家属交代病情及术后注意事项
重点医嘱	**长期医嘱：** □ 耳鼻咽喉科护理常规 □ 二级或三级护理 □ 普通饮食 **临时医嘱：** □ 血常规、尿常规 □ 肝肾功能、电解质、血糖、凝血功能 □ 感染性疾病筛查 □ X 线胸片、心电图 □ 临床听力学检查（酌情行咽鼓管功能检查） □ 颞骨 CT □ 视情况而定：中耳脓液细菌培养+药敏，面神经功能测定	**长期医嘱：** □ 耳鼻咽喉科护理常规 □ 二级或三级护理 □ 普通饮食 □ 患者既往基础用药 **临时医嘱：** □ 术前医嘱：明日全身麻醉或局麻下行鼓室成形术* □ 术前禁食、禁水 □ 术前抗菌药物 □ 术前准备 □ 其他特殊医嘱	**长期医嘱：** □ 全麻后常规护理 □ 鼓室成形术*术后护理常规 □ 一级护理 □ 术后 6 小时半流饮食 □ 抗菌药物 **临时医嘱：** □ 标本送病理检查 □ 酌情心电监护 □ 酌情吸氧 □ 其他特殊医嘱
主要护理工作	□ 介绍病房环境、设施和设备 □ 入院护理评估	□ 宣教、备皮等术前准备 □ 提醒患者明晨禁水	□ 观察患者病情变化 □ 术后心理与生活护理
病情变异记录	□ 无 □ 有，原因： 1. 2.	□ 无 □ 有，原因： 1. 2.	□ 无 □ 有，原因： 1. 2.
护士签名			
医师签名			

时间		住院第 3~11 天 （术后第 1~9 日）	住院第 11~12 天 （出院日）
主 要 诊 疗 工 作		□ 上级医师查房 □ 住院医师完成常规病历书写 □ 注意病情变化 □ 注意观察生命体征 □ 注意有无并发症如面瘫、眩晕、突聋等 □ 完壁式手术注意引流量 □ 根据引流情况明确是否拔除引流皮条	□ 上级医师查房，进行手术及伤口评估 □ 完成出院记录、出院证明书 □ 向患者交代出院后的注意事项
重 要 医 嘱		**长期医嘱：** □ 半流食或普食 □ 一级或二级护理 □ 可停用抗菌药物 **临时医嘱：** □ 换药 □ 其他特殊医嘱	**出院医嘱：** □ 出院带药 □ 门诊随诊
主要 护理 工作		□ 观察患者情况 □ 术后心理与生活护理	□ 指导患者办理出院手续
病情 变异 记录		□ 无　□ 有，原因： 1. 2.	□ 无　□ 有，原因： 1. 2.
护士 签名			
医师 签名			

注：* 实际操作时需明确写出具体的术式

第九章

其他感染性疾病临床路径释义

第一节　败血症临床路径释义

一、败血症编码

疾病名称及编码：败血症（ICD-10：A40-A41）

二、临床路径检索方法

A40-A41

三、败血症临床路径标准住院流程

（一）适用对象

第一诊断为败血症（ICD-10：A41.900）。

（二）诊断依据

根据《传染病学》第8版（卫生部"十二五"规划教材，主审杨绍基，主编李兰娟、任红，人民卫生出版社），国际脓毒症论坛、美国重症医学会《严重脓毒血症和（或）感染性休克处理指南》（2012年），败血症诊断标准为：

1. 急性发热，伴寒战、全身中毒症状。

2. 有胆道、尿路、皮肤等原发感染灶，或创伤、挤压疮疖史，或出现迁徙性感染病灶（如感染性心内膜炎等）。

3. 出现皮疹、肝脾大。

4. 白细胞总数及中性粒细胞计数明显升高。

5. 血培养及（或）骨髓培养阳性。

6. 重症可出现低血压、急性肺损伤、肝损伤及尿量减少、意识状态改变等多脏器受损表现；血乳酸水平升高；凝血功能障碍（INR>1.5）、血小板<100 000/L。

> **释义**
>
> ■ 本路径的制订主要参考国内权威参考书和诊疗指南。
>
> ■ 败血症并不是单一病原体导致的独立疾病，而是多种病原体感染造成的严重脓毒血症，会导致重要器官功能障碍，是一重症感染。国内外相关指南均在不断更新中，类似的概念有血流感染和脓毒症。
>
> ■ 部分细菌感染如伤寒等白细胞并不升高甚至会降低，因此白细胞总数及中性粒细胞计数升高不是诊断败血症必备的条件。
>
> ■ 血/骨髓培养阳性虽然是诊断败血症的金标准，但受阳性率和出结果较慢的限制，也不是早期诊断败血症的必备条件。
>
> ■ 全身感染中毒症状和可疑感染灶/感染途径的存在是早期诊断的重要因素。

（三）治疗方案的选择

根据《传染病学》第8版（卫生部"十二五"规划教材，主审杨绍基，主编李兰娟、任红，人民卫生出版社），国际脓毒症论坛、美国重症医学会《严重脓毒血症和（或）感染性休克处理指南》（2012年），《抗菌药物临床应用指导原则》（2015版《抗菌药物临床应用指导原则》修订工作组，国卫办医发〔2015〕43号）。

1. 抗菌药物治疗。
2. 一般治疗：休息，维持水、电解质、酸碱、能量和氮平衡。
3. 对症治疗：高热时物理降温。维护重要器官的功能。
4. 去除感染病灶：积极控制或去除原发与迁徙性感染病灶。

> **释义**
>
> ■ 败血症抗菌药物的选择是一个关键而复杂的问题，要结合病史、症状体征判断可能的感染部位或来源，并结合既往治疗情况等综合判断，后文用药方案中会有详述。
> ■ 败血症常常不单纯是一种内科疾病，外科去除或引流感染灶至关重要。

（四）标准住院日

10~14天。

> **释义**
>
> ■ 所有败血症患者均需住院治疗，住院时间长短取决于病原菌的不同和治疗反应，10~14天是常见细菌败血症，无不可去除的感染灶或迁徙病灶的情况下的一般疗程。

（五）进入路径标准

1. 第一诊断必须符合 ICD-10：A41.900 败血症编码。
2. 当患者合并其他疾病，但住院期间不需要特殊处理也不影响第一诊断的临床路径流程实施时，可以进入路径。

> **释义**
>
> ■ 进入路径患者第一诊断为败血症，如患者同时诊断其他疾病如糖尿病、支气管哮喘、风湿免疫病等，需全面评估，如果对败血症治疗无明显影响，可以进入路径，但住院期间变异可能增多，也可能延长住院时间，增加花费。

（六）住院期间检查项目

1. 必需的检查项目：
（1）一般检查血常规、尿常规、便常规。
（2）病原学检查血培养或（和）骨髓培养，酌情体液（如脓液、胸水、腹水、脑脊液、心包液、尿液、淤点挤液等）培养，或静脉导管尖部等标本进行细菌培养，必要时进行厌氧菌培养或真菌培养，同时进行抗菌药物敏感试验。

（3）炎症相关指标、C 反应蛋白（CRP）、降钙素原（PCT）等。

（4）肝功能、肾功能、抗 HIV、胸部 X 线、心电图检查。

2. 根据患者病情可选择检查项目：

（1）鲎试验（LLT）。

（2）血清真菌细胞壁成分 1，3-β-D 葡聚糖（Glucan，G）检测（G 试验）或血液半乳甘露聚糖（Galactomannan，GM）含量检测等。

（3）出现心脏、肝脏、肾脏等器官功能障碍或感染性休克时，应作相关检查。

（4）血气分析等。

（5）出血时间、凝血时间、凝血酶原时间、凝血活酶时间，纤维蛋白原，纤维蛋白原降解物（FDP），血浆鱼精蛋白副凝固试验（3P 试验）；纤维蛋白降解产物 D 二聚体等。

（6）酌情超声（胸腔积液、腹水、心包积液、肾盂积水等）、计算机断层扫描（CT）、磁共振成像（MRI）、超声心动图等检查。

（7）输血前病原检测（HBV-M、抗 HCV、抗 HEV-IgM、抗 HAV-IgM、抗 HIV、RPR）。

> **释义**
>
> ■病原学检查是确诊败血症的关键，应在应用抗菌药物前尽快完善血培养、骨髓培养，根据情况进行尿液或其他无菌体液如脑脊液、浆膜腔积液等培养和（或）涂片革兰染色，以尽早指导治疗。
>
> ■血清病原学检查如 PCT、真菌 1，3-β-D 葡聚糖（Glucan，G）检测（G 试验）或血液半乳甘露聚糖（Galactomannan，GM）含量检测等有参考意义。
>
> ■血常规对判断是否细菌感染有提示意义，其他常规检查如尿常规、便常规、心电图、胸部 X 线时住院患者最基本的一些检查；肝肾功能、血气分析等有助于患者基础状态的判断和病情轻重的评估。CRP、NAP 积分对判断是否细菌感染也有参考价值。

（七）治疗方案与药物选择

1. 评估病情严重程度。

2. 分析致病菌种类（尚未获得病原学时），以及抗菌药物敏感性状态（尚未获得病原学敏感试验结果时）。

3. 抗菌药物种类、剂量。

4. 感染病灶引流。

5. 基础疾病治疗。

6. 其他治疗措施。

> **释义**
>
> ■多种评分系统可用于败血症患者病情严重程度的评估，包括急性生理和慢性健康评估（Acute Physiologic and Chronic Health Evaluation，APACHE）系统、简化的急性生理评分系统（Simplified Acute Physiologic Score，SAPS）、死亡率预测模型（Mortality PredictionModel，MPM）和序贯器官衰竭评估（Sequential Organ Failure Assessment，SOFA）评分。
>
> ■应结合病史、症状体征判断可能的感染部位或来源，并结合既往抗菌药物暴露情况等综合判断可能的病原菌及耐药情况

> ■ 经验性抗菌药物的选择应覆盖临床判断的所有可能致病菌，静脉给药，剂量充分，可以联合应用抗生素；明确病原菌后的药物选择参考用药方案部分。
>
> ■ 有条件的话外科或者介入治疗清除或引流感染灶。

（八）出院标准

败血症临床治愈，具体出院条件为：

1. 治疗至体温正常及感染症状、体征消失后 5~10 天。
2. 无严重基础疾病、无感染病灶患者，可在室内活动。
3. 原发或迁徙性感染病灶未愈者，可在院外继续完成治疗方案。

> 释义
>
> ■ 出院患者必须达到感染的完全控制，包括症状体征消失，血培养阴性。

（九）变异及原因分析

1. 存在合并症或并发症需要相关诊断和治疗，考虑为变异因素，如并发症严重需要专科治疗则退出本路径。
2. 病情明显加重，出现感染性休克或弥散性血管内凝血（DIC）等，需要退出路径。
3. 需要手术治疗原发或转移性感染病灶，应退出路径。
4. 同时具有其他疾病诊断，住院期间病情发生变化，需要特殊处理，影响第一诊断的临床路径流程实施时，需要退出临床路径。

> 释义
>
> ■ 患者经抗感染及对症支持治疗反应不佳，出现重症肺炎、呼吸衰竭、心力衰竭等表现，需转入 ICU 治疗，应终止本路径，转入相应流程。

四、败血症临床路径给药方案

【用药选择】

可根据表 9-1 选择抗菌药：

表 9-1　根据不同致病菌选择抗菌药物

致病菌	首选药物	替代药物	备注
甲氧西林敏感葡萄球菌	苯唑西林	头孢唑林	
甲氧西林耐药葡萄球菌	万古霉素 替考拉宁	达托霉素 利奈唑胺	达托霉素不适于肺部感染
链球菌	青霉素	推荐第三代头孢菌素、喹诺酮类药物、万古霉素	

续　表

致病菌	首选药物	替代药物	备注
革兰阴性菌败血症	第三代头孢菌素或 β 内酰胺/β 内酰胺酶抑制剂±氨基苷类	碳青霉烯类 氟喹诺酮类	警惕氨基苷类肾脏损害
厌氧菌败血症	甲硝唑、 克林霉素	大剂量青霉素（普通青霉素 G 抗厌氧菌作用不强） 碳青霉烯类	
念珠菌败血症	氟康唑、棘白菌素类	两性霉素 B，伏立康唑	首选氟康唑、棘白菌素类主要因安全性较好

抗菌药通常应采用说明书允许的最大剂量，不同病原体抗感染疗程不尽相同，通常用至体温正常后 7~10 天，李斯特菌、铜绿假单胞菌等至少 21 天，真菌败血症疗程更长。

【药学提示】

应用万古霉素需监测血药浓度，使谷浓度达到 15~20 μg/ml。

【注意事项】

肾功能减退者应用万古霉素、氨基苷类应慎重，密切监测尿量、肾功能。

五、推荐表单

（一）医师表单

败血症临床路径医师表单

适用对象：第一诊断为败血症（ICD-10：A40-A41）

患者姓名：		性别： 年龄： 门诊号：	住院号：
住院日期： 年 月 日		出院日期： 年 月 日	标准住院日：10~14 天

时间	住院第 1 天	第 2~3 天	住院第 4~7 天
主要诊疗工作	□ 询问病史及进行体格检查 □ 完善必要检查，初步评估病情 □ 完成病历书写 □ 根据病情对症、支持治疗 □ 上级医师查房，制订诊疗计划 □ 确定抗菌药物治疗方案，签署药物治疗知情同意书，开始抗菌治疗 □ 医患沟通，及时告知病情与相关问题	□ 病例讨论，上级医师定期查房，完善诊疗计划 □ 病情严重程度分级 □ 处理基础疾病及对症治疗 □ 评价抗菌治疗效果 □ 根据病情及治疗效果调整、制订合理治疗方案 □ 住院医师书写病程记录	□ 上级医师定期查房，治疗效果评估 □ 处理可能发生的并发症 □ 根据病情及治疗效果调整治疗方案 □ 完成三级医师查房记录 □ 医患沟通 □ 住院医师书写病程记录 □ 其他
重点医嘱	长期医嘱： □ 败血症护理常规 □ 特级/一级/二级/三级护理 □ 普通饮食或半流质饮食 □ 抗菌药物治疗 □ 吸氧（必要时） □ 吸痰（必要时） □ 制酸剂、胃肠黏膜保护剂（必要时） □ 持续心电、血压、血氧饱和度监测（必要时） □ 记出入量（必要时） □ 利尿剂（必要时） □ 祛痰剂、支气管扩张剂等（必要时） □ 其他对症治疗 □ 基础疾病相关治疗 临时医嘱： □ 血常规、尿常规、便常规 □ 肝肾功能检查、电解质、血糖、血尿酸、红细胞沉降率（或 C 反应蛋白）、降钙素原（PCT）抗 HIV、RPR	长期医嘱： □ 败血症护理常规 □ 特级/一级/二级/三级护理 □ 普通饮食或半流质饮食 □ 抗菌药物治疗 □ 吸氧（必要时） □ 吸痰（必要时） □ 制酸剂、胃肠黏膜保护剂（必要时） □ 持续心电、血压、血氧饱和度监测（必要时） □ 记出入量（必要时） □ 利尿剂（必要时） □ 祛痰剂、支气管扩张剂等（必要时） □ 其他对症治疗 □ 基础疾病相关治疗 临时医嘱： □ 并发症用药 □ 纠正水、电解质、酸碱失衡 □ 血气分析（必要时） □ 对症治疗，酌情处理感染病灶（必要时外科处理）	长期医嘱： □ 败血症护理常规 □ 特级/一级/二级/三级护理 □ 普通饮食或半流质饮食 □ 抗菌药物治疗 □ 吸氧（必要时） □ 吸痰（必要时） □ 制酸剂、胃肠黏膜保护剂（必要时） □ 持续心电、血压、血氧和度监测（必要时） □ 记出入量（必要时） □ 祛痰剂、支气管扩张剂等（必要时） □ 利尿剂（必要时） □ 强心剂（必要时） □ 其他对症治疗 □ 其他支持治疗 □ 基础疾病相关治疗 临时医嘱： □ 并发症治疗用药 □ 对症治疗，酌情处理感染病灶（必要时外科处理）

续　表

时间	住院第 1 天	第 2~3 天	住院第 4~7 天
重点医嘱	□ 血培养，或骨髓培养，或体液培养，或尿培养等，同时药敏试验 □ 厌氧菌、真菌培养（必要时），同时药敏试验 □ G 试验（必要时） □ GM 试验（必要时） □ 心电图、X 线胸片 □ 血气分析（必要时） □ 超声（上腹部，胸腔积液或心包积液时） □ 并发症用药 □ 对症治疗，酌情处理感染病灶（必要时外科处理） □ 其他相关检查，如 CT 或 MRI（必要时） □ 基础疾病相关检查 □ 并发症相关检查	□ 引流脓液或体液培养及药敏试验 □ 支持治疗用药 □ 重复异常的实验室检查（必要时） □ 住院期间出现的异常症状根据需要安排相关检查 □ 如治疗期间出现的异常反应根据需要进行相关检查 □ 其他相关检查	□ 引流脓液或体液培养及药敏试验 □ 抗菌治疗 5~7 天后复查血尿常规、肝肾功能、电解质、PCT、CRP 等 □ 支持治疗用药 □ 超声（腹水，胸腔积液或心包积液、肾积水患者等） □ 住院期间出现的异常症状根据需要安排相关检查 □ 如治疗期间出现的异常反应根据需要进行相关检查 □ G 试验（必要时） □ GM 试验（必要时） □ 重复异常的实验室检查（必要时） □ 其他相关检查
病情变异记录	□ 无　□ 有，原因： 1. 2.	□ 无　□ 有，原因： 1. 2.	□ 无　□ 有，原因： 1. 2.
医师签名			

	住院第 8~10 天	住院第 11~14 天（出院日）
主要诊疗工作	□ 上级医师查房，治疗效果评估 □ 酌情调整治疗方案 □ 医患沟通，向患者及家属交代疗效情况与相关问题 □ 完成三级医师查房记录	□ 如果患者可以出院： □ 完成出院小结 □ 向患者及家属交代出院注意事项，预约复诊日期 □ 基础疾病相关专科复诊建议 □ 如患者不能出院，在病程记录中说明原因和继续治疗的方案
重点医嘱	**长期医嘱：** □ 败血症护理常规 □ 护理二级/三级 □ 普通饮食，或半流质饮食 □ 抗菌药物治疗 □ 基础疾病相关治疗 □ 其他对症治疗 **临时医嘱：** □ 重复异常的实验室检查 □ 住院期间出现的异常症状根据需要安排相关检查 □ 如治疗期间出现的异常反应根据需要进行相关检查 □ 基础疾病用药 □ 对症治疗用药	**长期医嘱：** □ 维持所开的长期医嘱 **临时医嘱：** □ 血常规 □ 肝肾功能 □ 电解质 □ 其他相关实验室检查复查 **出院医嘱：** □ 出院带抗菌药物（必要时） □ 带恢复期康复用药（必要时） □ 带基础疾病用药（必要时）
病情变异记录	□ 无　□ 有，原因： 1. 2. 3.	□ 无　□ 有，原因： 1. 2. 3.
医师签名		

（二）护士表单

败血症临床路径护士表单

适用对象：第一诊断为败血症（ICD-10：A40-A41）

患者姓名：		性别： 年龄： 门诊号：	住院号：
住院日期： 年 月 日		出院日期： 年 月 日	标准住院日：10~14 天

时间	住院第 1 天	住院第 2~9 天	住院第 10~14 天 （出院日）
健康宣教	□ 入院宣教 　介绍主管医师、护士 　介绍环境、设施 　介绍住院注意事项 　介绍探视和陪伴制度 　介绍贵重物品制度 　介绍消毒隔离制度	□ 药物宣教 □ 饮食宣教	□ 出院宣教 □ 饮食宣教 □ 药物宣教 □ 指导患者办理出院手续
护理处置	□ 核对患者，佩戴腕带 □ 建立入院护理病历 □ 协助患者留取各种标本 □ 测量体重	□ 根据医嘱的相关采血 □ 根据医嘱发放相关药物	□ 办理出院手续 □ 协助取出院带药 □ 书写出院小结
基础护理	□ 级别护理 　晨晚间护理 　患者安全管理	□ 级别护理 　晨晚间护理 　患者安全管理	□ 级别护理 　晨晚间护理 　患者安全管理
专科护理	□ 护理查体 □ 病情观察 □ 需要时，填写跌倒及压疮防范表 □ 需要时，请家属陪伴 □ 确定饮食种类 □ 心理护理	□ 病情观察 □ 遵医嘱完成相关检查 □ 心理护理	□ 出院指导
重点医嘱	□ 详见医嘱执行单	□ 详见医嘱执行单	□ 详见医嘱执行单
病情变异记录	□ 无　□ 有，原因： 1. 2.	□ 无　□ 有，原因： 1. 2.	□ 无　□ 有，原因： 1. 2.
护士签名			

（三）患者表单

败血症临床路径患者表单

适用对象：第一诊断为败血症（ICD-10：A40-A41）

患者姓名：	性别：　　年龄：　　门诊号：	住院号：
住院日期：　　年　月　日	出院日期：　　年　月　日	标准住院日：10~14 天

时间	入院第 1 天	住院第 2~9 天	住院第 10~14 天 （出院日）
医患配合	□ 配合询问病史、收集资料，请务必详细告知既往史、用药史、过敏史 □ 配合进行体格检查 □ 有任何不适请告知医师	□ 配合完善相关检查、化验，如采血、留尿、心电图、X线胸片 □ 医师向患者及家属介绍病情	□ 接受出院前指导 □ 知道复查程序 □ 获取出院诊断书
护患配合	□ 配合测量体温、脉搏、呼吸3次，血压、体重1次 □ 配合完成入院护理评估（简单询问病史、过敏史、用药史） □ 接受入院宣教（环境介绍、病室规定、订餐制度、贵重物品保管等） □ 配合执行探视和陪伴制度 □ 有任何不适请告知护士	□ 配合测量体温、脉搏、呼吸3次，询问大便1次 □ 接受饮食宣教 □ 接受药物宣教	□ 接受出院宣教 □ 办理出院手续 □ 获取出院带药 □ 知道服药方法、作用、注意事项 □ 知道复印病历程序
饮食	□ 遵医嘱饮食	□ 遵医嘱饮食	□ 遵医嘱饮食
排泄	□ 正常排尿便	□ 正常排尿便	□ 正常排尿便
活动	□ 卧床休息	□ 逐渐恢复正常活动	□ 正常活动

附：原表单 (2016 年版)

败血症临床路径表单

适用对象：第一诊断为败血症 (ICD-10：A41.900)

患者姓名：	性别： 年龄： 门诊号：	住院号：
住院日期： 年 月 日	出院日期： 年 月 日	标准住院日：10~14 天

时间	住院第 1 天	第 2~3 天	住院第 4~7 天
主要诊疗工作	□ 询问病史及进行体格检查 □ 完善必要检查，初步评估病情 □ 完成病历书写 □ 根据病情对症、支持治疗 □ 上级医师查房，制订诊疗计划 □ 确定抗菌药物治疗方案，签署药物治疗知情同意书，开始抗菌治疗 □ 医患沟通，及时告知病情与相关问题	□ 病例讨论，上级医师定期查房，完善诊疗计划 □ 病情严重程度分级 □ 处理基础疾病及对症治疗 □ 评价抗菌治疗效果 □ 根据病情及治疗效果调整、制订合理治疗方案 □ 住院医师书写病程记录	□ 上级医师定期查房，治疗效果评估 □ 处理可能发生的并发症 □ 根据病情及治疗效果调整治疗方案 □ 完成三级医师查房记录 □ 医患沟通 □ 住院医师书写病程记录 □ 其他
重点医嘱	**长期医嘱：** □ 败血症护理常规 □ 特级/一级/二级/三级护理 □ 普通饮食，或半流质饮食 □ 抗菌药物治疗 □ 吸氧（必要时） □ 吸痰（必要时） □ 制酸剂、胃肠黏膜保护剂（必要时） □ 持续心电、血压、血氧饱和度监测（必要时） □ 记出入量（必要时） □ 利尿剂（必要时） □ 祛痰剂、支气管扩张剂等（必要时） □ 其他对症治疗 □ 基础疾病相关治疗 **临时医嘱：** □ 血常规、尿常规、便常规 □ 肝肾功能检查、电解质、血糖、血尿酸、红细胞沉降率（或 C 反应蛋白）、降钙素原（PCT）抗 HIV、RPR	**长期医嘱：** □ 败血症护理常规 □ 特级/一级/二级/三级护理 □ 普通饮食，或半流质饮食 □ 抗菌药物治疗 □ 吸氧（必要时） □ 吸痰（必要时） □ 制酸剂、胃肠黏膜保护剂（必要时） □ 持续心电、血压、血氧饱和度监测（必要时） □ 记出入量（必要时） □ 利尿剂（必要时） □ 祛痰剂、支气管扩张剂等（必要时） □ 其他对症治疗 □ 基础疾病相关治疗 **临时医嘱：** □ 并发症用药 □ 纠正水、电解质、酸碱失衡 □ 血气分析（必要时） □ 对症治疗，酌情处理感染病灶（必要时外科处理）	**长期医嘱：** □ 败血症护理常规 □ 特级/一级/二级/三级护理 □ 普通饮食，或半流质饮食 □ 抗菌药物治疗 □ 吸氧（必要时） □ 吸痰（必要时） □ 制酸剂、胃肠黏膜保护剂（必要时） □ 持续心电、血压、血氧饱和度监测（必要时） □ 记出入量（必要时） □ 祛痰剂、支气管扩张剂等（必要时） □ 利尿剂（必要时） □ 强心剂（必要时） □ 其他对症治疗 □ 其他支持治疗 □ 基础疾病相关治疗 **临时医嘱：** □ 并发症治疗用药 □ 对症治疗，酌情处理感染病灶（必要时外科处理）

续　表

时间	住院第 1 天	第 2~3 天	住院第 4~7 天
重点医嘱	□ 血培养，或骨髓培养，或体液培养，或尿培养等，同时药敏试验 □ 厌氧菌、真菌培养（必要时），同时药敏试验 □ G 试验（必要时） □ GM 试验（必要时） □ 心电图、X 线胸片 □ 血气分析（必要时） □ 超声（上腹部，胸腔积液或心包积液时） □ 并发症用药 □ 对症治疗，酌情处理感染病灶（必要时外科处理） □ 其他相关检查，如 CT 或 MRI（必要时） □ 基础疾病相关检查 □ 并发症相关检查	□ 引流脓液或体液培养及药敏试验 □ 支持治疗用药 □ 重复异常的实验室检查（必要时） □ 住院期间出现的异常症状根据需要安排相关检查 □ 如治疗期间出现的异常反应根据需要进行相关检查 □ 其他相关检查	□ 引流脓液或体液培养及药敏试验 □ 抗菌治疗 5~7 天后复查血尿常规、肝肾功能、电解质、PCT、CRP 等 □ 支持治疗用药 □ 超声（腹水，胸腔积液或心包积液、肾积水患者等） □ 住院期间出现的异常症状根据需要安排相关检查 □ 如治疗期间出现的异常反应根据需要进行相关检查 □ G 试验（必要时） □ GM 试验（必要时） □ 重复异常的实验室检查（必要时） □ 其他相关检查
护理工作	□ 介绍病房环境、医院制度及医护人员，以及介绍设施、设备等 □ 入院护理评估（生命体征测量，病史询问及体格检查） □ 随时观察患者情况 □ 告知各项实验室检查注意事项，并协助患者完成 □ 指导留痰（必要时） □ 指导氧疗、雾化吸入方法、吸入装置使用等（必要时） □ 静脉取血 □ 健康宣传、戒烟宣教 □ 心理护理 □ 完成护理病历书写 □ 执行医嘱，用药指导	□ 观察患者病情变化 □ 疾病相关的健康教育 □ 检验、检查前宣教 □ 正确落实各项治疗性护理措施 □ 密切观察治疗效果及药品不良反应 □ 护理安全措施到位 □ 给予正确的饮食指导 □ 了解患者心理需求和变化，做好心理护理 □ 指导氧疗、雾化吸入方法、吸入装置使用等（必要时）	□ 观察患者病情变化 □ 密切观察治疗效果及药品反应 □ 做好住院期间的健康宣教 □ 落实各项治疗性护理措施 □ 护理安全措施到位 □ 饮食指导 □ 根据患者心理需求和变化，做好心理护理 □ 根据患者病情指导康复治疗与活动（必要时） □ 指导氧疗、雾化吸入方法、吸入装置使用等（必要时）
病情变异记录	□ 无　□ 有，原因： 1. 2.	□ 无　□ 有，原因： 1. 2.	□ 无　□ 有，原因： 1. 2.
护士签名	白班 | 小夜班 | 大夜班	白班 | 小夜班 | 大夜班	白班 | 小夜班 | 大夜班
医师签名			

时间	住院第 8~10 天	住院第 11~14 天（出院日）
主要诊疗工作	□ 上级医师查房，治疗效果评估 □ 酌情调整治疗方案 □ 医患沟通，向患者及家属交代疗效情况与相关问题 □ 完成三级医师查房记录	□ 如果患者可以出院： □ 完成出院小结 □ 向患者及家属交代出院注意事项，预约复诊日期 □ 基础疾病相关专科复诊建议 □ 如患者不能出院，在病程记录中说明原因和继续治疗的方案
重点医嘱	长期医嘱： □ 败血症护理常规 □ 护理二级/三级 □ 普通饮食或半流质饮食 □ 抗菌药物治疗 □ 基础疾病相关治疗 □ 其他对症治疗 临时医嘱： □ 重复异常的实验室检查 □ 住院期间出现的异常症状根据需要安排相关检查 □ 如治疗期间出现的异常反应根据需要进行相关检查 □ 基础疾病用药 □ 对症治疗用药	长期医嘱： □ 维持所开的长期医嘱 临时医嘱： □ 血常规 □ 肝、肾功能 □ 电解质 □ 其他相关实验室检查复查 □ 出院医嘱： □ 出院带抗菌药物（必要时） □ 带恢复期康复用药（必要时） □ 带基础疾病用药（必要时）
护理工作	□ 观察病情变化 □ 密切观察药物疗效及不良反应 □ 疾病恢复期心理与生活护理 □ 根据患者病情指导患者恢复的治疗与活动	□ 出院注意事项（坚持康复活动、加强营养等） □ 康复计划（必要时） □ 指导预防败血症的措施 □ 帮助患者办理出院手续、交费等事项
病情变异记录	□ 无 □ 有，原因： 1. 2.	□ 无 □ 有，原因： 1. 2.
护士签名	白班 | 小夜班 | 大夜班	白班 | 小夜班 | 大夜班
医师签名		

参考文献

[1] 中华医学会．临床诊疗指南·结核病分册［M］．北京：人民卫生出版社，2004．

[2] 中国防痨协会．耐药结核病化学治疗指南（2009）［J］．中华结核和呼吸杂志，2010，33 (7)：485-497．

[3] 李兰娟，任红．传染病学［M］．8 版．北京：人民卫生出版社，2013．

[4] 希恩·C·斯威曼．马丁代尔药物大典：35 版［M］．北京：化学工业出版社，2009：1805．

[5] 中华医学会肝病学分会，中华医学会感染病学分会．慢性乙型肝炎防治指南（2015 更新版）［J］．中华肝脏病杂志，2015，23 (12)：888-905．

[6] 谷强业，陈合民．拉米夫定加肝络欣丸治疗慢性乙型肝炎疗效及对 YMDD 变异的影响［J］．临床肝胆病杂志，2005，21 (2)：79-80．

[7] 慢性乙型肝炎联合治疗专家委员会．慢性乙型肝炎联合治疗专家共识［J/CD］．中国肝脏病杂志：电子版，2012，4 (1)：39-46．

[8] 刘平．中医临床诊疗指南释义·肝胆病分册［M］．北京：中国中医药出版社，2015．

[9] 中华医学会肝病学分会，中华医学会感染病学分会．丙型肝炎防治指南（2015 年版）［J/CD］．中国肝脏病杂志（电子版），2015，7 (3)：19-35．

[10] 邓维成，杨镇，谢慧群，等．日本血吸虫病的诊治——湘鄂赣专家共识［J］．中国血吸虫病防治杂志，2015，27 (5)：451-456．

[11] Qu Y, Zong L, Xu M, et al. Effects of 18α-glycyrrhizin on TGF-β1/Smad signaling pathway in rats with carbon tetrachloride-induced liver fibrosis［J］. Int J Clin Exp Pathol, 2015, 8 (2)：1292-1301．

[12] Tu CT, Li J, Wang FP, et al. Glycyrrhizin regulates CD4+T cell response during liver fibrogenesis via JNK, ERK and PI3K/AKT pathway［J］. Int Immunopharmacol, 2012, 14 (4)：410-421．

[13] Qu Y, Chen WH, Zong L, et al. 18α-Glycyrrhizin induces apoptosis and suppresses activation of rat hepatic stellate cells［J］. Med Sci Monit, 2012, 18 (1)：BR24-32．

[14] 皇甫竞坤，闫杰，赵红，等．异甘草酸镁对乙型肝炎肝硬化合并腹水患者水钠潴留及相关安全性的影响［J/CD］．中华临床医师杂志（电子版），2013，7 (10)：4200-4204．

[15] 卫生部手足口病临床专家组．肠道病毒 71 型（EV71）感染重症病例临床救治专家共识［J］．中华儿科杂志，2011，49 (9)：675-678．

[16] 王卫平．儿科学［M］．8 版．北京：人民卫生出版社，2016．

[17] 抗菌药物临床应用指导原则．卫医发〔2015〕43 号．

[18] 江载芳，申昆玲，沈颖，等．诸福棠实用儿科学［M］．8 版．北京：人民卫生出版社，2015．

[19] 中华医学会儿科学分会．儿科呼吸系统疾病诊疗规范［M］．北京：人民卫生出版社，2015．

[20] 王艺，万朝敏．中国 0 至 5 岁儿童病因不明的急性发热诊断处理指南（简化版）［J］. Chin J Evid Based Pediatr, 2009, 4 (3)：310．

[21] 中华医学儿科学分会呼吸学组，《中华实用儿科临床杂志》编辑委员会．儿童流感诊断与治疗专家共识（2015 年版）［J］．中华实用儿科临床杂志，2015，30 (17)：1296-1303．

［22］《中华儿科杂志》编辑委员会，中华医学会儿科学分会呼吸学组．毛细支气管炎诊断、治疗与预防专家共识（2014 年版）［J］．中华儿科杂志，2015，53（3）：168-171.

［23］申昆玲，张国成，尚云晓，等．重组人干扰素-α1b 在儿科的临床应用专家共识［J］．中华实用儿科临床杂志，2015，30（16）：1214-1219.

［24］中华医学会儿科学分会呼吸学组．儿童社区获得性肺炎管理指南（2013 修订）（上）［J］．中华儿科杂志，2013，51（10）：745-752.

［25］邵肖梅，叶鸿瑁，丘小汕．实用新生儿学［M］．4 版．北京：人民卫生出版社，2011.

［26］中华医学会．临床诊疗指南·小儿内科分册［M］．北京：人民卫生出版社，2005.

［27］胡亚美，江载芳．诸福棠实用儿科学［M］．7 版．北京：人民卫生出版社，2005.

［28］Kneen R, Michael BD, Menson E, et al. Management of suspected viral encephalitis in children - Association of British Neurologists and British Paediatric Allergy, Immunology and Infection Group national guidelines［J］. J Infect, 2012, 64（5）：449-477.

［29］中华医学会．临床诊疗指南·神经病学分册［M］．北京：人民卫生出版社，2006.

［30］中华医学会儿科学分会感染学组．儿童巨细胞病毒性疾病诊断和防治的建议［M］．中华儿科杂志，2012，50（4）：290-292.

［31］杨思源．小儿心脏病学［M］．4 版．北京：人民卫生出版社，2012.

［32］Kales CP, Murren JR, Torres RA, et al. Early predictors of in-hospital mortality for Pneumocystis carinii pneumonia in the acquired immunodeficiency syndrome［J］. Arch Intern Med, 1987, 147（8）：1413-1417.

［33］Butt AA, Michaels S, Kissinger P. The association of serum lactatedehydrogenase level with selected opportunistic infections and HIV progression［J］. Int J Infect Dis, 2002, 6（3）：178-181.

［34］Sax PE, Komarow L, Finkelman MA, et al. Blood（1->3）-beta-D-glucan as a diagnostic test for HIV-related Pneumocystis jirovecii pneumonia［J］. Clin Infect Dis, 2011, 53（2）：197-202.

［35］Miller RF, Huang L, Walzer PD. Pneumocystis pneumonia associated with human immunodeficiency virus［J］. Clin Chest Med, 2013, 34（2）：229-241.

［36］DeLorenzo LJ, Huang CT, Maguire GP, et al. Roentgenographic patterns of Pneumocystis carinii pneumonia in 104 patients with AIDS［J］. Chest, 1987, 91（3）：323-327.

［37］CDC. Guidelines for the investigation of contacts of persons with infectious tuberculosis: recommendations from the National Tuberculosis Controllers Association and CDC［S］. MMWR, 2005, 54（RR15）：1-37.

［38］Luetkemeyer AF, Charlebois ED, Flores LL, et al. Comparison of an interferon-gamma release assay with tuberculin skin testing in HIV-infected individuals［J］. Am J Respir Crit Care Med, 2007, 175（7）：737-742.

［39］Zhang M, Gong J, Iyer DV, et al. T cell cytokine responses in persons with tuberculosis and human immunodeficiency virus infection［J］. J Clin Invest, 1994, 94（6）：2435-2442.

［40］Antonucci G, Girardi E, Raviglione MC, et al. Risk factors for tuberculosis in HIV-infected persons. A prospective cohort study. The Gruppo Italiano di Studio Tubercolosi e AIDS（GISTA）［J］. JAMA, 1995, 274（2）：143-148.

［41］Cattamanchi A, Smith R, Steingart KR, et al. Interferon-gamma release assays for the diagnosis of latent tuberculosis infection in HIV-infected individuals: a systematic review and meta-analysis. J Acquir Immune Defic Syndr, 2011, 56（3）：230-238.

［42］Sonnenberg P, Glynn JR, Fielding K, et al. How soon after infection with HIV does the risk of tuberculosis start to increase? A retrospective cohort study in South African gold miners［J］. J Infect Dis, 2005, 191（2）：150-158.

［43］Centers for Disease Control and Prevention. Managing drug interactions in the treatment of HIV-related tuberculosis. 2013 ［Z/OL］. http：//www. cdc. gov/tb/publications/guidelines/TB_ HIV_ Drugs/ default. htm, 2015-04-20.

［44］ Steele MA, Burk RF, DesPrez RM. Toxic hepatitis with isoniazid and rifampin. A meta-analysis ［J］. Chest, 1991, 99 (2)：465-471.

［45］ Targeted tuberculin testing and treatment of latent tuberculosis infection. This official statement of the American Thoracic Society was adopted by the ATS Board of Directors, July 1999. This is a Joint Statement of the American Thoracic Society (ATS) and the Centers for Disease Control and Prevention (CDC). This statement was endorsed by the Council of the Infectious Diseases Society of America. (IDSA), September 1999, and the sections of this statement. Am JRespir Crit Care Med, 2000, 161 (4 Pt 2)：S221-247.

［46］ Panel on Opportunistic Infections in HIV-Infected Adults and Adolescents. Guidelines for the prevention and treatment of opportunistic infections in HIV-infected adults and adolescents：Recommendations from the Centers for Disease Control and Prevention, the National Institutes of Health, and the HIV Medicine Association of the Infectious Diseases Society of America ［S/OL］. http：//aidsinfo. nih. gov/contentfiles/lvguidelines/adult_ oi. pdf, 2016-09-21.

［47］ Supparatpinyo K, Khamwan C, Baosoung V, et al. Disseminated Penicillium marneffei infection in southeast Asia ［J］. Lancet, 1994, 344 (8915)：110-113.

［48］ Pfaller MA, Messer SA, Hollis RJ, et al. Antifungal activities of posaconazole, ravuconazole, and voriconazole compared to those of itraconazole and amphotericin B against 239 clinical isolates of Aspergillus spp. and other filamentous fungi：report from SENTRY Antimicrobial Surveillance Program, 2000 ［J］. Antimicrob Agents Chemother, 2002, 46 (4)：1032-1037.

［49］ Sirisanthana T, Supparatpinyo K, Perriens J, et al. Amphotericin B and itraconazole for treatment of disseminated Penicillium marneffei infection in human immunodeficiency virus-infected patients ［J］. Clin Infect Dis, 1998, 26 (5)：1107-1110.

［50］ Supparatpinyo K, Perriens J, Nelson KE, et al. A controlled trial of itraconazole to prevent relapse of Penicillium marneffei infection in patients infected with the human immunodeficiency virus ［J］. N Engl J Med, 1998, 339 (24)：1739-1743.

［51］ Horan TC, Andrus M, Dudeck MA. CDC/NHSN Surveillance Definition of Healthcare-Associated Infection and Criteria for Specific Types of Infections in the Acute Care Setting ［J］. Am J Infect Control, 2008, 36 (5)：309-332.

［52］ Mandell LA1, Wunderink RG, Anzueto A, et al. Infectious Diseases Society of America/American Thoracic Society Consensus Guidelines on the Management of Community-Acquired Pneumonia in Adults ［J］. Clinical Infectious Diseases, 2007, 44 Suppl 2：S27-72.

［53］ Kalil AC, Metersky ML, Klompas M, et al. Management of Adults With Hospital-acquired and Ventilator-associated Pneumonia：2016 Clinical Practice Guidelines by the Infectious Diseases Society of America and the American Thoracic Society ［J］. Clin Infect Dis, 2016, 63 (5)：e61-e111.

［54］ Perfect JR, Dismukes WE, Dromer F, et al. Clinical Practice Guidelines for the Management of Cryptococcal Disease：2010 Update by the Infectious Diseases Society of America ［J］. Clin Infect Dis, 2010, 50 (3)：291-322.

［55］ Tunkel AR, Glaser CA, Bloch KC, et al. The management of encephalitis：clinical practice guidelines by the Infectious Diseases Society of America ［J］. Clin Infect Dis, 2008, 47 (3)：303-327.

［56］ Steiner I, Budkac H, Chaudhuri A, et al. Viral meningoencephalitis：a review of diagnostic methods and guidelines for management ［J］. Eur J Neurol, 2010, 17 (8)：999-e57.

［57］ Solomon T, Michael BD, Smith PE, et al. Management of suspected viral encephalitis in adults. Association of British Neurologists and British Infection Association NationalGuidelines ［J］. J Infect. 2012, 64 (4): 347-373.

[58] Martinez-Torres F, Menon S, Pritsch M, et al. Protocol for German trial of Acyclovir and corticosteroids in Herpes-simplex-virus-encephalitis (GACHE): a multicenter, multinational, randomized, double-blind, placebo-controlled German, Austrian and Dutch trial [ISRCTN45122933] [J]. BMC Neurol, 2008, 8: 40.

[59] 吴启秋. 脊柱结核的化学治疗 [J]. 中国脊柱脊髓杂志, 2004, (12): 58-60.

[60] 肖冰冰, 廖秦平. 利用 DNA 指纹图谱技术对健康女性阴道菌群多样性的分析 [J]. 北京大学学报 (医学版), 2012, 44 (2): 281-287.

[61] Maharaj D. Puerperal pyrexia: a review. Part I [J]. Obstet Gynecol Surv, 2007, 62 (6): 393-399.

[62] Maharaj D. Puerperal Pyrexia: a review. Part II [J]. Obstet Gynecol Surv, 2007, 62 (6): 400-406.

[63] Meaney-Delman D, Bartlett LA, Gravett MG, et al. Oral and intramuscular treatment options for early postpartum endometritis in low-resource settings: a systematic review [J]. Obstet Gynecol, 2015, 125 (4): 789-800.

[64] Mackeen AD, Packard RE, Ota E, et al. Antibiotic regimens for postpartum endometritis [J]. Cochrane Database Syst Rev, 2015 (2): CD001067.

[65] 抗菌药物临床应用指导原则. 卫医发〔2004〕285 号.

[66] 黄选兆, 汪吉宝, 孔维佳. 实用耳鼻咽喉头颈外科学 [M]. 2 版. 北京: 人民卫生出版社, 2015.

[67] 中华医学会耳鼻咽喉头颈外科学分会耳科学组. 中耳炎临床分类和手术分型指南 (2012) [J]. 中华耳鼻咽喉头颈外科杂志, 2013, 48 (1): 5.

[68] 宋昱, 马芙蓉. 完壁式乳突根治鼓室成形术的发展及应用 [J]. 中国微创外科杂志, 2015, 15 (8): 755-758.

[69] Kuo CL, Liao WH, Shiao AS. A review of current progress in acquired cholesteatoma management [J]. Eur Arch Otorhinolaryngol, 2015, 272 (12): 3601-3609.

[70] Wasson JD, Yung MW. Evidence-based management of otitis media: a 5S model approach [J]. J Laryngol Otol, 2015, 129 (2): 112-119.

附录1

流行性感冒临床路径病案质量监控表单

1. 进入临床路径标准

疾病诊断：流行性感冒患者（ICD-10：J11-101）

2. 病案质量监控表

监控项目　监控重点　住院时间			评估要点	监控内容	分数	减分理由	备注
病案首页			主要诊断名称及编码	流行性感冒患者（ICD-10：J11-101）	5□ 4□ 3□ 1□ 0□		
			其他诊断名称及编码	无遗漏，编码准确			
			其他项目	内容完整、准确、无遗漏	5□ 4□ 3□ 1□ 0□		
住院第1天	入院记录	主诉及现病史	主要症状	是否记录本病主要的症状： 1. 高热、畏寒，体温高达39~40℃ 2. 伴头痛，全身肌肉关节酸痛 3. 乏力，食欲减退 4. 咽喉痛、干咳、鼻塞、流鼻涕等	5□ 4□ 3□ 1□ 0□		入院24小时内完成
			病情演变过程	是否描述主要症状的演变过程，如： 1. 高热持续不退，剧烈咳嗽，血痰或脓痰 2. 呼吸急促，发憋 3. 呼吸衰竭等	5□ 4□ 3□ 1□ 0□		
			其他伴随症状	是否记录伴随症状，如： 1. 恶心、呕吐、腹痛、腹泻 2. 心悸、气促、心前区不适、胸部隐痛等	5□ 4□ 3□ 1□ 0□		

续　表

监控项目 / 监控重点 / 住院时间	评估要点		监控内容	分数	减分理由	备注
住院第1天	入院记录	主诉及现病史 / 院外诊疗过程	是否记录诊断、治疗情况，如： 1. 院外检查 2. 院外诊断及治疗 3. 治疗效果	5□ 4□ 3□ 1□ 0□		入院24小时内完成
		既往史 个人史 家族史	是否按照病历书写规范记录，并重点记录： 1. 是否有流行性感冒患者接触史（流行病学史） 2. 个人生活习惯，如吸烟、饮酒等 3. 既往史，免疫缺陷，慢性基础疾病史 4. 职业史（医务人员、病毒实验室等） 5. 家族疾病史	5□ 4□ 3□ 1□ 0□		
		体格检查	是否按照病历书写规范记录，并重点记录重要体征，无遗漏，如： 1. 体温、脉搏、呼吸、血压 2. 咽部 3. 眼结膜充血 4. 鼻塞（黏膜） 5. 双肺呼吸音 6. 心律等	5□ 4□ 3□ 1□ 0□		
		辅助检查	是否记录辅助检查结果，如： 1. 血常规、尿常规、便常规 2. 血生化，包括电解质、肝肾功能、心肌酶谱 3. 流感病毒抗原检查、流感病毒核酸检测 4. X线胸片、心电图	5□ 4□ 3□ 1□ 0□		
	首次病程记录	病例特点	是否简明扼要，重点突出，无遗漏： 1. 发病前7天有流感患者密切接触史 2. 发热、畏寒、头痛、咳嗽、咽痛、周身酸痛等症状 3. 流感病毒核酸检测阳性	5□ 4□ 3□ 1□ 0□		入院8小时内完成
		初步诊断	第一诊断为：流行性感冒患者（ICD-10：J11-101）	5□ 4□ 3□ 1□ 0□		

监控项目 住院时间 监控重点		评估要点	监控内容	分数	减分理由	备注
住院第1天	首次病程记录	诊断依据	是否充分、分析合理： 1. 发病前7天内与传染期流感确诊病例有密切接触，并出现流感样临床表现。或发病前7天内曾到过流感流行的地区，出现流感样临床表现 2. 出现高热、头痛、周身酸痛等临床表现，同时有以下1种或几种实验室检测结果： （1）流感病毒核酸检测阳性（可采用real-time RT-PCR和RT-PCR方法） （2）分离到流感病毒 （3）急性期和恢复期双份血清流感病毒的特异性抗体水平呈4倍或4倍以上升高	5□ 4□ 3□ 1□ 0□		入院8小时内完成
		鉴别诊断	是否根据病例特点鉴别： 1. 肺炎 2. 病毒性心肌炎等 3. 普通感冒 4. 急性气管炎-支气管炎	5□ 4□ 3□ 1□ 0□		
		诊疗计划	是否全面并具有个性化： 1. 呼吸道传染病隔离 2. 一般治疗：适当休息，清淡饮食，多饮水 3. 对高热、头痛者给予解热镇痛等对症治疗 4. 抗病毒治疗：奥司他韦	5□ 4□ 3□ 1□ 0□		
	病程记录	上级医师查房记录	是否有重点内容并结合本病例： 1. 补充病史及症状、体征 2. 体温、脉搏、呼吸、血压 3. 诊断及鉴别诊断分析 4. 下一步诊疗及检查 5. 观察体温、呼吸、肺部体征、神经系统症状，注意病毒性心肌炎、病毒性脑炎等	5□ 4□ 3□ 1□ 0□		入院48小时内完成
		住院医师查房记录	是否记录、分析全面： 1. 患者入院后症状：发热、咳嗽、头痛等 2. 查体：肺部体征、心脏、神经系统等 3. 执行上级医师查房意见 4. 异常检验结果分析 5. 观察病情变化	5□ 4□ 3□ 1□ 0□		

续 表

监控项目 / 监控重点 / 住院时间		评估要点	监控内容	分数	减分理由	备注
住院第2天	病程记录	住院医师查房记录	是否记录、分析如下内容： 1. 患者入院后症状：发热、咳嗽、头痛等 2. 查体：肺部体征、心脏、神经系统等 3. 执行上级医师查房意见 4. 异常检验结果分析 5. 观察病情变化	5□ 4□ 3□ 1□ 0□		
		上级医师查房记录	是否记录： 1. 入院后病情变化 2. 异常结果分析，阳性结果的复查意见 3. 下一步诊疗及检查意见 4. 病情观察	5□ 4□ 3□ 1□ 0□		
住院第3天	病程记录		是否记录： 1. 症状体征消失或好转 2. 诊疗效果评估 3. 阳性检查复查的结果 4. 继续治疗	5□ 4□ 3□ 1□ 0□		
住院第4~7天	病程记录	住院医师查房记录	是否记录、分析： 1. 症状体征消失情况 2. 检查结果分析（X线胸片、血常规等） 3. 拟出出院意见	5□ 4□ 3□ 1□ 0□		
		上级医师查房记录	是否记录： 1. 体温正常及其他阳性症状恢复情况 2. 病情分析及评估 3. 同意出院及院外注意事项	5□ 4□ 3□ 1□ 0□		
住院第8~10天	病程记录	住院医师查房记录	是否记录： 1. 病情评估 2. 通知患者出院 3. 告知患者出院注意事项及院外诊疗、复查项目	5□ 4□ 3□ 1□ 0□		
	出院记录		是否记录齐全，重要内容无遗漏，如： 1. 入院情况 2. 诊疗经过 3. 出院情况：症状体征等 4. 出院医嘱：出院带药需写明药物名称、用量、服用方法，需要调整的药物要注明调整的方法；出院后患者需要注意的事项；门诊复查时间及项目等	5□ 4□ 3□ 1□ 0□		

监控项目 监控重点 住院时间	评估要点	监控内容	分数	减分理由	备注
	特殊检查、特殊治疗同意书等医学文书		内容包括自然项目（另页书写时）、特殊检查、特殊治疗项目名称、目的、可能出现的并发症及风险、患者或家属签署是否同意检查或治疗、患者签名、医师签名等	5□ 4□ 3□ 1□ 0□		
医嘱	长期医嘱	住院第1天	1. 感染内科/儿科护理常规 2. 呼吸道隔离 3. 一级护理（病重者提高级别） 4. 清淡饮食 5. 血压、血氧监测（病重者） 6. 抗病毒治疗：奥司他韦 7. 支持治疗 8. 吸氧（必要时） 9. 必要时加用抗菌药			
		住院第2天	1. 感染内科/儿科护理常规 2. 呼吸道隔离 3. 一级护理（病重者提高级别） 4. 清淡饮食 5. 血压、血氧监测（病重者） 6. 抗病毒治疗：奥司他韦 7. 支持治疗 8. 吸氧（必要时） 9. 必要时加用抗菌药	5□ 4□ 3□ 1□ 0□		
		住院第3天	1. 感染内科/儿科护理常规 2. 呼吸道隔离 3. 一级护理（病重者提高级别） 4. 清淡饮食 5. 血压、血氧监测（病重者） 6. 抗病毒治疗：奥司他韦 7. 支持治疗 8. 吸氧（必要时） 9. 必要时加用抗菌药			
		住院第4~7天	1. 感染内科护理常规 2. 呼吸道隔离 3. 三级护理（病重者提高级别） 4. 普通饮食 5. 血压、血氧监测（病重者） 6. 抗病毒治疗：奥司他韦 7. 必要时加用抗菌药			

续　表

监控项目\监控重点\住院时间		评估要点	监控内容	分数	减分理由	备注
医嘱	长期医嘱	住院8~10天	1. 今日出院 2. 门诊随诊	5□ 4□ 3□ 1□ 0□		
	临时医嘱	住院第1天	1. 血常规、尿常规、便常规、CRP 2. 重症者急查血气分析 3. 血生化 4. ECG、X线胸片 5. 心超、胸部CT（重症患者） 6. 流感抗原及流感核酸检测 7. 高热时物理降温，超高热时退热剂治疗			
		住院第2天	1. 进食少者及高热者静脉适量补液 2. 高热时物理降温，超高热时退热剂治疗			
		住院第3天	1. 必要时补充电解质液 2. 高热时物理降温，超高热时退热剂治疗			
		住院第4~7天	1. 必要时补充电解质液 2. 必要时复查血常规 3. 必要时复查心肌酶、转氨酶、X线胸片			
		住院8~10天	1. 今日出院 2. 门诊随诊			
一般书写规范		各项内容	完整、准确、清晰、签字	5□ 4□ 3□ 1□ 0□		
变异情况		变异条件及原因	患者其他疾病需治疗或出现相关并发症	5□ 4□ 3□ 1□ 0□		

附录 2

制定/修订《临床路径释义》的基本方法与程序

曾宪涛　蔡广研　陈香美　陈新石　葛立宏　高润霖　顾　晋　韩德民
贺大林　胡盛寿　黄晓军　霍　勇　李单青　林丽开　母义明　钱家鸣
任学群　申昆玲　石远凯　孙　琳　田　伟　王　杉　王行环　王宁利
王拥军　邢小平　徐英春　鱼　锋　张力伟　郑　捷　郎景和

中华人民共和国国家卫生和计划生育委员会采纳的临床路径（Clinical pathway）定义为针对某一疾病建立的一套标准化治疗模式与诊疗程序，以循证医学证据和指南为指导来促进治疗和疾病管理的方法，最终起到规范医疗行为，减少变异，降低成本，提高质量的作用。世界卫生组织（WHO）指出临床路径也应当是在循证医学方法指导下研发制定，其基本思路是结合诊疗实践的需求，提出关键问题，寻找每个关键问题的证据并给予评价，结合卫生经济学因素等，进行证据的整合，诊疗方案中的关键证据，通过专家委员会集体讨论，形成共识。可以看出，遵循循证医学是制定/修订临床路径的关键途径。

临床路径在我国已推行多年，但收效不甚理想。当前，在我国推广临床路径仍有一定难度，主要是因为缺少系统的方法论指导和医护人员循证医学理念薄弱[1]。此外，我国实施临床路径的医院数量少，地域分布不平衡，进入临床路径的病种数量相对较少，病种较单一；临床路径实施的持续时间较短[2]，各学科的临床路径实施情况也参差不齐。英国国家与卫生保健研究所（NICE）制定临床路径的循证方法学中明确指出要定期检索证据以确定是否有必要进行更新，要根据惯用流程和方法对临床路径进行更新。我国三级综合医院评审标准实施细则（2013年版）中亦指出"根据卫生部《临床技术操作规范》《临床诊疗指南》《临床

路径管理指导原则（试行）》和卫生部各病种临床路径，遵循循证医学原则，结合本院实际筛选病种，制定本院临床路径实施方案"。我国医疗资源、医疗领域人才分布不均衡[3]，并且临床路径存在修订不及时和篇幅限制的问题，因此依照国家卫生和计划生育委员会颁发的临床路径为蓝本，采用循证医学的思路与方法，进行临床路径的释义能够为有效推广普及临床路径、适时优化临床路径起到至关重要的作用。

基于上述实际情况，为规范《临床路径释义》制定/修订的基本方法与程序，本团队使用循证医学[4]的思路与方法，参考循证临床实践的制定/修订的方法[5]制定本共识。

一、总则

1. 使用对象：本《制定/修订<临床路径释义>的基本方法与程序》适用于临床路径释义制定/修订的领导者、临床路径的管理参加者、评审者、所有关注临床路径制定/修订者，以及实际制定临床路径实施方案的人员。

2. 临床路径释义的定义：临床路径释义应是以国家卫生和计划生育委员会颁发的临床路径为蓝本，克服其篇幅有限和不能及时更新的不足，结合最新的循证医学证据和更新的临床实践指南，对临床路径进行解读；同时在此基础上，制定出独立的医师表单、护士表单、患者表单、临床药师表单，从而达到推广和不

断优化临床路径的目的。

3. 制定/修订必须采用的方法：制定/修订临床路径释义必须使用循证医学的原理及方法，更要结合我国的国情，注重应用我国本土的医学资料，整个过程避免偏倚，符合便于临床使用的需求。所有进入临床路径释义的内容均应基于对现有证据通过循证评价形成的证据以及对各种可选的干预方式进行利弊评价之后提出的最优指导意见。

4. 最终形成释义的要求：通过提供明晰的制定/修订程序，保证制定/修订临床路径释义的流程化、标准化，保证所有发布释义的规范性、时效性、可信性、可用性和可及性。

5. 临床路径释义的管理：所有临床路径的释义工作均由卫生和计划生育委员会相关部门统一管理，并委托相关学会、出版社进行制定/修订，涉及申报、备案、撰写、表决、发布、试用反馈、实施后评价等环节。

二、制定/修订的程序及方法

1. 启动与规划：临床路径释义制定/修订前应得到国家相关管理部门的授权。被授权单位应对已有资源进行评估，并明确制定/修订的目的、资金来源、使用者、受益者及时间安排等问题。应组建统一的指导委员会，并按照学科领域组建制定/修订指导专家委员会，确定首席专家及所属学科领域各病种的组长、编写秘书等。

2. 组建编写工作组：指导委员会应由国家相关管理部门的领导、临床路径所涉及的各个学科领域的专家、医学相关行业学会的领导、卫生经济学领域专家、循证医学领域专家、期刊编辑与传播领域专家、出版社领导、病案管理专家、信息部门专家、医院管理者等构成。按照学科组建编写工作小组，编写小组由首席专家、组长、编写秘书等人员组成，首席专家应由该学科领域具有权威性与号召力的专家担任，负责总体的设计和指导，并具体领导工作的开展。应为首席专家配备 1~2 名编写秘书，负责整个制定/修订过程的联络工作。按照领域疾病具体病种来遴选组长，再由组长遴选参与制定/修订的专家及秘书。例如，以消化系统疾病的临床路径释义为例，选定首席专家和编写秘书后，再分别确定肝硬化腹水临

床路径释义、胆总管结石临床路径释义、胃十二指肠临床路径释义等的组长及组员。建议组员尽量是由具有丰富临床经验的年富力强的且具有较高编写水平及写作经验的一线临床专家组成。

3. 召开专题培训：制定/修订工作小组成立后，在开展释义制定/修订工作前，就流程及管理原则、意见征询反馈的流程、发布的注意事项、推广和实施后结局（效果）评价等方面，对工作小组全体成员进行专题培训。

4. 确定需要进行释义的位点：针对国家正式发布的临床路径，由各个专家组根据各级医疗机构的理解情况、需要进一步解释的知识点、当前相关临床研究及临床实践指南的进展进行讨论，确定需要进行释义的位点。

5. 证据的检索与重组：对于固定的知识点，如补充解释诊断的内容可以直接按照教科书、指南进行释义。诊断依据、治疗方案等内容，则需要检索行业指南、循证医学证据进行释义。与循证临床实践指南[5]类似，其证据检索是一个"从高到低"的逐级检索的过程。即从方法学质量高的证据向方法学质量低的证据的逐级检索。首先检索临床实践指南、系统评价/Meta 分析、卫生技术评估、卫生经济学研究。如果有指南、系统评价/Meta 分析则直接作为释义的证据。如果没有，则进一步检索是否有相关的随机对照试验（RCT），再通过RCT 系统评价/Meta 分析的方法形成证据体作为证据。除临床大数据研究或因客观原因不能设计为 RCT 和诊断准确性试验外，不建议选择非随机对照试验作为释义的证据。

6. 证据的评价：若有质量较高、权威性较好的临床实践指南，则直接使用指南的内容；指南未涵盖的使用系统评价/Meta 分析、卫生技术评估及药物经济学研究证据作为补充。若无指南或指南未更新，则主要使用系统评价/Meta 分析、卫生技术评估及药物经济学研究作为证据。此处需注意系统评价/Meta 分析、卫生技术评估是否需要更新或重新制作，以及有无临床大数据研究的结果。需要采用AGREE Ⅱ工具[5]对临床实践指南的方法学质量进行评估，使用 AMSTAR 工具或 ROBIS 工具评价系统评价/Meta 分析的方法学质量[6-7]，使用 Cochrane 风险偏倚评估工具评价 RCT 的

方法学质量[7]，采用 QUADAS-2 工具评价诊断准确性试验的方法学质量[8]，采用 NICE 清单、SIGN 清单或 CASP 清单评价药物经济学研究的方法学质量[9]。

证据质量等级及推荐级别建议采用 GRADE 方法学体系或牛津大学循证医学中心（Oxford Centre for Evidence - Based Medicine, OCEBM）制定推出的证据评价和推荐强度体系[5]进行评价，亦可由临床路径释义编写工作组依据 OCEBM 标准结合实际情况进行修订并采用修订的标准。为确保整体工作的一致性和完整性，对于质量较高、权威性较好的临床实践指南，若其采用的证据质量等级及推荐级别与释义工作组相同，则直接使用；若不同，则重新进行评价。应优先选用基于我国人群的研究作为证据；若非基于我国人群的研究，在进行证据评价和推荐分级时，应由编写专家组制定适用性评价的标准，并依此进行证据的适用性评价。

7. 利益冲突说明：WHO 对利益冲突的定义为："任何可能或被认为会影响到专家提供给 WHO 建议的客观性和独立性的利益，会潜在地破坏或对 WHO 工作起负面作用的情况。"因此，其就是可能被认为会影响专家履行职责的任何利益。

因此，参考国际经验并结合国内情况，所有参与制定/修订的专家都必须声明与《临床路径释义》有关的利益关系。对利益冲突的声明，需要做到编写工作组全体成员被要求公开主要经济利益冲突（如收受资金以与相关产业协商）和主要学术利益冲突（如与推荐意见密切相关的原始资料的发表）。主要经济利益冲突的操作定义包括咨询服务、顾问委员会成员以及类似产业。主要学术利益冲突的操作定义包括与推荐意见直接相关的原始研究和同行评议基金的来源（政府、非营利组织）。工作小组的负责人应无重大的利益冲突。《临床路径释义》制定/修订过程中认为应对一些重大的冲突进行管理，相关措施包括对相关人员要求更为频繁的对公开信息进行更新，并且取消与冲突有关的各项活动。有重大利益冲突的相关人员，将不参与就推荐意见方向或强度进行制定的终审会议，亦不对存在利益冲突的推荐意见进行投票，但可参与讨论并就证据的解释提供他们的意见。

8. 研发相关表单：因临床路径表单主要针对医师，而整个临床路径的活动是由医师、护师、患者、药师和检验医师共同完成的。因此，需要由医师、护师和方法学家共同制定/修订医师表单、护士表单和患者表单，由医师、药师和方法学家共同制定/修订临床药师表单。

9. 形成初稿：在上述基础上，按照具体疾病的情况形成初稿，再汇总全部初稿形成总稿。初稿汇总后，进行相互审阅，并按照审阅意见进行修改。

10. 发布/出版：修改完成，形成最终的文稿，通过网站进行分享，或集结成专著出版发行。

11. 更新：修订《临床路径释义》可借鉴医院管理的 PDSA 循环原理 [计划（plan），实施（do），学习（study）和处置（action）] 对证据进行不断的评估和修订。因此，发布/出版后，各个编写小组应关注研究进展、读者反馈信息，适时的进行《临床路径释义》的更新。更新/修订包括对知识点的增删、框架的调改等。

三、编制说明

在制/修订临床路径释义的同时，应起草《编制说明》，其内容应包括工作简况和制定/修订原则两大部分。

1. 工作简况：包括任务来源、经费来源、协作单位、主要工作过程、主要起草人及其所做工作等。

2. 制定/修订原则：包括以下内容：（1）文献检索策略、信息资源、检索内容及检索结果；（2）文献纳入、排除标准，论文质量评价表；（3）专家共识会议法的实施过程；（4）初稿征求意见的处理过程和依据：通过信函形式、发布平台、专家会议进行意见征询；（5）制/修订小组应认真研究反馈意见，完成意见汇总，并对征询意见稿进行修改、完善，形成终稿；（6）上一版临床路径释义发布后试行的结果：对改变临床实践及临床路径执行的情况，患者层次、实施者层次和组织者层次的评价，以及药物经济学评价等。

参考文献

[1] 于秋红，白水平，栾玉杰，等．我国临床路径相关研究的文献回顾［J］．护理学杂志，2010，25（12）：85-87．DOI：10.3870/hlxzz.2010.12.085.

[2] 陶红兵，刘鹏珍，梁婧，等．实施临床路径的医院概况及其成因分析［J］．中国医院管理，2010，30（2）：28-30．DOI：10.3969/j.issn.1001-5329.2010.02.013.

[3] 彭明强．临床路径的国内外研究进展［J］．中国循证医学杂志，2012，12（6）：626-630．DOI：10.3969/j.issn.1672-2531.2010.06.003.

[4] 曾宪涛．再谈循证医学［J］．武警医学，2016，27（7）：649-654．DOI：10.3969/j.issn.1004-3594.2016.07.001.

[5] 王行环．循证临床实践指南的研发与评价［M］．北京：中国协和医科大学出版社，2016：1-188.

[6] Whiting P, Savović J, Higgins JP, et al. ROBIS: A new tool to assess risk of bias in systematic reviews was developed［J］. J Clin Epidemiol, 2016, 69: 225-234. DOI: 10.1016/j.jclinepi.2015.06.005.

[7] 曾宪涛，任学群．应用 STATA 做 Meta 分析［M］．北京：中国协和医科大学出版社，2017：17-24.

[8] 邬兰，张永，曾宪涛．QUADAS-2 在诊断准确性研究的质量评价工具中的应用［J］．湖北医药学院学报，2013，32（3）：201-208．DOI：10.10.7543/J.ISSN.1006-9674.2013.03.004.

[9] 桂裕亮，韩晟，曾宪涛，等．卫生经济学评价研究方法学治疗评价工具简介［J］．河南大学学报（医学版），2017，36（2）：129-132．DOI：10.15991/j.cnki.41-1361/r.2017.02.010.

DOI：10.3760/cma.j.issn.0376-2491.2017.40.004

基金项目：国家重点研发计划专项基金（2016YFC0106300）

作者单位：430071 武汉大学中南医院泌尿外科循证与转化医学中心（曾宪涛、王行环）；解放军总医院肾内科（蔡广研、陈香美），内分泌科（母义明）；《中华医学杂志》编辑部（陈新石）；北京大学口腔医学院（葛立宏）；中国医学科学院阜外医院（高润霖、胡盛寿）；北京大学首钢医院（顾晋）；首都医科大学附属北京同仁医院耳鼻咽喉头颈外科（韩德民），眼科中心（王宁利）；西安交通大学第一附属医院泌尿外科（贺大林）；北京大学人民医院血液科（黄晓军），胃肠外科（王杉）；北京大学第一医院心血管内科（霍勇）；中国医学科学院北京协和医院胸外科（李单青），消化内科（钱家鸣），内分泌科（邢小平），检验科（徐英春），妇产科（郎景和）；中国协和医科大学出版社临床规范诊疗编辑部（林丽开）；河南大学淮河医院普通外科（任学群）；首都医科大学附属北京儿童医院（申昆玲、孙琳）；中国医学科学院肿瘤医院（石远凯）；北京积水潭医院脊柱外科（田伟、鱼锋）；首都医科大学附属北京天坛医院（王拥军、张力伟）；上海交通大学医学院附属瑞金医院皮肤科（郑捷）

通信作者：郎景和，Email：langjh@hotmil.com